简明核医学教程

第 3 版

主　编　蒋宁一

副主编　张祥松　张　弘

编　委（以姓氏笔画为序）

王　东（广东医科大学附属医院）

王　颖（中山大学附属第五医院）

邓渊鸿（中山大学附属第七医院）

许泽清（中山大学附属第五医院）

李　丹（中山大学孙逸仙纪念医院）

余大富（中山大学附属第八医院）

张　弘（中山大学孙逸仙纪念医院）

张　勇（中山大学附属第三医院）

张占文（中山大学附属第六医院）

张祥松（中山大学附属第一医院）

张蓉琴（中山大学附属第六医院）

林笑丰（中山大学附属第七医院）

岳殿超（中山大学附属第一医院）

胡莹莹（中山大学附属肿瘤医院）

唐彩华（中山大学附属第五医院）

蒋宁一（中山大学附属第七医院）

程木华（中山大学附属第三医院）

秘　书　饶国辉（中山大学附属第七医院）

人民卫生出版社

·北京·

图书在版编目（CIP）数据

简明核医学教程 / 蒋宁一主编 . -- 3 版 . -- 北京：人民卫生出版社，2025. 6. -- ISBN 978-7-117-38035-5

Ⅰ. R81

中国国家版本馆 CIP 数据核字第 20257TU460 号

人卫智网	www.ipmph.com	医学教育、学术、考试、健康，购书智慧智能综合服务平台
人卫官网	www.pmph.com	人卫官方资讯发布平台

简明核医学教程
Jianming Heyixue Jiaocheng
第 3 版

主　　编：蒋宁一
出版发行：人民卫生出版社（中继线 010-59780011）
地　　址：北京市朝阳区潘家园南里 19 号
邮　　编：100021
E - mail：pmph @ pmph.com
购书热线：010-59787592　010-59787584　010-65264830
印　　刷：三河市潮河印业有限公司
经　　销：新华书店
开　　本：787×1092　1/16　印张：20
字　　数：487 千字
版　　次：2012 年 2 月第 1 版　2025 年 6 月第 3 版
印　　次：2025 年 8 月第 1 次印刷
标准书号：ISBN 978-7-117-38035-5
定　　价：98.00 元
打击盗版举报电话：010-59787491　E-mail：WQ @ pmph.com
质量问题联系电话：010-59787234　E-mail：zhiliang @ pmph.com
数字融合服务电话：4001118166　E-mail：zengzhi @ pmph.com

自 2015 年《简明核医学教程》(第 2 版)出版发行以来,编写团队历经十余载教学实践,广泛吸纳了授课教师与学生的反馈意见,并紧密结合核医学领域日新月异的发展态势,全体编委会成员深入研讨,对该教材进行第二次修订。

此次修订后的教材继续贯彻国家卫生健康委员会与教育部对于新型医学人才的培养要求,致力于推动医学本科教育的改革与发展。本教材强化基础理论、基本知识与基本技能的传授,突显核医学学科特色,清晰界定核医学与其他相关学科的差异,旨在培养并提升医学生对核医学的认知与兴趣。同时,着重突出实用性与可操作性,对经典、成熟且达成共识的内容予以强化。在精简基本理论、基础知识与基本方法的基础上,融入近年来核医学研究的精华成果,淘汰陈旧内容,突出重点知识与实用技能。尤为注重核医学与临床实践的紧密联系,着力培养学生在临床实际中运用核医学技术与方法解决问题的能力。

全书共设十八章。前三章聚焦于核医学的基础知识与基本技术,其中分子影像学技术为重点阐述内容。第四章至第十二章系统全面地介绍了肿瘤及各系统核医学显像技术及其临床应用。第十三章至第十七章主要围绕核素治疗技术与方法展开讲解。特别新增的第十八章为辐射防护内容。

本次修订汇集众多专家的专业经验,结合核医学的前沿进展,合理调整了教材重点,推陈出新,彰显本专业特色,同时,对基本理论、基础知识与基本方法进行了全面且简要的介绍。在影像部分,引入了多种影像学技术的对比分析;在治疗部分,则重点介绍了成熟、经典且实用性强的最新内容。

本书内容翔实、文字凝练、重点明晰、实用性强,尤为契合核医学本科教学的特点。

鉴于主编能力及时间所限,书中难免存在不足之处,恳请广大师生在使用过程中不吝赐教,提出宝贵意见。

衷心祝愿我国核医学事业蓬勃发展,蒸蒸日上!

蒋宁一
2025 年 6 月于深圳

目录

第五章 心血管系统核医学 74

第六章　神经系统核医学 …………………………… 109

第十五章　放射性药物介入治疗　252

第十六章　放射性药物敷贴治疗　263

第十八章　辐射防护 ························· 286

第一章 核医学总论

第一节 核医学定义和内容

核医学（nuclear medicine）是应用放射性核素或核素标记物进行临床诊断、治疗疾病及生物医学研究的学科。核医学是核技术与医学相结合的产物，是现代医学的重要组成部分，也是一门独立的医学学科，其涉及范围和研究领域十分广泛。

核医学可大致分为实验核医学和临床核医学两大部分。

实验核医学主要包括放射性药物学、放射性核素示踪技术、放射性核素动力学分析、体外放射分析、活化分析、放射自显影、小动物正电子发射计算机体层显像仪（PET/CT）、正电子发射磁共振成像（PET/MRI）、单光子发射计算机断层成像及计算机断层扫描（SPECT/CT）的应用与研究，以及稳定性核素分析技术等。实验核医学的任务是应用核素及其核射线进行生物医学的基础理论研究，探索生命现象本质和物种变化规律，揭示生化进展过程，认识正常生理功能，了解病理生理发展过程，验证临床医学理论和新技术，是基础理论成果到临床应用的桥梁，促进医学科学的进步与发展。

临床核医学利用放射性核素及核素标记物诊断和治疗疾病，是核医学的重要组成部分。根据不同应用目的，临床核医学又分为诊断核医学和治疗核医学。诊断核医学包括脏器或组织影像学检查、脏器功能测定和体外微量物质分析等。治疗核医学分为内照射治疗和外照射治疗两类。外照射治疗主要是应用低剂量 β 射线进行的局部外照射治疗，如皮肤血管瘤和瘢痕的敷贴治疗等。内照射治疗是治疗核医学的主要内容，通过高度选择性集聚在病变部位的放射性核素或其标记物发射较短射程的核射线，对病灶进行内照射而达到治疗效果。

实验核医学与临床核医学的划分是相对的，二者并没有明确的界限。实验核医学的研究成果不断推动临床核医学的发展，而临床核医学在实践中不断发现新问题并提出新的研究课题，二者相互融会贯通，互相促进，共同发展。

核医学是一门医学技术，是人类探索生命现象本质的一项十分有效的工具，同时也为人类观测机体内物质代谢和生命活动的变化规律开启了一个窗口。核医学正在由年轻逐步走向成熟，随着相关学科的迅猛发展，核医学也面临激烈的竞争与严峻的挑战，需要不断探索、推陈出新、扬长避短，不断汲取相关学科的先进成果和经验，丰富学科内容。

第二节 核物理基础知识

一、基本概念

1. 原子核 组成自然界物质的最小单元称为该物质的分子。分子由原子组成,原子由质子(proton)、中子(neutron)和核外电子(electron)组成。质子和中子组成原子核。电子绕核运行,处于不同轨道的电子具有不同的能量水平。原子核结构可表示为$^A_Z X_N$,X 为元素符号,A 为质量数,Z 为质子数,N 为中子数,通常可以省略为$^A X$,如$^{125}_{53} I_{72}$可省略为^{125}I。原子所具有的是不连续能量状态,处于最低的稳定能级状态称为基态。原子核在某些核反应、核裂变及放射性衰变后,仍处于较高的能级状态,称为激发态。激发态是不稳定的状态,通过放出光子的形式释放过剩能量,随即改变退回到基态。

2. 核素 质子数、中子数均相同,原子核能级状态也相同的原子称为一种核素(nuclide)。质子数和中子数都相同,而原子核所处的能量状态不同的原子就是不同的核素,大多数是放射性核素。目前发现的元素仅百余种,但已知的核素多达 2 300 种。

3. 同位素 凡具有相同质子数,但中子数不同的核素互称为同位素(isotope),如$^1_1 H$、$^2_1 H$、$^3_1 H$在元素周期表中处于同一位置,它们互为氢元素的同位素。同位素具有相同的化学和生物学性质。如^{123}I、^{125}I、^{127}I、^{131}I等碘元素的同位素就有 39 种之多,它们在人体内甲状腺代谢的途径都是相同的。

4. 同质异能素 核内质子数和中子数都相同,但所处的能量状态不同的原子称为同质异能素(isomer)。激发态的原子和基态的原子互为同质异能素,在原子质量数的后面加一小写的"m"来表示处于激发态。例如,^{99m}Tc 是 ^{99}Tc 的激发态,两者互为同质异能素。

5. 稳定性核素与放射性核素 凡原子核稳定,不会自发地发出射线而衰变,或发生概率非常小的核素称为稳定性核素。原子核由于中子、质子数过多或过少处于不稳定状态,能自发地放出射线并转变成另一种核素的过程称为放射性衰变(radioactive decay)。因而不稳定核素会发出射线,也叫放射性核素(radionuclide)。自然界中存在许多质子数大于 82 的核素,均为放射性核素。

人工放射性核素的生产就是用人工的方法改变质子和中子的比例,使稳定性原子核变成不稳定的放射性核素,被广泛应用于核医学中。

二、放射性核衰变

(一)核衰变类型(图 1-1)

1. α 衰变 放射性核衰变时释放出 α 射线的衰变称为 α 衰变(alpha decay)。α 射线是带电 α 粒子,由含有两个质子及两个中子(质量数为 4)的氦核($^4_2 He$)组成,所以核衰变后放射性母核的质子数减少 2,质量数减少 4。

这种衰变方式主要发生于原子序数大于 82 的天然放射性核素中。由于 α 粒子的质量数、带电荷大,故射程短,穿透力极弱,在空气中只能穿透几厘米,一张薄纸就可屏蔽,因而不适用于核医学显像,但 α 粒子电离能力强,在内照射治疗中有潜在优势。

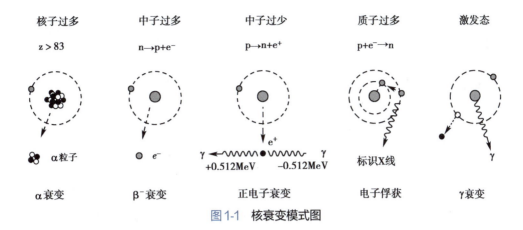

图 1-1　核衰变模式图

2. β⁻衰变　原子核释放出 β⁻射线的衰变方式称为 β⁻衰变（beta decay），β⁻射线实质上是 β⁻粒子，带一个单位的电荷、高速运动的负电子流。发生 β⁻衰变后质子数增加 1，原子序数增加 1，原子的质量数不变，原子核释放出一个 β⁻粒子和反中微子（$\bar{\upsilon}$）。

β⁻衰变主要发生于中子过多的核素。β⁻射线穿透力弱，也不能用于核医学显像。β⁻射线在软组织中的射程仅为毫米水平，主要应用于核素治疗。例如，^{131}I 主要发射 β⁻射线，用于甲状腺功能亢进和甲状腺癌治疗；^{32}P 可用于真性红细胞增多症的治疗。

3. 正电子衰变　原子核释放出正电子（β⁺射线）的衰变方式称为正电子衰变（positron decay），也称 β⁺衰变。正电子衰变发生在中子过少的核素，因质子过多导致原子核不稳定，由一个质子转变成中子。衰变时发射一个正电子和一个中微子（υ），质子数减少 1，质量数不变。

正电子的射程仅 1~2mm，β⁺在失去全部动能的同时与介质中的负电子发生湮没辐射（annihilation radiation），失去电子质量，转变成两个能量为 511keV、方向相反的 γ 光子。正电子发射体层仪（PET）就是探测到相反方向的两个 γ 光子而成像。

4. 电子俘获　原子核俘获一个核外轨道电子使核内一个质子转变成一个中子和放出一个中微子的过程称为电子俘获（electron capture，EC），主要发生在贫中子的原子核。母核经电子俘获后，子核比母核中子数增加 1，质子数减少 1，质量数不变。

电子俘获导致原子核结构改变，同时可能伴随放出多种射线。在原子核外，内层电子被俘入核内，外层轨道能量较高的电子补入，两电子轨道之间的能量差转换成原子核的特征 X 射线释放出来；或传给更外层轨道电子，使之脱离轨道束缚而释出，这种电子称为俄歇电子（Auger electron）。在原子核内，当质子转换成中子后，有时原子核还处于较高能量的激发态，其将通过放射出 γ 射线的形式回复到基态，或把能量转给一个核外轨道电子，使之脱离轨道发射出来，这种电子称为内转换电子（internal conversion electron）。因此，电子俘获衰变的核素可以释放出 X、γ 射线用于核医学显像、体外分析，也可以释放出俄歇电子、内转换电子，用于放射性核素治疗。

5. γ衰变　原子核从激发态回复到基态时，以发射 γ 光子形式释放过剩的能量，这一过程称为 γ 衰变（gamma decay）。这种激发态的原子核常是在 α 衰变、β 衰变或核反应之后形成的。

发生衰变后质子数和中子数都不变，仅能级状态发生改变，所以又称同质异能跃迁（isomeric transition，IT）。γ 射线的实质是不带电荷的光子流，运动速度快，电离能力很小，穿透力极强，对机体组织的局部作用较 β⁻射线和 α 射线弱，主要用于放射性核素显像。例如，

^{99}Mo 在发生 β^- 衰变时,产生子体放射性核素 ^{99m}Tc;^{99m}Tc 回复到 ^{99}Tc 基态时,发射 141keVγ 射线;放射性核素 ^{99m}Tc 容易标记各种化合物,而常用作显像诊断性放射性药物。

(二)核衰变规律

1. **衰变规律(decay law)** 核衰变按一定的速率进行,是随机、自发的,并非在瞬间同时完成。因放出的射线种类及能量各不相同,衰变速率也各有快慢,但都遵循共同的衰变规律,即放射性核素原子随时间而呈指数规律减少,其表达式为:

$$N = N_0 e^{-\lambda t}$$

式中 N_0 是初始放射性原子数,N 是经 t 时间衰变后的原子数,e 是自然对数底数,λ 是衰变常数(decay constant)。表示放射性核素的原子在单位时间内发生衰变的比率。对于放射源,λ 表示发生衰变的原子核数占当时总核数的百分数;对单个原子核,λ 表示原子核发生衰变的概率,即发生衰变的可能性。λ 值越大,放射性核素衰变越快。因此,λ 是反映放射性核素衰变速率的特征参数。

2. **半衰期** 半衰期是指放射性核素由于核衰变减少一半所需要的时间,又称物理半衰期($T_{1/2}$)。物理半衰期越短,说明放射性核素核衰变越快。

当放射性核素应用于人体或生物体内时,由于机体代谢,放射性核素从体内排出一半所需要的时间称为生物半衰期(T_b);生物体内的放射性核素由于机体代谢受到从体内排出和物理衰变两个因素的影响,减少至原有放射性活度的一半所需的时间称为有效半衰期(T_{eff})。

3. **放射性活度(radioactivity)** 表示单位时间内原子核的衰变数量。单位时间内核衰变数量越多,某物质的放射性活度越大。放射性活度与核衰变类型及射线种类无关。国际制单位是贝克(Bq),1Bq 表示放射性核素在 1 秒内发生一次衰变。目前提倡使用新的国际单位。旧制单位是居里(Ci),1Ci=3.7×10^{10}Bq。

三、射线与物质的相互作用

射线通过物质时,与物质发生一系列的相互作用,这种相互作用称为射线的物理效应。

(一)带电粒子与物质的相互作用(图1-2)

1. **电离与激发** 当带电粒子(α、β 粒子等)通过物质时,和物质的原子核外电子发生静电作用,使电子脱离轨道束缚形成自由电子,这一过程称为电离(ionization)。如果核外电子获得的能量不足以使其形成自由电子,只能由能量较低的轨道跃迁到能量较高的轨道,使整个原子处于能量较高的激发状态,这一作用称为激发(excitation)。激发态的原子不稳定,很快以释放出光子或热量的形式回复到稳定的基态。

带电粒子的电量越大,其与物质原子核外电子发生静电作用的范围和电离能力越大;带电粒子的速度越慢,其与核外电子作用的时间越长,电离密度越大;物质密度越大,电离密度越大。反之,带电粒子的电量小、速度快,物质密度小,电离密度就小。

电离和激发是射线引起电离辐射生物效应的主要机制,也是射线探测器测量射线的物质基础。

2. **散射** 带电粒子通过物质时,受到物质原子核库仑电场的作用,其运动方向和能量发生改变的过程称为散射(scattering)。其中,仅运动方向改变而能量不变者称为弹性散射。α 粒子由于质量大,散射一般不明显;β^- 粒子质量远小于 α 粒子,散射较为明显。散射会对射线探测和防护造成一定影响。

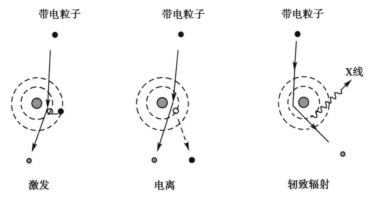

图 1-2 带电粒子与物质的相互作用模式图

3. 韧致辐射 带电粒子受到物质原子核电场的作用,运动速度和方向突然发生变化,能量的部分或全部以 X 射线的形式发射出来,这种过程称为韧致辐射(bremsstrahlung)。韧致辐射释放的能量与介质的原子序数的平方成正比,与带电粒子的质量成反比,并且随带电粒子的能量增大而增大。如 β⁻ 粒子的韧致辐射在空气和水中很小,因此,在辐射防护中,屏蔽 β⁻ 射线通常使用如塑料、有机玻璃、铝等原子序数较小的物质,效果会更好。

4. 湮没辐射 β⁺ 衰变产生的正电子具有一定的动能,能在介质中运行一定距离,当其能量耗尽时可与物质中的自由电子结合(两个电子的静止质量相当于 1.022MeV 的能量),转化为两个方向相反、能量各为 0.511MeV 的 γ 光子而自身消失,称为湮没辐射(annihilation radiation)。探测湮没辐射产生的两个方向相反的 γ 光子是 PET 显像的物质基础。

5. 吸收 在射线使物质的原子发生电离和激发的过程中,射线的能量全部消耗,射线不复存在,称为射线的吸收(absorption)。

(二)光子与物质的相互作用

γ 射线和 X 射线都是不带电的光子流,光子与物质相互作用有 3 种方式(图 1-3)。

1. 光电效应 γ 光子与介质原子的内层轨道电子碰撞,把能量全部交给轨道电子,使其脱离原子而发射出来,而整个光子被吸收消失,这一作用过程称为光电效应(photoelectric effect)。脱离原子轨道的电子称为光电子。光电效应发生的概率与入射光子的能量以及介质原子序数有关。在高原子序数的介质,如碘化钠晶体、锗酸铋晶体中发生概率高。γ 射线

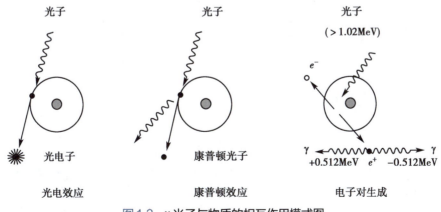

图 1-3 γ 光子与物质的相互作用模式图

测量仪器的基本原理就是利用光子通过光电效应产生的光电子来探测射线。

2. **康普顿效应**　能量较高的γ光子与原子的核外电子碰撞,将一部分能量传递给电子,使之脱离原子轨道束缚成为高速运行的电子,而γ光子本身能量降低,运行方向发生改变,称为康普顿-吴有训效应(Compton-Wu Youxun effect,简称康普顿效应)。释放出的电子称为康普顿电子。康普顿效应发生的概率与光子的能量和介质的密度有关。

3. **电子对生成**　当γ光子能量大于1.022MeV时,其中1.022MeV的能量在物质原子核电场作用下转化为一个正电子和一个负电子,称为电子对生成。余下的能量变成电子对的动能。电子对生成(electron pair production)的概率大约与原子序数的平方成正比。核医学常用的γ射线能量较低,几乎不发生电子对生成。

四、常用辐射剂量学单位

人类利用射线对疾病进行诊断、治疗和研究的同时,射线也引起机体复杂生物效应。辐射剂量学就是用来描述辐射场的性质、射线与物质相互作用时能量的传递关系和与辐射效应各种相关的量变。

1. **照射量**　照射量(exposure)是表示射线空间分布的辐射剂量,即在离放射源一定距离的物质受照射线的多少,以X射线或γ射线在空气中全部停留下来所产生的电荷量来表示。照射量与放射源的活性大小、放射源的相对距离位置有关。离放射源越远,受照的照射量越小。

国际制单位以在单位质量受照物质中射线能量全部转换成的同一符号电量的值来表示,即库仑/千克(C/kg)。旧制单位是伦琴(R),$1R=2.58 \times 10^{-4}C/kg$。

2. **吸收剂量**　吸收剂量(absorbed dose)定义为单位质量的受照物质吸收射线的平均能量。国际单位是戈瑞(Gy),1Gy表示1kg受射线照射物质吸收射线能量为1焦耳(J)。旧制单位是拉德(rad),1Gy=100rad。

放射性核素治疗和放射治疗都是以吸收剂量来计算决定靶区处方剂量。

3. **当量剂量**　当量剂量(equivalent dose)是在吸收剂量的基础上,考虑到生物效应的不同而设置的一种电离辐射量。它是直接反映各种射线或粒子被吸收后引起的生物效应强弱的电离辐射量,是主要针对特定组织或器官衡量射线生物效应及危险度的辐射剂量。

国际制单位是希沃特(Sv),旧制单位是雷姆(rem),1Sv=100rem。

第三节　放射性药物

一、放射性药物的概念、分类及特点

(一)概念

放射性药物(radiopharmaceuticals)是指能直接用于人体临床诊断、治疗和科学研究的放射性核素及其标记化合物。其中,用于脏器显像的放射性核素及标记化合物又称显像剂。

(二)组成

放射性药物一般由放射性核素及其标记化合物两大部分组成。除少数放射性核素本身

（如 ^{99m}Tc、^{201}Tl、^{131}I 等核素）可作为放射性药物直接用于临床诊断和治疗外，大部分的放射性药物是利用特定的核素及其标记物同时发挥作用的。被标记物除标记化合物外，也可以是血细胞、抗原或抗体等，标记化合物的化学或生物学性能决定着放射性药物的体内生物学特性和体内分布，起着解剖/组织学的靶向定位作用。而放射性核素发出的射线，可以被探测用于医学诊断或利用其辐射生物效应达到治疗疾病的目的。

（三）特点

1. 放射性药物有放射性。一是使用它的放射性达到诊断或治疗疾病的目的。二是在生产、制备、使用时，应进行必要放射防护及环境保护，严格执行国家制定的《放射性药品管理办法》等有关法规。

2. 由于放射性核素核衰变，大多数放射性药物的有效期比较短，不能长期贮存，放射性药物比普通药物成本要高。

3. 放射性药物以放射性活度为计量使用单位。

4. 放射性药物在贮存过程中，标记的放射性核素可能会脱离被标记物，导致放射化学纯度及比活度改变，称为脱标。在射线作用下，放射性药物发生化学结构变化或生物活性丧失，导致在体内的生物学行为改变，称为辐射自分解。

（四）理想放射性药物的基本要求

1. **具有合适的半衰期、射线种类和能量** 用于诊断的放射性核素应发射纯 γ 射线、高能 X 射线或正电子（β^+），物理半衰期应在满足诊断检查所需时间的前提下尽可能地短，使辐射损伤减少到最低限度。用于治疗的放射性药物，其放射性核素应以发射 β^- 射线或 α 射线为主，其电离密度大，辐射生物效应强，治疗效果好。射线能量不宜过大，以免射程长而损伤周围正常组织。物理半衰期一般以 1~5 天为最佳。

2. **毒性较小** 体内使用的放射性核素及其衰变产物的毒理效应尽可能小，且容易从体内清除，以减少不必要的机体损伤。

3. **生物学性能好** 放射性药物应具有良好的定位性能，即药物进入机体后能迅速进入靶器官或组织，并且在靶区滞留或滞留一段时间，靶/非靶器官的放射性比值高，血液和非靶组织清除快。治疗用放射性药物除在体内定位于病变的组织外，其余均应尽快排出体外。

二、放射性药物中的核素来源

目前，临床应用的放射性核素都是来源于三大途径生产的人工放射性核素。

1. **核反应堆生产** 核反应堆（nuclear reactor）生产放射性核素是利用反应堆提供的高通量中子流照射靶材料，引起核反应而得到的新放射性核素，如 ^{31}P、^{88}Sr 吸收中子后的靶核发生重新排列形成 ^{32}P、^{89}Sr 等；也可以从核燃料的裂变产物中分离提取，如从 ^{235} 铀的裂变产物中提取出 ^{131}I、^{133}Xe、^{99}Mo 等常用核素。

2. **回旋加速器生产** 回旋加速器（cyclotron）加速质子、氘核、α 粒子等带电粒子轰击各种靶核，引起的不同核反应生产放射性核素，得到的产物一般为短寿命的缺中子核素。当核的能量 <1.02MeV，生产如 ^{67}Ga、^{111}In、^{123}I、^{201}Tl 等半衰期较长核素，以电子俘获衰变方式进行核衰变，发射光子是特征性 X 射线，适用于 SPECT 显像。而当核的能量 >1.02MeV，生产如 ^{11}C、^{13}N、^{15}O、^{18}F 等短半衰期或超短半衰期核素，主要用于 PET 显像。

3. **核素发生器生产** 放射性核素发生器（radionuclide generator）是一种从较长半衰期

的母体核素中分离出由它衰变而产生的较短半衰期子体放射性核素的一种分离装置。

^{99}钼-^{99m}锝发生器(^{99}Mo-^{99m}Tc)为应用最为普及的核素发生器,其工作原理是用三氧化二铝(Al_2O_3)作吸附柱固定母体^{99}Mo(半衰期为66小时)。随着母体核素的 β⁻ 衰变后,子体核素^{99m}Tc(半衰期6.02小时)不断生长、衰变,直至达到放射性平衡。因此,每隔24小时用生理盐水洗脱,每次获得的子体核素^{99m}Tc放射性强度约为前一次的80%。所以发生器可在一段时间内重复使用,直到母体核素的放射性活度减到很低为止。这一过程如同母牛挤奶,因此,放射性核素发生器常常被人称为"母牛"。

三、放射性药物的体内聚集机制

与 X 线放射诊断学最大的区别是,核医学为功能显像。其特点就在于利用了放射性药物标记化合物的部分,通过引入体内后定位于某一器官或组织进行疾病的诊断与治疗,其体内聚集机制复杂且多样,常见的聚集机制如下。

1. **特异性摄取** 某些含放射性核素的化合物可被特定组织或器官摄取,因此可对该组织或器官进行功能测定、显像或治疗。如^{131}I 与 ^{127}I 互称同位素,^{131}I 可作为甲状腺激素特异合成原料而被甲状腺上皮细胞摄取和利用,从而可进行甲状腺功能测定、显像或治疗甲状腺功能亢进症及甲状腺癌转移灶。

2. **特异性结合** 放射性核素通过酶与底物、配体与受体、抗原与抗体特异性结合进行定位。如放射性核素标记的抗体可与相应的抗原结合,使含有这种抗原的组织和病变显影,称为放射免疫显像;也可用于肿瘤治疗,称为放射免疫治疗。

3. **代谢性陷入** 利用放射性核素标记葡萄糖、氨基酸及脂肪酸等许多天然营养物质的类似物进入细胞,参与代谢的部分环节,由于与天然营养物质的结构差异,导致代谢障碍而停留在细胞中而显像。例如,^{18}F-氟代脱氧葡萄糖(^{18}F-FDG)是葡萄糖类似物,可以反映心、脑等重要脏器的代谢状态,同时也可以反映肿瘤、转移病灶等组织的葡萄糖摄取及利用情况,得到广泛应用。

4. **通道、灌注和生物分布区** 将显像剂引入某一通道或当它通过某一通道时,可以使这些通道静态或动态显影。静脉注射能够存留于血液循环的显像剂(如^{99m}Tc-RBC),可以获得大血管、心房、心室和各脏器中的血池影像,并且使一些含血量明显增高的病变和出血部位得以显示。例如,用^{99m}Tc-RBC进行肝血流灌注及血池显像、消化道出血显像等。

5. **简单扩散** 放射性药物由于浓度梯度扩散进入细胞,分布于组织中。例如,^{133}Xe气体可通过简单扩散穿过肺泡上皮细胞膜进入血液循环,并可自由通过血脑屏障被脑细胞摄取,进行脑血流量测定。

6. **化学吸附** 放射性药物通过离子交换等作用吸附于特定组织中,如^{99m}Tc-MDP(亚甲基二膦酸盐)可被骨骼的羟基磷灰石晶体吸附,且与局部血流代谢状态成正比,而广泛应用于早期骨转移癌显像。

7. **排泄和清除** 放射性核素标记特定结构的非特异性底物经一定途径排泄,从而可使排泄系统显影。如^{99m}Tc-二乙撑三胺五乙酸(^{99m}Tc-DTPA)经肾小球滤过排泄,可用于肾动态显像及肾功能测定。^{99m}Tc-二乙基乙酰替苯胺亚氨二醋酸(^{99m}Tc-EHIDA)肝细胞摄取经胆道排泄,可用于肝胆显像。

8. **微血管栓塞** 放射性标记颗粒或微球(如直径为 10~60μm 的^{99m}Tc-大颗粒聚合人

血清白蛋白）其直径大于毛细血管时，静脉注射后随血流灌注到肺微血管床，会暂时栓塞在那里而使肺显影用于肺动脉栓塞诊断。

9. 细胞吞噬作用　机体内的单核巨噬细胞具有吞噬异物的功能，肝、脾、骨髓等器官具有丰富的单核巨噬细胞，可吞噬放射性胶体颗粒而显影；淋巴结的巨噬细胞亦可通过吞噬作用转移血管外的胶体颗粒（如 ^{99m}Tc-硫化锑），可显示引流淋巴结的形态、分布、大小及功能状态。

10. 其他特殊摄取　心肌细胞可摄取与 K^+ 类似的正一价物质，^{201}Tl 与 K^+ 类似，故 ^{201}Tl 可使心肌显像；脑细胞可摄取脂溶性的零价小分子物质，如 ^{99m}Tc-双半胱乙酯（^{99m}Tc-ECD）可通过正常的血脑屏障进入脑细胞而使脑显影。

四、放射性药物的制备

放射性药物的制备主要是把理想的放射性核素标记到合适化合物分子中，形成相对稳定的放射性药物产品，主要有同位素交换法、化学合成法、生物合成法和金属络合法等多种制备方法。

例如，从 ^{99}Mo-^{99m}Tc 发生器中得到的 ^{99m}Tc 淋洗液以 ^{99m}TcO$_4^-$ 形式存在，其 +7 价 Tc 在化学上很稳定。当加入还原剂（氯化亚锡 $SnCl_2$）被还原后，在适当 pH 下，很容易与待标记化合物络合形成各种不同的 ^{99m}Tc 络合物。使用时，只需将 ^{99m}Tc 洗脱液直接加入商品化药盒中，在一定温度下进行反应，即得到 ^{99m}Tc 标记的放射性药物，操作十分简便。目前，国内许多大医院可直接使用每天从核药房配送来的 ^{99m}Tc 药物制剂成品。另有部分医院是自行从核素发生器得到 ^{99m}Tc 放射性核素后，按照配套药盒配制说明标记制备使用。

五、放射性药物质量要求

为确保放射性药物在临床应用中的安全性、有效性和稳定性，医用放射性药物必须根据国家制定的标准进行严格的质量控制。主要包括物理性质、化学性质和生物学性质 3 个方面的鉴定。

1. 物理性质检测　包括性状、放射性核素纯度、放射性活度。放射性核素纯度（radionuclide purity）指特定的放射性核素的放射性活度占药物中总放射性活度的百分比。如 ^{99m}Tc 淋洗液中其他放射性核素（^{99}Mo）的放射性活度不超过 0.1%。放射性活度是放射性药物的一个重要指标、计量使用单位。用药剂量不足会明显降低诊断质量或治疗效果，而剂量过高则会使患者接受额外辐射剂量或治疗过度。

2. 化学性质检测　包括离子强度、pH、化学纯度及放射化学纯度。其中，放射化学纯度是指特定化学结构的放射性药物的放射性占总放射性的百分比，是衡量放射性药物质量最重要的指标之一。

3. 生物学性质检测　放射性药物大多数是静脉注射液，严格要求无菌、无致热源。放射性药物毒性包含被标记药物的毒性和辐射安全性，由于标记化合物的化学量很小，放射性药物毒性主要是辐射损伤。

六、常用放射性药物

（一）诊断用放射性药物

诊断用的放射性药物按用途可分为脏器显像用药物（显像剂）和功能测定用药物两类。

作为显像剂的放射性药物,通过口服、吸入或注射进入体内,特异性地集聚于靶器官或组织,用适当的方法和仪器对其产生的 γ 射线进行探测,从而获得药物在体内的位置及分布图像。通过连续动态显像还可获得其在体内不同器官或组织中参与代谢状况及放射性活度随时间变化的信息,用于诊断各种疾病及获得脏器或组织的功能状态。

用于功能测定的放射性药物,在经各种途径如口服、吸入、注射等进入机体后,选用特定的放射性探测仪测定有关脏器或血、尿、粪中放射性的动态变化,以评价脏器的功能状态。诊断用放射性药物与显像剂一样,都是利用放射性药物示踪的原理,根据药物在脏器中的分布情况及时间 - 活度改变的差别获得诊断信息。对于使用的放射性药物剂量,用于功能测定的比用于显像的要小很多。

临床常用的诊断用放射性药物的具体介绍见相应各章论述。

(二)治疗用放射性药物

用于治疗的放射性药物主要由两部分组成,即载体和治疗用放射性核素。载体(carrier)是指能将放射性核素载运到病变部位的物质,通常是小分子化合物或生物大分子,或某些特殊材料制成的微球或微囊等。理想的体内治疗药物需要良好的物理特性和生物学性能,包括适合的有效半衰期、能量、射程及辐射生物效应等。目前,以纯 β 粒子发射体应用较多,如 ^{32}P,纯 $β^-$ 粒子能量为 1.79MeV,组织中平均射程 4mm,$T_{1/2}$ 是 14.3 天,是较为理想的治疗用核素。近期 α 粒子发射体核素 ^{223}Ra 治疗骨转移正进入临床研究阶段,并取得很好的临床效果,^{211}At、^{225}Ac 等 α 核素治疗肿瘤也进入临床研究。

第四节 核医学常用仪器

核仪器种类多,本节重点介绍显像核仪器。

一、射线探测的基本原理

1. **电离作用** 射线可引起物质电离,辐射引起电离的数量与收集到的电子对数目具有相关性。电离室、盖革计数管等经典核仪器通过收集和计量的电子对数目来测量射线的强度。

2. **激发荧光** 射线激发作用使原子核外电子从低能态跃迁到高能态,当原子退激时就产生荧光,荧光可以转变成电信号。常用的闪烁探测仪就是利用激发荧光现象进行射线监测和计量的。

3. **感光作用** 射线可使感光材料卤化银乳胶感光,经显影、定影处理后,形成黑影,形成了一门独特的放射自显影技术。

根据放射性探测原理,核仪器可分为电离探测器和闪烁探测器两大类,其中以 γ 闪烁探测器应用最广。

二、γ闪烁探测器

γ 闪烁探测器实际上是一种能量转换器,其作用是将探测到的 γ 射线能量转换成可以记录的电脉冲信号,再转换成数字信号输出。

γ闪烁探测器的主要结构由碘化钠(铊)[NaI(Tl)]晶体、光电倍增管、前置放大器和模数转换器组成(图1-4)。光电倍增管主要由光阴极、10多个联极和阳极组成,它们之间由一个稳定高压维持着各极间的电位差。

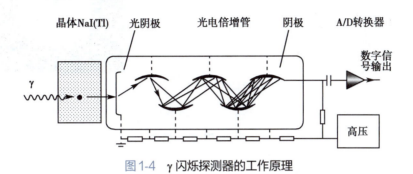

图1-4 γ闪烁探测器的工作原理

工作原理:入射γ光子可使碘化钠(铊)晶体分子激发并产生闪烁荧光,当荧光光子入射到光电倍增管的光阴极时,通过光电效应产生光电子。光电子在电场作用下加速射到下一个联极时,电子数目呈3~6倍增加。经10多个联极中电子倍增的过程,最后电子数目可增加至10^6~10^8倍,形成一个大的电子流射入阳极,并产生一个瞬间的负电压脉冲。一个入射γ光子在晶体内发生一个闪烁事件,一个闪烁事件产生一个脉冲,因此,光电倍增管阳极输出的脉冲数就与入射的γ光子数成正比。将微弱脉冲信号前置放大后,经模数转换器转变为数字信号输出,计算机数据处理系统按不同需要和目的进行数字化处理分析。γ闪烁探测器广泛用于γ照相机、SPECT、PET及功能测定仪等核仪器。

三、显像核仪器

(一)γ照相机

γ照相机(γ-camera)是核医学最基本的显像核仪器。

1. **基本结构** 由探头及支架、电子线路、计算机操作系统组成。探头是γ照相机的核心,由准直器、晶体、光导、光电倍增管矩阵、放大电路等装置组成(图1-5)。其中:①准直器是由铅或铅钨金从中央打孔的装置,起着规定射线方向及通过量,类似照相机镜头的作用,来保证成像分辨率和定位的准确性,分高、中及低准直器,高分辨率及高灵敏度等多种准直器。②晶体由NaI(Tl)制成。特点是面积大(40~60cm边宽),可一次较大面积成像,薄晶体(9.5mm厚)又能提高γ照相机的分辨率。③光电倍增管的横截面有圆形、正方形和六角形等形状,通常由50~100个光电倍增管均匀地排列在晶体的后面,形成方形或圆形矩阵。数量多可提高显像的空间分辨率(spatial resolution)及定位的准确性。

2. **工作原理** 当人体内放射性核素发出γ光子,经准直器选择性地入射到达晶体,γ光子在晶体中产生闪烁光,被该部位或邻近的光电倍增管吸收、倍增放大,形成电脉冲信号。探头位置电路根据光电倍增管的位置和输出脉冲幅度,确定闪烁中心位置并输出相应位置信号。显示系统、成像装置记录大量的闪烁光点,构成一幅闪烁图像。采用大型晶体一次成像,可进行静态、动态及全身显像。

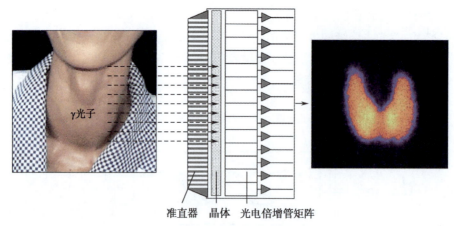

准直器 晶体 光电倍增管矩阵

图1-5 γ照相机探头结构、工作原理示意图

（二）SPECT

单光子发射计算机断层仪（single photon emission computed tomography，SPECT）是目前应用最广泛的显像核仪器。它在高性能、大视野的γ照相机基础上增加了支架旋转的机械部分、断层床和图像重建软件，使探头能围绕躯体旋转360°或180°，从多角度、多方位采集一系列平面投影像。通过图像重建，最后可以获得横断、冠状和矢状的断层影像。有单探头、双探头及三探头SPECT等多种类型。

SPECT与CT均为计算机断层技术成像，二者的区别在于射线的入射方式，SPECT为发射型CT，即接收由体内放射性核素发射出的γ光子（单光子），而CT是由X射线从体外穿透人体而到达接收器，为穿透型CT（图1-6）。

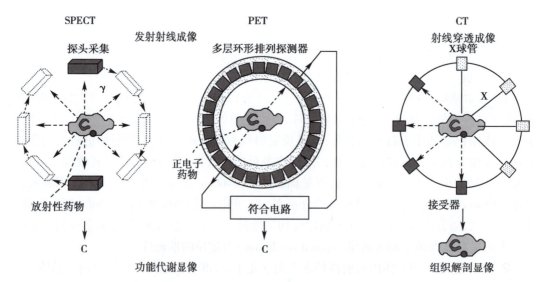

图1-6 SPECT、PET与CT工作原理及比较

SPECT主要用于脏器核素断层显像。其图像特点是反映放射性药物在体内的断层分布图，从而显示出脏器、组织或病变部位的形态、位置、大小以及脏器功能变化。

（三）符合线路 SPECT

符合线路 SPECT（coincidence circuit SPECT）是在双探头 SPECT 基础上去掉准直器后，增加了符合线路采集，其显像原理类似于 PET，即用互成 180° 的两个探头同时接受湮没辐射产生的两个方向相反的 511keV γ 光子而成像。它有 SPECT 功能，又能进行部分正电子断层显像。

由于探头采集面积少、采集时间长，不能快速动态采集，只适用于 $T_{1/2}$ 较长的正电子 ^{18}F 显像，不适用于 ^{11}C、^{15}O、^{13}N 等超短 $T_{1/2}$ 正电子发射体的显像。该仪器的空间分辨率及灵敏度均明显低于 PET，难以达到临床要求，目前已较少使用。

（四）PET

正电子类放射性药物在人体内放出的正电子与组织相互作用，发生正电子湮灭，向相反的方向发射两个能量为 511keV 的 γ 光子。正电子发射计算机断层仪（positron emission computed tomography，PET）依据这一现象，用符合探测（coincidence detection）在相反方向同时探测两个 511keV 的 γ 光子。方法是用呈相反方向（互成 180°）排列的两个探头探测 γ 光子，当 γ 光子与检测器相互作用，产生荧光光子并形成一个电脉冲，脉冲高度分析器选择能量符合 511keV 的电脉冲送入电子学线路，电子学线路把呈相反方向并在 5~15 纳秒（ns）内发生的两个电脉冲信号送入显像系统，计算机以此闪烁数据为基础，生成 PET 显像。PET 由于使用上述的电子学符合线路，无需铅准直器，比 SPECT 有更好的灵敏度和空间分辨率。

PET 符合线路要探测向相反方向发射的两个光子，需要由数百对的相对排列探头组成围绕被检测者形成完全环状结构探测器。晶体材料常采用硅酸镥（LSO）、锗酸铋（BGO），对 511keV 的 γ 光子探测效率高，产生荧光光子快而衰减也快。这种 PET 有相对高的灵敏度和空间分辨率（约 3~7mm），造价相对高。

（五）PET/CT 图像融合技术

PET/CT 的显像设备是将来自不同成像方式的图像进行一定的变换处理，使其之间的空间位置、空间坐标达到匹配的一种新技术，实现了同机图像融合（图 1-7）。

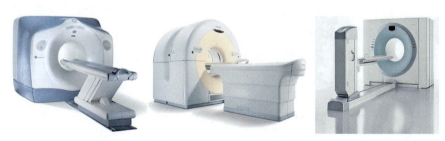

图 1-7 PET/CT

PET 通过所用示踪剂选择性地反映特定的代谢过程，可以显示病灶的代谢功能。但由于 PET 图像没有解剖定位参照，难以明确解剖位置。将 PET 代谢功能图像与高分辨率的 CT 解剖图像结合起来会产生更大的诊断价值。这一技术既利用了 CT 图像解剖结构清晰的优势，又具有核医学图像反映器官的生理、代谢和功能的特点，把两者的定性和定位进行优势互补结合，大大地提高了诊断的准确性，尤其在肿瘤影像诊断学及疗效评价中得到广泛应用。同时，也有小动物 PET/CT 在科研中使用。

继 PET/CT 之后,PET/MRI 新设备也开始使用,它能更好地实现解剖结构影像与功能、代谢、生化影像的融合,也弥补了核医学影像分辨率差的不足,成为影像医学的发展方向之一,也是目前最有前途的显像技术之一。

四、其他常用核仪器

1. 脏器功能测定仪器 利用放射性核素进行脏器功能的动态测定设备。特点是采用张角型准直器、大而厚晶体,提高探测灵敏度,有利于记录人体内放射性示踪核素时间的变化。用途不同而种类多,最为常用的有甲状腺功能测定仪,它是用放射性 ^{131}I 作为示踪核素来检查甲状腺生理功能的装置,又称为甲状腺摄碘率测定仪,主要用于甲状腺功能的测定诊断。

2. γ 闪烁计数器 其为井型晶体设计,几何条件接近 4π 立体角,探测效率极高,非常适合测量放射性活度很低的放射性样品,应用于体外放射免疫分析。

3. 医用放射性活度计 是用于测量放射性药物或试剂所含放射性活度的一种专用放射性计量仪器。活度计量正确与否直接关系到诊疗用药量的准确性。它是国家强制检定的核医学科计量工具。

4. 辐射防护和剂量监测仪器 辐射防护和剂量监测仪器对辐射防护必不可少,主要用于核医学日常辐射防护的监测工作。如表面污染监测仪用来监测放射性核素工作场所、实验室以及工作人员体表和衣物表面污染。个人剂量监测仪用来测量个人接受外照射剂量,该仪器体积较小,可佩戴在人体的适当部位。

总之,核仪器的飞速发展促进了核医学诊疗水平的不断进步,也提高了核医学在临床应用中的地位。

本章小结

核医学是应用放射性核素或核素标记物进行临床诊断、治疗疾病及生物医学研究的学科。核医学分为实验核医学和临床核医学两大部分。本章主要介绍了与核医学相关的核物理基础知识和概念,介绍了放射性药物和核医学常用仪器,并着重介绍了 PET/CT 和 SPECT/CT 的结构和显像原理。期望读者能通过对本章的学习,为后续核医学临床应用奠定基础。

（蒋宁一）

参考文献

1. 谭天秩. 临床核医学[M]. 3 版. 北京:人民卫生出版社,2013.

2. 潘中允. 实用核医学[M]. 北京:原子能出版社,2014.

3. 李少林,王荣福. 核医学[M]. 北京:人民卫生出版社,2015.

4. BERNIER D R, CHRISTIAN P E, LANGAN J K. Nuclear medicine:technology and techniques[M]. 4th ed. St. Louis:Mosby-Year Book, Inc, 1997:56-126.

5. 欧洲委员会,联合国粮食及农业组织,国际原子能机构,等. 国际电离辐射防护和辐射源安全的基本安全标准[S]. 维也纳:国际原子能机构,2015.

第二章 放射性核素示踪技术

第一节 放射性核素示踪技术的原理及特点

一、放射性核素示踪技术的基本原理

放射性核素示踪技术是利用放射性核素及其标记物作为示踪剂,应用核医学仪器探测追踪和定量检测被示踪活性物质在生物体内的代谢变化规律的一门技术。放射性核素示踪技术具有两个最重要的特点。

1. 与被示踪物具有同一性 放射性核素及其标记物与同一种元素的非放射性核素在化学行为和生物学行为上有高度同一性。化学行为和生物学行为的特征取决于原子的核外电子,所以相同元素的不同核素及其化合物都具有相同的化学性质,在生物体内所发生的生理、生化、免疫学反应、代谢和生物学过程也都相同。因此,可以用化合物中某种原子的放射性同位素取代原有的稳定性原子(即同位素标记),得到的标记化合物和相应的非标记化合物具有相同的化学及生物学性质。例如,用放射性 ^{131}I 来研究甲状腺的吸碘功能,和普通的非放射性 ^{127}I 研究性质一样;用 ^3H 标记的胸腺嘧啶脱氧核苷($^3H\text{-}TdR$)研究细胞核内 DNA 的合成状况,观测细胞增殖功能等,与普通的非放射性 TdR 研究性质一样。

当同位素标记很难实现时,或者考虑费用因素时,也可用化合物分子中原子的非同种元素的核素标记(即非同位素标记),但必须通过鉴定证明标记过程不影响示踪剂原有的理化特性和生物活性。例如,用 ^{125}I 标记胆固醇分子,进行胆固醇的体内分布实验;用 ^{125}I 标记抗原或抗体后参与免疫反应,进行体外分析实验等。

2. 与被示踪物具有可区别性 这种可区别性不是由核外电子决定的,而是由于放射性核素的原子核不断衰变,发出射线,易于用放射性探测仪器所测定。因而可以对标记的物质进行定性、定量及定位的研究。

放射性核素示踪剂进入生物体或体外培养的细胞、组织中时,按照被示踪的原有物质相同的理化性质和生物学特性进行代谢,但是标记的放射性核素不断发出的射线可以用射线探测仪测知。正是这种生物特性和可探测性,才显示了放射性核素示踪方法具有其他方法所不可比拟的优越性。相同的放射性核素标记在不同的化合物上,表现出来的体内代谢过程和生物学行为就完全不同。例如,用 ^3H 标记的胸腺嘧啶脱氧核苷($^3H\text{-}TdR$)参

与细胞内 DNA 的合成,用 ^3H 标记的氨基酸则可示踪研究蛋白质的生物代谢变化。^{99m}Tc 是临床上最常使用的放射性核素,高锝酸根离子($^{99m}TcO_4^-$)本身主要被甲状腺、唾液腺以及消化腺摄取,可用于甲状腺功能测定和甲状腺显像等。再例如,^{99m}Tc-六甲基丙二胺肟(^{99m}Tc-HMPAO)可透过血脑屏障到达脑组织,可用于脑血流显像;^{99m}Tc-甲氧基异丁基异腈(^{99m}Tc-MIBI)聚集于心肌组织和某些肿瘤组织,用于心肌灌注显像和肿瘤阳性显像等。

二、放射性核素示踪技术的特点

1. 灵敏度高 放射性核素示踪法一般可测出的最低水平为 $10^{-15} \sim 10^{-12}$ mol,而高比活度标记物可达 10^{-18} mol,最低可探测几十贝克的放射性核素,而一般准确的化学分析法其灵敏度很难达到 10^{-12} mol。

2. 检测简单 采用各种类型的放射性探测仪器即可测量出示踪原子或分子的数量。因为不受其他非放射性杂质的干扰,往往可省略许多复杂的分离、提纯步骤,也就减少了待测物化学量的损失。如欲了解某种药物在各种脏器的分布,常只需取标本将原药和代谢物分开,在体外测量其放射性活度,不需要高度纯化样品。

3. 符合生理条件 应用放射性示踪物,可使用少至生理剂量的示踪物来研究物质在整体中的变化规律,而且不改变原物质的性质。由于灵敏度高,化学量极少的示踪物质即可被探测器进行定量分析,不致扰乱和破坏体内生理过程的平衡状态,而使用大剂量代谢物质进行实验时,则不能得到合乎生理条件的实验结果。如给大鼠注射 1mg 的药理剂量碘,1 小时后仅有 5%~10% 在甲状腺中固定,此剂量的碘大部分不能转变为有机碘化合物;而注射 1μg 以下的生理剂量的 ^{131}I 时,几分钟后甲状腺切片通过放射自显影便可以显示出放射性碘的存在,大部分碘在 1 小时以内浓聚,而 8~12 小时内几乎所有的放射性碘都定量地固定于甲状腺,由无机碘转化为有机结合碘。上述实验可准确地反映甲状腺摄取碘的生理过程。

4. 定位功能 放射性核素示踪技术不仅能准确定量地测定代谢产物的转移和转变,而且可以通过放射自显影技术或显像技术确定放射性标记化合物在组织器官内的定位及定量分布。此技术与病理组织切片技术结合起来,可进行细胞水平的定位;与电子显微镜技术结合起来,可进行亚细胞水平的定位观察。

放射性示踪技术已广泛应用于生物医学研究,但在实际工作中亦有一些需要注意的方面,实验时需要一定的安全防护措施、需要专用的实验条件。有的放射性测量仪器相对昂贵,工作人员须经过一定的专业培训,使用较高辐射剂量的放射性核素时,需考虑辐射对实验对象的影响等。

三、放射性核素示踪技术的基本类型

放射性核素示踪技术是核医学领域各种诊断技术和实验研究的精髓所在。以放射性核素示踪技术为基础,许多具有实用价值的诊断和研究方法得以建立,为生命科学和临床科学的研究提供了非常重要的手段。通常按其被研究的对象不同,可以分为体外示踪技术和体内示踪技术两大类。

(一)体外示踪技术

体外示踪技术又称离体示踪技术,以从整体分离出来的组织、细胞或体液等物质为研究对象,多用于某些特定物质,如蛋白质、核酸等生物活性分子的定量测定、转化规律以及功能研究。体外示踪技术的共同特点是：都是在体外条件下进行，减少乃至避免了众多的体内因素对实验结果的直接影响，同时也避免了受检者本人直接接触射线的可能，但体外示踪技术只能表示生物样品离开机体前瞬时间的机体状态，对结果的解释更需要结合临床情况。体外示踪技术主要包括：物质代谢与转化的示踪研究、细胞动力学分析、活化分析、体外示踪结合放射分析等。

（二）体内示踪技术

体内示踪技术是研究放射性核素标记的示踪剂分子在完整的活体生物体内的吸收、分布、代谢、排泄等过程的定性、定量及定位动态变化规律。具有代表性的体内示踪技术主要有以下4种。

1. **放射性核素稀释法**　利用化学物质在稀释前后质量不改变的原理，可对微量物质进行定量分析方法。根据测定对象的不同，可分为直接稀释法、反稀释法。放射性核素稀释法操作简便，灵敏度高，可在正常生理状况下应用示踪法测量。

2. **放射自显影**　放射性核素示踪剂进入生物体内，经过一段时间的分布和代谢后，取材并制成标本切片或涂片，使感光材料显影，显示标本中放射性核素示踪剂的分布位置和数量，包括宏观自显影、光镜自显影与磷屏成像等。

3. **放射性核素功能测定**　放射性核素示踪剂引入生物体后，利用放射性探测仪器在体外检测并记录相关脏器或组织内放射性的量或时间-活度曲线（time activity curve，TAC），反映该脏器的功能状态，以判断功能异常的性质与程度。例如，甲状腺摄 ^{131}I 率测定、放射性核素肾图检查等。

4. **放射性核素显像**　放射性核素显像剂引入生物体后，利用放射性核素成像设备，如SPECT 和 PET，获取整体或局部放射性示踪剂分布图，可同时反映机体形态和功能两方面的信息。连续多次成像可反映显像剂分子在体内的动态变化规律。

第二节　体外放射分析技术

体外放射分析技术（in vitro radioassay）是指体外应用放射性核素标记物对生物样本测定某些生物活性物质的超微量分析技术，具有高灵敏度和高特异度的特点，广泛应用于临床和科学研究的多个领域。广义上，指所有在体外应用放射性核素的标记免疫分析技术，包括用加速器产生的核素进行微量元素测定、用放射配基结合法测定受体、用离体培养细胞进行示踪实验等许多方面。习惯上，体外放射分析常常主要是指放射性竞争结合分析（competitive radioactive binding assay）及放射性非竞争结合分析（non-competitive radioactive binding assay）。前者的代表是放射免疫分析（radioimmunoassay，RIA），后者的代表是免疫放射分析（immunoradiometric assay，IRMA）。

一、放射免疫分析

放射免疫分析是利用特异抗体与标记抗原和非标记抗原的竞争结合反应，通过测定放射性复合物的量来计算出非标记抗原量的一种超微量分析技术。它由 Berson 和 Yalow 在研究胰岛素的抗体时发展起来,现在的测定几乎能涵盖所有生物活性物质,广泛用于临床和基础研究。

(一)放射免疫分析的基本原理

放射免疫分析的原理可简述如下:设有一定量的特异抗体(Ab)与一定量的特异性标记抗原(*Ag,分子数略超过抗体的分子数)在一定条件(pH、温度等)下结合,形成一定量的标记抗原抗体复合物(*AgAb)。这种结合服从可逆反应的质量作用定律。如果在系统中加入非标记特异抗原(Ag),则后者也能和抗体结合,与 *Ag 竞争结合 Ab。理论和实践证明,反应平衡后,*Ag(F)、*AgAb(B)或 *AgAb 与 *Ag 的比值(R)与 Ag 的量呈函数关系。因此,可以用 B、F 或 R 来推算非标记抗原的量。Ab、*Ag 是两个最主要的工具,Ag 则是测定对象,这就是此类方法的基本原理。可以用图 2-1 表示。

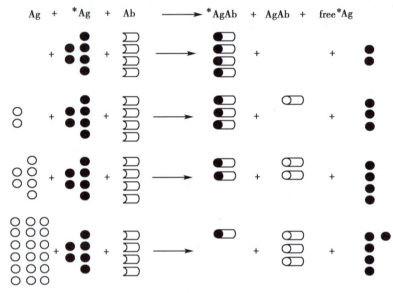

图 2-1　放射免疫分析的基本原理示意图

实际应用时,是用一系列浓度递增的标准品,在严格相同的条件下与 *Ag 及 Ab 反应,以标准品的剂量为横坐标,以 F/(F+B)(F%)、B/(F+B)(B%)或 R 为纵坐标,制得刻度曲线(calibration curve,或称校准曲线,中文也常称为标准曲线)。待测样品得到的 F%、B% 或 R 从标准曲线上求得含量。见图 2-2。

上述标准曲线都不是直线,而是曲线。这是由可逆反应的质量作用定律决定的。根据质量作用定律,反应达到平衡时,平衡结合常数 K_A(equilibrium association constant),亦简称亲和常数(affinity constant)可由下式表示:

$$K_A = \frac{k1}{k2} = \frac{AgAb}{Ag \times Ab} = \frac{AgAb}{Ag \times (Ab_0 - AgAb)}$$

上式中,由于标记抗原和非标记抗原有相同的免疫活性,所以 Ag 代表两者的总和;Ab_0 为抗体的初始浓度;AgAb、Ag、Ab 为反应达到平衡时的复合物、游离抗原、游离抗体的浓度。式中 AgAb/Ag 就是 B/F,因为 B+F=1,故 B/F 也等于 B/(1−B)。将 AgAb/Ag=B/(1−B)代入 K_A 的公式,展开重排,就得到 B 的函数式:

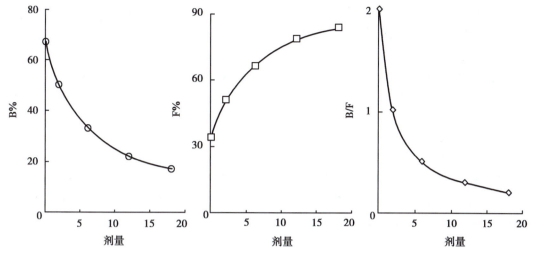

图2-2 放射免疫分析标准曲线常用的3种作图法

$$B^2 - B \times \left(1 + \frac{Ab_0}{Ag_0} + \frac{1}{K_A \times Ag_0}\right) + \frac{Ab_0}{Ag_0} = 0$$

上式中 Ag_0 为抗原的初始浓度,Ab_0 和 K_A 是固定的,所以上式的自变量是 Ag_0,因变量是B。显然,这不是一条直线,而是一条曲线。

同理,B/F 也等于(1-F)/F 或 R,如以(1-F)/F 或 R 代入 K_A 的公式,可证明 F 和 R 的函数也是曲线。

(二)放射免疫分析的基本方法

1. 基本试剂 放射免疫分析的反应中包括3种主要试剂:抗体、标记抗原、非标记标准抗原(标准品)。对标准品的要求和其他定量分析方法相同,下面讨论对抗体及标记抗原的要求。

(1)抗体:一个好的抗体应具备3个条件,即高亲和力、高特异度、高滴度。高亲和力的抗体是建立高质量 RIA 的前提,只有高亲和力的抗体才能获得斜率高的标准曲线,而斜率高的标准曲线是高灵敏度和高精密度的必备条件;高特异度也非常重要。样品中往往具有与待测物质结构相近的类似物,如果抗体特异度不高,则类似物或多或少也能与抗体结合,成为干扰物质,影响分析结果;滴度是指抗体实际应用时的稀释倍数,滴度越高,所需的抗体量就越少,且未经纯化的抗血清中杂质干扰也减少。目前,RIA 用的抗体大多由专门的研究单位或生产 RIA 试剂盒的厂家提供,可以是多克隆抗体(polyclonal antibody),也可以是单克隆抗体(monoclonal antibody)。

(2)标记抗原:对标记抗原的主要要求包括①比活度和放化纯度必须足够高,以保证分析的灵敏度;②半衰期不能太短,使之有足够长的寿命以完成整个分析过程;③不改变原有抗原的特性(特异度、亲和力、免疫活性等)。目前,大分子抗原(蛋白质)主要用 ^{125}I 标记,小分子半抗原可选 ^{125}I 或 ^3H。

2. 放射免疫分析中复合物和游离抗原的分离 绝大多数情况是测定复合物的放射性,游离抗体无放射性,不干扰测量,所以分离的目的主要是除去游离抗原(少数情况是除去复合物,测定游离抗原的放射性)。①双抗体沉淀法:抗体与抗原反应结束后,加入抗第一抗体的抗体(称第二抗体),形成抗原-第一抗体-第二抗体的复合物,可以通过离心沉淀加以收集、测量。②聚乙二醇(PEG)沉淀法:PEG 能促使复合物沉淀,常与双抗体法联合使用,能加速复合物沉淀。③固相分离法:其特点是同一固相抗体适用于多个 RIA 系统。

3. 放射免疫分析的基本步骤　RIA 的操作一般都包括加样、孵育、分离结合和游离部分、测放射性、数据处理 5 个步骤。另外,放射免疫分析还需要进行质量控制,以保证分析误差控制在可接受的范围内。

二、免疫放射分析

免疫放射分析由 Miles 和 Hales 在 1968 年首先提出。他们用过量的 ^{125}I 标记抗体与非标记抗原形成复合物,用免疫吸附剂除去多余的游离抗体,发现复合物的放射性与非标记抗原的量呈正相关,称之为免疫放射分析(IRMA)。在单克隆抗体普遍应用后,该技术得以广泛推广。

(一)免疫放射分析的基本原理

免疫放射分析以非竞争结合反应为基础。即过量标记抗体与抗原相结合后,Ag*Ab 的放射性与 Ag 的量成正比,剩余的未结合 *Ab 则被固相化的抗原抗体结合后除去,测定复合物的放射性,即可测得被测配体的量。

IRMA 的主要特点是:①属于非竞争性抗原抗体结合反应;②抗原抗体复合物的量与所加非标记抗原的量呈正相关;③在低剂量区不会有不确定因素,RIA 则在剂量低到一定程度就会有不确定因素出现,影响灵敏度;④ IRMA 的非特异性结合对低剂量区影响较大,因此对分离条件的要求特别严格。RIA 低剂量区放射性高,非特异性结合主要影响高剂量区(图 2-3,图 2-4)。

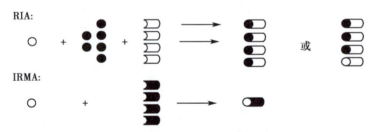

图 2-3　IRMA 和 RIA 低剂量区的不确定因素示意图

当待测物分子数少到一定量时,RIA 可能出现 1 或 0 两种情况,也就是和零剂量无法分开,IRMA 则没有这种情况。

(二)免疫放射分析的基本方法

1. 双抗体夹心法　IRMA 最主要的特点是游离标记物与复合物的分离难度较大。由于游离标记物是抗体,物理性质和复合物相差不大,很多适合于 RIA 的物理分离方法效果都不好。实际应用上主要靠夹心法,即一个标记的抗体与抗原结合,用

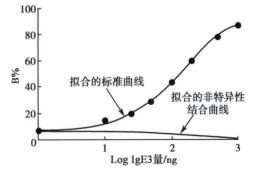

图 2-4　IRMA 的标准曲线及非特异性结合曲线
由 3 个参数质量作用定律模型拟合,注意其不对称性。

作定量分析试剂；另用一个抗体作分离试剂，与抗原的另一部位结合，而这个抗体又和固相支持物相联，依靠固相支持物将复合物从游离抗体中分离出来。实际应用时，有抗原先和固相抗体结合再加标记抗体的，有同时加的，也有先让标记抗体与抗原结合，再加固相抗体的。

2. 标记第三抗体法　这种方法是将 ^{125}I 标记在第三个抗体上，此时原来带标记的用作分析试剂的抗体不带标记，而标记的第三抗体则是针对该分析抗体的。如果分析抗体是鼠的单克隆抗体，则第三抗体用兔（或羊、豚鼠）抗鼠的抗体。所以这个抗体具有多用性，凡是分析抗体来自鼠的都可以使用。

三、其他放射性竞争结合分析

RIA 所用的特异结合试剂是抗体。几乎在 RIA 发明的同时，英国的 Ekins 等根据同样的原理，建立了竞争蛋白结合分析法。这是一类利用机体天然存在的，与一些小分子生物活性物质具有特异结合能力的球蛋白（或酶蛋白）作为特异结合试剂，测定生物样品中的小分子生物活性物质含量的方法。此后，又有人用受体蛋白或某些酶蛋白作特异结合试剂，建立了放射受体分析法及放射酶分析法，测定的对象是能与受体或酶结合的激素或药物。它们分别以受体蛋白或酶作为特异结合试剂，通常只是制成粗制剂，制备周期较短，保存周期也较短。近年来，放射受体分析法可以测定的品种数量有上升趋势，且受体和肿瘤的关系也越来越受到重视，已有证据表明受体的基因突变与肿瘤的发病密切相关；放射酶分析法虽然理论上也可用于很多物质的测定，实际上仅限于少数几种，如用环磷酸腺苷（cAMP）的激酶测定 cAMP，用环磷酸鸟苷（cGMP）的激酶测定 cGMP。这两类方法最主要的优点是测定结果与待测物的生物活性直接相关，而 RIA 测定的是免疫活性。生物活性和免疫活性并非总是平行的。例如，血中胃泌素有 34 肽和 17 肽两种成分，它们的免疫活性基本相同，生物活性却相差 3~5 倍。因此，从检测生物活性来说，放射受体分析法和放射酶分析法有其优势。但是它们和竞争蛋白结合分析法一样，也都对类似物有较明显的交叉反应，亲和力也往往不如 RIA 高。

第三节　放射性核素显像技术

放射性核素显像技术是根据放射性核素示踪技术原理，通过使用显像仪器在体外检测引入机体的放射性核素或其标记化合物（显像剂）发射射线的数量，以图像形式反映显像剂在机体内目标器官或组织不同时相的代谢分布状态，从细胞、分子甚至基因水平的变化，反映目标器官或组织的功能和形态结构改变的影像技术。使用计算机对图像进行处理，对其进行定位、定性或定量分析，以达到临床诊断的目的。

一、放射性核素显像技术的基本方法

放射性核素显像的方法很多，其基本方法是：根据放射性核素显像技术的定位机制，

使用不同的放射性核素或放射性核素标记的化合物；通过其在机体的特殊的分布和代谢特点，选择性聚集的目标器官组织或病变部位，使之与其相邻组织器官之间的放射性核素或放射性核素标记化合物的分布形成一定的浓度差；而放射性核素或放射性核素标记化合物可发射出穿透力强的射线，主要为γ射线；使用放射性测量仪器（如 SPECT、PET 等）在体外探测、记录这种浓度差，并用图像、数值等方式将放射性核素或放射性核素标记化合物的浓度差异直观显示出来；并且根据要求可进行动态显像、静态显像、断层显像甚至融合显像等，可以获得特定器官、组织的系列图像；计算机处理计算出感兴趣区（region of interest，ROI）的时间 - 活度曲线及其相应参数，并对其进行定位、定量和定性诊断；最终在体外了解目标脏器、组织或病变部位的位置、形态、大小以及功能状态情况，从而达到诊断疾病的目的。

二、放射性核素显像技术的类型及特点

（一）根据影像获取的状态分为静态显像和动态显像

1. 静态显像　当显像剂在脏器或病变组织中的分布处于相对稳定状态时进行的显像。适合观察脏器或病变组织的位置、形态、大小以及显像剂分布情况。一般情况下，要求采集图像的矩阵足够大、采集的放射性计数足够多，使所得的图像较清晰。显示图像时，可用不同的灰阶或颜色代表不同的放射性浓度。

2. 动态显像　在显像剂引入体内时或之后启动计算机，以设定的显像速度动态采集脏器的多帧连续影像或系列影像。动态显像适合观察显像剂随血流流经目标脏器或病变组织时，不断被摄取、分泌和排泄，或反复充盈和射出的过程。目标脏器或病变组织的显像剂分布在数量上或位置上随时间而变化。利用计算机感兴趣区（ROI）技术可以对每帧影像中同一个感兴趣区域内的放射性计数，并生成时间 - 活度曲线，计算出动态过程的各种定量参数。必要时，还可计算出脏器影像中每一个像素（pixel）的定量参数，赋予各种量级的参数用不同的灰阶或颜色，构成参数影像或功能影像，观察脏器每个局部的功能变化和差异，进行脏器的局部功能代谢定量研究。

为了提高诊断效能，常将两者结合起来联合进行。如肝血流血池显像、骨三相显像等。

（二）根据影像获取的部位分为局部显像和全身显像

1. 局部显像　只显示身体某一部位或某一脏器的影像。临床核医学显像中大部分显像为局部显像，如甲状腺显像、肾显像、心肌显像等。

2. 全身显像　利用探测器（SPECT、PET 等）或匀速移动患者检查床，获得被检者从头至足全身显像剂分布情况的影像，如全身骨显像、^{18}F-FDG 全身显像等。全身显像对探寻肿瘤或炎性病灶有重要价值。

（三）根据影像获取的层面分为平面显像和断层显像

1. 平面显像　将显像仪器的探测器置于体表的一定方位采集目标脏器或病变组织的图像。平面显像易产生放射性信息的重叠，对小病灶、较深的病灶不易发现。在实际运用中，常进行多体位采集如前位、后位、侧位和斜位等。

2. 断层显像　利用探测器围绕人体旋转的探头（如 SPECT）在体表连续或间断地多平面多体位采集平面影像数据，或通过探测器呈环形排列的探头（如 PET）采集多方位数据，再由计算机重建成各种断层影像，并按多断面（横断面、矢状面、冠状面等）显示。断层显像避免了放射性信息的重叠，对深在病灶的轻微异常、较小病灶的检出有显著价值。该方法也

可进行较为精确的定量分析,是研究局部血流量和代谢率的重要方法之一。

(四)根据影像获取的时间分为早期显像或延迟显像

1. 早期显像 显像剂注入人体后 2 小时内所进行的显像。主要反映脏器的血流灌注、血管床和早期功能状况。临床上大部分显像为早期显像。

2. 延迟显像 显像剂注入人体后 2 小时以后所进行的显像。可降低图像的本底,提高图像中靶与非靶比值,改善图像质量,提高阳性检出率,多用于肿瘤阳性显像。

(五)根据病变组织对显像剂的亲和力分为阳性显像和阴性显像

1. 阳性显像 又称热区显像,指显像剂主要被病变组织摄取,正常组织不摄取或摄取很少,病变组织的放射性比正常组织高而呈"热区"改变。如亲肿瘤显像,放射免疫显像、急性心肌梗死梗死灶显像等。阳性显像的灵敏度高于阴性显像。

2. 阴性显像 又称冷区显像,指显像剂主要被有功能的正常组织摄取,显示正常组织器官的形态,而病变组织不摄取或摄取很少,病变组织的放射性比正常组织低,呈现稀疏或缺损区改变。如甲状腺显像、心肌灌注显像、肝胶体显像等。

(六)根据显像时机体的状态分为静息显像和负荷显像

1. 静息显像 显像剂引入人体或影像采集时受检者处于安静状态下,没有受到生理性刺激或药物干扰。如静息心肌显像、肾显像、脑血流灌注显像等。

2. 负荷显像 显像剂引入人体或影像采集时受到生理性刺激或药物干扰,又称介入显像。借助生理性刺激或药物干预,观察脏器或组织对刺激的反应能力,判断脏器或组织的储备功能,提高诊断的灵敏度。如心肌负荷显像、利尿肾显像、脑血流负荷显像等。

(七)根据显像剂发出射线的种类分为单光子显像和正电子显像

1. 单光子显像 使用探测单光子的显像仪器(如 γ 照相机、SPECT)对显像剂中放射性核素发射的单光子进行的显像,称为单光子显像(single photon imaging),是临床上最常用的显像方法。

2. 正电子显像 使用探测正电子的显像仪器(如 PET、符合线路 SPECT)对显像剂中放射性核素发射的正电子进行的显像,称为正电子显像(positron imaging)。

应当特别强调的是,核医学显像方法很难用一种简单的方式进行分类,上述分类只是为了便于描述和比较,仅具有相对意义。事实上,同一种显像方法从不同的角度出发,可以分成不同的类型。

三、放射性核素显像技术的图像分析要点

放射性核素显像图像是以器官和组织的生理、生化和病理生理变化为基础,以图像方式显示显像剂在靶器官、组织或病变部位的分布状态,可观察细胞、分子甚至基因水平的变化,从而反映器官功能和形态改变。对于放射性核素显像图像的分析判断,必须掌握科学的影像学思维方法,正确并熟练运用生理、生化、解剖学知识,排除各种影响因素的干扰,密切结合临床及其他影像学的结果,对所获图像的相关信息进行正确分析,才能得到符合客观实际的结论,避免出现人为的诊断失误。

(一)对图像显像条件的认识

1. 不同的显像条件得到的图像其代表的意义完全不同。比如,同为肾动态显像,如果

使用的显像剂为 ^{99m}Tc-EC 或 ^{99m}Tc-MAG₃，显像剂主要从肾小管分泌，因此图像反映的主要是肾小管的分泌功能，而如果使用的显像剂为 ^{99m}Tc-DTPA，则由于显像剂主要通过肾小球滤过，图像反映的主要是肾小球的滤过功能。

2. 严格的显像条件和正确的方法（采集与处理）是获得高质量图像的保证。放射性核素显像中放射性药物的放化纯度、放射性药物的注射方法、显像时间、受检者的体位、采集的放大倍数及矩阵大小、重建图像滤波函数的选择均应严格按照质量要求进行。只有这样，才能获得靶器官显影清晰、轮廓完整、对比度适当、病变部位显示清楚、解剖标志准确、图像失真度小的高质量图像。

3. 不符合质量标准的图像影响结果的准确性。对于不符合质量标准的图像应及时分析产生的原因，寻找解决的办法，必要时进行复查。

（二）正常图像的正确认识

正确认识和掌握正常图像的特点，是判断图像正常与否的基本条件。放射性核素显像图像所表现出的脏器和组织的位置、形态、大小和放射性分布，都与该脏器和组织的解剖结构、生理功能状态密切相关。一般情况下，实质器官的位置、形态、大小，与该器官的体表投影接近，放射性分布基本均匀，其分布与组织的厚度呈正相关，较厚的组织相对较浓密，而较薄的组织相对稀疏。同时，分析图像时应把脏器形态和位置的正常变异与病理变化严格区分开来，减少把正常图像诊断为异常的概率，防止假阳性的发生。例如，部分正常的甲状腺可见锥体叶；正常肝脏大多呈三角形，但有大约30%的肝脏呈其他形状等，如果不了解这些正常变异，就很容易出现误诊。

（三）异常图像的分析要点

1. **静态图像分析要点** 应从位置、形态、大小、放射性分布及功能状态等方面分析。

（1）位置：注意被检器官与解剖标志和毗邻器官的关系，确定被检器官有无移位、是否存在异位或反位，必须在排除正常变异后才能确定是否为位置异常。

（2）形态：受检器官的外形是否正常，轮廓是否清晰，边界是否完整。若器官失去正常形态，应判明是内部病变所致，还是器官外邻近组织压迫所致。

（3）大小：受检器官的大小是否正常。判断器官大小变化时，应密切根据临床情况及其他影像学资料综合判断。

（4）放射性分布：一般以受检器官组织正常放射性分布为基准，比较判断病变组织的放射性分布是否异常，包括病变组织的放射性分布增高（浓聚）、减低（稀疏）、明显减低（缺损）。

（5）功能状态：一般情况下放射性显像图像中显像剂分布的多少与组织的功能状态相关。功能状态较强的组织摄取的显像剂较多，而功能状态较弱的组织摄取的显像剂较少。判断靶器官或病变组织的功能状态时应以周围正常组织或其他器官的放射性分布作为参考。

2. **动态图像分析要点** 分析时除了根据静态图像的分析要点外，还应注意以下两点。①显像顺序：显像顺序是否符合正常的血运和功能状态，如心血管动态显像时显像顺序是否按正常的血流流向依次显影。②时相变化：时相变化主要用于判断受检器官的功能状态，影像出现或消失的时间不符合正常规律时（如影像出现时间延长，缩短或不显影等），均提示被检器官或系统的功能异常。如肝胆显像时，胆囊持续不显影提示急性胆囊炎；而胆囊显影延迟,则提示慢性胆囊炎。如果肠道持续不显影,则表明胆道完全梗阻。

3. 断层图像分析要点 分析时应正确掌握不同脏器不同断层面的正常所见,对各断层面的影像分别进行形态、大小、放射性分布及浓聚程度的分析。分析断层图像时应充分掌握正常断层图像的解剖基础,并根据图像与正常解剖形态的差异得出正常的结论。一般来讲,单一层面单一断面的放射性分布异常往往不能说明问题,若连续两个以上层面并且两个以上断面出现的放射性分布异常,则提示病变可能。

(四)放射性核素显像常见伪影成因

1. 来自受检者的原因

(1)由受检者自身正常组织吸收衰减导致:受检者体形及肥瘦程度均会对正常影像造成影响,甚至被认为异常。如心肌显像受检者其乳房常影响心肌灌注显像图像,出现前壁局灶性稀疏,在使用 ^{201}Tl 心肌显像时更为明显。

(2)由受检者体内、外异物导致:①常见的体内异物如义齿、人工骨及人工关节、起搏器、乳房内的硅胶、胃肠检查时残留的钡剂等;②常见的体外异物包括钥匙串、纽扣、皮带扣、项链、戒指、衣袋中的物品,如硬币等。

(3)由受检者体位移动导致:受检者体位发生移动,会产生伪影影响图像质量,断层显像时会产生局限性的热点或缺损。

(4)由受检者体内放射性核素散射导致:受检者体内某些部位存在过量的核素或注射的显像剂漏出血管,均会对周围组织产生散射,产生伪影。

(5)由受检者放射性核素污染导致:常见的污染包括药液由注射部位漏出;患者衣服及皮肤沾有放射性的尿液、唾液、泪液、汗液;准直器、检查床、地面沾有放射性的棉签、尿液、唾液、泪液、汗液等。

(6)由前次放射性核素检查体内残留的放射性导致:两次放射性核素检查时,由于对前次检查的放射性药物的生物半衰期估计不足,前次检查残留的放射性会对后一次放射性核素检查产生影响,导致伪影产生。

2. 来自显像剂的原因

(1)制剂不当:例如,使用锝标记化合物时,使用的还原剂的质量及含量均会对标记结果产生影响。

(2)配制方法错误:标记液容量过大,需要的标记时间长,标记率降低。

(3)标记核素本身质量不佳:如连续多日不用的钼-锝发生器含有大量的 ^{99}Tc,用这样的淋洗液进行标记,标记率常常较低。

(4)标记后放置时间太长:例如,^{99m}Tc-HMPAO 在体外放化纯度不稳定,放置超过 30 分钟,放化纯度明显下降,因此必须在配制后 30 分钟内注射入被检测者体内。

(5)其他放射性药物成分混入:在药品的标记或注射时使用已用于调制其他药品的注射器或注射针头,会使标记率下降,药物变性。

3. 来自显像仪器的原因

(1)探头的固有特性降低:晶体、光电倍增管、闪烁计数器、准直器、电子学线路等的故障,均可使探头的均匀性及线性减低。

(2)光电倍增管性能降低:光电倍增管性能降低也会造成均匀性降低,在已损坏的光电倍增管处会产生相应部位的缺损影像。

（3）旋转中心漂移：SPECT旋转中心漂移时，依其程度及方向的不同会产生特有的伪影。

（4）检查过程中电压的变化可使机器性能不稳定，依其影响不同也可产生相应伪影。

4. 来自显像技术的原因

（1）准直器选择不当：使用的准直器与所采集的γ光子能量不匹配，会产生伪影。

（2）能量窗设置不当：如设定的能量窗与所采集的γ光子能量不匹配，会产生伪影。

（3）采集计数不足或过多：采集的计数不足，易产生噪声，分辨率降低；采集计数过多，最高计数的像素处会产生"溢出"，使真正的计数无法显示而产生伪影。

（4）注射技术不过关：如弹丸式注射的质量差、注射显像剂未注射入血管、淋巴显像时显像剂注射注入血管等。

（5）图像采集时间不正确：各种放射性核素检查其采集时间主要依据显像剂在体内的生物动力学而定。采集过早则血本底太高，靶与非靶比值过低，影像显示不清；采集过晚，则计数率减低，图像的质量减低。

（6）数据处理不正确：包括所选处理程序错误、滤波函数选择不当、色阶或灰度范围设置过窄等。

四、放射性核素显像技术与其他技术比较

放射性核素显像是常用的医学影像技术之一，其显像原理建立在器官组织血流、功能和代谢变化的基础之上，与主要建立在解剖结构基础上的影像学方法（CT、MRI、B超）比较，具有自身的特点。

1. 可同时提供靶器官、组织及病变部位的功能和结构变化图像，有助于疾病的早期诊断 放射性核素显像是以靶器官、组织及病变部位内、外显像剂分布的差别和/或脏器内部各局部显像剂分布差别为基础的显像方法。而靶器官、组织及病变部位的显像剂聚集量与其血流灌注量、细胞数量、细胞功能、细胞的代谢率和排泄引流等因素密切相关。因此，进行放射性核素显像时，不仅能显示靶器官、组织及病变部位的形态、位置、大小等解剖学结构，同时也能提供靶器官、组织及病变部位的血流、功能、代谢、分泌和排泄等多方面信息，甚至还能提供分子水平的代谢和化学信息，有助于疾病的早期诊断，甚至在尚未发生形态学改变时诊断疾病。如一般认为骨显像至少能比X线检查提前3~6个月发现肿瘤骨转移灶，成为诊断恶性肿瘤骨转移的首选方法。

2. 用于定量分析 放射性核素显像具有多种动态显像方式，使靶器官、组织及病变部位的血流和功能等情况得以动态显示，并且分析系列影像的相关数据可对多种功能参数进行定量分析。这有利于疾病的随访观察和疗效评价。

3. 具有较高的特异度 放射性核素显像根据显像目的选择可在靶器官、组织及病变特异性聚集的显像剂，所获影像具有比较高的特异度。例如，受体显像、炎症显像、异位组织显像、肿瘤及肿瘤转移病灶显像，这些组织或病变在形态学上往往无特征性，因此单纯依靠形态学显像难以得到正确结论甚至根本不可能显示。

4. 安全、无创、符合生理要求 放射性核素显像一般采用静脉注射显像剂，然后进行体外显像，属于无创性检查；显像剂所用化学量甚微，放化纯度极高，对人体毒副作用及变态反应极少见；所用核素对人体的辐射低，受检者的辐射吸收剂量较小；放射性核素显像一般不

改变受检者的生理状态,符合生理要求,特别适用于随诊。

5. 放射性核素显像的不足之处

(1)对组织结构的解剖学分辨率不及其他影像学方法。与以显示形态学结构为主的CT、MRI、B超等检查比较,放射性核素显像由于受显像剂使用量以及显像仪器的固有分辨率的影响,显像分辨率不高,在显示组织细微结构方面存在明显不足。

(2)任何显像均要使用显像剂,显像剂的类型多样,且具有一定的时效性。不同脏器检查使用不同显像剂,同一脏器不同目的检查使用不同显像剂,且具有一定的时效性,不能长期存放。这些均严重制约着放射性核素显像的开展及普及。

(3)显像剂均存在一定的放射性,受检者存在一定的畏惧情绪,影响放射性核素显像的开展。

(4)仪器较为昂贵、笨重、环境要求较高,致使显像价格较高和使用不便,较难开展床边和急诊服务。

总之,核医学显像与CT、MRI、B超同属医学影像技术,它们的显像原理、技术优势和应用范围各有不同。在临床上,应根据需要,适当联合应用功能性显像和形态学显像,获得最为全面而必要的信息,以对疾病做出早期、准确的诊断,为及时而正确的治疗以及疗效评价提供帮助。

本章小结

本章主要介绍了放射性核素示踪技术的基本原理、特点及基本类型,并详细介绍了体外放射分析技术的原理及基本方法。放射性核素示踪与被示踪物具有同一性、可区别性,具有灵敏度高、检测方便、符合生理条件、定位功能等特点,已广泛应用于生物医学研究。放射性示踪技术包括体内及体外示踪技术,体外放射分析主要以放射免疫分析、免疫放射分析和放射受体分析为代表,可以对生物体内含量极低的物质进行定量测定。放射性核素显像方法包括平面、断层、局部、全身等。正确分析图像包括对静态、动态图像的分析,获取脏器位置、形态、大小及功能等信息。

(李　丹)

参考文献

1. 张永学,黄钢.核医学[M].北京:人民卫生出版社,2010.
2. 潘中允.实用核医学[M].北京:人民卫生出版社,2014.
3. 匡安仁,李林.核医学[M].北京:高等教育出版社,2008.
4. 李少林,王荣福.核医学[M].北京:人民卫生出版社,2008.
5. 孟庆勇,黄定德.检验核医学[M].北京:人民卫生出版社,2008.
6. 赵俊,李建勇.放射性核素示踪技术在新药临床研究评价领域应用[M].南京:江苏凤凰科学技术出版社,2022.

第三章　分子影像学技术

第一节　核医学分子影像概要

分子影像是采用无创伤的影像学技术在活体状态下，从分子水平研究细胞的功能和代谢，实现对疾病的早期特异性诊断、评价疗效、判断预后、制定个性化治疗方案，以及对新药进行研制和筛选等。分子影像是基于分子生物学、细胞生物学、生物化学、纳米技术、计算机数据及图像处理技术等多学科融合的结果。研究的重点是具有生物活性的蛋白质（受体、酶）、基因表达及代谢等，分子影像与传统的医学影像相比具有高特异度、灵敏度及图像分辨率，能从分子水平为临床提供更多的诊断信息。

一、分子影像的定义

分子影像（molecular imaging，MI）是在分子和细胞水平，采用 2D 或 3D 图像，可视化、实时、定量显示，表征人或其他活的生命系统（living systems）生物学过程的影像学方法。成像方法包括核素显像（即核医学）、磁共振成像/磁共振波谱成像、光学成像、超声成像等。其中，核医学显像方法具有探测灵敏度高、标记方法相对简单等特点，核医学分子影像是目前最成熟的分子影像学技术。

分子影像的理论基础是特异性结合，基于分子识别（molecular recognition）原理。例如，配体与受体、抗原与抗体、酶与底物及核苷酸碱基互补等分子识别显像体系。分子影像研究的主要内容：①细胞的特异性代谢、受体、酶、抗体及基因表达等；②在分子病理学的基础上判断预后、预测及监测治疗效果，为个性化治疗提供科学依据；③建立可视化的药物代谢动力学动物模型，加快新药的开发及筛选，促进分子靶向治疗和基因治疗的快速发展。

分子影像对于疾病的早期诊断、早期治疗及早期预防具有重要价值，任何疾病的发生都是基因表达、受体密度及功能代谢变化早于解剖结构的改变。分子水平的变化是疾病发生的最早期信息，分子影像技术是医学影像学发展的方向。分子探针、研究对象及显像设备是分子影像技术的三大基本要素。

二、分子探针

分子探针（molecular probe）是指分子影像中使用的显像剂，不同的分子探针可以提供不同的诊断信息。分子探针包括内源性探针和外源性探针,受体的配体、酶的底物、特异性抗体、多肽、核苷酸及特异性寡核苷酸片段等,均可成为分子探针。分子探针必须带有易于探测的"标识"进行信号放大,根据采用的"标识"物不同,衍生出不同的分子影像学技术。例如,"标识"物采用放射性核素标记即为核医学,采用顺磁及超顺磁物质即为 MRI,采用微泡即为超声,采用荧光物质即为光学成像等。

分子探针要符合以下 3 个条件:①与靶分子有高的特异度及亲和力;②能穿透生物屏障,如血管、血脑屏障和细胞膜等;③有探针信号放大系统,可以灵敏地探测。

三、研究对象及设备

分子影像按照研究对象的不同,分为临床前期分子影像和临床分子影像。临床前期研究对象主要是小动物,为研究成果的临床应用提供科学依据。临床前期分子影像设备与临床分子影像设备的要求有着本质的区别。临床前期分子影像主要用于活体小动物无创伤成像或对生物学标本进行分析,在显像仪器的探测灵敏度、空间分辨率及时间分辨率上,要远远高于临床分子影像设备,设备的有效视野明显小于临床分子影像设备,是针对小动物显像的特殊专用仪器,是分子影像学研究的必备工具。随着对基因治疗、受体功能、新抗体研制和大分子结构物质代谢过程研究的不断深入,需要更多地获得在小动物活体内的相应数据,以便提高进入临床研究的进程。因此,采用小动物进行临床前期研究,已经成为分子影像学研究的热点。

目前,临床前期使用的分子影像设备有 micro-CT、micro-MRI、micro-PET、micro-SPECT、光成像仪(optical)及超声成像等,利用图像融合技术使上述设备在临床前期小动物的研究中起着交叉互补作用。临床分子影像设备主要有 PET/CT、SPECT/CT、MRI、CT、B 超等,主要用于临床对患者进行诊断、评价疗效和协助制定个性化治疗方案。

四、分子影像技术类型

分子影像技术包括 CT、MRI、超声、光学、核医学分子影像等。各种分子影像学技术具有不同的特点及优势。

(一)CT 分子影像

CT 本身不具备分子影像特征,但是对脏器血流灌注、骨骼的组织结构研究具有重要的价值,通常空间分辨率可以达到 50μm。虽然 CT 无法对细胞、分子水平进行深入研究,但是由于空间分辨率高,可将 micro-CT 与 micro-PET、micro-SPECT 及光成像设备进行同机图像融合,提供丰富的解剖结构和形态学信息,提高分子影像研究的图像质量(图 3-1)。

(二)MRI 分子影像

在外加磁场的作用下,正在旋转的某些原子核发出一定频率的电磁波,采用适当的射频电流从与主磁场相垂直的方向上对旋转的原子核进行激励,则其旋进的角度增大。如果撤除激励电流,原子则回到原始状态,并发射出与激励频率相同的信号,在体外接收从体内发射的信号进行成像就是磁共振成像(magnetic resonance imaging, MRI)。MRI 以生物体的物理、生理特性作为成像对比的依据;MRI 分子影像以特定的分子作为成像对比依据,将非特异性物理成像转化为特异性分子成像,可以定性、定量地研究生物组织内病变细胞的基因表达、代谢活性及细胞内生物活动状态等结构及功能变化的生理过程,并能在活体研究

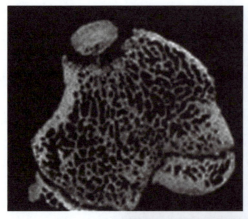
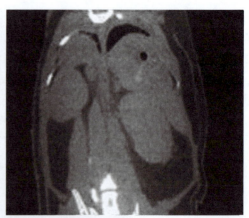
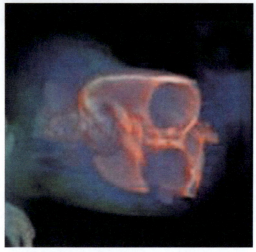

图 3-1 小鼠 micro-CT 显像图

病变的病理机制,在基因治疗后、表型改变前评价治疗的早期效能,使评价疾病的指标更加完善并具有特异性。MRI 分子探针的标记物有两种:一是以钆为基础的顺磁性分子探针,能产生 T_1 阳性信号对比;二是利用氧化铁的超顺磁性分子探针,能产生强烈的 T_2 阴性信号对比。

MRI 分子影像的优势主要在于空间分辨率和组织分辨率高,可在高分辨显示组织解剖结构的同时,对深部组织的分子影像学特征进行精细、准确地定位及定量分析,具有良好的应用前景。MRI 分子影像的不足为探测灵敏度较核医学及光学成像低几个数量级,需要大量的对比剂在靶组织内聚集及强大的信号扩增系统。

MRI 分子影像可应用于基因表达与基因治疗显像,从分子水平定量评价肿瘤的血管生成(图 3-2),活体细胞及分子水平的功能性成像和显微成像等。MRI 基因表达显像是基于单晶体氧化铁纳米颗粒等超顺磁性探针的放大系统,采用 MRI 探针对导入的报告基因或酶进行显像,主要有传统的 MRI 和磁共振波谱成像(MRS)两种技术。MRI 目的基因的扩增采用 3 种标记基因,并利用不同的对比剂进行信号放大,这 3 种标记基因分别是黑素、转铁蛋白和 β- 半乳糖苷酶(Lac),其中,黑素和 Lac 属于细胞内受体,而转铁蛋白属于细胞膜表面蛋白受体,*Lac* 基因和转铁蛋白基因作为标记基因研究得较多。MRS 通过特异标记底物代谢水平的改变来探测基因的表达,研究主要集中于 ^{31}P 和 ^{19}F。 ^{31}P MRS 可对腺病毒载体传送的编码果蝇精氨酸激酶的标记基因进行显像,且其产物被磷酸精氨酸化后,可用于研究 MRI 标记基因的肝脏肌酸激酶基因的表达;利用 ^{19}F MRS 已经量化测定了荷载人大肠癌的小鼠基因的表达。MRS 还可在基因表达的定量研究中探测活体组织内的化学构成,转基因鼠肝细胞内肌酸酐激酶使肌酸在 ATP 参与下磷酸化,生成磷酸肌酸等过程都可用 MRS 进行活体状态的观察,从而了解这些酶编码基因的表达情况。

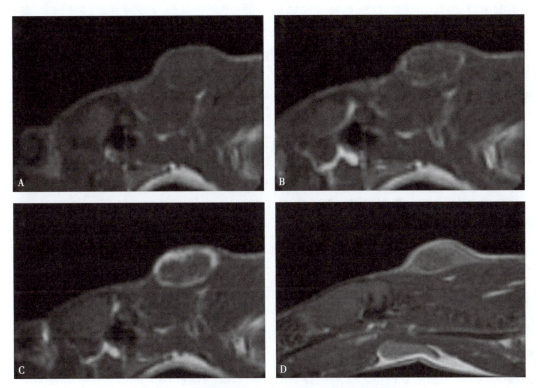

图 3-2　小鼠模型 micro-MRI 肿瘤血管生成显像图
A、B、C、D 分别是注射分子探针后 0、4、8、16 小时图像。

肿瘤血管生成包括血管网的生长及重塑,与肿瘤的发生关系密切。研究发现,血管生成的抑制与亢进与多种疾病密切相关,如某些恶性肿瘤、免疫性疾病和糖尿病等。目前,MRI 评估肿瘤血管生成的方法主要有两大类:①非对比剂(内源性对比剂)显示法;②对比剂增强显示法。评判血管生成的主要指标有:组织血浆容量、组织灌注或血流情况、水或溶质的内皮通透性等灌注信息。还可利用特殊的显像探针与肿瘤血管内皮表面的受体,结合显像来研究微血管生成,并已应用于肝细胞癌、乳腺癌等血管生成的临床研究。MRI 在肿瘤血管生成方面也可进行外源性基因的表达成像。由于在肿瘤血管生成过程中,新生血管的某些特征性标记物水平上调,将对比剂与一些配体连接后即可与这些标记物特异性结合,对比剂多采用钆离子标记多聚脂质体。另外,功能磁共振成像(functional magnetic resonance imaging,fMRI)也可显示活体状态分子水平的微观运动情况。

(三)超声分子影像
超声造影的发现是注射振荡的水溶液后在血流中可检测到气泡,这一发现促进了超声分子影像的发展。超声造影是采用生物可降解的聚合物(如脂质或蛋白质)制成微泡,在微泡内充入气体,用以产生声学信号。

超声分子影像技术是采用超声微泡造影剂或纳米级微球造影剂标记特异性分子探针,静脉注射后经过血液循环特异性地积聚于靶点,经体外显像获得靶组织的分子或细胞水平的特异性改变。超声分子影像具有无创、可重复、时间和空间分辨率高及实时动态等特点。超声分子探针标记物为超声微泡,包括脂质微泡、白蛋白微泡和生物聚合物微泡等。超声造影剂的发展经历了第一代游离微气泡造影剂,第二代包裹空气微气泡造影剂,第三代以脂质、白蛋白、表面活性剂或高分子多聚物为膜,内部注入弥散度低的氟碳气体的造影剂,提高了稳定性和有效性,可用于血管内皮细胞的分子影像声学造影。另一种具有血管外超声分子显像潜力的造影剂是液态氟碳纳米粒,它是将氟碳液体与脂质通过微液化技术而得到的一种对压力、空气暴露、热和剪切应力等相对稳定的乳剂。其核心是氟碳液体(沸点多在 90℃以上,在体内能保持稳定),外层为脂质包裹,外层可连接配体,直径可小于 100nm。不同于气体全反射成像的超声微泡造影剂,它们可穿过血管内皮间隙实现血管外显像;并且只有当聚集于组织细胞表面时,才具有较强反射和背向散射性能,从而在清晰的背景环境下有效地探测到强化突出的靶区病灶,提高诊断的准确性。

目前,超声分子影像可利用靶向血管生成的微泡对比剂评价肿瘤及动脉粥样硬化中的血管生成,显示组织因子、血管细胞黏附分子 -1 及 P 选择素等的活性,无创检测血管生成、激活的血小板和纤维蛋白、早期动脉粥样硬化、血栓形成等。

(四)光学分子影像

光学成像(optical imaging)技术主要包括荧光成像及生物发光成像。通过探针的聚集或智能探针的激活,可获得信号扩增(图 3-3)。绿色荧光蛋白(green fluorescent protein, GFP)是荧光成像技术常用的一种标记物。野生型 GFP 是一种由分子量为 27~30ku、238 个氨基酸多肽构成的蛋白质,其最大激励波峰为 395nm 和 475nm,发射波峰为 509nm。这一光谱范围位于可见光的能量较低的绿光部分,组织穿透深度有限;GFP 的荧光需要外在光源激励,因此,随靶组织位置加深其检测的灵敏度呈指数级降低;组织的自发荧光增加了背景噪声使影像的信噪比降低;GFP 荧光的发射需要在注射后 7 小时才可检测到。这些不足,促使对其许多变体(如红色荧光蛋白)及近红外(near-infrared, NIR)荧光素进行开发和研制。NIR 荧光素作为产生光学信号的物质,可偶联到与生物靶特异性结合的抗体、肽或非肽性的小分子物质上,而形成光学分子探针。在荧光成像中,NIR(650~900nm)荧光素作为产生光学信号的物质具有两大优势:一是 NIR 光子组织穿透能力最大可达数厘米,而可见光范围的荧光成像仅能穿透 1~2mm 的深度。二是在 NIR 波长区域,血红蛋白、水及脂质对光子的吸收率最低,加之组织的自发荧光在这一波长最小,因此信噪比最高。NIR 荧光探针已经用于细胞凋亡、骨母细胞活动、血管生成、受体及肿瘤标志物的显像研究。如通过测量磷脂酰丝氨酸检测细胞凋亡或通过测量生长抑素受体、叶酸受体及抗肿瘤单克隆抗体检测恶性肿瘤等。光学成像具有灵敏度高、成像过程相对简单、投入相对小等优点。此外,生物发光成像(bioluminescent imaging, BLI)也是广泛应用于小动物全身成像的一种光学成像技术,BLI的机制是酶促反应。与荧光成像技术相比,其优点是无自发荧光,影像信噪比高,因此检测的灵敏度与特异度均较高。

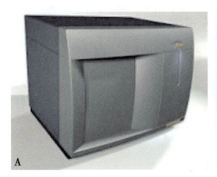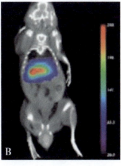

图 3-3　光学仪与显像图

A 为光学显像仪,B 为小鼠荧光显像图与 micro-CT 显像图的融合图像。

（五）核医学分子影像

核医学分子影像应用核医学的示踪技术从分子水平认识疾病,阐明病变组织受体密度与功能的变化、基因的异常表达、生化代谢变化及细胞信息传导等,为临床诊断、治疗和疾病的研究提供分子水平信息。主要包括代谢显像、受体显像、反义基因显像、报告基因显像、重组单抗片段或微型抗体显像、多肽类显像、细胞凋亡显像及乏氧显像等。核医学分子影像学采用放射性核素标记探针,可对各种分子探针进行标记,进行多种分子探针成像,而且探测的灵敏度高,是目前最成熟的分子影像技术。其缺点是受核医学图像空间分辨率的限制,解剖结构欠清晰。随着图像融合技术的发展与广泛应用,核医学分子影像与 CT、MRI 进行同机图像融合,可弥补核医学分子影像的不足,是最成熟的分子影像学方法。

五、各种分子影像技术比较

大量的研究结果证实,MRI 是很有发展前途的分子影像学方法,图像解剖结构清晰,组织分辨率高,但是采用顺磁及超顺磁物质标记探针不如放射性核素简便易行,最明显的不足是探测的灵敏度低。超声波技术可实时动态地观察探针的变化,图像分辨率高,缺点是对微泡标记探针技术要求高,不如放射性核素简便,而且只能观察探针的即时分布。光学成像的优点是灵敏度高,可长期观察,其缺点是图像分辨率低,发射的荧光穿透力低,只能用于小动物或表浅组织器官的研究。各种显像设备的性能比较见表 3-1、图 3-4 和图 3-5。目前,核医学仍是最成熟的分子影像学方法。

表 3-1　CT、MRI、PET 及 SPECT 显像探测的浓度阈值

显像设备	探测元素	探测浓度阈值 /μmol	原子数
CT	I	2 000	$1\,000 \times 10^{6}$
MRI	Gd、Fe	40	30×10^{6}
PET、SPECT	^{18}F、^{99m}Tc、^{131}I	0.01	100

六、分子影像学研究的意义

分子影像学研究的意义主要体现在对疾病的预测、预防、诊断、治疗及新药研发等方面。

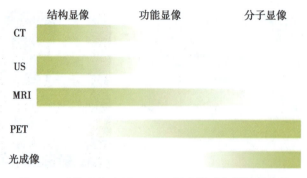

图3-4 CT、US、MRI、PET及光学成像的性能比较

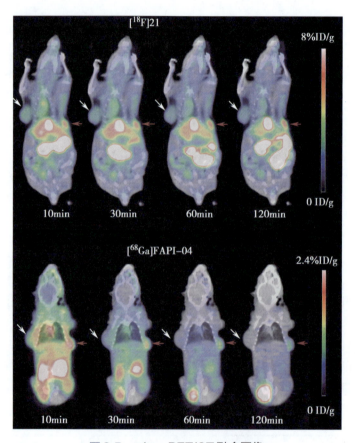

图3-5 micro PET/CT融合图像

随着基因组学及蛋白质组学计划研究的不断深入,分子影像有望在一些重大疾病的预测方面得到应用。例如,通过分子影像学方法预测疾病、发现易感人群,并对易感人群进行基因修饰等治疗,将疾病控制在发病前,达到预防疾病的目的。

1. **在诊断方面** 通过对疾病发生过程中的关键标记分子进行显像,可在活体内直接显示致病分子,揭示疾病的分子机制(包括调控、信号、表达等),从分子水平观察疾病的发生、发展等一系列的病理、生理变化和特征,而不仅仅显示疾病终末期的解剖改变。

2. **在治疗方面**　分子影像能可视化研究药物作用过程中一些关键标记分子的变化,预测治疗的有效性。在分子水平进行疗效预测及监测,揭示不同个体疾病的生物学过程,指导肿瘤的个性化治疗。另外,在基因功能分析以及基因治疗的研究方面,通过设计一系列特异性探针,建立高通量的基因功能体内分析系统,可实时显示该基因在体内表达的丰度、作用过程,在体内观察目的基因的表达效率,直接评价疗效。

3. **在药物研发方面**　分子影像用于新药研究,进行活体的可视化、实时定量观察药物的体内代谢及转归,进行药代动力学、药效学研究。在药物研发与临床应用方面,可以极大加快药物研制、开发及临床前研究的速度。分子影像也可直接筛选出高特异性、高亲和力的探针,用于分子靶向治疗,如酶、受体、基因等。

第二节　分子影像与疗效评价及个性化治疗

医学影像技术与现代分子生物学技术相互结合形成分子影像学,是现代医学影像技术发展的里程碑。分子影像技术可显示活体正常与病变组织细胞的生物学差异,为疾病的早期诊断、早期治疗提供预测性、预防性以及个性化医疗信息,是医学影像学发展的方向。随着分子影像学的快速发展,影像医学将对疾病的诊断、治疗决策、疗效监测及个性化治疗产生越来越重要的影响。

一、分子影像与诊断

对疾病的明确诊断是有效治疗的前提,特别是在恶性肿瘤治疗中,明确的诊断及准确的分期是制定治疗方案的主要依据。常规 CT、MRI、B 超等影像学检查解剖结构显示清楚,空间分辨率高,但是有些病灶难以判定良恶性。分子影像可从分子水平提供病灶的生物学特征信息,为肿瘤良、恶性鉴别提供科学依据。恶性肿瘤明确诊断以后,全面了解病变全身的累及范围,准确进行分期是临床选择治疗方案的基础,直接影响患者的疗效与预后。由于恶性肿瘤的转移灶与原发灶具有相似的生物学行为特征,分子影像有助于全身评价。例如,PET/CT 检查注射 1 次 ^{18}F-FDG,常规进行全身扫描,不仅能检出原发病灶,而且能全面、直观地显示病变全身的累及范围,明确临床分期,为选择合理的治疗方案提供客观依据(图 3-6)。国内外研究结果证实,PET/CT 使 20%~40% 的肿瘤患者的临床分期诊断发生改变,从而相应调整了治疗方案。另外,临床工作中常遇到患者血清肿瘤标志物增高或首先发现恶性肿瘤转移灶,而原发灶不明的患者,PET/CT 全身显像有利于恶性肿瘤原发灶的检出。PET/CT 全身显像可明确肿瘤原发灶及全身累及情况,高代谢部位多为肿瘤细胞集中且增殖活跃的部位。PET/CT 可引导临床医师选择表浅、远离血管、神经等重要结构部位的高代谢病灶进行活检,容易获得正确诊断信息。

分子影像在神经精神性疾病及心脑血管疾病等的早期诊断也有广泛的应用。采用PET、SPECT 多巴胺 D_2 受体显像、多巴胺转运体显像早期诊断帕金森病(Parkinson disease,PD),^{11}C-PIB PET/CT 显像诊断阿尔茨海默病(Alzheimer disease,AD)等已经进入临床阶段。

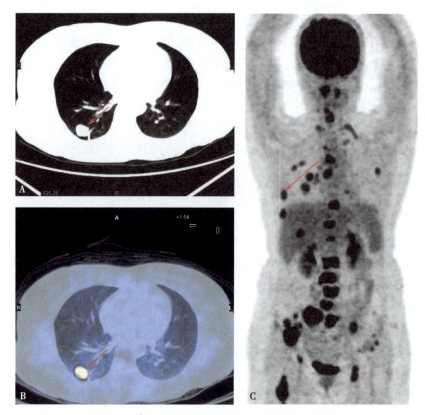

图 3-6 ^{18}F-FDG PET/CT 示肺癌全身广泛转移

A. CT 图；B. PET/CT 融合图；C. 最大密度投影（MIP）图。箭头指肺癌原发灶。

功能磁共振成像通过对脑功能的实时显像，可显示抑郁症等精神疾病患者有关脑区功能活动和神经通路的变化，并为评估药物疗效及探讨药物治疗机制提供重要依据。此外，核医学存活心肌的评估、细胞凋亡显像、肿瘤乏氧显像以及磁共振波谱分析等，均可为疾病的早期诊断与鉴别诊断提供灵敏而特异的方法。

二、分子影像与治疗决策

治疗决策是现代治疗学研究的重要内容，根据对患者疾病的全面而准确的评估，制定安全、有效的治疗方案。选用简便、安全、经济、有效的方法对疾病进行治疗是临床医师必须考虑的首要问题，也是近年来个性化医疗的新理念。

在恶性肿瘤治疗中，对于已经明确诊断及分期的恶性肿瘤患者，是采用手术治疗，还是化疗、放疗？哪种治疗方法能够改善患者的生存质量、延长生存期？分子影像可为上述治疗决策提供科学依据。冠状动脉再造是治疗缺血性心脏病的有效手段，可以大大降低心血管疾病的病死率。但是，哪些患者适合进行冠状动脉再造手术治疗，可以从冠状动脉再造手术中获益；而哪些患者不适合进行冠状动脉再造手术治疗，即使手术后也不会受益，这主要取决于缺血心肌是否存活，因此心肌是否存活是严重性心肌缺血患者治疗能否成功的关键。PET/CT 显像是评估心肌存活的"金标准"（图 3-7），可为冠状动脉再造手术治疗提供可靠依据。评估存活心肌可使冠状动脉再造患者的适应证选择更加合理，大大提高了治疗效果及性价比；同时，也使不适合进行冠状动脉再造的心肌坏死或瘢痕形成的患者，免除不必要的有创性冠状动脉再造手术，减轻了患者的痛苦和经济负担，为冠状动脉再造手术适应证的筛选提供了科学依据。

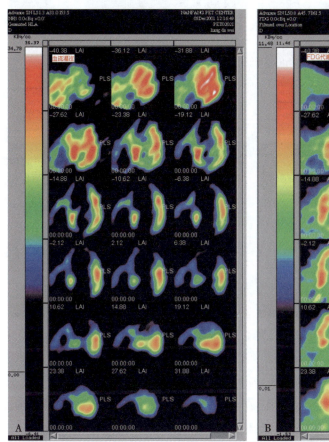
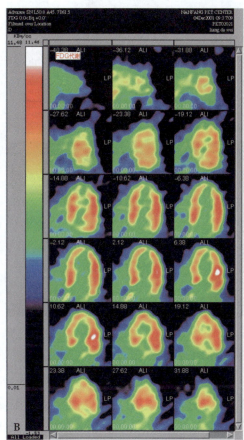

图3-7　心肌梗死PET显像图

显示心肌血流与代谢显像不匹配，证明心肌存活，提示可进行冠状动脉再造手术。A. ^{13}N-NH$_3$血流灌注显像见左心室心尖及室间隔放射性分布稀疏缺损；B. ^{18}F-FDG代谢显像上述心肌节段放射性填充。

三、分子影像与早期疗效评价

早期评价疾病对治疗的反应是改善治疗质量、提高治疗效果的关键。恶性肿瘤对放疗、化疗有效的反应首先表现为功能、代谢降低，肿瘤增殖减缓或停止，随后才出现肿瘤的体积缩小或消失。分子影像提供的是功能、代谢信息，可在治疗的早期显示肿瘤组织的功能和代谢变化。基础和临床研究结果证明，^{18}F-FDG PET显像可在肿瘤化疗和放疗过程中的早期监测治疗反应，甚至在实施治疗后24小时就能监测到代谢活性的变化，病灶代谢活性随着治疗实施而降低。因此，可以在CT或MRI出现病灶体积变化之前获得疗效信息（图3-8），及时调整治疗方案，免除不必要的治疗，减少副作用，使患者收到最大的治疗效果。另外，细胞凋亡显像、乏氧显像也是早期评价肿瘤对放疗和化疗反应的有效方法，肿瘤细胞凋亡、乏氧的改善是治疗有效的标志。

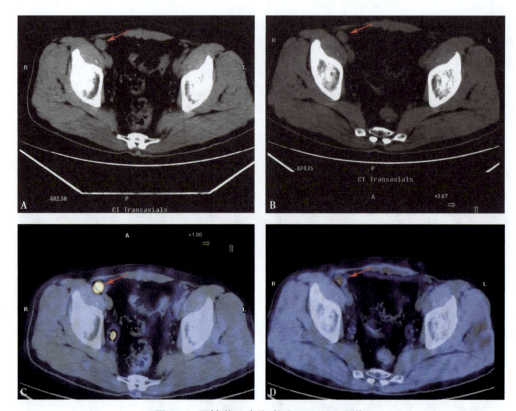

图 3-8　恶性淋巴瘤化疗后 PET/CT 显像

化疗前后 CT 显示病灶(箭头所指)大小变化不明显;而 PET 显示病灶代谢明显减低。A、C 分别为化疗前 CT 及 PET/CT 融合图像;B、D 分别为化疗后 CT 及 PET/CT 融合图像。

基因治疗和干细胞移植是一些难治性疾病治疗具有良好前景的方法,特别是在神经退行性疾病(如帕金森病、阿尔茨海默病等)、造血系统疾病和心肌梗死等疾病的治疗中,已取得一些进展。然而,在实施基因治疗后,治疗基因是否成功在靶区表达、表达的量及持续时间;在干细胞移植治疗后,移植细胞在活体内的定位、存活、分化与迁徙状况等,这些都是关系到治疗成败的决定性因素。如何在活体内精准地监测上述过程,以解剖形态学为主的传统影像学方法难以胜任,而分子影像学方法可发挥重要作用。采用报告基因显像、光学成像和磁共振分子影像等方法,可有效地监测治疗基因的表达、移植干细胞的定位、存活、分化及迁徙等。分子影像可为临床提供更多有价值的分子水平的信息。

四、分子影像与肿瘤残余、复发和治疗后纤维瘢痕形成或坏死的鉴别

分子影像对于治疗后肿瘤组织残余、复发和治疗后纤维瘢痕形成或坏死的鉴别具有重要的临床价值。恶性肿瘤经过手术、放疗、化疗以后,病灶局部出现的变化,传统的以解剖形态为主的 CT 或 MRI 等影像学检查有时难以鉴别是治疗后纤维瘢痕形成或坏死,还是肿瘤残余或复发(图 3-9)。分子影像学在这方面具有明显的优势,因为残余或复发肿瘤组织的功能、代谢率明显高于治疗后形成的纤维瘢痕或坏死组织。特别是在恶性肿瘤治疗后肿瘤标志物增高时,PET/CT 全身扫描可以及时发现复发及转移病灶,为肿瘤的进一步治疗方案制定提供决策依据。

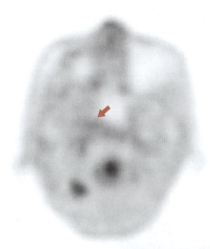
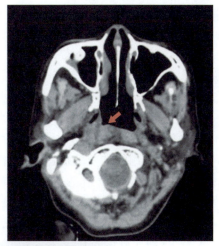
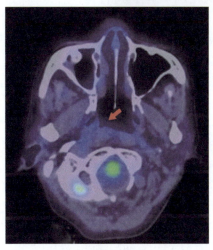

图3-9　鼻咽癌治疗后显像

CT示鼻咽部组织明显增厚，但PET提示肿瘤已灭活，随访1年证实肿瘤已灭活。

五、分子影像与放射治疗

适形放疗是一种新的放疗技术，即使放射高剂量的立体形态和肿瘤形态相适合，达到基本一致。放疗技术的发展从某一角度上来说，就是不断追求适形放疗的发展，根据其适形的水平可以有不同等级的适形放疗。为达到剂量分布上的三维立体适形，必须要求：①照射野的形状与靶区在投照的射线束方向上的投影形状一致；②照射野内各处射线束流强度能按所需方式调整。满足条件①的放射治疗称为三维适形放射治疗（three-dimension conformal radiation therapy，3DCRT），同时满足①和②两个条件的放射治疗称为调强放射放疗（intensity modulated radiation therapy，IMRT）。

适形放疗的关键是获得肿瘤在人体内的位置大小的三维分布信息，这主要依赖于现代医学影像技术的引导，如CT、MRI、PET/CT等。因此，3DCRT首先要获得三维重建图像，并对发现的肿瘤勾画三维分布的肿瘤区（gross target volume，GTV），对GTV模拟施加不同入射角度和线束的射线（beam's eye view, BEV）。设置的原则是获得高剂量射线在靶区内均匀分布，同时最大限度地降低对正常组织的照射。而在临床实践中遇到的一个重要问题是如何确定靶区的位置和范围，以往认为，GTV 应完整覆盖解剖学影像 CT、MRI 所标示的肿瘤靶区，并给予均匀剂量照射。CT 和 MRI 主要提供了人体的解剖结构信息，因此，在确定放疗靶区时大都是依靠 CT 图像来勾画解剖意义的分布靶区。PET/CT 可以得到肿瘤组织细胞的一系列生物学信息，包括靶区内对放射敏感性不同的区域信息，因此，提出了生物学靶区（biological target volume, BTV）概念。例如，^{18}F-FDG 可显示肿瘤组织的糖代谢情况；^{18}F-FMISO 可反映肿瘤组织的乏氧状态；^{11}C-甲硫氨酸可提供肿瘤蛋白质代谢信息；^{18}F-FLT 可监测肿瘤核酸代谢等生物学信息。由于肿瘤组织的生物学特性千差万别，因此 BTV 往往与 GTV 范围有一定差异。随着 PET/CT 的广泛应用，把解剖靶区与 PET 确定的生物学靶区相结合进行分析，就可以为治疗计划的确定提供更加精确和可靠的依据。研究结果表明，将 CT 的 GTV 与 PET/CT 获得的 BTV 结合分析，至少有 30% 的肿瘤放疗方案发生改变。

BTV 概念的提出是肿瘤放疗的一大进步，研究证实肿瘤细胞的乏氧及增殖状况等，是反映肿瘤细胞对治疗反应和影响放疗时间剂量分割的主要因素。放射生物学研究显示，乏氧是恶性肿瘤的常见现象，也是影响肿瘤放疗效果的重要因素。因此，明确肿瘤组织细胞的乏氧及分布，应用乏氧增敏剂或改变放疗剂量分布，针对肿瘤内乏氧组织增加放疗剂量可提高肿瘤的放疗效应。目前，用于乏氧显像的示踪剂主要有 ^{18}F-FMISO、^{18}F-FETNIM、^{18}F-FETA、^{18}F-FAZA 及 ^{64}Cu-ATSM 等。

肿瘤细胞的增殖活性是反映肿瘤细胞恶性生物学行为的重要指标之一，与放疗计划的制订密切相关。非小细胞肺癌和头颈部肿瘤的临床研究证实，缩短总疗程时间的加速放疗可提高肿瘤的放疗效应，同时也增加了正常组织器官的放射性损伤，特别是急性期损伤。因此，在放疗前获得肿瘤细胞增殖活性及其分布状态，依据这些情况设计放疗时间剂量分割或设计肿瘤内剂量分布，可提高肿瘤控制效应，并降低正常组织的放射性损伤。反映 DNA 合成水平的示踪剂 ^{18}F-FLT、^{11}C-胸腺嘧啶核苷（^{11}C-thymidine）和反映氨基酸转运水平的示踪剂 ^{11}C-MET，可提供肿瘤细胞增殖活性方面的信息，其中 ^{11}C-MET 通过反映氨基酸的转运活性来间接反映肿瘤细胞的增殖活性。

早期评估肿瘤对放疗的反应性，有助于判断患者的预后和转归，早期预测放疗效果可及时改变治疗方案或有针对性地给予辅助性治疗。以往判断肿瘤对放疗的反应通常以 CT 为标准，根据 CT 显示的肿瘤大小的动态变化确定肿瘤对治疗的反应，但由于放疗后肿瘤大小变化的滞后性，难以进行早期疗效评估及预测，分子影像在这方面更有意义。PET/CT 是一个开放系统，在提供解剖图像的基础上，采用不同的 PET 显像剂可获得不同肿瘤细胞的分子生物学信息，为放疗计划的合理制订提供更多的科学依据。

目前，PET/CT 在放疗计划设计中的应用有两个方面，一是根据 PET/CT 提供的生物学信息，将肿瘤内部对放射不敏感区确定下来，并对该区域增加剂量放疗，以提高控制肿瘤的生物效应剂量；二是在放疗过程中动态地进行 PET/CT 监测，根据放疗后肿瘤生物学特性修正放疗计划，以适应肿瘤放疗后的生物学特性改变。

六、分子影像与预后评估

分子影像在判定病变的生物学特性方面具有独特的优势。PET 可以通过功能代谢情况评估肿瘤的预后。研究结果证实,同为组织病理学诊断为Ⅱ级的脑胶质瘤患者,^{18}F-FDG 摄取高者 2 年存活率为 0,而摄取低者 5 年存活率可为 80% 以上。临床研究证实,某些恶性肿瘤的组织病理学分级与 ^{18}F-FDG 的摄取程度不一致,但长期随访提示,^{18}F-FDG 摄取程度更能反映患者的预后。^{18}F-FDG PET/CT 显像是评价霍奇金淋巴瘤(HL)和非霍奇金淋巴瘤(NHL)疗效与预后预测的独立因素。如果在化疗后早期 PET 显像转为阴性,则提示长期缓解的可能性大;假如化疗多个周期后肿瘤摄取 ^{18}F-FDG 仍很高,则是化疗不敏感和预后不良的征象。研究表明,在完成两个周期 ABVD(多柔比星、博来霉素、长春碱、达卡巴嗪)方案化疗后,^{18}F-FDG PET 是预测霍奇金淋巴瘤复发公认的独立预后因子,而且与治疗结束后的 PET 显像结果预测的准确性一致。因此,^{18}F-FDG PET/CT 为减少有害无效的治疗提供了可能,这是肿瘤治疗学的一大进步。

分子影像在疾病的早期诊断、临床分期、复发及转移监测、治疗反应的早期评估以及判断预后等方面的应用将极大地影响临床实践,从而改变传统的治疗思维和治疗方法的选择,促进治疗学的发展。然而,分子影像目前还处于发展的初期阶段,尽管部分方法已经用于临床,多数方法还处在实验研究阶段,许多具有前景的分子影像技术要从实验室转化为临床实践,还需要包括分子生物学、生物医学工程、药学等相关领域的支持。通过医工、医理研究平台的建立,探索特异性的分子靶点和分子探针。可以预料,分子影像的迅速发展,必将大大改善治疗决策和治疗方法,成为现代诊断和治疗中不可缺少的部分。

七、分子影像与个性化治疗

飞速发展的医学科学已经征服了一些危害人类生命和健康的疾病。但是,恶性肿瘤仍然是人类面临的巨大挑战。在治疗上,尽管不断有新的药物和治疗手段诞生,但取得的效果却不尽如人意,恶性肿瘤的死亡率与 50 年前相比无显著降低,而同期心脏病、脑血管病及传染病的死亡率却降低了 2/3。

恶性肿瘤是在体内外各种因素的共同作用下,发生一系列的基因连续突变导致细胞增殖生长失去控制所致的疾病。每个恶性肿瘤患者,即使是患同一种肿瘤,其致病因素和体内突变的基因都不相同。因此,每一个患者的恶性肿瘤都有自己独特的生物学特征,这就是肿瘤的异质性。忽视肿瘤的异质性,采用同一种药物治疗所有患者恶性肿瘤的疗法,是肿瘤治疗没有达到理想效果的主要原因之一。恶性肿瘤的异质性也要求必须针对每个患者进行不同的治疗,这就是肿瘤的个性化治疗。

目前,临床上已制定了许多对肿瘤进行分期的标准,根据临床分期对肿瘤患者采用不同的治疗方案,这其实已经有了一些个性化治疗的含义。如肺癌的 TNM 分期标准是根据肿瘤的大小、淋巴结转移和远处转移这些影像学可见的解剖形态学标准确定的。依据该标准,Ⅰ$_A$ 期的非小细胞肺癌患者 5 年生存率为 70%,也就是说,仍有 30% 的患者仅靠这些解剖形态学标准不能将其准确归类,即个性化不够细微。因此,肿瘤的异质性集中体现在解剖形态学所不能及的微观分子水平,只有突破单纯的解剖形态学障碍,利用分子影像从宏观层面深入分子层面,才能真正发现肿瘤之间的区别,提供最适合患者自身的治疗方法,做到个性化治疗。

1956 年,Williams 首次提出个性化治疗的概念,由于对恶性肿瘤的发生及发展机制认识不够明晰以及技术手段的限制,个性化治疗并未在临床上大规模开展。现代医学已经进入分子医学时代,分子医学中基因组学及蛋白质组学计划研究不断深入,并在此研究基础上建立起来的各种以高通量为主要特征的新技术不断涌现,特别是分子影像学的飞速发展以及医学模式整体观念的形成,为肿瘤的个性化治疗提供了新的契机和手段。一个以患者为中心的个性化治疗时代已经来临。传统的肿瘤临床治疗手段正在逐渐被更为准确的以分子影像学等为辅助诊断依据、分子信息指导下的更为安全有效的个性化治疗所取代。

　　肿瘤的个性化治疗是通过肿瘤标志物、基因组学和蛋白质组学的检测获得肿瘤患者自身的分子诊断信息,进行"辨基因论治",选择恰当的药物或方法对患者进行治疗,也就是在何时、用何种治疗手段、以何种剂量对患者实施针对性的治疗。分子影像是连接基因组学、蛋白质组学与临床的桥梁,是获取患者活体分子诊断信息的有效方法,可为肿瘤的个性化治疗提供科学依据。

　　分子影像有助于传统治疗方法的个性化选择。传统肿瘤治疗手段主要包括手术治疗、放疗及化疗。根据患者的状况、肿瘤的病理类型、侵袭范围和发展趋向、合理、有计划地综合应用,最大限度地提高治愈率和改善患者的生活质量,也就是肿瘤的综合治疗。综合治疗是肿瘤个性化治疗的重要内容。在临床肿瘤治疗中,经常会遇到同种肿瘤甚至相同分期的患者采用相同的治疗方法,疗效却明显不同的情况,这是由于不同个体对同种疗法的敏感性不同;也有同一患者体内的不同病灶对于相同的治疗反应不同(图3-10),这种敏感性的差异取决于肿瘤的分子特征不同。

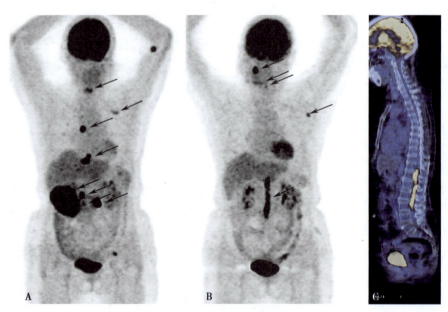

图 3-10　恶性淋巴瘤化疗前后 PET/CT 图像

化疗后部分病灶(箭头所指)缩小或消失,而椎管内等部位出现新发病灶。A. 化疗前 PET 显像图(MIP);B. 化疗后 PET 显像图(MIP);C. 化疗后 PET/CT 矢状位融合图。

　　选择恰当的治疗方案可提高肿瘤治愈率和减少不良反应。目前,已经能借助基因组学或蛋白质组学方法预测肿瘤患者对某种治疗的敏感性。如 Toyomasa Katagiri 采用基因芯片技术比较顺铂类化疗药物应答不同的膀胱癌患者基因差异,发现两组之间有数十个基因存在区别,选定其中 14 个表达有显著差异的基因来指导顺铂类化疗药物治疗,改善了膀胱癌患者的治疗效果和预后。Wong YF 等采用相同方法筛选宫颈癌放疗敏感性差异相关基因,根据筛选的 10 个显著差异基因,从宫颈癌患者中选出对放疗敏感的患者,可有效地提高治疗效果。外科手术是肿瘤治疗的重要方法,病理学和影像检查结果是制定手术方案的主要依据。然而,肿瘤的侵袭、转移等特性决定于肿瘤的分子本质,依靠病理学及影像学等结果制定手术方案具有明显的局限性。临床上,经常出现的恶性肿瘤患者根治术后不久即出现局部复发或远处转移就证明了这一点。因此,在外科手术前引入分子影像技术进行评价将会使手术方案更加完善,并降低术后的局部复发和转移率。例如,对于一些无明确转移的肿瘤是否需要进行区域淋巴结清扫尚有争议。在临床上,为了减少肿瘤复发及转移的可能性,通常对这类患者实施区域淋巴结清扫,因此部分并没有转移的患者接受了过度治疗。另外,有些肿瘤手术治疗后极易局部复发,这类患者需要在术中进行局部放疗或药物局部包埋等。如果不进行这些辅助治疗,则患者接受的治疗不足,影响预后。采用分子影像学方法可将这些患者加以分类,有针对性地制定手术方案,从而减少过度治疗或治疗不足的情况发生。

分子影像学研究有助于分子靶向药物的研发并筛选敏感患者。目前,肿瘤的内科治疗主要采用细胞毒性化疗药物。治疗的机制是基于肿瘤细胞的增殖比正常细胞明显加快这一特性,采用损伤剂、代谢合成和细胞骨架微管抑制剂阻止和破坏正常细胞周期,达到抑制和杀伤肿瘤细胞的目的。然而,这些药物在杀死肿瘤细胞的同时,也常常损伤正常细胞,具有明显的毒副作用。随着对肿瘤发生、发展机制认识的不断深入,研究者发现许多与肿瘤发生、发展过程相关的蛋白分子,以这些关键分子为靶点,研发能特异性作用于这些关键分子的药物,即分子靶向药物。采用分子靶向药物治疗恶性肿瘤已经显现出光明的前景。前期的抗肿瘤药物开发是在不清楚药物作用机制的情况下,通过大规模筛选获得的,工作量大且耗时。1990 年到 2000 年的数据显示,药物开发整体成功率为 11%,抗肿瘤药物开发成功率只有 5%,而且大多是在药物开发的终结期失败的。因此,研究参与肿瘤发生发展所涉及的基因,以这些基因产物为靶点并根据靶点设计特异性药物,将避免药物筛选的盲目性,提高成功率。借助基因组学和蛋白质组学研究成果,采用分子影像技术可视化研究分子靶向药物,可以大大提高分子靶向药物的研发速度,并为临床筛选对分子靶向药物敏感的患者,实现肿瘤的个性化治疗。

肿瘤细胞的增殖、凋亡、转移以及肿瘤血管生成都是通过信号通路实现的。蛋白在细胞内通过相互作用传递信息,各条信号通路之间又有交互点,从而形成一个复杂的信息网络。正常细胞内的信息有序畅通,能按照基因的指令正常进行增殖、分化、代谢和凋亡等。肿瘤就是由于这个网络中的一个或多个关键节点功能异常,导致信息的错误传递而使正常细胞异常增殖所致。每种肿瘤都是由不同的节点或是不同的信号通路异常引起,甚至源自同一原发灶的不同转移灶都有自己独特的信号网络,这就要求"同病异治"。例如,对原发灶和淋巴结转移相同的乳腺癌者,HER2 过表达者对曲妥珠单抗治疗有效,而无过表达者疗效不理想。有些类型完全不同的肿瘤,可能由相同的信号通路异常引起,可采用同一分子靶向药物治疗,也就是"异病同治"。例如,甲磺酸伊马替尼对慢性白血病和胃肠道间质瘤这两种不同的肿瘤都显示独特的疗效,这是因为两者都是由于胞内的酪氨酸激酶活性过度活化所致,甲磺酸伊马替尼是酪氨酸激酶的特异性抑制剂。

　　由于分子靶向药物特异性作用于靶点分子,因而必须根据患者的分子特征选择靶向药物。医学基础实验研究为肿瘤的个性化治疗奠定了基础,但是要将基础医学研究的成果应用于临床,还有很长的路要走。个性化治疗的核心内容就是将现代分子生物学的理论技术转化为可应用于临床诊断、治疗的方法和手段。目前,基础研究领域的成果呈指数级增长,而仅有很少一部分能应用于临床。另外,在临床实践中也有许多新的线索得不到科学验证,使得临床数据和资料不能有效及时地转化为成果,进一步指导临床实践。分子影像学研究可消除临床与基础研究之间的障碍与间隙,架起基础研究与临床之间的桥梁,促进基础和临床之间的双向转化,让更多的基础研究成果能尽快地进入临床,同时让更多的临床样本和数据服务于基础研究,推动肿瘤个性化治疗的发展。

　　随着基因组学和蛋白质组学研究的进一步深入,分子医学时代已经来临,分子影像也必将得到快速发展。传统的解剖形态及组织细胞水平的诊断已经不能满足现代分子医学发展的要求。常规医学影像与现代生物医学技术相结合产生的分子影像,不仅能从解剖形态学方面进行诊断,还可以提供基因组学、蛋白质组学和遗传学等方面的分子水平的诊断信息,为临床提供分子水平的个性化诊断信息,促进个性化治疗在临床得到实现,开创肿瘤治疗的新纪元。

第三节　核医学分子影像的进展

　　核医学分子影像的进展主要包括代谢显像、受体显像、反义显像、报告基因显像、重组单抗片段或微型抗体显像、多肽类显像、细胞凋亡显像及乏氧显像等方面的进展。

一、代谢显像

　　代谢显像可显示肿瘤的异常代谢特征。肿瘤细胞的高增殖特点决定了瘤细胞对能量及细胞增殖相关物质代谢需求增加。肿瘤细胞对葡萄糖的供能需求及氨基酸的转运 RNA 表达增加,肿瘤细胞对核苷酸的高需求及细胞内氧化磷酸化酶系的不健全,加剧了代谢物质的消耗。

　　1. ^{18}F-FDG　^{18}F-FDG 是葡萄糖的类似物,主要用于恶性肿瘤的诊断及良/恶性的鉴别诊断、临床分期、评价疗效、监测复发及预后判断等。根据大脑的葡萄糖的代谢特点,^{18}F-FDG 可用于癫痫灶定位、早老性痴呆、脑血管疾病、抑郁症诊断及研究;也用于研究大脑局部生理功能与糖代谢关系,如视觉、听觉刺激、情感活动、记忆活动等引起相应的大脑皮质区域的葡萄糖代谢改变。对于心肌,主要用途是估测心肌存活。

　　2. ^{11}C-乙酸盐　^{11}C-乙酸盐(^{11}C-acetate)可被心肌细胞摄取,在线粒体内转化为 ^{11}C-乙酰辅酶 A,并进入三羧酸循环氧化为二氧化碳和水。^{11}C-乙酸盐能反映心肌细胞的三羧酸循环流量,与心肌氧耗量成正比,可用于估测心肌活力;肿瘤细胞对 ^{11}C-乙酸盐的摄取机制尚不完全清楚,但大多数的研究表明乙酸盐可以进入肿瘤组织的脂质池中进行低氧代谢和脂质合成。^{11}C-乙酸盐可作为 β 氧化的代谢底物,也可以作为脂肪酸、氨基酸和类固醇的前体。^{11}C-乙酸盐可用于肿瘤显像,特别是对于高分化肝细胞癌及肾透明细胞癌的诊断具有重要价值。

3. **氨基酸** 氨基酸代谢显像诊断恶性肿瘤主要基于两个方面的机制,一是肿瘤组织氨基酸转运体高表达,使氨基酸进入肿瘤细胞的速度加快;二是肿瘤细胞增殖快,对氨基酸需求量增加。^{11}C-甲硫氨酸(^{11}C-methionine,^{11}C-MET)是临床应用较广泛的氨基酸显像剂,主要反映肿瘤细胞氨基酸的转运状态,临床多用于恶性肿瘤的鉴别诊断及放化疗疗效监测,特别对脑胶质瘤意义更大。^{11}C-酪氨酸(^{11}C-tyrosine,^{11}C-TYR)在体内产生的组织代谢产物少,有利于量化蛋白质合成过程,获得肿瘤组织的蛋白合成率,量化肿瘤的氨基酸代谢率,可用于评价肿瘤的放化疗疗效,指导选择治疗方案。氨基酸显像有助于肿瘤组织与炎症或其他糖代谢旺盛病灶的鉴别。此外,^{18}F-氟代乙基酪氨酸(^{18}F-fluoroethyltyrosine,^{18}F-FET)和^{18}F-氟多巴(^{18}F-fluorodopa,^{18}F-FDOPA)克服了^{11}C短半衰期的缺点,在脑肿瘤中有广泛应用。

4. **^{11}C-胆碱、^{18}F-氟代胆碱** 胆碱通过特异性转运载体进入细胞,最终代谢为磷脂酰胆碱而整合到细胞膜上。恶性肿瘤增殖快、细胞膜成分代谢高,摄取胆碱增加。胆碱在肿瘤细胞内磷酸化后被滞留在细胞内,并且参与细胞的增殖与分化的调节。^{11}C-胆碱(^{11}C-choline,^{11}C-CHO)和^{18}F-氟代胆碱(^{18}F-fluorocholine,^{18}F-FCH)主要反映细胞磷脂代谢水平,是较常用的胆碱代谢显像剂。优点是血液清除快,脑组织本底低,而且不经泌尿系统排泄,对于泌尿系统恶性肿瘤的检出不受尿液中放射性的影响。因此,对于颅内肿瘤、前列腺癌、膀胱癌的诊断具有肿瘤和非肿瘤的放射性比值高、肿瘤显像清晰等优点。^{11}C-胆碱也可用于肺癌、食管癌、结肠癌、甲状腺癌及肝癌等的诊断,在一定程度上可弥补^{18}F-FDG的不足。胆碱显像还可用于甲状旁腺功能亢进的术前定位,研究表明^{18}F-FCH PET/CT检出甲状旁腺功能亢进相关病灶的灵敏度优于^{99m}Tc-MIBI SPECT显像。

二、受体显像

受体是存在于细胞膜或细胞内的一些具有特异性识别和结合生物活性物质的大分子。受体显像(receptor imaging)是用放射性核素标记特异性配体或配体的类似物为分子探针,引入机体后分子探针与特异性受体结合,通过体外显像显示靶器官或靶组织内的受体数量、空间分布及亲和力的显像方法。受体显像利用配体-受体结合的高度特异性及放射性核素探测的高灵敏度进行活体显像,为疾病的诊断和治疗提供有价值的信息。

1. **生长抑素受体显像** 神经内分泌肿瘤是一种起源于肽能神经元和神经内分泌细胞的异质性肿瘤,可表现为肿瘤占位效应或生物活性肽分泌过多导致的相关症状,大部分(66%)神经内分泌肿瘤来源于胃肠和胰腺,约25%起源于肺,少见类型的神经内分泌肿瘤包括嗜铬细胞瘤、副神经节瘤、甲状腺髓样癌和神经母细胞瘤。大部分肿瘤表达生长抑素受体,因此生长抑素受体显像可用于识别表达生长抑素受体的神经内分泌肿瘤。^{111}In标记的奥曲肽是首个被批准用于神经内分泌肿瘤显像的放射性药物。目前,常用的生长抑素受体PET显像剂包括^{68}Ga-DOTATATE、^{68}Ga-DOTATOC及^{68}Ga-DOTANOC。这些类似物保留了奥曲肽的亲和力特征,特别是对2型生长抑素受体有更高的亲和力。目前,指南认为生长抑素受体PET/CT显像在神经内分泌肿瘤的分期和再分期、探查原发肿瘤部位及选择适合肽受体放射性核素治疗患者方面具有很高的准确性。

2. **前列腺特异性膜抗原显像**　前列腺特异性膜抗原（prostate specific membrane antigen，PSMA）是存在前列腺上皮细胞膜的一种Ⅱ型跨膜糖蛋白。正常情况下，PSMA表达于正常前列腺上皮、十二指肠、结肠以及交感神经节中，前列腺癌中的PSMA表达是正常细胞的100~1 000倍，因此PSMA可作为前列腺癌的特异性标志物。此外，PSMA亦在其他肿瘤，如肺癌、肾癌、结肠癌、食管癌、甲状腺癌、脑肿瘤、肝癌等的新生血管内皮细胞膜上表达。^{68}Ga或^{18}F等标记的PSMA小分子抑制剂或多肽、抗体可与细胞膜PSMA特异性结合，从而启动细胞的内吞反应，使这些物质内化至细胞质或滞留在溶酶体内。目前，常用的PSMA PET显像剂包括^{68}Ga-PSMA-11、^{68}Ga-PSMA-617、^{68}Ga-PSMA-I&T、^{18}F-DCFBC、^{18}F-DCFPyL和^{18}F-PSMA-1007。^{68}Ga或^{18}F-PSMA PET/CT已经常规应用于前列腺癌的诊断、分期、生化复发/局部复发或转移灶检测、治疗反应监测及指导靶向PSMA的放射性核素治疗。

3. **成纤维细胞活化蛋白抑制剂显像**　肿瘤由肿瘤细胞和肿瘤基质组成，肿瘤相关成纤维细胞（cancer-associated fibroblasts，CAFs）是活化的纤维细胞，是肿瘤基质的重要组成部分。成纤维细胞活化蛋白（fibroblast activation protein，FAP）是一种Ⅱ型跨膜丝氨酸蛋白酶，在细胞外间质的重塑中发挥重要作用。FAP在正常组织中仅存在于愈合创面、胚胎组织及生理性重建器官中，而静止成纤维细胞在健康成人组织中低表达，在各种恶性肿瘤微环境的CAF中选择性高表达，具有促进肿瘤生长、侵袭、血管生成、免疫抑制和耐药的作用，并与肿瘤侵袭和不良预后密切相关。^{68}Ga或^{18}F等标记的小分子抑制剂FAPI（FAP inhibitor）可特异性识别CAF膜表面的FAP并与之结合，用于诊断各种恶性肿瘤。FAPI显像具有本底低、病灶与本底比值高的特点，还可以弥补部分^{18}F-FDG在胃癌、腹膜转移癌、乳腺癌、肝癌等肿瘤中不敏感的缺点。此外，FAPI显像可应用于多种成纤维细胞激活的良性疾病中，如类风湿关节炎、肺纤维化、心肌梗死等。^{68}Ga或^{18}F-FAPI PET/CT已经成为应用于恶性肿瘤的广谱性分子影像技术。

4. **雌激素受体显像**　16α-^{18}F-17β-雌二醇（^{18}F-FES）是雌激素受体显像剂，主要用于评价乳腺癌肿瘤组织的雌激素受体表达状况。传统的雌激素受体检测采用免疫组化方法对手术标本进行分析，属于离体标本检测，特别是在肿瘤复发或转移时，仍采用原来手术标本结果推断复发或转移病灶的情况，会产生较大误差。^{18}F-FES PET/CT显像可无创伤地显示活体的雌激素受体空间分布及密度（图3-11），^{18}F-FES摄取高低与乳腺癌患者预后和对芳香酶抑制剂治疗反应性具有相关性。

5. **雄激素受体显像**　16β-^{18}F-氟-5α-双氢睾酮（^{18}F-FDHT）是雄激素受体显像剂，^{18}F-FDHT PET/CT显像可无创伤地显示活体组织的雄激素受体空间分布、密度及亲和力，主要用于指导前列腺癌的抗激素治疗。

6. **多巴胺受体显像**　多巴胺是一种重要的神经递质。酪氨酸在体内酪氨酸羟化酶的作用下生成多巴，再经芳基氨基酸脱羧酶催化脱羧生成多巴胺。多巴胺存在于突触前神经元，通过与突触后神经元受体结合发挥作用。^{18}F-氟多巴临床上主要用于研究和诊断多巴胺功能失调性疾病，如帕金森病、精神分裂症、遗传性舞蹈症等。

7. **多肽靶向显像**　应用多肽类分子探针行靶向显像是分子核医学研究的重要内容之一。在生物进化过程中，氨基酸始终起着枢纽作用，它是包括分子信息、信息传导以及识别/转化单元在内的一个巨大阵列的结构单元。小至一个氨基酸，大至一个多肽、蛋白质分子，在生物学信息网络中起重要作用。它们都有相应的受体，也称为特异性靶向位点，在与受体

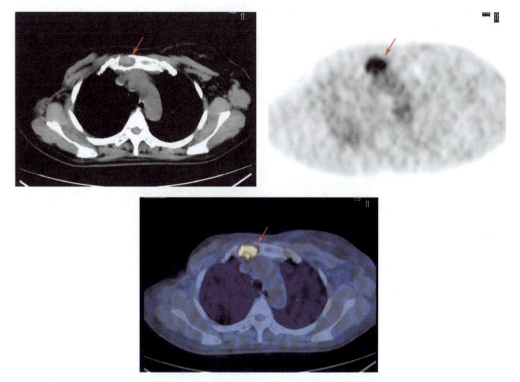

图 3-11　乳腺癌术后胸骨转移灶 ^{18}F-FES 受体 PET/CT 显像

结合后,通过信号转导系统与某些细胞的生化过程或生理过程相联系,配体与受体的相互作用则是一种重要的分子识别系统。多肽分子探针的优点主要包括分子量小、血中清除快、穿透能力强、与受体的亲和力高,容易得到较清晰的图像。此外,多肽比较容易合成,小分子量多肽可用肽合成仪合成,大分子量多肽可通过基因重组技术获得,用于显像只需取大分子肽与结合有关的部分肽段,并可根据标记的需要将其与靶点结合无关的羧基端延长,为放射标记提供方便,在分子核医学显像与治疗中具有良好的发展前景。

多肽靶向显像(polypeptide targeted imaging)也称为多肽介导的受体显像,是采用放射性核素标记能与靶点特异性结合的多肽,引入机体后在体外进行显像获得特定临床诊断信息的方法。标记的多肽由 2~50 个氨基酸通过肽键连接形成,一般不具有特定的三维空间结构,可以自然存在,也可以人工合成,种类繁多。不同的肽类亚型组成肽类的多个家族,作用于组织细胞的多个靶向位点。这些靶向位点存在于脑组织、胃肠道、内分泌系统、肺组织、肾脏组织及血管等。多肽与此类组织细胞表面的 G 蛋白偶联型的靶向位点结合,通过信号转导通路,控制细胞的增殖和/或凋亡,在人体的生理、病理以及肿瘤的发生、发展过程中发挥重要的调节作用。多肽包括神经肽类递质、肠道肽类激素、血管肽类因子以及内分泌肽类激素等。

多肽靶向显像的原理是基于多肽与特异性靶点的高亲和力结合,一些恶性肿瘤可出现特异性靶点的过度表达,利用放射性核素标记特异性多肽作为分子探针即可进行多肽靶向显像。肿瘤细胞膜表面或细胞内具有高亲和力的靶向位点是肿瘤多肽靶向显像的基础,放射性核素标记多肽与特异性靶点结合的数量直接影响显像的质量,肿瘤靶向位点的表达水平或密度高、与多肽的亲和力大，可提高多肽靶向显像的检查灵敏度。一般放射性核素标记的多肽与肿瘤细胞膜表面或细胞内特异性靶向位点结合，通过细胞内化作用进入肿瘤细胞使肿瘤显像。多肽类分子探针分子量小，组织的渗透性高，容易进入肿瘤组织，同时具有稳定性好、副作用小等优点。

8. 其他　用于受体研究的还有 5-羟色胺（5-HT）受体显像、苯二氮䓬类受体显像、阿片受体显像、整合素受体显像、铃蟾肽受体、胆囊收缩素（cholecystokinin, CCK）受体显像及神经肽 Y 受体显像等。

三、基因显像

基因显像是指采用放射性核素标记的特异性探针，从基因水平直接或间接观察机体细胞功能代谢过程的空间和时间信息的方法。基因显像以解剖图像方式显示基因的表达，将会对分子医学、基因诊断学及基因治疗等领域的发展产生巨大的推动作用。PET 在目前应用的 MRI、CT、PET、PET/CT 及光分子影像设备中检测灵敏度最高，成为基因显像研究中的最佳显像设备。基因显像的关键是特异性探针的选择和标记技术，随着分子影像技术和放射性药物标记技术的飞速发展，基因显像已经从基础研究、临床前期研究进入初步临床应用阶段。

肿瘤的发生是一个多因素参与的多步骤的复杂过程，其中原癌基因的激活与抑癌基因的失活是肿瘤发生的共同分子生物学基础，现已知许多癌基因在肿瘤中均有过度表达。基因的表达是指基因的转录与翻译及其控制，基因表达水平的改变是细胞癌变的重要因素之一，细胞中癌基因的过量表达是肿瘤发生的重要标志。癌基因具有一定的组织细胞学特异性。肿瘤基因显像是利用放射性核素标记的探针，在体内 DNA、mRNA 或蛋白水平无创伤地显示基因及表达产物的功能动力学变化。基因显像对肿瘤的诊断、疗效评价及新的抗肿瘤药物的筛选具有重要意义。

（一）反义显像

反义显像（antisense imaging）是将放射性核素标记的人工或生物体合成的特定反义寡核苷酸引入机体，利用核酸碱基互补原理，通过体内核酸杂交特异性地显示癌基因过度表达的肿瘤组织的显像方法。反义结合可以抑制、封闭或裂解靶基因，使其不能表达，对肿瘤起到治疗作用。放射性核素标记的反义寡核苷酸（radiolabeled antisense oligonucleotides, RASON）可同时起到内照射和反义治疗的双重作用，这种治疗称为反义治疗。反义显像要求寡核苷酸容易获得，在体内核素标记的反义寡核苷酸要稳定，通透性强，能与靶细胞特异结合，不发生非靶序列特异反应等。

目前，采用 ¹⁸F 及 ⁶⁸Ga 标记 *RAS*、*MYC*、*NEU*、*EGFR* 和 *BCL2* 反义的寡核苷酸等已用于肿瘤反义显像，取得了满意的效果。反义显像具有简单、直接进行显像的优点。但是，由于每一个细胞靶 mRNA 和 DNA 分子数有限，而且进入细胞内标记的寡核苷酸探针更是有限，显像的本底高，因而，仍然需要进行更多的前期研究以提高图像质量。

（二）报告基因显像

报告基因显像（reporter gene imaging）是指报告基因表达的蛋白质与放射性核素标记的报告基因探针发生反应或特异性结合，通过体外显像显示报告基因表达的位置和数量的显像方法。目前，常用的方法有酶/底物法、受体/配体及基因诱导受体显像等。

1. **酶/底物法** 报告基因表达的蛋白质是一种酶,采用放射性核素标记该酶的底物作为探针,酶与底物作用产生的代谢物在相应的细胞内集聚,通过体外显像显示报告基因表达的位置和数量。常用的反应体系有胞嘧啶脱氨酶(cytosine deaminase,CD)、单纯疱疹病毒 1 胸苷激酶(herpes simplex virus type 1 thymidine kinase,HSV1-TK)与尿嘧啶、阿昔洛韦类衍生物。

(1)胞嘧啶脱氨酶(CD)报告基因:表达 CD 的细胞可将无细胞毒性的 5-F-胞嘧啶转变成有细胞毒性的 5-F-尿嘧啶。因此,CD 基因也是一种自杀基因,转染肿瘤细胞后,与 5-F-尿嘧啶联合应对肿瘤具有治疗作用。

(2)单纯疱疹病毒 1 胸苷激酶(HSV1-TK)报告基因:将 *HSV1-TK* 基因通过载体(如逆转录病毒,腺病毒,脂质体等)转染靶细胞,在靶细胞内 *HSV1-TK* 基因转录成 HSV1-TK mRNA,在核糖体上翻译成蛋白(酶)HSV1-TK。放射性核素标记的 FIAU 或 FHBG 进入细胞后在 HSV1-TK 的作用下磷酸化。磷酸化的标记探针不能通过细胞膜,在细胞内聚积(图 3-12)。因此,标记探针在细胞内浓聚量反映了 HSV1-TK 的酶活性水平以及 *HSV1-TK* 基因表达水平。

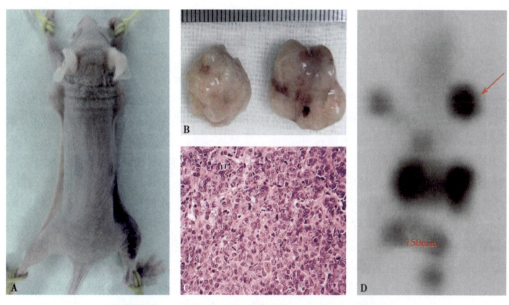

图 3-12 **裸鼠移植瘤模型及其 ^{18}F-FHBG PET 显像**

A. 人肝癌 BEL-7402 裸鼠移植瘤模型;B. 肿瘤大体标本;C. 肿瘤的 HE 染色(×400);D. 尾静脉注射 ^{18}F-FHBG 150 分钟后裸鼠移植瘤 PET 显像图

2. **受体/配体法** 报告基因表达的蛋白质是一种受体,放射性核素标记探针是该受体的配体,受体和配体发生特异性结合,在相应的细胞内聚积。通过体外显像显示报告基因表达的受体的位置和数量。

3. **基因诱导受体显像** 采用基因工程的方法人工诱导产生新受体进行受体显像。

(三)肿瘤基因显像常用的探针

目前,用于基因显像探针标记的核素有 ^{124}I、^{18}F 和 ^{11}C,3 种核素中 ^{124}I、^{18}F 应用较多,

值得注意的是，^{124}I 含有单光子射线，采集时需要采用 2D 模式。^{11}C 由于半衰期太短在使用上受到限制。常用的探针有尿嘧啶核苷衍生物类，如 ^{124}I-FIAU；阿昔洛韦类衍生物，如 ^{18}F-FGCV、^{18}F-FHBG 及 ^{18}F-FHPG 等。

较高的靶与非靶组织比值是肿瘤基因显像的基础。要达到这一目的就要求放射性核素标记探针在血液中清除快，血液本底浓度低；标记探针具有高特异性和高亲和力；选用合适的放射性核素标记探针，标记探针在靶组织内有较长的滞留时间以利于显像；基因显像要安全，目前采用的基因诱导受体显像、转导基因表达显像以及一些通过病毒携带基因或一些特殊载体将基因引入细胞内的方法，在临床应用上可能存在一些安全问题。

（四）核苷酸类显像

^{11}C- 胸腺嘧啶核苷（^{11}C-thymidine）可直接参与 DNA 合成，但是因其在体内代谢速度快，在掺入 DNA 之前已被代谢成其他物质而不能参与 DNA 合成，因此，临床表现为该显像剂的灵敏度和特异度低。3'- 脱氧 -3'-^{18}F- 氟胸腺嘧啶（^{18}F-FLT）能有效克服 ^{11}C-thymidine 的缺陷，是应用较多的显像剂。目前，^{18}F-FLT 已经用于临床研究，对于肿瘤的诊断展示出较好的应用前景。^{18}F-FLT 是胸腺嘧啶的异构体，尽管不直接参与 DNA 合成，但它的代谢高低反映了胸腺嘧啶激酶 -1 的活性高低。该激酶在增殖细胞内的活性高，而在静止期细胞内的活性低。因此，肿瘤细胞内 ^{18}F-FLT 摄取的高低，可能间接反映了肿瘤细胞增殖活性的高低。

四、细胞凋亡显像

细胞凋亡（apoptosis）又称为程序性细胞死亡（programmed cell death, PCD），是有别于细胞坏死的由多种基因调控的主动性细胞死亡过程，可见于胚胎发育、组织发生、组织分化、免疫调节等生理现象和恶性肿瘤、心肌梗死、自身免疫性疾病、病毒感染性疾病等多种病理情况。细胞凋亡程序通过死亡受体途径或通过线粒体途径启动之后，凋亡细胞自身均会产生一系列病理生理改变，在这一过程中凋亡细胞将产生或暴露、结合多种可识别的特异性化学信号。其中，磷脂酰丝氨酸（phosphatidyl serine, PS）是研究较为深入的凋亡细胞表面重要信号之一。PS 是一种带负电荷的磷脂，正常情况下分布于细胞膜脂双层的内层，主要依靠翻转酶（flippase）和易位酶（translocase）这两种 ATP 依赖性酶的作用来维持其内向性。细胞凋亡的早期，细胞内 Ca^{2+} 水平增加，翻转酶和易位酶失活，而促翻转酶（scramblase）激活使 PS 由内膜移向外膜，暴露于细胞表面。膜联蛋白 V（annexin V）是一种人体内源性蛋白，属于 Ca^{2+} 依赖性磷脂结合蛋白家族，相对分子质量为 36 000，在钙离子存在的条件下，annexin V 可与凋亡早期细胞外在表达的 PS 快速而紧密地结合，其位点是第 187 位的色氨酸，并与体内生理性 annexin V 具有相同的高亲和力。由于 PS 从细胞膜的脂双层内层迁移至外层是细胞凋亡级联反应的初始事件，亦即 PS 的外翻在细胞凋亡过程中出现的时间要明显早于 DNA 的降解及可辨认的细胞形态学改变。因此，利用 annexin V 和 PS 的高度亲和作用，可以早期检测细胞凋亡的发生，具有较高的时效性。采用放射性核素、顺磁性物质、荧光素及微泡等标记 annexin V 作为分子探针，通过无创伤性分子影像学技术，如 PET、SPECT、MRI、光学成像及超声显像，是检测活体细胞凋亡的有效方法。

采用正电子核素标记 annexin V 可用于细胞凋亡显像，可以无创、定量检测早期细胞凋亡。PET 细胞凋亡显像剂主要有 ^{11}C-annexin V 和 ^{18}F-annexin V。也有采用单光子核素标记的细胞凋亡显像剂 ^{99}Tc^{m}-annexin V 用于 SPECT 显像。肿瘤治疗有效可导致肿瘤细胞凋亡或死亡,出现 PS 暴露,PET 显像显示 ^{11}C-annexin V 或 ^{18}F-annexin V 摄取增加,表现为放射性浓聚影,可用于肿瘤的治疗效果监测与评价。

五、乏氧显像

恶性肿瘤内多存在乏氧组织,是肿瘤侵袭性及对放化疗抵抗的重要原因之一。乏氧显像可以显示肿瘤乏氧状态,为制订肿瘤放疗计划提供客观依据。乏氧显像剂主要有硝基咪唑类和非硝基咪唑类两类化合物。

^{18}F-FMISO 是一种硝基咪唑化合物,与乏氧细胞具有电子亲和力,可选择性地与肿瘤乏氧细胞结合,是一种较好的乏氧显像剂。^{18}F-FMISO 可通过主动扩散经细胞膜进入细胞,硝基($—NO_2$)在硝基还原酶的作用下被还原,在非乏氧细胞内,硝基还原产物可立即被氧化;而在乏氧细胞内,硝基还原产物则不能发生再氧化,还原产物与细胞内大分子物质发生不可逆结合,滞留于乏氧细胞中,其浓聚程度与乏氧程度成正比(图 3-13)。研究结果证明,对于放射治疗,细胞在有氧状态下比在乏氧状态下更敏感,因此,乏氧显像可用于预测放疗效果,指导放疗。此外,还有 ^{18}F-FAZA、^{18}F-FETNIM、^{18}F-EF5 等硝基咪唑类乏氧显像剂。非硝基咪唑类显像剂主要包括酮肟类化合物和 Cu 标记的二硫半巴肟(BTS)衍生物。后者主要包括 ^{62}Cu-PTSM 和 ^{64}Cu-ATSM 等。

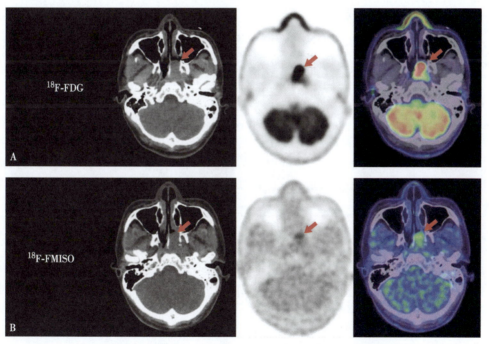

图 3-13　鼻咽癌 ^{18}F-FMISO、^{18}F-FDG PET/CT 显像图比较

A. ^{18}F-FDG 显像;B. ^{18}F-FMISO 乏氧显像。以上两种显像比较证明鼻咽癌肿瘤组织中部分肿瘤组织乏氧。

六、放射免疫显像

放射免疫显像(radioimmunoimaging,RII)是利用恶性肿瘤细胞合成和分泌的一些肿瘤相关抗原,制备相应的多克隆或单克隆抗体。采用放射性核素标记该抗体,引入人体后,可与相应肿瘤抗原特异结合,经体外显像诊断恶性肿瘤。放射免疫显像曾引起核医学工作者的广泛关注,但是随着研究的不断深入,研究者发现该方法仍有许多技术难题尚未解决而影响了进一步的临床应用。例如,使用鼠源性单克隆抗体产生的人抗鼠抗体反应(human anti-mouse antibody reaction,HAMA reaction)、单克隆抗体分子量大、穿透能力差、在血液清除慢血本底高、在靶组织内分布不均匀、靶与非靶比值(T/NT)低等缺点。一般标记抗体引入人体后,肿瘤部位含量仅为注入总量的 0.1%~0.6%,T/NT 一般在 1.4~3.2。为了提高放射免疫显像的图像质量,近 10 年来研究者已从技术上进行了很多革新,如多种单克隆抗体联合应用,标记 $F(ab^1)_2$ 片段显像,去本底技术应用以及显像仪器更新换代等。人们已经注意到,RII 取得根本性突破的主要原因仍然是单克隆抗体(McAb)本身。筛选特异性强、性能稳定的 McAb 是 RII 成功的关键。采用嵌合抗体显像,用抗基因型抗体亲和层析提纯单克隆抗体以及给予第二抗体等方法,可以获得高质量的显像图。

1. 应用嵌合抗体显像　标记抗体进入人体后,在肿瘤内的聚集是一个缓慢过程,肿瘤结合足够显像量的标记抗体所需时间较长,往往得不到良好的显像效果。嵌合抗体具有双向特异性,即在抗体分子中,一半抗肿瘤,另一半抗小分子载体。显像过程是:先注入未标记的抗体,经一定时间肿瘤内聚集有足量抗体后,注入放射性标记的小分子载体,几小时后即可与肿瘤细胞上的嵌合抗体结合,使放射性聚集于肿瘤组织,在短时间内获得高质量图像。嵌合抗体非常适合于 ^{99m}Tc 等短半衰期核素。

2. 给予第二抗体　标记抗体注入人体后在血中滞留时间较长,注射非标记的抗标记抗体的抗体(即第二抗体)后,其在血中与标记抗体形成抗体免疫复合物而被网状内皮系统吸收,可降低血本底,提高图像质量。

3. 预定位技术　预定位技术的原理是先将抗肿瘤的抗体在体外偶联生物素(Ab-B)静脉注入患者体内,3 天后 Ab-B 可与肿瘤结合,未结合的 Ab-B 偶联物被机体清除。再静脉注射亲和素(A),2 天后再静脉注射放射性核素标记的生物素。由于生物素与亲和素之间有很强的结合能力($k=10^{15}$),是抗原抗体之间结合力($k=10^9$)的 10^6 倍。同时,由于标记生物素分子量小(400D),因此,标记生物素可很快结合到肿瘤组织,提高 RII 的图像质量。

4. 背景显像技术　利用 ^{111}In 标记抗体进行 RII 时,同时进行 ^{99m}Tc-MDP 双核素显像,使骨骼和膀胱影像作为肿瘤显像的解剖"背景标志",以利于图像的判读。

5. 图像融合技术　RII 中正常组织的非特异性结合干扰显像结果,而且定位也有一定困难。将 RII 显像图与 CT 图像融合可解决 RII 中肿瘤精确定位的问题。目前,新推出的 SPECT-CT 扫描仪可实现图像的同机融合。

此外,亲和体(affibody)分子及微型抗体或纳米体等技术的研究已经取得了一定的进展,必将大大促进放射免疫显像临床应用的发展。

七、分子影像诊疗一体化

诊疗一体化(theranostics)是指将疾病的诊断、检测与治疗有机结合的手段。在核医学中,诊疗一体化主要指基于同一靶点采用相同或非常相似的放射性药物进行成像和治疗。核医学的诊疗一体化历史悠久,早在 20 世纪 40 年代临床工作者就将 ^{131}I 应用于甲状腺良性疾病和恶性肿瘤的显像和治疗。近 10 年，PSMA 靶向放射性配体治疗、生长抑素受体（somatostatin receptor, SSTR）放射性核素肽受体介导治疗（peptide receptor radionuclide therapy, PRRT）已在相关肿瘤诊疗中展示出巨大的应用前景。

靶向生长抑素受体的放射性治疗在神经内分泌肿瘤中备受关注。神经内分泌肿瘤是一类起源于神经内分泌细胞的肿瘤，分布广泛且具有异质性。目前，主要的治疗方式包括手术、生长抑素类似物、分子靶向药物和细胞毒化疗药物。80% 以上的神经内分泌肿瘤表达生长抑素受体，因此，放射性核素标记的生长抑素类似物奥曲肽可用于神经内分泌肿瘤的显像和治疗。^{68}Ga 标记的 DOTATATE 在检出小病灶上具有优势，已广泛应用于神经内分泌肿瘤的分期、再分期与疗效评估。^{177}Lu 标记的 DOTATATE 可通过与神经内分泌肿瘤细胞表面的高表达的生长抑素受体结合，形成配体 - 受体复合物并内化进入细胞，通过 ^{177}Lu 发出的 β 射线杀灭肿瘤细胞。一项 Ⅲ 期临床试验对比了 ^{177}Lu-DOTATATE 和高剂量醋酸奥曲肽微球在转移性生长抑素受体阳性的中肠神经内分泌肿瘤患者中的疗效，该研究结果显示：与大剂量奥曲肽长效缓释制剂治疗相比，^{177}Lu-DOTATATE 治疗可以显著延长患者的无进展生存期，且缓解率显著升高。2018 年美国食品药品监督管理局批准 ^{177}Lu-DOTATATE 用于表达生长抑素受体的胃肠胰腺神经内分泌肿瘤，是其批准的首款多肽受体放射性核素疗法。

前列腺癌是男性中常见的恶性肿瘤，为西方国家男性的第二大致死性疾病。尽管前列腺癌的临床诊断、治疗取得一定进展，但仍有部分高危患者出现生化复发、局部复发或远处转移。PSMA 是一种在前列腺癌中高表达的跨膜蛋白，可作为前列腺癌诊断和治疗的靶点。^{68}Ga 或 ^{18}F 标记的 PSMA 小分子抑制剂 PET/CT 已在前列腺癌分期、淋巴结转移检测、复发后再分期中有优异的诊断效能。此外，发射 β 射线的 ^{177}Lu 标记 PSMA 小分子抑制剂已用于前列腺癌患者的放射性配体靶向治疗。一项 Ⅲ 期临床试验评估了 ^{177}Lu-PSMA-617 在具有 ^{68}Ga-PSMA-11 PET/CT 阳性病灶的转移性去势抵抗性前列腺癌患者中的疗效，研究结果表明，与标准治疗相比，^{177}Lu-PSMA-617 联合标准治疗显著延长患者的影像无进展生存期和总生存期。基于这一研究，2022 年 3 月，美国食品药品监督管理局批准 ^{177}Lu-PSMA-617 用于 PSMA 阳性的转移性去势抵抗性前列腺癌的治疗。

此外，目前多种诊疗一体化放射性药物进入临床应用阶段，如 ^{123}I 和 ^{131}I 标记的间碘苄胍（metaiodobenzylguanidine, MIBG）用于神经母细胞瘤、嗜铬细胞瘤 / 副神经节瘤及甲状腺髓样癌的显像和治疗，^{90}Y- 树脂微球用于晚期肝癌的介入内放射治疗等。核医学诊疗一体化将不断推进个体化精准治疗的发展，给更多患者带来益处。

八、分子影像应用前景

分子影像架起了基础医学与临床医学之间的"桥梁"，通过分子影像，研究者们可将基础医学研究的成果迅速转化应用于临床。随着分子探针及显像技术设备的飞速发展，分子影像显示出良好的临床应用前景。分子影像可实现活体的（in vivo）放射自显影、活体的原位杂交、活体的免疫组化、活体的受体分析、活体的细胞生物学检测、活体的分子生物学检测等。分子影像可以利用相应的特异性分子探针在治疗前进行活体的分子病理学显像，获得活体的分子病理学影像诊断信息并为分子靶向治疗及肿瘤的个性化治疗提供科学依据。

本章小结

　　分子影像技术包括核医学的 PET/CT 和 SPECT/CT、CT、MRI、超声、光学成像等，临床分子影像设备主要有 PET/CT、SPECT/CT、MRI、CT、B 超等，主要用于临床对患者进行诊断、评价疗效和协助制定个性化治疗方案。各种分子影像学技术具有不同的特点及优势。分子影像与传统的医学影像相比，具有高度的特异性、灵敏度及图像分辨率，能从分子水平为临床提供更多的诊断信息。

　　核医学分子影像应用核医学的示踪技术从分子水平认识疾病，阐明病变组织受体密度与功能的变化、基因的异常表达、生化代谢变化及细胞信息传导等，为临床诊断、治疗和疾病的研究提供分子水平信息，主要包括代谢显像、受体显像、反义基因显像、报告基因显像、重组单抗片段或微型抗体显像、多肽类显像、细胞凋亡显像及乏氧显像等显像。核医学分子影像与 CT、MRI 进行同机图像融合，可弥补核医学分子影像的不足，是最成熟的分子影像学方法。

（张祥松）

参考文献

1. MANKOFF D A, CHIN B, ECKELMAN W, et al. A definition of molecular imaging［J］. J Nucl Med, 2007, 48（6）: 18N, 21N.

2. FEINENDEGEN L E, SHREEVE W W, ECKELMAN W C, et al. Molecular nuclear medicine［M］. Heidelberg: Springer Berlin, 2003.

3. BOELLAARD R, DELGADO-BOLTON R, OYEN W J, et al. FDG PET/CT: EANM procedure guidelines for tumour imaging: version 2.0［J］. Eur J Nucl Med Mol Imaging. 2015, 42（2）: 328-354.

4. SARTOR O, DE BONO J, CHI K N, et al. Lutetium-177-PSMA-617 for metastatic castration-resistant prostate cancer［J］. N Engl J Med, 2021, 385（12）: 1091-1103.

5. STROSBERG J, EL-HADDAD G, WOLIN E, et al. Phase 3 trial of（177）Lu-Dotatate for midgut neuroendocrine tumors［J］. N Engl J Med, 2017, 376（2）: 125-135.

第四章　肿瘤显像技术

　　肿瘤是机体在各种致瘤因素作用下,组织细胞在基因水平上失去对其生长的正常调控,导致局部细胞异常增生形成的新生物。肿瘤是基因疾病,其生物学基础是基因的异常,包括基因不稳定性和基因表达的异常,进而造成肿瘤细胞在代谢、受体、抗原、酶、组织乏氧等方面与周围正常细胞出现差异,这些分子水平差异是核素肿瘤显像的基础。

　　核素肿瘤显像利用放射性核素标记肿瘤特异性分子,利用放射性核素示踪剂原理,通过 PET/CT、PET/MRI、SPECT 等探测设备探测放射性药物在不同组织器官分布的差异,显示肿瘤病灶靶点分布特点和 / 或代谢状态,从而用于肿瘤的诊断、分期、靶向治疗、疗效评价、预后评估等。

　　在实际临床应用中,以肿瘤葡萄糖代谢显像(^{18}F-FDG 显像)最为常用,其他肿瘤核素分子影像作为补充,共同组成肿瘤核素显像。

第一节　肿瘤PET/CT显像

　　代谢重编程是恶性肿瘤的一个标志。在实验室培养的癌细胞中发现,为了满足指数生长及增殖的需要,肿瘤细胞典型的代谢特征包括糖酵解增加、谷氨酰胺分解、大分子合成和氧化还原稳态等。

　　肿瘤代谢显像是指基于肿瘤组织细胞的代谢异常,用放射性核素标记不同的代谢底物如葡萄糖、胸腺嘧啶、甲硫氨酸、乙酸、胆碱等,利用核素显像技术如 PET/CT、PET/MRI 等,探测体内这些分子的代谢分布,从而判定肿瘤代谢状态和肿瘤的生物学特征,为肿瘤的诊治、疗效的评价、预后判断提供全方位的信息。

一、肿瘤葡萄糖代谢显像

　　葡萄糖代谢是组织细胞的基本代谢,1930 年,Warburg 在实验室发现,大部分肿瘤细胞即使在有氧情况下,仍然以糖酵解为主的模式获取能量,并将这种现象命名为瓦尔堡效应(Warburg effect)。有氧酵解的目的是使肿瘤细胞快速获取 ATP 的同时,酵解中间产物可合成蛋白质、核酸及脂类等各种生物分子,促进肿瘤组织细胞生长。

(一)显像原理

　　^{18}F-FDG 是葡萄糖类似物,是由放射性氟原子(^{18}F)取代天然葡萄糖结构中与 2 号碳原

子相连的羟基后形成,也被称为核医学专业的"世纪分子"。^{18}F-FDG 与天然葡萄糖一样,进入细胞外液后能够被细胞膜的葡萄糖转运蛋白(glucose transporter, GLUT)识别,跨膜转运到细胞液内,被己糖激酶(hexokinase)磷酸化生成 ^{18}F-FDG-6-PO_4。与天然葡萄糖磷酸化生成 6-磷酸葡萄糖相类似,磷酸化的 ^{18}F-FDG 获得极性后不能自由出入细胞膜;但与 6-磷酸葡萄糖不同的是,^{18}F-FDG-6-PO_4 并不能被磷酸果糖激酶所识别进入糖酵解途径的下一个反应过程,而只能滞留在细胞内,可重新转变为 ^{18}F-FDG,经葡萄糖转运蛋白重新转入组织间隙。通过 PET/CT、PET/MRI 成像后,可反映机体器官、组织和细胞利用葡萄糖的分布和摄取水平。

肿瘤细胞(特别是鳞状上皮细胞癌等)基因表达异常,产生细胞表面葡萄糖转运蛋白(尤其是葡萄糖转运蛋白 1 和 3)含量增多,己糖激酶合成增多,酶活性显著升高,导致肿瘤细胞内大量 ^{18}F-FDG 磷酸化,生成的 ^{18}F-FDG-6-PO_4 潴留于肿瘤细胞内,在 PET/CT 成像时,肿瘤组织表现为放射性摄取高于周边组织。

在肿瘤组织细胞内 ^{18}F-FDG 摄取量与肿瘤细胞基因转录、翻译生成的己糖激酶、葡萄糖转运体的量呈正相关。在淋巴瘤、结直肠癌、卵巢癌、食管癌、非小细胞肺癌及头颈鳞癌等多个肿瘤组织细胞相关研究中发现,肿瘤细胞葡萄糖代谢水平的高低与细胞增殖快慢呈正相关。

(二)显像方法

1. 患者基础状态及准备 患者应该能够具备仰卧约 20 分钟的能力,药物注射前后患者应在安静、光线暗淡的房间,以坐位或卧位保持肌肉松弛。疼痛不能耐受者应在显像前给予镇痛剂;因脑肿瘤致颅内高压及神经精神异常患者,为了显像安全,需要显像前药物控制颅内压后方可进行;儿童肿瘤患者不能配合检查时,可使用镇静药物。由于运动会导致受检者肌肉摄取 ^{18}F-FDG,至少在检查前 6 小时(最好为 24 小时)避免剧烈运动。寒冷刺激可造成受检者机体出现棕色脂肪摄取,受检者的保暖至少从注射 ^{18}F-FDG 前 30~60 分钟开始,并持续至整个检查结束。注射显像药物前后应禁止肌肉过度运动(如频繁说话、运动、嚼口香糖等)。

2. 血糖控制 ^{18}F-FDG 为葡萄糖类似物,显像时机体的血糖会影响放射性药物的摄取及分布。显像前要求患者通过禁食(或根据前次就餐种类空腹 4~6 小时)和禁饮含糖饮料,控制血糖水平在显像药物注射前 <11.0mmol/L。如果血糖≥11.0mmol/L,应休息、补充水分,并延长空腹时间后再次检测。不推荐注射胰岛素降低血糖。如果血糖确实过高,又亟须进行 PET/CT 检查,则推荐皮下注射速效胰岛素,至少间隔 4 小时且血糖稳定后才能注射 ^{18}F-FDG,否则建议专科医师对患者血糖进行控制后,择日进行显像。

3. 注射显像剂 显像药物按体重计算,一般注射剂量为 3.7~5.55MBq(0.1~0.15mCi)/kg;当 PET/CT 设备灵敏度增高时,药物注射剂量可以减少。图像采集建议在显像剂注射后 55~75 分钟进行。

4. 图像采集 一般采取仰卧位采集,手臂抬高至头顶;对于头颈部显像,手臂应该置于身体两边。常规采集视野包括从颅顶到股骨中段;怀疑全身骨转移或患者存在肢体远端病灶需要鉴别时,采集视野可延伸到四肢末端。局部采集根据临床需求制定采集部位。

先扫描 CT 图像,然后进行 PET 采集。由于显像设备型号不同,PET 探头采集计数的灵敏度不同,每个床位采集时间可以不同,一般在 2~5 分钟;PET 采集部位应该与 CT 扫描位置完全相同；可应用 2D 或 3D 采集模式，重建参数常规使用有序子集最大期望值法（ordered subset expectation maximization, OSEM）。常规使用图像融合软件将采集到的 CT 图像和 PET 图像进行融合显示。典型的图像融合软件包应提供排列 CT 图像、PET 图像和在横断面、冠状面和矢状面的融合图像以及最大密度投影（maximum intensity projection, MIP）图像。

（三）图像分析

1. **视觉分析**　^{18}F-FDG PET 图像视觉分析就是看 PET 图像中的放射性分布，通过观察图像所示的全身不同的放射性积聚部位、大小、数量，来确定病灶的位置、形态、大小、数量。

2. **参数的定量与半定量分析**　定量分析是通过研究显像药物在体内分布的数量信息变化，辅助 PET/CT 图像诊断。

标准化摄取值（standardized uptake value, SUV）是描述病灶摄取放射性量与全身平均摄取的比值，它是一个无单位的半定量参数。由于计算方便，临床应用较多。对同一病灶而言，不同药物的 SUV 大小不同。

$$SUV = \frac{单位体积病变组织示踪剂活度（Bq/ml）}{示踪剂注射剂量（Bq）/体重（g）}$$

SUV 的影响因素较多，主要是图像采集处理条件、患者的身高和体重、肥胖情况、血糖水平、药物注射剂量和代谢时间等。因此，使用 SUV 鉴别病变良恶性时，一定要结合病灶的位置、形态、大小、数量及病灶分布等，依据患者临床资料和其他检查结果进行综合分析。SUV 在诊断中只有辅助参考价值。

（四）图像判断

1. **正常图像**　^{18}F-FDG PET 显像时，在正常人体中，FDG 主要分布于能量消耗较大的脑细胞、心肌细胞和活动状态的横纹肌细胞，表现为放射性浓聚。基于排泄的原因，肾脏和膀胱内一过性分布一定量的 FDG。胃及肠道可见与消化道走行一致的 FDG 分布。肝脏是葡萄糖最重要的代谢靶器官，肝脏内有稳定的 FDG 分布。全身 ^{18}F-FDG 正常分布见图 4-1。

2. **异常图像**　^{18}F-FDG 是一种广谱肿瘤代谢显像药物，适用于绝大多数肿瘤。肿瘤细胞 FDG 代谢活跃，^{18}F-FDG PET 显像表现为放射性浓聚，病灶摄取越多，说明病灶组织细胞增殖越活跃。凡病灶表现出异常增殖，要考虑恶性病变的可能。

值得注意的是，某些增殖快、代谢高的良性病变，如活动性结核、肉芽肿类疾病、甲状腺高功能腺瘤等也可出现 ^{18}F-FDG 高摄取。而部分高分化的肝细胞癌、肺支气管肺泡癌、前列腺癌和胃印戒细胞癌、黏液腺癌及肾透明细胞癌等的 FDG 代谢与正常组织相比，变化不明显；还有如脑灰质（以葡萄糖代谢为主）区域的部分肿瘤，由于正常脑组织放射性本底过高，部分脑肿瘤组织与正常组织的对比不明显，使得肉眼分辨肿瘤有一定难度，必须结合 PET/CT 的结构影像特点进行分析。

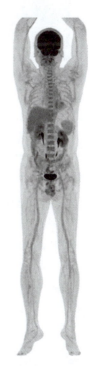

图 4-1　全身 ^{18}F-FDG 正常代谢分布 MIP 图

二、肿瘤其他代谢显像

（一）氨基酸显像

^{11}C- 甲硫氨酸（^{11}C-MET）是目前临床应用最多的氨基酸类正电子显像药物，主要分布在唾液腺、泪腺、骨髓及心肌、肝脏、胰腺及肠道组织。

^{11}C-MET 摄取多少主要与组织细胞表面的氨基酸转运体分布多少有关，与肿瘤细胞的蛋白质合成代谢及肿瘤细胞的增殖关系不大。因此，从与肿瘤细胞增殖特性的关系上讲，^{11}C-MET 不如 FDG 与肿瘤的关系密切。由于氨基酸不是脑组织的常规能源，正常脑组织摄取少，而脑肿瘤摄取 ^{11}C-MET 多，因此，^{11}C-MET PET/CT 图像组织对比度佳，图像清晰，有助于鉴别肿瘤组织与炎症等组织病变，尤其在低分化胶质瘤的诊断方面优于 FDG。^{11}C-MET PET/CT 还可用于鉴别肿瘤的复发与放疗后改变，早期预测疗效。正常脑组织 ^{11}C-MET 代谢分布见图 4-2。

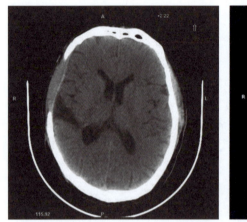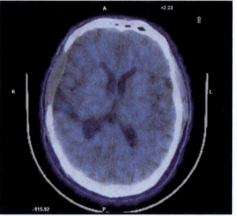

图 4-2　正常脑组织的 ^{11}C-MET 代谢分布图

由于 ^{11}C-MET 在非肿瘤组织摄取依然存在，如脑缺血区、梗死瘢痕组织、脓肿、放射损伤区及血管瘤等，在临床诊断时应加以注意。

（二）脂肪酸代谢显像

脂肪酸代谢是机体细胞的重要代谢活动之一，正常细胞的脂肪酸代谢一般维持在低水平状态。肿瘤细胞发生代谢重编程，脂肪酸合成代谢增加，促进肿瘤细胞快速分裂和增殖。

^{11}C- 乙酸盐（^{11}C-acetate）的确切摄取机制尚未十分清楚，但大多数研究表明，乙酸盐可以进入肿瘤组织的脂质池中进行有氧代谢和脂质合成。^{11}C-acetate 不仅可以作为 β 氧化的代谢底物，而且可以作为脂肪酸、氨基酸和类固醇的前体。

^{11}C-acetate 可被唾液腺、胰腺和肠道正常摄取。目前，^{11}C-acetate 主要用于高分化肝细胞性肝癌、前列腺癌以及肾癌的诊断。由于脑组织本底低，也有报道使用 ^{11}C-acetate 进行脑肿瘤诊断。

（三）胆碱代谢显像

^{11}C- 胆碱（^{11}C-CHO）主要分布于肾脏、肝脏、脾脏、胰腺和唾液腺，一般禁食后小肠不显影。^{11}C-CHO 不经泌尿系统排泄，泌尿系统的组织本底低，肿瘤与非肿瘤的放射性比值高，

肿瘤显像清晰。^{11}C-CHO因其血液清除快，静脉注射后短时间即可显像。

^{11}C-CHO通过特异性胆碱转运体进入细胞，最终合成磷脂酰胆碱而整合到细胞膜上。恶性肿瘤快速增殖，肿瘤细胞膜的合成加快，因此，肿瘤细胞表现为摄取胆碱增加。一旦胆碱在肿瘤细胞内被磷酸化后就会滞留在细胞内。同时，胆碱本身也参与调节细胞的增殖与分化。

^{11}C-CHO主要用于脑胶质瘤、膀胱肿瘤和前列腺癌、淋巴瘤和转移瘤的诊断和疗效的评价及指导放疗靶区的确定。对于治疗后胶质瘤患者，CHO显像既可以发现残余病灶，还可以清晰显示放疗后瘤灶的坏死范围。需要指出的是，脑肿瘤CHO显像与磁共振波谱成像（MRS）具有一定相关性，但又有显著不同。CHO显像直接参与肿瘤的细胞膜磷脂酰胆碱的合成，以图像形式直接反映肿瘤细胞的胆碱代谢状态；MRS以MRI图像为基础，间接反映胆碱的相对浓度。

（四）核苷酸代谢显像

^{18}F-FLT是目前研究最多的关于细胞增殖的显像剂，它在正常人体内主要分布于增殖活跃的红骨髓，肝脏及膀胱内含有明显的非特异性分布。研究表明，^{18}F-FLT注入人体后，分布于快速增生的组织细胞内，95%以原形形式被清除。

正常组织细胞内^{18}F-FLT的代谢涉及细胞内胸苷激酶1（TK1）、胸苷酸激酶（TMPK）和核苷二磷酸激酶（NDPK），其代谢的限速方式类似于FDG。血液或组织液内的^{18}F-FLT进入细胞后，在胸苷激酶（TK1）的催化作用下发生胸苷磷酸化生成FLTMP，经TMPK进一步催化生成FLTDP，再经NDPK的继续催化形成FLTTP。由于FLTTP分子结构不同于TTP，不能合成DNA。FLTMP、FLTDP和FLTTP带有负电荷，不能直接逸出细胞而滞留于细胞内。

肿瘤细胞内核苷酸合成的各种激酶（如TK1、TMPK和NDPK）高表达，使得肿瘤细胞合成大量^{18}F-FLT磷酸化产物；癌细胞内^{18}F-FLT摄取量与肿瘤细胞基因转录、翻译合成的胸苷激酶的量呈正相关。据报道，在淋巴瘤、结直肠癌、非小细胞肺癌及头颈鳞癌细胞中，FLT的SUV与细胞核增殖抗原表达和增殖指数呈正相关。^{18}F-FLT目前主要用于肿瘤增殖能力的评价，临床上用于脑肿瘤、肺癌、食管癌、淋巴瘤、淋巴转移癌PET诊断和分期等。与^{18}F-FDG相比，肿瘤治疗后摄取FLT的降低程度大于FDG。因此，有学者认为，^{18}F-FLT可能是评价化疗药物疗效更为理想的显像药物。

（五）乏氧代谢显像

^{18}F-FMISO是目前常用的正电子核素类细胞乏氧显像药物。^{18}F-FMISO进入细胞后，在硝基还原酶的作用下，有效基团（—NO$_2$）发生还原，在氧含量正常的细胞中，还原后的基团可重新被氧化成原来的有效基团，再转出细胞。当组织细胞乏氧时，还原后的基团不能被再氧化，与细胞内的物质不可逆结合而滞留在细胞内。用^{18}F-FMISO PET/CT显像方法可以评估肿瘤组织的含氧状况，测定肿瘤组织的氧效应，对于预测肿瘤放疗的效果和预后具有重要的价值。

三、肿瘤受体显像

（一）雌激素受体显像

^{18}F-FES是雌激素受体（estrogen receptor，ER）显像药物，^{18}F-FES通过与细胞表面ER结合，利用PET显像显示其分布，基于受体与配基的特异性结合关系，反映ER分布。雌激素

作为人体的重要调节激素,对人体的代谢有重要影响。ER 除分布于性器官外,还分布于肝脏、肌肉等靶器官。

据文献报道,约有 30% 的患者转移的乳腺癌组织 ER 分布发生变化。如果仅以手术切除时乳腺癌组织标本的 ER 含量推测转移组织 ER 的含量,可能存在一定的误差。[18]F-FES PET/CT 能动态、活体显示乳腺癌组织 ER 表达密度与分布,有助于确定患者是否适合抗雌激素治疗。

(二)生长抑素受体显像

生长抑素(somatostatin,SST)广泛分布于胃肠道及神经系统,具有抑制生长激素、内分泌腺激素分泌和调节细胞增殖和分化等作用。生长抑素受体(somatostatin receptor,SSTR)分为 5 个亚型(SSTR1~SSTR5)。大多数神经内分泌肿瘤高表达 SSTR2,目前常用的正电子核素标记生长抑素类似物有 ^{68}Ga-DOTA-TATE、[68]Ga-DOTA-TOC、[68]Ga-DOTA-NOC,它们虽与体内的 SSTR 不同亚型的亲和力不同,但都能与 SSTR2 结合。生长抑素受体显像及葡萄糖代谢显像的双显像剂显像能可视化同一患者不同病灶的葡萄糖代谢及生长抑素受体表达情况,用于指导神经内分泌肿瘤的诊断及治疗,见图 4-3。

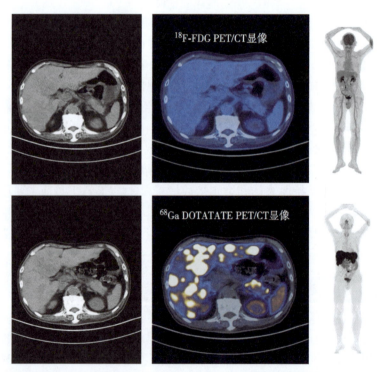

图 4-3 胰腺神经内分泌瘤伴肝多发转移的 ^{18}F-FDG 显像与生长抑素受体显像对比

四、肿瘤放射免疫显像

肿瘤放射免疫显像(RII)的原理是基于抗原-抗体的特异性结合反应。目前最被临床广泛认可的是前列腺特异性膜抗原(PSMA)显像,PSMA 是存在前列腺腺上皮细胞膜的一种跨膜蛋白,在前列腺外组织只有少量表达,可以作为前列腺组织的特异性标志物。利用放射性核素,如 ^{68}Ga、^{18}F 等标记 PSMA 抗体(或小分子化合物),与前列腺癌细胞表面的 PSMA 结合,从而诊断前列腺癌及其转移灶已获得肯定,PSMA 显像也弥补了葡萄糖代谢显像诊断前列腺癌的不足,见图 4-4。

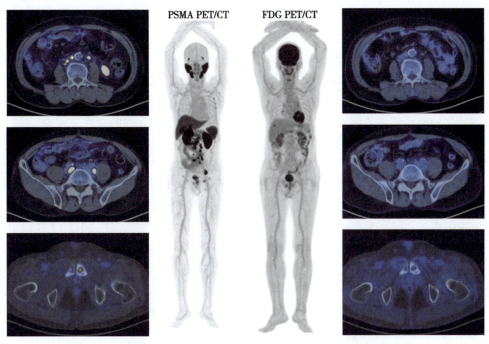

图 4-4 前列腺癌 PSMA PET/CT 显像与 FDG PET/CT 显像对比,
PSMA PET/CT 显像发现淋巴结转移和骨转移灶更灵敏

第二节 肿瘤 ^{18}F-FDG PET/CT 显像的临床应用

一、肿瘤 ^{18}F-FDG PET/CT 显像的优势

^{18}F-FDG PET/CT 用于肿瘤诊疗的优势在于扫描范围广(颅顶到股骨中段),并能同时反映病灶的葡萄糖代谢信息及解剖结构信息。

二、适应证

^{18}F-FDG PET/CT 可全面评价恶性肿瘤全身累及范围的解剖结构和功能代谢改变,适应证包括:①肿瘤的临床分期;②肿瘤治疗过程中的疗效评价及预后预测;③肿瘤的良/恶性诊断;④肿瘤治疗后鉴别肿瘤残留与治疗后纤维化、坏死;⑤肿瘤患者治疗后随访期间监测肿瘤复发、转移并指导个性化治疗;⑥已发现肿瘤转移灶而临床需要寻找原发灶;⑦不明原因发热、体重减轻、副肿瘤综合征、肿瘤标志物异常升高患者的肿瘤检测;⑧指导临床选择最能代表病灶性质的活检部位;⑨指导介入治疗肿瘤活性残留病灶;⑩指导放疗靶区勾画。

三、实际临床应用

在实际临床应用场景中，^{18}F-FDG PET/CT 显像表现为肿瘤病灶异常浓聚，且分期及再分期影响治疗决策的肿瘤，如淋巴瘤、鼻咽癌、肺癌、食管癌、结直肠癌、宫颈癌、卵巢癌等，^{18}F-FDG PET/CT 显像受到临床医师的高度认可。

（一）淋巴瘤

淋巴瘤是原发于淋巴结和结外淋巴组织的全身性恶性肿瘤，临床以化疗为主，具有较高的临床治愈率。基于淋巴瘤的全身浸润特性，以及化疗效果与肿瘤体积变化的不一致性，^{18}F-FDG PET/CT 已成为主要的影像学检查方法，特别是侵袭性淋巴瘤。^{18}F-FDG PET/CT 在淋巴瘤的应用除了临床分期外，主要用于疗效评价和指导治疗方案的制定、预后的判断。

治疗前 FDG 高摄取的淋巴瘤，可以通过治疗后 ^{18}F-FDG PET/CT 所示病灶的 FDG 摄取程度，即 SUVmax，评估疗效及预后预测。根据 Lugano 2014 淋巴瘤治疗效果评价标准，Deauville 五分量表是 ^{18}F-FDG PET/CT 评价淋巴瘤疗效最常用的方法。这个量表将病灶的 FDG 摄取程度与纵隔血池及肝脏对比，评分如下：1 分，病灶未见 FDG 摄取；2 分，病灶 FDG 摄取≤纵隔血池；3 分，病灶 FDG 摄取 > 纵隔血池但≤肝脏本底；4 分，病灶 FDG 摄取轻度高于肝脏本底；5 分，病灶 FDG 摄取明显高于肝脏；X，FDG 摄取增高病灶与淋巴瘤不大可能相关。FDG 高摄取淋巴瘤，治疗中期 ^{18}F-FDG PET/CT 评价疗效的方法如下：病灶 FDG 摄取评分为 1~3 分时，提示完全代谢缓解（complete metabolic response，CMR）；评分为 4 或 5 分时，且 SUVmax 较基线明显下降（下降 >25%），提示部分代谢缓解（partial metabolic response，PMR）；评分为 4 或 5 分，且 SUVmax 较基线明显升高（升高 >50%），提示疾病代谢进展（progressive metabolic disease，PMD）；评分为 4 或 5 分，且 SUVmax 较基线无明显变化（下降≤25%，上升≤50%），提示无代谢反应（no metabolic response，NMR）。FDG 高摄取淋巴瘤，治疗结束后 ^{18}F-FDG PET/CT 评价疗效的方法如下：病灶 FDG 摄取评分为 1~3 分时，提示完全代谢缓解；病灶 FDG 摄取评分为 4~5 分时，无论 SUVmax 较基线是否明显变化，均提示治疗失败。同一淋巴瘤患者化疗前后的 ^{18}F-FDG PET 图像表现见图 4-5，该病例 2 程化疗后 PMR，6 程化疗后 CMR。

大多数的研究资料显示：PET/CT 在早期治疗后的再分期结果可能可以作为评估淋巴瘤预后的重要因素，并且可以用于监测进展期 NHL 和 HL 的化疗反应。如果在治疗中期患者的 PET/CT 检查是阳性结果，则说明该患者的预后不良，可能需要及早改换另一种治疗方法。一般认为，PET 检查阳性的患者会有一个比较差的预后；疾病无进展生存率在 0~40%，其无进展生存期也比较短。

对于少数类型 FDG 代谢不活跃的淋巴瘤患者，应充分利用 PET/CT 扫描的 CT 解剖结构信息。

（二）肺癌和食管癌

肺癌即支气管肺癌，是我国主要的肿瘤之一。组织学上分为鳞状细胞癌、腺癌、大细胞癌、腺鳞癌、小细胞癌和其他少见类型的肺癌，如支气管腺癌、类癌、癌肉瘤等。根据肺癌的生物学特性和治疗方法不同，临床肿瘤学专家又将其分为小细胞肺癌和非小细胞肺癌两大类。其中，肺腺癌和鳞癌占 80% 左右，均表现为 FDG 高代谢。目前，^{18}F-FDG PET/CT 广泛应用于肺癌的临床诊断和分期等。肺癌 ^{18}F-FDG PET/CT 表现见图 4-6。

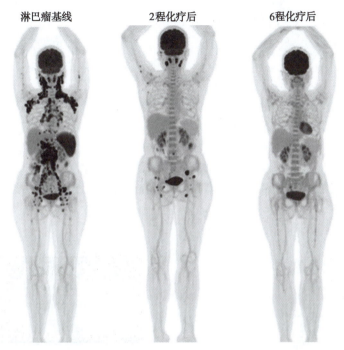

淋巴瘤基线　　　2程化疗后　　　6程化疗后

图 4-5　同一淋巴瘤患者化疗前、2 程化疗后、6 程化疗后的 ^{18}F-FDG PET MIP 图

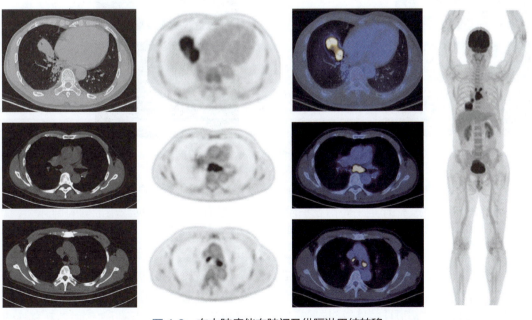

图 4-6　右中肺癌伴右肺门及纵隔淋巴结转移

根据肺癌治疗规范的要求，Ⅰ、Ⅱ期非小细胞肺癌采用手术治疗为主的综合治疗方法，Ⅲ、Ⅳ期非小细胞肺癌采取非手术治疗的方案，其中，纵隔淋巴结是否转移对分期和治疗方案的选择有关键作用。PET/CT 显示纵隔淋巴结肿大、代谢活跃，提示纵隔淋巴结转移，患者临床分期最低是Ⅲ期，只能选择以化疗为主的综合治疗方案，反之，提示患者临床分期为Ⅰ、Ⅱ期，可以手术切除肿瘤，有可能取得更好的疗效。因此，^{18}F-FDG PET/CT 显像对判断纵隔淋巴结是否转移和其他远处脏器转移有重要的临床价值。

食管癌是中国常见的恶性肿瘤之一，绝大多数食管癌细胞起源于鳞状上皮，病灶 FDG 显像呈高代谢，PET/CT 全身显像可显示原发灶、区域淋巴结和远处淋巴结转移及其他脏器转移灶的分布状况。目前，手术切除是Ⅰ、Ⅱ期和部分Ⅲ期食管癌患者的标准治疗方法，^{18}F-FDG PET/CT 扫描有助于发现 M_{1a} 期淋巴结转移灶和肝、肺等其他远处转移灶，指导食管癌准确 TNM 分期，选择恰当的食管癌治疗方案。如 PET/CT 显示病灶侵及食管浆膜外邻近组织，或发生远处淋巴结转移，或远处脏器转移，则无法手术治疗，只能采取放化疗的综合治疗方法。食管癌 ^{18}F-FDG PET/CT 表现见图4-7。

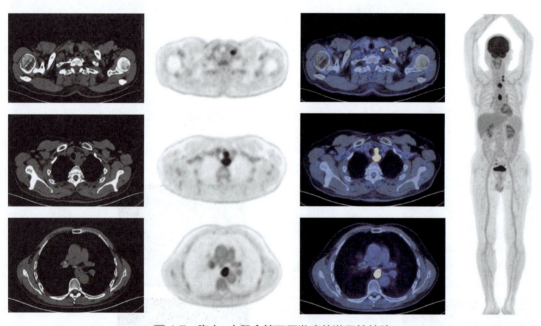

图 4-7　胸上、中段食管双原发癌伴淋巴结转移

^{18}F-FDG PET/CT 显像适用于任何期的食管癌和肺癌。对于中晚期无法手术治疗的肺癌和食管癌患者，放疗、化疗是主要治疗手段，PET/CT 检查结果可帮助医生准确勾画肺癌、食管癌的物理靶区，甚至生物靶区，指导选择有效的化疗药物。

（三）鼻咽癌

鼻咽癌（nasopharyngeal carcinoma）是指来源于鼻咽被覆上皮的恶性肿瘤。鼻咽癌按照病理组织学类型分为鳞状细胞癌、腺癌、泡状核细胞癌和未分化癌 4 类。无论是鼻咽部的鳞癌、腺癌，FDG 均是最佳的显像剂，鼻咽病灶、转移淋巴结及肺、骨骼、肝脏等脏器转移灶的FDG 代谢均明显增强，病灶 FDG 代谢越活跃，癌细胞的代谢和增殖能力越强，恶性程度越高。

鼻咽癌好发于鼻咽侧壁（尤其是咽隐窝）和顶后壁。鼻咽癌在 PET/CT 图像上表现为鼻咽壁黏膜的增厚或形成结节、肿块,局部呈 FDG 高摄取或高代谢,见图 4-8。鼻咽癌易发生颈淋巴结、肺、肝和骨骼的转移。^{18}F-FDG PET/CT 全身扫描主要用于鼻咽癌患者的 TNM 分期、指导靶区的勾画、放疗效果的评价、放疗后形成的纤维组织增生或瘢痕组织与病灶残留的鉴别诊断等。

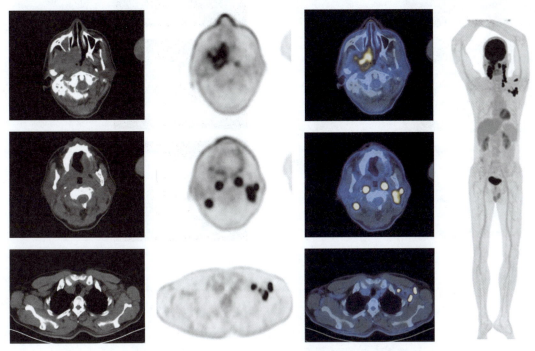

图 4-8　鼻咽癌伴双咽后、双颈、左腋窝多发淋巴结转移

鼻咽的炎症也可见局部组织 FDG 代谢增高,但其分布特点不同,如放射性呈对称性分布,不形成局灶性高代谢灶。放疗后的慢性炎症反应或局部纤维化一般无明显代谢增强。

放疗是鼻咽癌的基本治疗手段,鼻咽癌放疗靶区根据鼻咽癌病灶形态结构勾画,但鼻咽部肿块内肿瘤细胞的分布不均匀,有时还含有炎症组织,准确的靶区应针对肿瘤组织,而非其他炎症组织。同时,在高代谢靶区还可能存在乏氧组织,靶区剂量可能还需要调整。因此,在勾画鼻咽癌靶区时,在显示鼻咽病灶形态结构的基础上,利用鼻咽部 ^{18}F-FDG PET/CT 图像可准确显示肿瘤组织分布。

(四)乳腺癌

乳腺癌(breast cancer)是妇女常见的恶性肿瘤之一,癌细胞多数起源于乳腺导管上皮组织,少数来自乳腺小叶终末导管。在病理组织学上,主要分非浸润癌、微小浸润癌和浸润癌三大类,基本上均表现为 FDG 高代谢灶,见图 4-9。

乳腺癌的常规影像方法有钼靶 X 线摄片、B 超检查,MRI 检查也有独特价值。^{18}F-FDG PET/CT 显像主要用于乳腺癌的临床分期,仅依靠 FDG 显像,^{18}F-FDG PET 显像对乳腺癌原发灶诊断的灵敏度为 80%~100%、特异度为 68%~100%。应当注意的是,病灶过小(直径小于 0.5cm 者)、分化程度高时,病灶代谢和正常乳腺组织可能无明显差别,必须结合 PET/CT 解剖结构影像进行分析。部分良性病变如乳腺结核和脓肿可表现一定程度的 FDG 代谢,需结合临床鉴别。

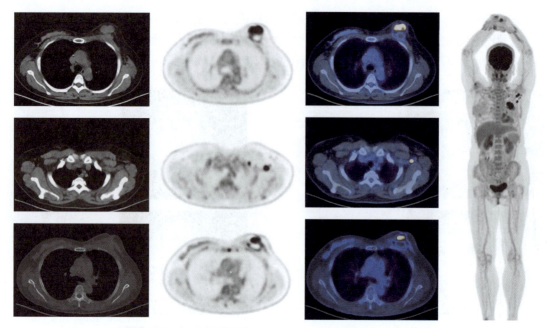

图 4-9　左乳腺癌伴左腋窝淋巴结转移、胸骨转移

　　^{18}F-FDG PET/CT 显像对腋窝转移淋巴结的检出灵敏度高,假阴性少,有较高的阴性预测值。PET/CT 全身显像对乳腺癌患者的骨骼、肺、脑、肝等远处转移灶的检出具有明显的优势,对临床分期诊断具有重要价值。此外,^{18}F-FDG PET/CT 显像也应用于监测乳腺癌术后复发或转移、评价疗效。

(五)结直肠癌

　　结直肠癌(colorectal carcinoma)起源于肠黏膜上皮,绝大多数为腺癌,以管状腺癌多见,其次是乳头状腺癌、黏液腺癌,少见类型有腺鳞癌、鳞状细胞癌、类癌和小细胞癌等,生长方式以浸润性生长为主,病灶呈 FDG 高代谢,对于高分化的肠腺癌,部分病灶 FDG 代谢较正常组织变化不大,需谨慎。乙状结肠癌 ^{18}F-FDG PET/CT 表现见图 4-10。

　　目前,^{18}F-FDG PET/CT 在结直肠癌方面的主要临床应用价值在于能检出转移灶,并进行临床分期,为临床选用合理的治疗方案提供依据。对于血清癌胚抗原(CEA)增高的可疑复发性结直肠癌,而纤维肠镜、B 超、CT、MRI 等检查又找不到病灶者,^{18}F-FDG PET/CT 更具优势。肠腺瘤和术后纤维瘢痕 FDG 代谢与正常肠壁基本相似,需与残留或复发病灶相鉴别。值得注意的是,黏液性腺癌或病灶太小时,诊断时可能出现假阴性结果。肠道的肉芽肿组织及某些感染性病灶均表现为 FDG 高代谢,在诊断时应充分了解相关的临床资料再进行分析。

(六)胰腺癌

　　胰腺癌(pancreatic cancer)是大消化腺肿瘤,大部分位于腹膜后,位置隐匿,症状不特异,确诊时基本属于中晚期,死亡率高。近年来,其发病率呈逐渐升高趋势。CT 是主要的影像诊断手段,表现为团块状低密度影,增强呈低强化,可伴胆管和 / 或胰腺导管扩张。胰腺癌细胞主要起源于胰腺导管上皮组织,FDG 呈高代谢;周围转移淋巴结和肝脏、骨骼转移灶 FDG 代谢升高。^{18}F-FDG PET/CT 显像对临床分期、判断预后、观察疗效及监测复发具有重要临床价值。胰腺癌 ^{18}F-FDG PET/CT 表现见图 4-11。

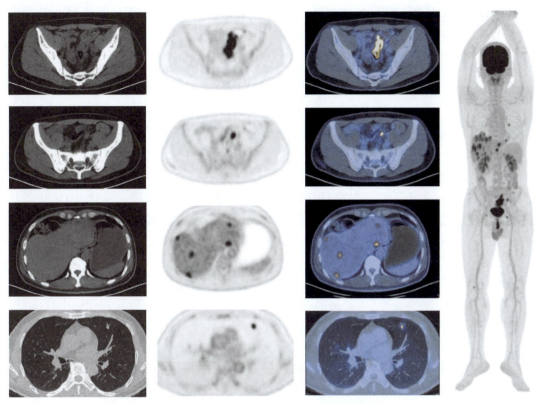

图 4-10　乙状结肠癌伴淋巴结、肝、肺转移

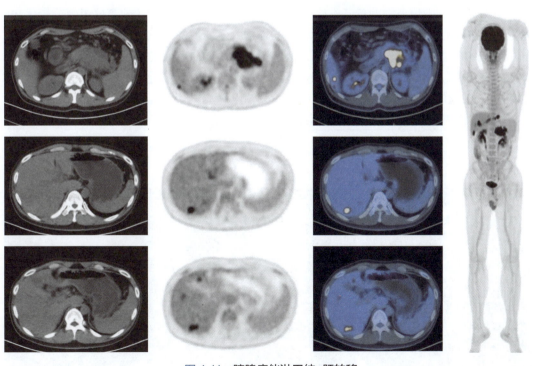

图 4-11　胰腺癌伴淋巴结、肝转移

值得注意的是，肿块型慢性胰腺炎、自身免疫性胰腺炎也可表现为局限性 FDG 代谢增高，易与肿瘤混淆，应充分结合病史及实验室检查做出正确诊断。

第三节　肿瘤PET/MRI显像

PET/MRI 一体机是当前最高端的影像融合设备，实现了在同一个设备上同时进行 PET 和 MRI 信号采集，并且一次扫描即可得到融合 PET 和 MRI 信息的图像。PET/MRI 图像既具备 PET 图像提供的功能、代谢信息，又有 MRI 的多参数、多方位图像提供的更好的软组织对比度，尤其适用于颅脑、头颈部、肝脏、子宫、前列腺等部位的肿瘤。

一、鼻咽癌

鼻咽癌好发于鼻咽侧壁（尤其是咽隐窝）和顶后壁，其恶性程度高，呈浸润性生长，可直接向周围及邻近组织和器官浸润、扩展。向上破坏颅底骨质，也可经破裂孔、卵圆孔、棘孔、舌下神经管、颈内动脉管或蝶窦、后组筛窦等自然孔道或裂隙侵入颅内，累及脑神经；向前侵犯鼻腔、上颌窦、前组筛窦，再侵入眼眶内，也可通过颅内、眶上裂或翼管、翼腭窝侵入眼眶内；肿瘤向外侧可浸润咽旁间隙、颞下窝和咀嚼肌等；向后侵犯椎前间隙、颈椎、咽后间隙、颈动脉鞘区；向下累及口咽甚至喉咽。评估上述结构的侵犯范围是鼻咽癌 T 分期的关键，也是鼻咽癌放疗时原发灶靶区勾画的依据。MRI 可以多方位呈现原发病灶的范围，头颈部 MRI 也是鼻咽癌患者的最基本检查，而 PET/MRI 除了具备 MRI 的高软组织分辨优势，也能提供病灶的代谢信息，见图 4-12。

PET/MRI 通过增加 FDG 摄取信息，可提高头颈部 MRI 对原发肿瘤范围评估的准确性。PET/MRI 图像较 PET/CT 图像能更好地显示肿瘤侵犯范围，尤其是颅内侵犯。在 N 分期评估方面，PET/MRI 的灵敏度（99.5%）高于头颈部 MRI（94.2%）和 PET/CT（90.9%）。PET/MRI 在鉴别咽后淋巴结转移和邻近鼻咽肿瘤方面具有重要价值。

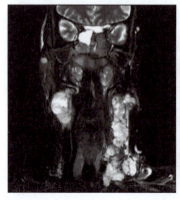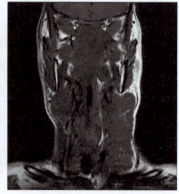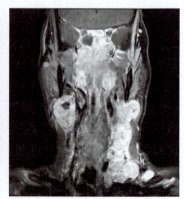

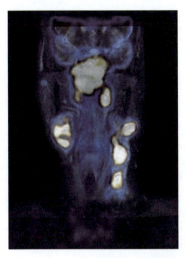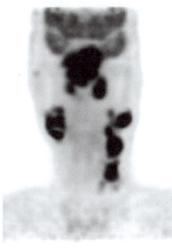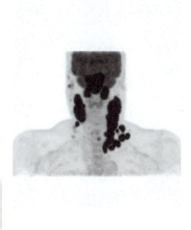

图 4-12　鼻咽癌局部广泛侵犯伴双咽后、双颈淋巴结转移 PET/MRI 图像

二、原发中枢神经系统淋巴瘤

原发中枢神经系统淋巴瘤（primary central nervous system lymphoma，PCNSL）是一种罕见但侵袭性的淋巴结外非霍奇金淋巴瘤，累及大脑、脊髓、脑脊液、脑和脊髓神经、玻璃体视网膜隔室，主要病理类型为原发性弥漫性大 B 细胞淋巴瘤，MRI 增强扫描是推荐的最常用检查方法。PCNSL 在 FDG PET 显像时表现为放射性浓聚，高于脑本底，并且病灶的 SUV 与预后相关。PET/MRI 可以同时提供 MRI 信息，也能提供病灶的代谢信息，越来越受到临床医师的关注，广泛用于 PCNSL 的诊断及疗效评价，见图 4-13。

由于 MRI 无电离辐射，对于小儿相关疾病或者希望累积辐射剂量尽可能低的患者，可以选择 PET/MRI。值得一提的是，PET/MRI 扫描时间长，全身扫描需要更长的时间，很多患者难以耐受。另外，肺转移是常见的肿瘤转移部位，而 PET/MRI 对于检出小的肺转移存在局限性。为了提供更准确的分期，同时兼顾患者的耐受性，局部 PET/MRI（原发灶或 MRI 扫描获益最大的部位）+ 全身 PET/CT 组合日益受到关注。

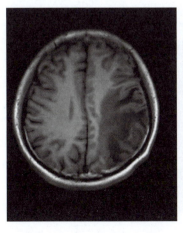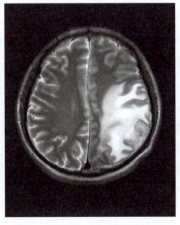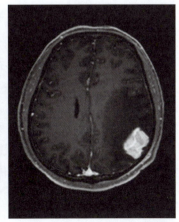

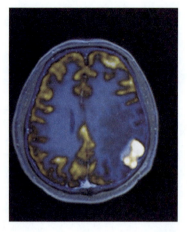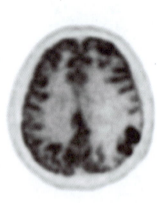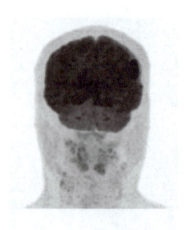

图 4-13　原发中枢神经系统淋巴瘤 PET/MRI

第四节　肿瘤SPECT/CT显像

单光子核素药物可以被肿瘤组织非特异性摄取,表现为放射性浓聚,从而显示肿瘤,被称为亲肿瘤显像剂。本节仅简单介绍 ^{99m}Tc-MIBI 肿瘤显像。

一、显像原理

^{99m}Tc-MIBI(technetium-99m sestamibi)是心肌灌注显像药,肿瘤细胞摄取 MIBI 的机制亦不十分确切。有研究证实,细胞中线粒体内膜负电位促进 ^{99m}Tc-MIBI 进入细胞,在与低分子蛋白质结合后浓聚于肿瘤细胞线粒体中。肿瘤细胞摄取 ^{99m}Tc-MIBI 也受到其细胞增殖速率、局部血液供应的影响,增长速度越快,血供越丰富,肿瘤浓聚越明显。恶性肿瘤细胞较良性细胞摄取 ^{99m}Tc-MIBI 快、排泄慢,以此可供鉴别。

二、显像方法

受检者无须特殊准备。静脉注射 ^{99m}Tc-MIBI 740~1 110MBq(20~30mCi)后 10~20 分钟采集早期相,2~3 小时采集延迟相。

三、图像分析

^{99m}Tc-MIBI 均可被心肌摄取,心脏显影明显,这在一定程度上影响了胸部肿瘤的诊断。肝脏、肾脏、肠道及软组织在正常图像上也可看到一定程度的摄取,对检出腹部病变产生影响。对异常摄取部位,观察其早期相与延迟相聚集放射性的动态状况,有助于良/恶性肿瘤鉴别。延迟相病变部位放射性聚集较早期相变淡或消失,大多是良性肿瘤的表现。

四、临床应用

1. 甲状旁腺肿瘤 ^{99m}Tc-MIBI 早期与延迟双时相显像对疑有甲状旁腺腺瘤诊断有一定的临床价值，可以显示甲状旁腺腺瘤的位置、大小，为外科手术提供可靠的依据。

2. 乳腺癌 ^{99m}Tc-MIBI 显像对乳腺癌诊断有一定价值。乳腺癌组织摄取 ^{99m}Tc-MIBI 不受乳腺密度的影响。纤维腺瘤、上皮组织增生和乳腺纤维囊性改变可出现假阳性，大部分假阴性发生在病灶小于 1cm 或不能触及的病灶。随着半导体新型核素探测器的发展，ECT 乳腺专用机分辨率已有进一步提高，在一定程度上促进了 ^{99m}Tc-MIBI 显像在乳腺癌中的临床应用。

^{99m}Tc 虽然物理性能良好，^{99m}Tc-MIBI 制备方便，但由于是 SPECT 显像且缺乏特异性，不能满足临床诊疗的需求。另外，肿瘤诊断方法多种多样，再加上穿刺活检的可及性，临床医生会选择准确率最高的诊断方法。目前，SPECT/CT 亲肿瘤显像已基本被 ^{18}F-FDG 等正电子肿瘤显像所取代。

第五节　肿瘤影像技术比较与进展

肿瘤是机体内产生的一种不受正常生理、生化调控的异常增殖的新生物。临床解剖影像是肿瘤诊断和治疗的基本评判依据。解剖影像主要包括 X 线平片、数字减影血管造影（DSA）、CT、MRI、B 超、内镜影像等，可直观、清楚地显示病灶的位置、大小、形状、内部的密度（包括钙化、出血、坏死等），与相邻器官、血管、神经的解剖位置关系，在临床上主要用于肿瘤的诊断、分期、疗效评价、预后判断等方面。以解剖影像为基础的 2009 年版《实体瘤疗效评价标准》（Response Evaluation Criteria in Solid Tumors 1.1，RECIST 1.1）已广泛用于临床研究和治疗方法的评价。它基本依据 CT、MRI 图像，超声影像和内镜影像应用较少。

近年来，肿瘤解剖结构影像的研究主要集中于血流灌注功能方面，还有开发肿瘤纳米粒子造影剂，以期在分子影像领域取得突破。

功能代谢影像主要指 SPECT（或 SPECT/CT）、PET/CT、PET/MRI 影像。它是以药物代谢为基础的影像，显像药物是进行功能显像的前提，其病理生理学意义是诊断疾病的基础和关键。而影像对比剂或造影剂（contrast）仅仅增加组织密度对比，提高组织分辨率，与显示病变组织病理生理学意义的显像药物有本质的区别。

从对肿瘤病灶的认识看，要诊断肿瘤、了解肿瘤对全身的影响、制定治疗方案、判断疗效及预测预后，不仅要看病灶的形态大小，还要了解病灶内肿瘤细胞的代谢变化、增殖特点；不仅要看病灶与周围器官的关系，还要看病灶的全身分布、癌细胞对邻近组织和机体的调节和影响。判定该肿块是否发生了不受正常生理调控的异常增殖，除了看到病灶外，更要看肿瘤细胞的增殖等生物学特征。虽然在一定程度上，间隔一定时间的分次 CT 或 MRI 扫描可以间接反映病灶的生长变化，但这种方法具有不少缺点，如不能直接显示、重复扫描、耽误治疗时间等，且肿瘤的异质性、不同代谢特征无法显示。同时，核素代谢影像可以显示癌细胞表面的分子靶点，进行全身性活体免疫组化，有助于指导临床的靶向治疗。

基于肿瘤临床的需要，全面评价肿瘤病灶的特征，无论结构影像，还是功能代谢影像都是临床肿瘤诊断和治疗所必需的。PET/CT、PET/MRI这种基于解剖结构的功能代谢显像方法，利用放射性核素标记代谢底物、受体、酶、基因探针等生物分子，直接显示疾病的分子机制。在保持高度生物学优势的同时，具有螺旋CT、MRI的优势，显示病变的精细结构特征，具有图像质量好、灵敏、定位准确等特点而备受人们的青睐。这种融合影像提高了病变的检测能力和准确性，减少了检查和分析所需时间，还可以判断肿瘤内部组织的生物特征，配合生物特征进行调强适形放疗，从而提高治疗的科学性、安全性和有效性。PET和CT、PET和MRI技术的融合，产生了"1+1>2"的效果，是功能代谢学和形态学影像技术的最佳组合，也是目前唯一可在分子水平通过观察细胞代谢而适时、动态、精确地全身性显示人体器官的正常组织与病变部位的微观结构及细胞代谢的影像技术。

PET/CT及PET/MRI在一定意义上克服了现有分子生物技术脱离活体内环境、体内调控和不同组织间相互作用的局限，实现了分子生物学和分子医学的活体化。可以说，PET是目前联系分子生物学和临床医学的桥梁。利用PET/CT及PET/MRI进行的分子影像学技术在目前的分子影像学研究中占据着极其重要的地位。

在临床肿瘤诊治过程中，人们发现部分患者治疗后，肿瘤并无明显缩小，但疗效好，肿瘤体积的变化与预后的不一致；部分化疗药对病情的控制（肿瘤患者的获益）体现在延长带瘤生存期上。针对这些情况，国际机构相继制定有关实体瘤疗效判断的PET评价标准，以弥补RECIST标准的不足。目前，国际上已经制定EORTC（1999年）、PERCIST（Positron Emission Tomography Response Criteria in Solid Tumors）1.0（2009年）、Lugano 2014标准，并全面应用于肺癌、淋巴瘤等肿瘤的临床评价。

随着正电子显像剂的不断开发和利用，PET/CT及PET/MRI向着特异性和个性化医疗方向发展。随着PET/CT及PET/MRI运行成本的降低，检查费用下降，其应用范围将逐步扩大，其在肿瘤诊断和治疗上的价值会使它成为肿瘤的重要检查方法。

本章小结

核素肿瘤显像利用放射性核素标记肿瘤特异性分子，根据放射性核素示踪剂原理，通过PET/CT、PET/MRI、SPECT等探测设备探测放射性药物在不同组织器官分布的差异，显示肿瘤病灶靶点分布特点或/及代谢状态，从而用于肿瘤的诊断、分期、靶向治疗、疗效评价、预后评估等。

最常用的核素肿瘤显像为葡萄糖代谢显像，显像剂为^{18}F-FDG，它是葡萄糖类似物，大多数恶性肿瘤表现为^{18}F-FDG摄取增高。^{18}F-FDG PET/CT应用最为广泛，在肿瘤中的优势包括全身扫描范围及同时提供病灶的葡萄糖代谢、解剖结构信息。^{18}F-FDG PET/MRI主要用于MRI检查有优势的肿瘤及检查部位。

神经内分泌肿瘤的生长抑素受体显像、前列腺癌的靶向PSMA显像也是肿瘤核素分子显像的典型代表，受到临床医生的广泛认可。

（胡莹莹）

参考文献

1. 蒋宁一. 简明核医学教程［M］. 2 版. 北京：人民卫生出版社，2015.

2. 王荣福，安锐. 核医学［M］. 9 版. 北京：人民卫生出版社，2018.

3. 安锐，黄钢. 核医学［M］. 3 版. 北京：人民卫生出版社，2015.

4. BOELLAARD R, DELGADO-BOLTON R, OYEN W J, et al. FDG PET/CT：EANM procedure guidelines for tumour imaging：version 2. 0［J］. Eur J Nucl Med Mol Imaging, 2015, 42（2）：328-354.

5. CAO C, XU Y, HUANG S, et al. Locoregional extension patterns of nasopharyngeal carcinoma detected by FDG PET/MR［J］. Front Oncol, 2021, 11：763114.

6. PIAO Y, CAO C, XU Y, et al. Detection and staging of recurrent or metastatic nasopharyngeal carcinoma in the era of FDG PET/MR［J］. Eur Arch Otorhinolaryngol, 2022, 279（1）：353-359.

7. ROZENBLUM L, HOUILLIER C, BAPTISTE A, et al. Interim FDG-PET improves treatment failure prediction in primary central nervous system lymphoma：a LOC network prospective multicentric study［J］. Neuro Oncol, 2024, 26（7）：1292-1301.

8. CHAN S C, YEH C H, YEN T C, et al. Clinical utility of simultaneous whole-body（18）F-FDG PET/MRI as a single-step imaging modality in the staging of primary nasopharyngeal carcinoma［J］. Eur J Nucl Med Mol Imaging, 2018, 45（8）：1297-1308.

第五章　心血管系统核医学

心血管疾病(cardiovascular disease),尤其是冠心病(coronary heart disease,CAD)发病率呈逐渐上升趋势,对冠心病的科学诊断依然是现代医学领域的重要研究课题。冠状动脉 CT 血管造影主要是了解冠状动脉的解剖结构,但不能提供心肌局部血流和功能信息。核心脏病学技术主要反映冠状动脉病变的功能意义,即病变是否已引起心肌缺血以及心室功能的改变。该技术建立于 20 世纪 70 年代,经过多年的不断完善,其中心肌灌注显像(myocardial perfusion imaging,MPI)、心肌代谢显像(myocardial metabolism imaging,MMI)和心室功能显像(ventricular function imaging)已在临床中广泛应用。随着心电门控 MPI(gated myocardial perfusion imaging,G-MPI)、SPECT/CT 以及 PET 心肌显像技术的发展,同时多种定量分析技术日趋完善,逐渐形成了一门相对独立的核心脏病学(nuclear cardiology),在心血管疾病,尤其是 CAD 的诊断、危险度分层、预后判断和指导治疗方案制定等方面具有非常重要的临床价值。美国心脏病学会(ACC)、美国心脏协会(AHA)、美国核心脏病学会(ASNC)在 2003 年的冠心病诊疗指南中将 MPI 作为重要的冠心病无创性诊断方法,目前,MPI 仍是各国冠心病诊疗指南中最高级别的心肌缺血无创性评估方法,在我国的冠心病诊疗中也有重要的地位。此外,判断心肌梗死患者是否存在有代谢活动的存活心肌(冬眠心肌或顿抑心肌),MPI 结合心肌代谢显像仍然是目前公认的"金标准"。

第一节　心肌灌注显像

核心脏病学的核心内容是心肌灌注、心肌代谢和心室功能显像。在此基础上,核心脏病学在受体显像、乏氧显像、动脉粥样硬化斑块显像、血栓显像等方面也不断完善,在心脏疾病研究中发挥了重要作用。心肌显像是利用放射性核素标记的显像剂评价心肌灌注、代谢、变性坏死及神经受体等方面的病理生理及功能异常,在评价冠状动脉的储备功能、心肌缺血、心肌变性坏死、心肌存活、评价心脏交感神经功能等方面,具有独特的临床价值。随着 SPECT 的广泛应用,目前心肌灌注平面显像已基本不再使用,主要应用 SPECT 或 SPECT/CT 设备进行 MPI。随着 PET 仪器及正电子药物的发展,PET 设备用于 MPI 及心肌代谢显像将在心血管疾病的诊断与评估方面发挥重要作用。

一、显像原理

静脉注射心肌灌注显像剂后,显像剂随血流到达心肌各区域。正常或有功能的心肌细胞选择性摄取某些碱性阳离子或核素标记化合物,局部心肌对显像剂的摄取量与该区域的血流量成正比,并与局部心肌细胞的功能或活性有关。心肌摄取显像剂后释放 γ 光子或正电子,通过显像仪器探测而显像。正常或有功能的心肌显影,而缺血、损伤或坏死的心肌细胞摄取显像剂的功能降低或丧失,心肌显像表现为相应区域心肌放射性分布稀疏或缺损。通过这种方式,可判断心肌缺血或梗死的部位、范围及程度,应用于心血管疾病的诊断、疗效评估及预后判断。

二、显像方法

(一)显像剂

理想的心肌灌注显像剂应具备以下条件:①首次通过心肌组织的摄取率高;②不受其他药物的影响;③心肌对显像剂的摄取量与局部心肌血流量成正比,并与心肌细胞活力有关。目前常用的 MPI 单光子核素显像剂有 ^{201}Tl 和 ^{99m}Tc-MIBI。正电子核素显像剂主要有 ^{13} 氮 - 氨水(^{13}N-NH$_3$·H$_2$O)、铷 -82(^{82}Rb)等。

1. 单光子心肌灌注显像剂

(1) ^{201}Tl: ^{201}Tl 由加速器生产,主要发出 60~80keV(88%)的 X 线和 135keV、165keV、167keV(12%)的 γ 射线。其半衰期较长(其中物理半衰期 73 小时,生物半衰期约为 58 小时),且毒性较高,因而应用剂量较低,一般断层显像使用的剂量为 111MBq(3.0mCi)。

^{201}Tl 的生物学特性近似 K$^+$,静脉注射后能迅速被心肌细胞通过 Na$^+$-K$^+$-ATP 酶主动摄取,其首次通过心肌的摄取率约为 85%,摄取量与心肌血流量成正比,并在心肌细胞很快(5~10 分钟)达到相对平衡。由于缺血心肌摄取 ^{201}Tl 明显少于正常心肌,^{201}Tl 注射后早期(5~10 分钟)采集的 MPI 图像(早期显像)在缺血心肌部位会出现灌注缺损(perfusion defect)。同时,由于心肌内的 ^{201}Tl 不断被洗脱(wash-out),其被洗脱的速度也与局部心肌血流量呈正相关,血流灌注好的区域对 ^{201}Tl 的摄取多,洗脱的速度快;而心肌缺血的区域 ^{201}Tl 的摄取少,洗脱的速度慢;一般于 ^{201}Tl 注射后 2~4 小时心肌细胞对 ^{201}Tl 的摄取及洗脱达到稳定(第二次相对平衡),可进行图像采集(再分布显像,redistribution imaging),24~72 小时才达到稳定的图像采集(延迟显像,delayed imaging)。

由于缺血心肌对 ^{201}Tl 的清除速度明显慢于无缺血心肌,所以再分布或延迟显像时,缺血心肌的放射性计数此时已接近于正常心肌,MPI 早期显像所出现的灌注缺损于延迟显像不再存在,这种现象称为再分布(redistribution);^{201}Tl 再分布是可逆性心肌缺血的特征性表现。因此,只需于心脏负荷试验高峰时一次注射 ^{201}Tl,通过负荷后早期显像和再分布显像或延迟显像两次图像采集,根据早期显像出现的灌注缺损在再分布或迟延显像是否恢复,可对心肌缺血与心肌梗死进行鉴别诊断。如果两次显像比较表现为再分布特征,则可判断为心肌缺血;若两次显像均表现为灌注缺损,判断为心肌梗死。

(2) ^{99m}Tc-MIBI: ^{99m}Tc-MIBI 是亲脂性的一价阳离子化合物,静脉注射后随血液到达心肌,它通过被动弥散方式进入心肌细胞的线粒体并牢固结合于细胞膜,在心肌没有明显再分布,在注射后 30 分钟 ~6 小时,^{99m}Tc-MIBI 在心肌的分布保持相对稳定。所以,静脉注射 ^{99m}Tc-MIBI 后所采集的 MPI 图像反映的是注射显像剂时的心肌血流分布情况。心肌缺血与心肌梗死的鉴别需要通过负荷试验和静息时分别注射显像剂及进行两次图像采集。由于 ^{99m}Tc 的半衰期短、辐射剂量小,允许给予较大剂量;同时,^{99m}Tc-MIBI 在心肌的滞留时间长,

较 ^{201}Tl 更适宜进行 G-MPI。

（3）^{99m}Tc-tetrofosmin：^{99m}Tc-tetrofosmin（1，2- 双［双（2- 乙氧乙基）膦基］乙烷，P53）是一种带正电荷的脂溶性二膦络合物。经静脉注射后，^{99m}Tc-tetrofosmin 通过浓度梯度迅速被动扩散到心肌细胞内，约 5 分钟摄取可到达高峰，其在心肌内的分布与 ^{99m}Tc-MIBI 类似；4 小时内心肌内的放射性分布基本保持稳定，但与 ^{99m}Tc-MIBI 不同的是，^{99m}Tc-tetrofosmin 在血液内及肝、肺中清除速度较快，受检者无须在注射显像剂后进食脂肪餐或含脂饮料促进肝内放射性排泄。所以，注射显像剂后 5 分钟显像，即可获得高质量的心肌灌注图像。

2. 正电子心肌灌注显像剂　正电子心肌灌注显像剂主要有 ^{13}氮 - 氨水（^{13}N-NH$_3$·H$_2$O）、^{82}铷（^{82}Rb）、^{15}氧 - 水（^{15}O-H$_2$O）等。^{13}氮 - 氨水于 1990 年起收录入美国药典，2007 年经美国食品药品监督管理局（FDA）批准，用于临床心肌灌注显像，目前我国已批准 ^{13}氮 - 氨水用于临床的灌注显像。由于 ^{18}F 半衰期的优越性，更适合于推广，学者们也研发了新型 ^{18}F 标记 PET 灌注显像剂，主要有 2-（1，1- 二甲基乙基）-4- 氯 -5{［4-［［2- 氟（18F）乙氧基］甲基］苯基］甲氧基 }-3- 哒嗪酮（^{18}F-flurpiridaz），4-［^{18}F］氟苯基 - 三苯基膦氢溴酸盐（4-［^{18}F］fluorophenyl triphenylphosphonium，^{18}F-TPP），4-［^{18}F］氟苄基 - 三苯基氯化膦（4-［^{18}F］fluorobenzyl-triphenylphosphonium，^{18}F-FBnTP）等，这些药物目前已在临床试验阶段。

由于 ^{13}N 的物理半衰期短（为 9.9 分钟），^{13}氮 - 氨水只能在现场或附近有回旋加速器的中心中使用。^{82}铷由 ^{82}锶 -^{82}铷发生器产生，可用于现场没有回旋加速器的中心，但其物理半衰期非常短（75 秒），通常需要一个快速递送系统。正电子心肌灌注显像剂的共同特点是心肌首次摄取量高，图像清晰，同时核素物理半衰期短，可一日多次重复检查，有利于一日内完成各种心脏负荷显像。

（二）检查方法

1. 显像方案　MPI 用于诊断 CAD 时，通常需要比较负荷与静息状态下的心肌血流灌注和心室功能才能得到完整的信息。不同的心肌灌注显像剂有不同的显像方案，下面介绍最常用的两种显像剂 SPECT 心肌显像方案。

（1）^{201}Tl 显像方案

1）负荷后早期 / 再分布或延迟显像：最常用的显像方案，于负荷试验高峰静脉注射 ^{201}Tl 92.5~111MBq（2.5~3mCi），5~10 分钟后进行早期图像采集，2~4 小时进行再分布图像采集或 24~72 小时进行延迟图像采集。

2）负荷后早期 / 再注射（reinjection）显像：如需判断存活心肌，可在上述再分布或延迟显像后再次注射 ^{201}Tl 74MBq（2mCi），5~10 分钟后再次进行图像采集。

（2）^{99m}Tc-MIBI 显像方案

1）负荷 / 静息显像二日法：一般先做负荷显像，其后 24 小时做静息显像；怀疑为不稳定型心绞痛的患者可以先做静息显像，若静息显像无明显异常，再做负荷显像。^{99m}Tc-MIBI 剂量为 925~1 110MBq（25~30mCi），1~1.5 小时行图像采集，图像质量较好和灌注缺损的显示较好，目前国内多采用这一方案。

2）静息 / 负荷显像一日法：静息注射 296~333MBq（8~9mCi）^{99m}Tc-MIBI 或 ^{99m}Tc-tetrofosmin，1~1.5 小时行静息心肌显像，1~4 小时后行负荷注射 740~925MBq（20~25mCi）显像。这种方法缩短了患者等待检查的时间，但缺点是静息显像残留约 15% 的放射性本底，降低了与负荷显像的缺损对比。^{99m}Tc-tetrofosmin 与 ^{99m}Tc-MIBI 不同，其在血液内及肝、肺清除快,受检者无须在注射显像剂后进食脂肪餐或含脂饮料促进肝内放射性排泄,注射 ^{99m}Tc-tetrofosmin 显像剂后 5 分钟显像,即可获得高质量心肌灌注图像,^{99m}Tc-tetrofosmin 心肌显像常采用一日法。

（3）^{13}氮 - 氨水或 ^{82}铷 PET 显像方案:静息及负荷时给予的 PET 灌注示踪剂剂量通常相同,顺序一般为先静息后负荷。为了使静息放射性示踪剂剂量衰减,应用 ^{13}氮 - 氨水时,静息和负荷示踪剂之间需要 50 分钟的间隔期,^{82}铷物理半衰期非常短（75 秒）,采集完静息显像图像后即可准备药物负荷及负荷显像。除了在给予示踪剂后获取图像（称为发射图像）外,PET 显像还需要采用外部放射源获取额外的图像（称为透射图像）,外部放射源来自 PET/CT 系统中的 CT 或专用 PET 系统的棒源或线源。随后应用每张透射图像对每张发射图像进行衰减校正。进行 PET MPI 时,血管扩张剂负荷更可取,由于正电子显像剂在心肌内衰变很快,运动负荷与显像无法同时进行,PET 运动负荷灌注显像存在技术困难,无法实现,所以 PET 心肌灌注负荷显像主要采用药物负荷显像方案。

（4）注意事项:①停用影响心肌血流显像的药物 3 天,于空腹或餐后 3 小时检查为宜。②负荷试验应尽可能达到终止运动的指征,否则可能造成假阴性结果,降低诊断灵敏度。③确保显像剂和显像仪器的质量控制。④数据采集过程中,保证患者体位不变和呼吸平稳,避免因患者及心脏的移动而产生的伪影。

2. 显像方法

（1）单光子心肌灌注显像

1）SPECT 断层显像:采集参数为矩阵 64×64,放大倍数 1.5~2.0;使相机探头接近胸壁,探头围绕患者从右前斜位 45° 开始到左后斜 45° 顺时针旋转 180°,每 5.6° 采集一帧投影图像,共 32 帧,或每 6° 采集 1 帧,共 30 帧。每帧投影图像的采集时间为 20~40 秒,总采集时间为 10~30 分钟。应用 ^{201}Tl 时最好选用通用平行孔准直器,选用 80keV X 线能峰、25% 窗宽和 167keV γ 射线、20% 窗宽的两个窗口采集。应用 ^{99m}Tc 时,最好选用高分辨平行孔准直器,能峰为 140keV,20% 窗宽。图像重建与显示:将从每个角度得到的投影图像通过"滤波反投影法"或"迭代重建法"投射至一个成像矩阵（imaging matrix）,从而得到相应的二维心脏重建图像。通过计算机对这些二维图像进行三维重建,得到三维的左心室心肌图像,依据 3 个轴向对三维重建图像进行断层切面,最终获得左心室短轴（short axis）、水平长轴（horizontal long axis）和垂直长轴（vertical long axis）3 个层面的心肌灌注断层图像。同时,应用专门的软件将心肌短轴断层图像展开成平面图像,生成一幅二维的彩色极坐标靶心图（bull's eye image, polar map）,以不同颜色定量显示心室各壁的血流分布状态,或以变黑图（black out）直接显示出缺血心肌的部位。

2）门控心肌灌注显像:门控心肌灌注显像（G-MPI）图像采集过程类似于 MPI 图像采集,但需要利用患者心电图的 R 波来触发图像采集程序。每一投射角度采集一组投射图像（8 帧或 16 帧）,且其每一帧投射图像对应心动周期中的特定时刻。G-MPI 图像采集产生一个标准的 MPI 资料组以及一个更大的 G-MPI 资料组,前者可评估心肌血流灌注,后者可评估心室功能。G-MPI 采集需增加显像剂的剂量、延长投射图像采集时间以增加图像的计数或信息量。患者有明显心律不齐时,R 波触发图像采集难实施,并可能影响 G-MPI 的结果,一般不予进行。采集结束后应用专门软件进行图像处理和断层重建。获得左心室收缩期及舒张期的平面或断层影像,进而可获得各种心室功能参数。将左心室心肌灌注图像从舒张末期到收缩末期分成若干等份(8帧或16帧),从而形成左心室由舒张末期到收缩末期的动态显像过程。

3)SPECT/CT 心肌灌注与 CTA 融合显像:随着 SPECT/CT(16 排及以上)的应用,SPECT/CT 心肌灌注与 CTA 同机融合显像得以实现,克服了 MPI 只能评价心肌血流灌注及心肌细胞功能状态而不能评估相应冠状动脉的情况,CTA 只能评价冠状动脉情况而不能反映相应区域心肌血流灌注及细胞功能情况,两者的同机融合显像可获得多项影像学资料,实现影像技术的"优势互补",提高对 CAD 诊断的准确性。

主要有 3 个步骤:①常规 MPI;②常规 CT 冠脉造影(CTCA);③分析 MPI/CTCA 融合图像,再次确认冠状动脉病变(如冠状动脉粥样硬化病变、冠状动脉起源异常、冠状动脉动肌桥等)和心肌缺血,重点是分析冠状动脉病变与心肌缺血之间的相互关系。

(2)正电子心肌灌注显像:PET 心肌灌注显像是注射正电子显像剂后,立即进行列表模式(list mode)连续动态断层采集,负荷显像时,按药物负荷方案完成后"弹丸式"注射显像药物,同时启动 PET 动态断层采集。应用专用软件对图像进行处理并获得动态数据曲线,通过房室数学模型计算心肌血流绝对定量及心脏功能等参数。若 PET/CT 设备配置 64 排或以上的 CT,可选择同步采集冠状脉 CTA 实现同患者同床位 CT 冠状动脉血管造影与 PET 心肌灌注显像图像融合。

3. 负荷心肌灌注显像 心脏负荷试验通常分为运动负荷试验和药物负荷试验。常用的药物负荷试验有两类,一类是扩血管药物负荷试验,如腺苷和双嘧达莫负荷试验,药物是冠状动脉扩张剂;另一类是增加心肌耗氧量的药物负荷试验,如多巴酚丁胺,是肾上腺素受体激动剂。运动负荷试验仍然是优先选择的心脏负荷试验方案,运动负荷有禁忌或患者不愿运动负荷时,再选择药物负荷试验。

(1)原理:心脏具有很强的代偿功能,静息状态下轻中度的冠状动脉狭窄,可通过自身的调节或建立侧支循环维持心肌血流灌注,使得狭窄的冠状动脉静息状态其血流量与正常冠状动脉相比无明显差别,可能使冠状动脉狭窄供血区域心肌对显像剂的摄取无明显减少,在静息 MPI 表现为正常。而在负荷状态下,心肌为了增加代谢和做功的需要,正常冠状动脉血流量比静息状态增加 2~3 倍,但病变冠状动脉不能或仅能轻微增加血流量,使得正常与缺血心肌对心肌显像剂摄取出现明显差异,在负荷 MPI 可出现局部灌注稀疏、缺损异常。

心肌负荷试验(cardiac stress test)分为运动负荷试验和药物负荷试验,运动负荷时,冠状动脉血流量比静息状态增加 2~3 倍,双嘧达莫或腺苷扩血管药物负荷可以最大限度地使冠状动脉系统阻力下降,冠状动脉血流可比静息状态增加 4~5 倍。心脏负荷试验时,冠状动脉血流量比静息状态所增加的程度称为冠状动脉血流储备(coronary flow reserve,CFR)。由于静息状态下轻度狭窄的冠状动脉已利用了部分或全部的 CFR,冠状动脉血流量与正常冠状动脉相比无明显差别,MPI 图像表现为供血区心肌对显像剂的摄取无明显减少,静息 MPI 表现为正常;当冠状动脉直径狭窄程度为 50% 以上时,CFR 开始明显下降,负荷试验时其供血区会出现心肌缺血,缺血心肌对显像剂的摄取明显下降,负荷 MPI 可出现局部灌注缺损,因此,负荷 MPI 可提高 MPI 诊断心肌缺血的灵敏度。

(2)运动负荷:运动负荷试验最广泛采用 Bruce 运动方案,高龄患者可采用修正的 Bruce 方案。通常是采用分级式次极量踏车运动(自行车功量计),当达到以下指征:①心率达到预计标准(极量或次极量);②出现典型心绞痛;③收缩压较运动前下降≥10mmHg,或上升至≥210mmHg;④出现严重心律失常(频发室性早搏、室性心动过速等);⑤出现头晕、面色苍白、步态不稳或下肢无力不能继续运动时,终止运动从静脉注射显像剂后,再运动1分钟。随后根据不同的显像剂确定图像采集时间。运动负荷MPI的检查方法如下。

1)患者准备:检查前48小时尽可能停服β受体拮抗剂、硝酸酯类药物和减慢心率的药物(如盐酸普罗帕酮、盐酸美西律、地尔硫䓬)。于空腹或餐后3小时检查为宜。

2)计算患者运动试验的目标心率:极量心率=220–年龄;次极量心率=(220–年龄)×85%。

3)运动试验前测量心率和血压。

4)预置静脉通道,连接含有低浓度肝素水(1∶1 000)的5ml注射器。

5)运动过程中持续进行ECG监护,每3分钟记录心率和血压1次。

6)达到极量或次极量心率或出现其他的运动试验终止指征,经静脉弹丸式注射显像剂。

7)患者以同样或较低的运动量继续运动1~2分钟。

8)运动结束后3分钟记录心率和血压,描记ECG。

9)运动试验结束后15分钟患者进食脂餐(纯牛奶300ml和/或油煎鸡蛋1~2个)以促进肝胆排泄显像剂(应用^{99m}Tc-MIBI显像剂患者)。

10)^{201}Tl显像于运动终止后的10分钟内进行图像采集,^{99m}Tc-MIBI显像于运动终止后的30分钟至4小时进行图像采集。

禁忌证:①症状严重,有静息心绞痛发作的不稳定型心绞痛(UA)或急性心肌梗死(AMI)初期(48小时内);②严重室性心律失常以及高度房室传导阻滞;③明显心力衰竭;④已知左主干病变;⑤重症高血压;⑥伴有严重主动脉瓣狭窄等其他心血管疾病;⑦安装固定频率心脏起搏器后;⑧存在药物影响或电解质紊乱;⑨其他重症或身体衰弱者。

(3)药物负荷

1)腺苷药物负荷:腺苷药物负荷MPI的准备和检查方法如下。①检查前48小时内停服双嘧达莫及茶碱类药物,检查当天忌服咖啡等含茶碱饮料;②建立两条静脉通道,从其中的一条通道通过微量泵静脉泵入腺苷0.14mg/(kg·min),共6分钟;③静脉注射腺苷3分钟后,从另一条静脉通道弹丸式注射显像剂。从同一条静脉通道注射腺苷与显像剂时,最好使用双联开关,注射显像剂时需严密观察以保证没有回流;④腺苷静脉注射过程中需监测ECG,记录心率、血压和症状。注射前、后以及恢复平稳后均需记录血压和ECG;⑤图像采集方法同运动负荷MPI;⑥腺苷的副作用的处理:副作用主要有面红、气短、呼吸困难、胸痛、胃肠道不适、头痛、喉颈或下颌部不适、头晕和房室传导阻滞,严重并发症极少见。腺苷副作用的持续时间很短,一般在停止腺苷注射后的1~2分钟内消失,极少需要静脉注射氨茶碱,出现副反应时一般不应停止或减慢注射速度。

腺苷药物负荷禁忌证:①支气管哮喘;②严重的慢性阻塞性呼吸道疾病;③病态窦房结综合征;④二度及以上房室传导阻滞;⑤AMI后极早期(48小时内);⑥明显低血压或高血压;⑦严重心力衰竭。

2)瑞加诺生药物负荷:瑞加诺生(regadenoson)是与腺苷A2A受体具有高亲和力的激动剂,与A2A的亲和力是腺苷A1受体的10倍以上,与腺苷A2B和A3的亲和力更弱。国内于2023年1月批准瑞加诺生新增入《国家基本医疗保险、工伤保险和生育保险药品目录(2022年)》。瑞加诺生静脉注射后起效快,30秒左右可引发冠状动脉充血,但在体内的生物半衰期与腺苷相比时间更长。瑞加诺生初始阶段的半衰期为 2~4 分钟，随后的中间阶段半衰期平均为 30 分钟，所以使用瑞加诺生药物负荷可获得 1 个 2 分钟的初始静脉内峰值充血期和 1 个 30 分钟的更长的中间期，具有更好的负荷特性。①药物负荷方法：用于负荷 SPECT MPI 时，推荐瑞加诺生剂量为 5ml（0.4mg），无须根据体重调整剂量。通过导管（推荐使用≥22 号导管）或注射针头经外周静脉快速注射（约 10 秒）0.4mg 瑞加诺生。注射瑞加诺生后应立即注入 5ml 生理盐水冲洗管路，以确保药物顺利递送。在生理盐水冲洗后 10~20 秒，经同一管路注入放射性心肌灌注显像剂后即可启动 MPI 显像。②图像采集方法：与其他负荷显像采集方法相同。③药物副作用及处理：临床上使用瑞加诺生时出现严重不良事件少见，最常见的副反应包括呼吸急促、头痛及潮红，与腺苷比较副反应少而轻。轻微不良反应为：头痛（29%）、呼吸困难（25%）、潮红（17%）、胸闷（11%）、胸痛（8%）、心绞痛（8%）、头晕（7%）、恶心（6%）和腹部不适（6%）；约 26% 的人出现心律或传导异常，约 3% 的人出现一度房室传导阻滞，约 0.1% 的人出现二度房室传导阻滞。大多数不良反应在给药后即刻出现，一般无须特殊处理，通常在 15 分钟内消失，头痛多在 30 分钟内消失。严重不良反应为：严重低血压（收缩压 <80mmHg）；出现症状性、持续性二度或完全性心脏传导阻滞；其他严重心律失常；呼吸急促；严重胸痛伴 ST 段压低≥2mm 等。若出现严重不良反应，在注射示踪剂≥1 分钟后，静脉缓慢注射氨茶碱［用量：50~250mg，注射速度：（50~100mg）/（30~60s）］以缓解严重和 / 或持续不良反应。

3）多巴酚丁胺试验：多巴酚丁胺是 β_1、β_2 和 α_1 肾上腺素受体激动剂，静脉注射 1~2 分钟后开始起效，明显起效在几分钟以后，在血浆中的有效半衰期约 2 分钟。在 5μg/（kg·min）较低剂量时主要增加心肌收缩力，当剂量超过 10μg/（kg·min）时，心率逐步上升，心肌耗氧量也逐步增加，从而促使心肌血流量上升（2~3 倍），起到与运动试验相类似的效果。①药物负荷方法：检查前 48 小时停服 β 受体拮抗剂。建立静脉通道，安装微量泵，检查前和检查过程动态心电监测和血压监测。开始按 5μg/（kg·min）静脉注射多巴酚丁胺，然后按每 3 分钟递增 5μg/kg 的速度逐渐增加用量。根据患者反应逐渐增量，最大剂量可达到 40μg/（kg·min）。当心率达到预计心率或达到试验终止指征时，静脉弹丸式注射显像剂并持续滴注多巴酚丁胺 1 分钟。终止试验的指征：达极量或次极量心率；出现心绞痛或严重心律失常；ECG ST 段压低 2mm 以上；血压明显升高（收缩压 >200mmHg，舒张压 >110mmHg）或血压降低超过 20mmHg。②图像采集方法：与其他负荷显像采集方法相同。③药物副作用：多巴酚丁胺负荷试验的主要副作用有：心律不齐、心悸、胸痛、头痛、呼吸急促、面部潮红等。多巴酚丁胺的半衰期较短（2 分钟左右），副作用一般于停止用药后几分钟内消失，一般无须特殊处理。若停药后心悸等不适症状持续不好转时，静脉注射 β 受体拮抗剂可很快消除心悸等不适。④禁忌证：主要包括严重高血压或低血压；近期主动脉、冠状动脉或其他大血管发生夹层；严重心律失常；有左心室流出道梗阻（主动脉瓣狭窄或梗阻性肥厚型心肌病）等。

多巴酚丁胺负荷试验不能代替运动负荷试验，临床上它仅应用于不适合做运动试验，且有发作性支气管痉挛或正在服用茶碱类药物，因而也不适合做扩血管药物负荷试验的患者。

4. **图像分析及半定量分析**　由于心脏的长轴与人体的长轴不一致，经有关心肌显像软件的重建后生成如下左心室短轴、水平长轴和垂直长轴 3 个层面的心肌灌注断层图像。重建示意图及正常心肌血流灌注断层显影的 3 个断层面影像见图 5-1。

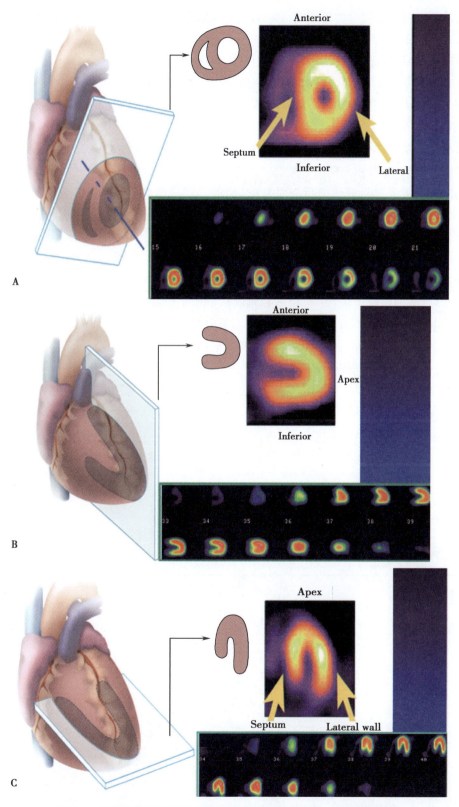

图 5-1　重建示意图及正常心肌血流灌注断层显影的 3 个断层面影像

短轴断层图像形似一种环形图（图 5-1 A），是垂直于左心室长轴从心尖向心底的依次断层影像，所以图像排列时（自左向右）从左心室心尖部开始，逐渐向左心室中部和心底部移行。短轴断层图像能比较完整地显示左心室各壁及心尖的情况。

垂直长轴断层图像（图 5-1 B）近似马蹄形，它是从既与人体长轴又与左心室长轴相平行的两个层面由室间隔向左侧壁移行的依次断层影像，垂直长轴断层可显示左心室前壁、下壁、后壁和心尖。

水平长轴断层图像（图 5-1 C）也近似马蹄形，它是平行于左心室长轴由膈面向上的断层影像，它能较好地显示室间隔、侧壁和心尖。

临床上一般通过目测法进行肉眼分析，判断心肌显像剂分布是否正常，是否存在稀疏缺损等，以判断心肌血流灌注分布的情况。此外，还可以通过半定量法或定量法对图像进行数字化处理，对图像进行定量分析和阅读。后两种方法可以减少图像阅读时人为因素的影响。

（1）极坐标靶心图

1）圆周剖面曲线生成：一般根据短轴断层图像来绘制圆周剖面曲线（图 5-2 A）：以左心室心腔中心为圆心，等角度地（一般为 6°）将短轴断层分成 60 个区域，求出各个区域像素的最大放射性计数，将左心室的最大放射性计数定为 100%，然后分别计算各个区域的相对计数，即可以生成圆周剖面曲线（图 5-2 B）。

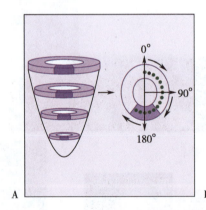
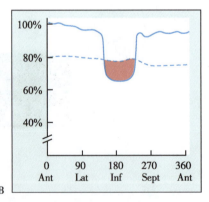
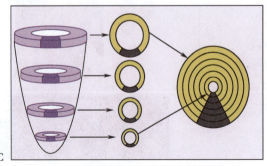

图 5-2　靶心图生成示意图

2）靶心图生成：根据重建心肌短轴各断层图像，生成相应短轴心肌断面的圆周剖面曲线，将从心尖部至基底部的各个断面的圆周剖面曲线按同心圆的方式排列压缩形成一幅二维的，以表示心肌不同部位放射性计数的百分比图像，称为原始靶心图（图5-2 C）。靶心图的中心代表心尖部，周边代表基底部，上部代表前壁，下部为下壁和后壁，左侧为室间隔，右侧为左心室侧壁。将原始靶心图与正常值标准靶心图比较，低于正常值2.5个标准差的部位用黑色显示，称为变黑靶心图（图5-3）。比较负荷显像和再分布或静息显像时变黑靶心图的部位和范围，判断有无放射性填充现象，借此对心肌缺血与心肌梗死进行鉴别，同时推断可能受累的冠状动脉。

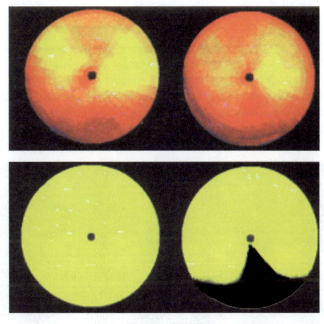

图5-3　靶心图

上排：正常原始靶心图；下排：变黑靶心图。

3）半定量分析：靶心图可进行定量分析，计算不同血管区域的像素数，以量化灌注缺陷的程度。可以将心肌靶心图分成若干个节段，例如，分割为17个节段（图5-4），每个部分分别按照5点模型进行评分，范围从0（正常摄取）到4（无摄取）。可计算左心室心肌缺血总分，包括负荷总积分（summed stress score，SSS）、静息总积分（summed rest score，SRS）和总积分差（summed difference score，SDS）。研究表明，以上心肌缺血评分均具有预测冠心病预后的价值。

（2）正常心肌灌注断层影像：在正常情况下，无论是负荷试验或静息心肌灌注断层显像，左心室心肌影像清晰，除心尖和左心室基底部显像剂分布稍稀疏外，各心肌节段显像剂分布较均匀，放射性计数变化不超过20%。左心室心腔大小正常。右心室心肌影像较淡，甚至无明显的显影；投射影像所示双肺放射性摄入不增加，G-MPI图像在获得上述影像的基础上，还可以获得以下左心室功能参数：室壁运动和室壁增厚率、左室射血分数（LVEF）、左心室收缩末期与舒张末期容量，均在正常值范围内（图5-5~图5-7）。

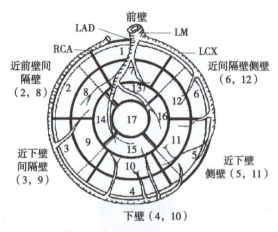

图5-4　靶心图节段分布与冠状动脉关系示意图

1. 基底部前壁（basal anterior）；2. 基底部近前壁间隔壁（basal anteroseptal）；3. 基底部近下壁间隔壁（basal inferoseptal）；4. 基底部下壁（basal inferior）；5. 基底部下侧壁（basal inferolateral）；6. 基底部近前壁侧壁（basal anterolateral）；7. 中部前壁（mid anterior）；8. 中部近前壁间隔壁（mid anteroseptal）；9. 中部近下壁间隔壁（mid inferoseptal）；10. 中部下壁（mid inferior）；11. 中部近下壁侧壁（mid inferolateral）；12. 中部近间隔壁侧壁（mid anterolateral）；13. 心尖部前壁（apical anterior）；14. 心尖部间壁（apical septal）；15. 心尖部下壁（apical inferior）；16. 心尖部侧壁（apical lateral）；17. 心尖（apex）。LM—左主干；LCX—左旋支；RCA—右冠状动脉；LAD—左前降支。

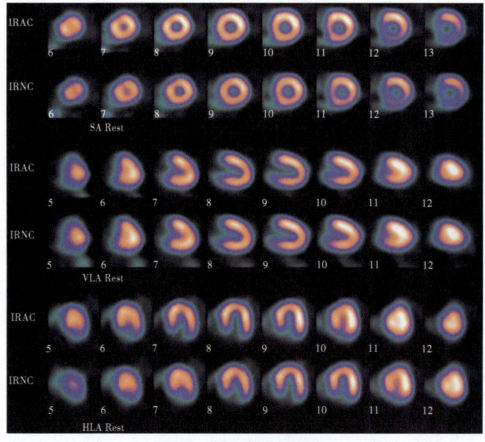

图5-5　正常心肌灌注断层影像

IRAC 为经衰减校正后的三维影像；IRNC 为非衰减校正的三维影像。

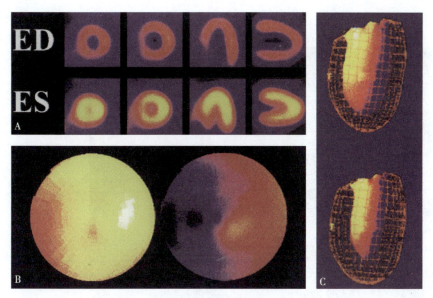

图5-6　心肌断层影像

A. ED 为舒张末期心肌断层影像，ES 为收缩末期心肌断层影像；B. 舒张末期靶心图；C. 上下图分别为舒张末期与收缩末期室壁运动立体图。

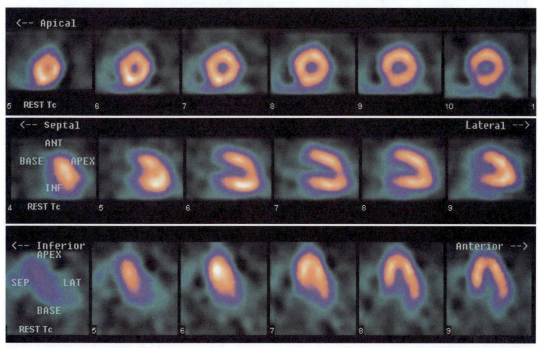

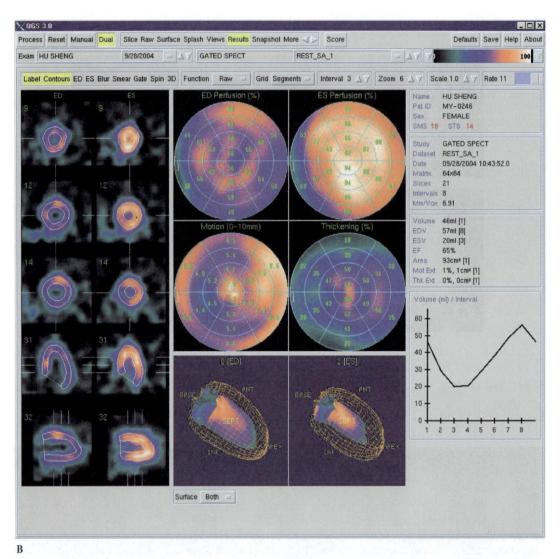

B

图 5-7　心肌断层显像

A. 正常人的心肌门控断层显像；B. 同一正常人，左第一列为舒张末期影像，左第二列为收缩末期影像，中列为收缩末期和舒张末期的靶心图及室壁运动立体示意图，右列为心脏功能参数及左室容量曲线。

（3）心肌灌注显像的异常表现

1）异常心肌灌注影像：MPI 最常见的异常图像是灌注降低或缺损，指在 2 个不同方向心肌断层影像上连续 3 个层面相应部位出现放射性稀疏缺损区，或在靶心图上显示稀疏区与变黑区。灌注缺损面积是指出现灌注缺损的心肌节段数或血管区域数。灌注缺损程度是指灌注缺损区域放射性计数的下降程度。灌注缺损的面积和程度，对冠心病的诊断和预后的判断有重要价值。通过比较 ^{99m}Tc-MIBI 负荷与静息显像（或比较 ^{201}Tl 负荷后早期与再分布显像），灌注缺损一般分为以下 4 种类型。①可逆性灌注缺损：负荷显像出现的灌注稀疏缺损于静息或再分布显像基本恢复，是冠心病心肌缺血的特征性改变（图 5-8）。②固定性灌注缺损或不可逆性灌注缺损：是指静息或再分布显像和负荷显像相比较，灌注稀疏缺损在部位、面积和程度上无变化，主要见于心肌梗死，也可见于严重的心肌缺血（图 5-9）。③混合性灌注缺损：负荷显像出现的灌注缺损于静息或再分布显像只有部分而非全部恢复。提示局部心肌梗死伴周围心肌缺血，多见于非透壁性心肌梗死或冠状动脉有严重狭窄的患者。④反向再分布：是指负荷显像正常，而静息或再分布显像时反而有灌注缺损；或者负荷显像出现的灌注缺损于静息或再分布显像时更为严重。反向再分布的意义目前尚不清楚，一般多见于 AMI 接受溶栓治疗或急诊经皮冠脉介入术（PCI）后的患者，或可能与微血管病变引起的心肌缺血有关（图 5-10）。

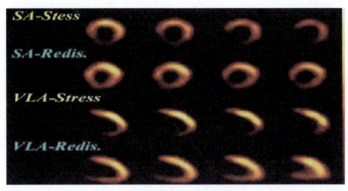

图 5-8　^{201}Tl 心肌灌注显像

左室下后壁可逆性灌注缺损。

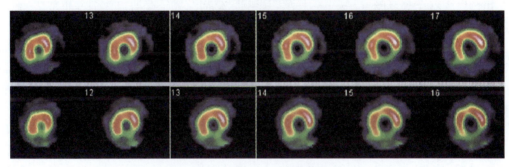

图 5-9　^{201}Tl 心肌灌注显像

左室下后壁固定性灌注缺损。

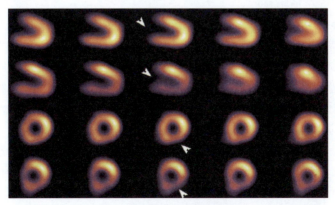

图 5-10　^{201}Tl 心肌灌注显像

左室后壁反向再分布。

2）静息左心室扩大：CAD 患者出现静息左心室扩大，提示左心室功能不全。

3）运动后左心室扩大：负荷 MPI 的左心室心腔明显大于静息 MPI，一般见于做运动负荷 MPI 的患者，由运动诱发的心肌缺血导致，常与可逆性灌注缺损一起出现。短暂缺血性扩张（TID）与静息左心室扩大往往是严重 CAD 广泛心肌缺血的表现，是预后差的指征。

4）左心室功能异常：从 G-MPI 定量测得的左心室功能参数有 LVEF、左心室舒张末期容量（EDV）和左心室收缩末期容量（ESV）。左心室扩大和 LVEF 下降的患者若无灌注缺损，则可排除缺血性心肌病。

5）室壁运动异常：通过比较静息和负荷的 G-MPI 图像，可以观察室壁运动情况，负荷诱发的室壁运动异常提示心肌顿抑，这是 CAD 的特异征象。有固定性缺损的区域，若室壁运动严重低下或无室壁运动，甚至出现反向运动通常提示心肌梗死，若室壁运动正常，则可能与组织衰减有关。

6）肺放射性摄入增加：将 ^{201}Tl 显像肺与心放射性比值 >0.5，^{99m}Tc-MIBI 显像肺与心放射性比值 >0.43 称为肺放射性摄入异常。肺放射性摄入增加，提示左心室充盈压上升，可能与广泛心肌缺血或明显左心室收缩功能不全有关。

5. 心肌影像的常见正常变异

（1）解剖因素：因室间隔近心底部（膜部）无心肌细胞和心尖部心肌相对较薄而呈现显像剂分布较稀疏的情况常见，为生理性变异所致。在正常的 MPI 图像上，因图像采集过程中 γ 相机更接近左心室侧壁，软组织衰减的影响较少而左侧壁心肌显像剂分布常明显高于室间隔。

（2）技术因素：常见于乳房衰减伪影所引起的左心室前壁或高位侧壁灌注缺损和膈肌衰减伪影，可能与左心室下壁的灌注缺损有关。这类改变于负荷和静息显像均可出现，常见于女性和肥胖患者，G-MPI 显像和 / 或通过低能的 X 线或固定线源（^{153}Gd）的衰减校正可鉴别。

6. MPI 与冠状动脉的对应关系　一般来说，左前降支（LAD）向左心室前壁和室间隔的前 2/3 供血；右冠状动脉（RCA）向下壁、部分后壁和室间隔的后 1/3 供血；左旋支（LCX）向侧壁供血。左心室心尖可接受 3 支冠状动脉中的任何一支供血，心尖部缺血难以判断是哪支冠状动脉有病变。同时，冠状动脉的解剖分布常有一定变异，结果解释时应注意。MPI/CTCA 同机融合显像可清晰显示。

7. MPI 与 CAG 结果解读

（1）CAG 异常而 MPI 正常：冠状动脉造影（coronary angiography，CAG）能够较为直观准确地反映冠状动脉的狭窄程度。它反映的只是毫米级以上心脏表面较大血管的二维形态学变化，不能评估这一形态学变化是否已引起心肌缺血、心肌缺血的面积和程度。然而，由于正常人体冠状动脉血流的最大储备是心脏静息状态下的 400%~500%，冠状动脉轻中度狭窄不一定会导致心肌缺血。MPI 反映的是心肌的血流灌注状况。一般情况下，冠状动脉狭窄 <50%，MPI 在静态及负荷试验时均无明显异常；狭窄 50%~74%，MPI 在静息时正常，负荷时降低；狭窄 ≥75%，静息 MPI 即表现为灌注降低。此外，冠状动脉侧支循环的建立也可缓解冠状动脉狭窄所致心肌缺血。研究表明，CAG 反映的"狭窄"与 MPI 反映的"缺血"可以一致，也可以不一致。

多项研究发现，即使 CAG 明确诊断为 CAD（狭窄 ≥50%），如果 MPI 正常，则患者发生心脏事件的风险很低（<1%），预后良好。MPI 对 CAD 危险度分层的价值优于临床、ETT（心电图运动试验）和 CAG，所以从判断预后的角度来看，MPI 具有更重要的临床价值。

（2）CAG 正常而 MPI 异常：除了冠状动脉的固定性狭窄之外，冠状动脉内皮功能异常、痉挛以及斑块破裂或溃疡引起的血栓形成，均是心肌缺血的重要原因。这类患者的 CAG 结果正常，但 MPI 结果可发现异常。一半以上的 AMI 发生于冠状动脉固定性狭窄不到 50% 的血管，变异型心绞痛多无明显的冠状动脉狭窄。以 50% 冠状动脉狭窄作为诊断标准的局限性已越来越明显。CAG 有时也不能准确反映冠状动脉的狭窄程度，或对 CAG 结果的错误判断也是引起 MPI 所谓"假阳性"的常见原因，MPI/CTCA 同机融合显像能提供更多影像学信息以帮助鉴别。

冠状动脉微血管功能障碍（coronary microvascular dysfunction, CMD）（过去命名为"X 综合征"）是一种特殊类型的 CAD, CAG 正常。目前认为该病与冠状微血管病变有关。这类患者往往有典型心绞痛，胸痛发作时有缺血性 ST 段改变，MPI 可见可逆性缺损（即心肌缺血），但 CAG 往往正常。此外，完全性左束支传导阻滞可能导致 MPI 的缺损、上述技术和生理因素导致的心肌节段放射性分布稀疏，以及扩张型心肌病患者左心室各节段的血流分布不均匀等，是引起 MPI 假阳性的常见原因，结合 G-MPI 的室壁运动或室壁增厚率有助于鉴别诊断。

8. PET-MPI 的定量分析　PET-MPI 动态采集获得的心血管系统系列图像，通过勾画左心室 ROI 获得输入函数，根据显像剂的药代动力学房室模型，把动脉血放射性计数随时间变化的动态曲线作为输入函数（代表显像剂到达动脉血的总量），勾画不同冠状动脉灌注支配区域的显像剂摄取计数，计算心肌内摄取显像剂的量占动脉血中显像剂总量的比例，进而获得左心室心肌血流量（myocardial blood flow, MBF）和总心肌血流量。目前 PET 定量软件常用的有净摄取模型、一室模型、二室模型，一般多用二室模型计算。必须注意的是，不同软件所采用的定量数学模型不同，不同的心肌灌注显像剂的定量计算所使用的数学拟合算法也不同。因此，不同软件计算的 MBF 及心肌血流储备（myocardial flow reserve, MFR）正常参考值范围不同，在临床诊断分析时，各单位应建立本单位的正常参考范围标准。

计算静息或药物负荷状态下心肌血流的定量值之比，获得左心室 MFR 功能指数，即 MFR= 负荷 MBF/ 静息 MBF。MFR 反映左心室心肌血流灌注的储备能力。MFR 与血管内造影得到的冠状动脉血流储备（coronary flow reserve, CFR）或 CT 冠状动脉造影测定管腔内流率变化形成的血流储备分数（fraction flow reserve, FFR）有所不同，是冠状动脉主干血管 + 冠状动脉微循环综合作用的结果，冠状动脉造影测得的 CFR 和 FFR 反映的是所测量冠状动脉大血管内的跨病变压力 / 流率变化情况。

此外，PET 心肌灌注显像重建所得的门控数据，可获得 SPECT 门控灌注显像所能够取得的所有心功能参数，例如，LVEF、ESV、EDV、每搏量（stroke volume, SV）、各节段室壁运动评分和总室壁运动评分（Mo、SMS），以及相位分析参数等。PET 门控心肌灌注显像的静息心肌灌注数据采集与负荷显像同步进行或在负荷结束后几分钟内进行，PET 门控心肌灌注显像可更准确地反映负荷的瞬时心功能变化。因此，PET 门控心肌灌注显像与 SPECT 门控心肌灌注显像比较，可更灵敏地识别负荷中心脏运动的变化，更准确地评估心功能变化。

三、适应证与禁忌证

主要适应证有：①冠心病心肌缺血的早期诊断。②确诊的 CAD 患者危险度分层。③心肌缺血治疗后（冠状动脉搭桥术、经皮冠状动脉腔内成形术及溶栓治疗等）效果的评价。④急性缺血综合征的评价。⑤存活心肌的判断。⑥心肌病和心肌炎的辅助诊断。

禁忌证：只要患者能耐受检查，心肌灌注显像无绝对禁忌证，但运动与药物负荷试验除外。

四、临床应用评价

（一）在冠心病诊疗中的应用

1. 冠心病心肌缺血的诊断　心肌灌注显像（MPI）可灵敏地反映心肌供血变化情况，可检出无症状心肌缺血，对早期冠心病的诊断具有重要价值，是诊断冠心病心肌缺血简便、准确、无创的方法。虽然临床上仍然将 CAG 所示的冠状动脉主干或其主要分支的直径狭窄≥50% 作为 CAD 诊断的金标准，但其反映的是冠状动脉形态学改变，而不能直接反映心肌细胞缺血情况。研究表明，部分患者的冠状动脉狭窄不到 50% 时，其血流储备能力已开始下降。MPI 心肌缺血的典型表现为可逆性灌注缺损，诊断的灵敏度和特异度可为 90% 以上，其灵敏度随着病变血管狭窄程度加重和受累数目增加而提高。但有 3 支冠状动脉病变时，因心肌显像剂均匀性分布减低，需要结合定量分析判断，避免误认为阴性。应用 G-MPI 显像能观察心室壁的运动及心功能参数，可判断影像放射性稀疏区是否为伪影，进一步提高对心肌缺血诊断的准确性。MPI/CTCA 同机融合显像清晰显示病变冠状动脉与相应供血区域的血流灌注情况，因而更有助于提高诊断的特异度（图 5-11，图 5-12）。

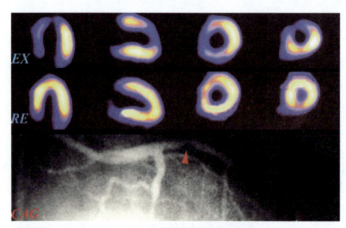

图 5-11　1 例 CAD 患者心肌显像

示前壁和前间壁可逆性灌注缺损，CAG 示 LAD 近端 85% 狭窄。

2. 冠心病危险度分层　危险度分层是指预测冠心病患者发生心脏事件（cardiac events）（包括心源性死亡和非致死性心肌梗死）的概率，根据其概率高低分为高、中、低 3 个危险层次，主要根据患者的年龄、性别、症状及 CAD 危险因素等临床情况，以及辅助检查情况对患者今后发生各种心脏事件的风险大小进行的评估。CAD 发生恶性心脏事件的两个最重要的危险因素是心肌缺血面积和左心室功能。心肌显像对冠心病进行危险度分层，其影像表现见表 5-1。

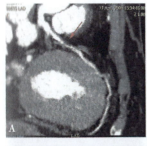
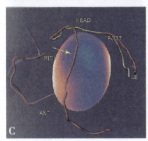
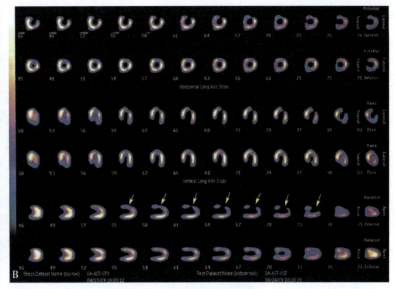

图 5-12　1例 CAD 患者 MPI/CTCA 同机融合显像

A. 冠状动脉 CT 显示前降支近段管腔狭窄≥85%（红箭头）；B. MPI 示左心室前壁、前外侧壁心肌缺血（黄箭头）；C. MPI/CTCA 同机融合显像示左心室前壁、前外侧壁心肌缺血为前降支狭窄性病变所致（黄箭头）。

表 5-1　心肌显像结果在危险度分层中的作用

低危险度（年发生恶性心脏事件概率 <1%）
心肌显像正常或缺血面积 <1%
中危险度（年发生恶性心脏事件概率为 1%~3%）
缺血面积为 1%~10%，LVEF 值正常
高危险度（年发生恶性心脏事件概率 >3%）
缺血面积 >10%
新发的灌注缺损≥2/16 个节段
静息 LVEF 值降低，运动诱发 LVEF 值降低（左心室功能暂时性扩大）

　　美国心脏病学会（ACC）/美国心脏协会（AHA）关于稳定型心绞痛的指南根据发生恶性心脏事件的风险将患者分为 3 个危险层级：①低危（或低风险，low risk），定义为年恶性心脏事件发生率 <1%；②中危（或中等风险，intermediate risk），指年恶性心脏事件发生率为 1%~3%；③高危（高风险，high risk）是指年心脏恶性事件发生率 >3%。根据心肌显像的结果，对可疑冠心病患者进行危险分层。

　　MPI 在 CAD 预后判断或危险度分层方面的价值优于临床和心电图运动试验（ETT），CAG 也不能比 MPI 提供更多的预后判断信息。MPI 也可用于非心脏手术前心脏事件的评估，冠心病患者存在高危因素进行非心脏外科手术时风险较高，心肌灌注显像可准确预测冠心病的心脏事件风险，如负荷 MPI 为正常或缺血面积小于 1% 时，发生心脏事件概率较低，否则手术风险较高；若负荷 MPI 明显诱发心肌缺血的患者，应通过 CAG 检查进一步了解心脏情况，再决定治疗方案与手术时机。

3. 负荷心肌显像对冠心病的预测价值　心肌显像对冠心病概率的预测值与患者个体的年龄、性别和胸痛特征等许多因素有关，在冠心病概率低（<3%）的人群，阳性心肌显像结果预测值很低，仅 30% 左右；而在冠心病概率高（90%）的人群中，阳性心肌显像结果预测值可达 99%。负荷心肌显像在冠心病概率中等（40%~70%）人群中的预测值最佳。

4. 协助血运重建治疗病例的选择　在有多支血管病变的冠心病和严重左心室功能不全的患者中，常常出现心绞痛或心衰的患者，其心肌显像如果存在两个以上的邻近负荷诱发的可逆性灌注缺损（诱导的缺血），即为适合于行血运重建治疗的对象。高危患者最可能从血运重建（revascularization）获益；低危或中危患者一般不能从血运重建术获益，应选择药物治疗。

5. 心肌缺血治疗效果的评价　心肌显像是评价心肌缺血治疗后最直观的方法之一。

（1）冠状动脉搭桥术（CABG）后的患者：CABG 后不可能常规行 CAG 进行评价，而无创性心肌显像对术后患者的评价有独特的优势，能简便、直观地了解心肌血流改善情况。术前心肌显像的可逆性灌注缺损于术后明显改善或完全正常，患者心绞痛减轻和心功能改善是手术成功的良好评价指标。CABG 后 10 年静脉桥的完全闭塞和严重狭窄率可达 75%，移植血管闭塞的概率随着术前所见的原灌注缺损区的增多或出现新的灌注缺损区而增高；同时，MPI 可以准确预测 CABG 后患者的心脏事件风险，其中的高危患者需再行 CAG 检查。

（2）PCI 后的患者：因为冠状血管的储备功能恢复较慢，早期心肌显像假阳性率较高，一般认为 PCI 后第 4 周是评价手术效果的较佳时间；术前原灌注缺损区消失是手术成功的良好评价指标。PCI 后再狭窄发生率较高，半年发生率达 30%；心绞痛症状复发提示再狭窄的发生，对 PCI 术后患者进行心肌灌注显像能有效诊断冠状动脉再狭窄，出现可逆性灌注缺损，则高度提示为再狭窄或心绞痛复发。

（3）其他治疗的评价：心肌显像也可用于常规药物治疗、体外反搏等治疗效果的评价，将治疗前与治疗后心肌显像结果进行比较，可准确评价治疗后心肌血流改善的程度。如果改善不明显，可考虑更改治疗方案。

6. 心肌梗死的诊断与评价　心肌梗死时，心肌显像的典型表现为固定灌注缺损，但急性心肌梗死患者只适宜行静息心肌显像。

（1）急性心肌梗死的诊断：心肌显像是早期诊断急性心肌梗死（AMI）极为敏感、可靠的方法，患者通常于发病后即表现局部心肌灌注缺损（图 5-13）。急诊 ^{99m}Tc-MIBI MPI 诊断 AMI 的灵敏度为 92%~100%。心肌酶谱，尤其是肌钙蛋白，往往在症状出现后 4~8 小时才能检测到异常结果，而其峰值是在症状出现后 12~18 小时，肌钙蛋白最佳诊断灵敏度的时间明显迟于 MPI。如无既往的显像比较，心肌显像不能有效鉴别陈旧性心肌梗死是否再发心肌梗死。

（2）急性胸痛的鉴别诊断：急性胸痛常规初筛检查方法是心电图（ECG）检查，但对诊断急性冠脉综合征（acute coronary syndrome, ACS）的灵敏度和特异度均很低，易发生误诊。研究表明，急诊 MPI 诊断 ACS 的灵敏度和特异度分别为 98% 和 69%，明显高于 ECG 和发病初期的心肌酶谱；在临床、ECG 和心肌酶谱的基础上，MPI 对心脏不良事件有增量预测值，可作为急诊的首选检查方法。对于胸痛正在发作的患者，若静息 MPI 结果异常，需要收入住院；若 MPI 结果正常，一般可门诊观察而不需要住院。但临床认为，ACS 可能性较高的患者，应尽快做负荷 MPI 检查；结果异常者以 ACS 收入住院。

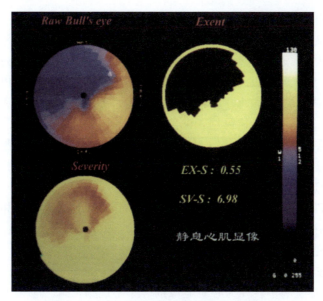

图 5-13　1 例 CAD 心肌梗死患者靶心图分析

左上为原始靶心图，右上为变黑靶心图，左下为严重程度积分图。

急诊静息 MPI 检查的理想适应证是临床怀疑为 ACS，但 ECG 正常或 ECG 无诊断意义的患者。急性 AMI 也是急性胸痛的原因之一，大多 AMI 可通过 ECG 和血清肌钙蛋白指标进行临床判断，但是，当胸痛就诊临床怀疑为 AMI 而 ECG 和肌钙蛋白 T、肌钙蛋白 I 等血清学指标均不能明确诊断的患者，可以应用 MPI 进行鉴别诊断。

（3）指导冠状动脉溶栓治疗：早期静脉溶栓治疗是当今治疗急性心肌梗死的有效方法之一。随着患者有效溶栓治疗成功，动态心肌显像能观察到心肌灌注缺损区的大小，因心肌恢复再灌注而缩小，较根据常规 ECG 变化、心肌酶变化等来判断是否再灌注成功更敏感，更直观。在溶栓治疗前注射 99mTc-MIBI，再进行溶栓治疗，其后再行心肌断层显像，反映的仍是溶栓前的心肌血流分布情况。随后的动态心肌显像就能评价溶栓治疗的效果，并有助于制定进一步的治疗方案。如灌注缺损无变化，表明溶栓治疗失败，可以选择有一定创伤性的治疗方法；如灌注缺损减少，表明溶栓成功，则可选择更合适的保守治疗方法。

（4）评估急性心肌梗死的预后：对于心肌梗死的急性或亚急性期患者，心肌灌注显像可通过估计心肌损伤范围和检测残留的危险心肌（jeopardized myocardium）而获得预后信息，尤其门控心肌显像可测定静息 LVEF 值，为危险度分层和预后提供重要的信息。低静息 LVEF 值、静息心肌显像时，右心室显影、左心室固定缺损区面积大、梗死周围存在残存缺血灶、肺显像剂摄取增多等为高危患者的指征，年恶性心脏事件发生率高，其预后差。

（5）室壁瘤的诊断：心肌显像呈大片状不可逆性灌注缺损，多数发生于心尖部，长轴上呈倒"八"字形，门控心肌显像见局部无室壁运动或反向运动及形态异常。

7. PET MPI 在冠心病诊断中的应用价值　PET MPI 能够提供心脏血流、功能及代谢等分子信息，使冠心病的诊断变得更加完善。与常规 MPI 定性分析相比，定量分析进一步提高了 PET MPI 诊断的灵敏度和准确率。PET MPI 定量测定负荷和静息状态下的心肌血流量（MBF），计算 CFR（负荷和静息状态下 MBF 的比值），提供左心室整体以及冠状动脉三大分支血管支配范围的局部 MBF 和 CFR,是目前无创测定 MBF 和 CFR 的"金标准"。对于三大分支血管病变的冠心病患者,视觉分析较定量分析低估了灌注缺损区,应用 PET MPI 的 MBF 定量分析方法,可发现视觉评价正常的区域有 MBF 的减少。由于冠心病早期多表现为轻中度冠状动脉狭窄,负荷心肌灌注 SPECT 常表现为阴性,而 PET MPI 通过定量 MBF 和 CFR 指标分析,可以早期、准确地评价冠状动脉病变所致的储备功能损害。

PET MPI 冠状动脉定量分析可用于评价冠状动脉微循环功能状态,一篇荟萃分析纳入 10 848 例冠状动脉微血管功能障碍(CMD)患者,分析 CFR 对 CMD 患者预后的影响,结果显示 CFR 降低使患者全因死亡率的风险增加 5.44 倍,发生主要不良心脏事件(major adverse cardiac events, MACE)的风险增加 3.56 倍。

总之,PET MPI 及其定量分析增加了冠心病诊断的早期性、客观性和准确性,可更精准地判断冠心病早期诊断、危险分层,指导临床决策、疗效评价与预后评估。

(二)心肌病的诊断

心肌灌注显像可用于各种心肌病的辅助诊断,评估心肌病导致的心肌微循环供血变化。例如,扩张型心肌病多表现为心肌显像剂分布不规则稀疏,呈"花斑"样改变,心室腔明显扩大,失去正常形态,门控心肌显像见室壁运动普遍减低,LVEF 值明显减低。肥厚型心肌病表现为心肌壁呈不同程度增厚,非对称者以间壁心肌增厚更明显,心室腔明显变小,LVEF 值可正常或增高。

(三)心肌炎的辅助诊断

心肌灌注显像也可用于各种心肌炎的辅助诊断,病毒性心肌炎患者常有非节段性灌注异常,多呈"花斑"样改变,严重者可见显像剂分布缺损。心肌灌注显像可灵敏探测到轻微心肌炎或早期心肌炎心肌微循环的异常改变,但临床根据病史及症状怀疑心肌炎,而 CAT 或心电图阴性时,可以选择心肌灌注显像,心肌灌注显像阳性可为心肌炎诊断提供支持依据。

第二节 心肌代谢PET显像

随着血运重建术在冠心病治疗中的广泛应用,心肌活性(myocardial viability)的检测已成为近年来心血管研究的重要课题。CAD 伴有心功能不全或室壁运动障碍的患者,其室壁运动障碍区域是以存活心肌为主,还是以坏死或瘢痕心肌为主,对于患者治疗方案的选择及其预后的改善有决定意义。通过血运重建术使存活心肌区域恢复良好的血流灌注,可促使其正常收缩功能的恢复,达到改善患者症状和预后的目的。存活心肌检查的目的就是筛选出从血运重建术获益的患者。

心肌严重缺血后,根据缺血的发生速度、范围、程度及其侧支循环建立的不同,其心肌细胞的损害可能出现 3 种不同的结局:①坏死心肌。即使冠状动脉血流得到恢复,心功能也不会得到改善。②冬眠心肌(hibernating myocardium)。长期处于低灌注缺血状态下,心肌细胞通过自身调节反应减低细胞代谢和功能收缩,减少能量消耗,以保持心肌细胞的存活。

这类心肌细胞一旦血运重建治疗后，心肌灌注和室壁运动功能可以完全或部分恢复正常。③顿抑心肌（stunned myocardium）。一过性急性心肌缺血恢复再灌注后，心肌细胞虽未发生坏死，但其结构、功能和代谢已发生变化，处于“晕厥”状态，即心肌得到有效的血流再灌注后，需一段时间后才能恢复，且缺血时间越长，心脏功能恢复时间也越长。临床上，常见顿抑心肌与冬眠心肌同时存在。存活心肌一般是指顿抑心肌和冬眠心肌，是暂时失去收缩功能但仍具有代谢功能的心肌细胞，它们有别于正常心肌和坏死心肌。目前，判断心肌活性的方法主要为心肌代谢显像。

一、显像原理

心肌细胞具有利用多种能量底物的能力，其中葡萄糖和脂肪酸是心肌细胞代谢的重要能量底物；心肌细胞能根据不同状态选择能量代谢的底物。^{18}F-FDG 结构类似于葡萄糖，注射后能够被心肌细胞迅速摄取；与葡萄糖不同的是，^{18}F-FDG 在己糖激酶作用下经磷酸化后，不再进一步代谢过程而潴留在心肌细胞内，应用显像仪器（PET）即可进行心肌代谢显像。

在氧供应正常的情况下，脂肪酸是心肌主要的能量来源。氧供应减低时，缺血或冬眠心肌利用葡萄糖增加，通过无氧糖酵解生成 ATP 来满足心肌细胞维持跨膜电梯度所需要的能量，保证心肌细胞的存活。因此，缺血或冬眠心肌能摄取葡萄糖是心肌细胞存活的最可靠标志，这是用 ^{18}F-FDG 进行心肌葡萄糖代谢显像检测存活心肌的基础。

二、检查方法

1. 注射显像剂前，禁食至少 12 小时，测定空腹血葡萄糖水平，若 <150mg/dl，患者口服葡萄糖 50g；若≥150mg/dl，则不需要口服葡萄糖。

2. 注射 ^{18}F-FDG 185~370MBq（5~10mCi），45 分钟后进行发射扫描，结束后进行透射扫描。

3. 衰减校正，重建短轴、水平长轴及垂直长轴各断层面图像。

4. 根据图像清晰程度判断是否需要注射胰岛素进行第二次显像，如需第二次显像，静脉注射胰岛素 2~5IU，30 分钟后显像，并监测血葡萄糖水平。

三、结果判断

临床上，^{18}F-FDG 心肌葡萄糖代谢显像与静息或负荷 MPI（^{99m}Tc-MIBI 或 ^{201}Tl MPI）相结合，应用于存活心肌检测。

在禁食状态下，^{18}F-FDG 主要被缺血心肌摄取，其他心肌区域（包括正常心肌和瘢痕心肌）则不摄取 ^{18}F-FDG。葡萄糖负荷（口服葡萄糖液 50~70mg）可增加心肌细胞的葡萄糖代谢，提高 ^{18}F-FDG 摄取，从而提高图像质量，缺血但存活的心肌和正常心肌摄取 ^{18}F-FDG 而显影，坏死心肌不摄取 ^{18}F-FDG。

一般以灌注-代谢不匹配（perfusion-metabolism mismatch）作为存活心肌的判断标准：血流灌注低下心肌节段，葡萄糖负荷 ^{18}F-FDG 显像相应节段 ^{18}F-FDG 摄取正常或相对增高（图 5-14）。以灌注-代谢匹配（perfusion-metabolism match）作为已经坏死或心肌瘢痕的判断标准：心肌的区域既无血流灌注而又不摄取 ^{18}F-FDG，MPI 和心肌代谢显像均表现为局部的缺损。^{18}F-FDG 显像是判断心肌活性的金标准,其诊断存活心肌的灵敏度和特异度分别为 93% 和 58%,阳性预测值和阴性预测值分别为 71% 和 86%。

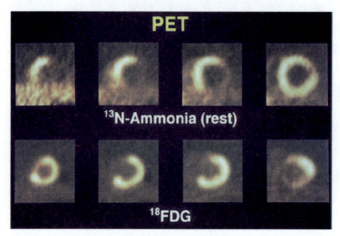

图 5-14　心肌灌注显像

上排为心肌灌注显像示节段性心肌灌注缺损,下排为低灌注节段 ^{18}F-FDG 浓集,为有活力心肌;正常心肌不显影。

四、临床应用评价

25%~40% 的缺血性左心室功能不全的患者,于血运重建术后 LVEF 可提高,左心室收缩功能的改善可以提高 CAD 伴有心功能不全患者的生存率。但血运重建术中或术后患者均有一定的风险,术前准确评估心肌活性,筛选能从血运重建术获益的患者,具有十分重要的临床意义。有存活心肌接受血运重建术的患者,心脏性死亡风险显著降低,无存活心肌的患者则不能从血运重建术获得预后改善。

ACC/AHA/ASNC 指南建议:①伴有心绞痛的心功能不全患者可从血运重建术获益,因此这些患者不需要做存活心肌检查,可直接进行 CAG 并行血运重建术。②有心功能不全但无心绞痛症状的患者中,有相当一部分有冬眠心肌或负荷诱发的心肌缺血,这类患者是进行存活心肌检查的合适对象。③若室壁运动障碍区域以存活心肌为主,患者可接受 CAG 及血运重建术;若以坏死心肌为主,则应进行单纯药物治疗,否则 PCI 非但不获益反而会增加患者的非致死性 MI 风险。

第三节　放射性核素心脏功能显像

放射性核素心脏功能显像(radionuclide imaging of cardiac function),包括首次通过法心血池显像和平衡法门控心血池显像。前者目前少用,后者在定量估计心脏功能方面仍具有一定的优势,能测定静息状态下和负荷状态下的左右心室功能情况,但面临着超声心动图显像广泛应用的挑战。本文对其作简单的介绍,重点为后者。

一、显像原理

心血池显像（cardiac blood pool imaging）是利用放射性显像剂进入循环通道的过程，显示心脏各腔室和大血管流经的时间顺序和空间形态，判断先天性或获得性心脏和大血管的畸形，获得心室功能的相关参数。根据采集方法的不同，可分为首次通过法和平衡法门控心血池显像。

首次通过法心血池显像是利用放射性核素心血管造影所显示的左、右心室血池的短暂影像，观察心室容积的变化以测定心功能的方法，但目前与平衡法相比应用较少。

平衡法门控心血池显像（equilibrium gated cardiac blood pool imaging）是指静脉注射显像剂后，通过受检者自身心电图 R 波触发启动 γ 照相机进行自动、连续、等时采集，每个 R-R 间期 16~32 帧，采集 300~400 个心动周期，对相应时相的影像叠加可得到心动周期的清晰心血池影像。通过计算机进行图像处理，获得系列左、右心室的功能参数和不同时相室壁收缩舒张图像。由于门控心肌灌注显像可一次获得心肌血流灌注及心脏功能参数，目前临床一般已很少单独使用心血池显像进行心功能测定。

二、检查方法

（一）放射性药物

目前，临床上主要使用 ^{99m}Tc-RBC 作为显像剂。使用剂量一般为 740MBq（20mCi）或 7.4~14.8MBq（0.2~0.4mCi）/kg。^{99m}Tc-RBC 通常通过体内标记法获得。标记前应停用干扰红细胞标记的药物，如普萘洛尔、肝素、地高辛、肼屈嗪等。

（二）显像方法

1. 显像时间　在静脉注射显像剂 15 分钟，待其达到平衡状态后可在静息状态或负荷状态下进行门电路采集。

2. 显像体位　平面显像采用前后位（ANT）、左前斜位（LAO）45°（最佳间隔投影体位）、左侧位（LL）3 个体位，以利于更好地观察心脏的各解剖结构。必要时可行门控断层采集，但要收集信息量巨大，耗时多，与门控心肌断层显像相似。

3. 设备与参数　低能通用型或高分辨准直器，矩阵 64×64 或 128×128，每个心动周期采集 16~32 帧，共采集 300~400 个心动周期（图 5-15）。

4. 图像处理　采集结束后，应用相应软件进行图像处理，获得左、右心室功能指标、振幅图、时相图和室壁运动等资料。

（三）图像分析

1. 心室功能参数　选用左前斜位（LAO）45° 采集获得的系列心血池影像，经计算机处理后可获得左右心室心动周期的时间-活度曲线，代表心室-容积曲线。通过曲线计算出多项心功能参数（图 5-16）如下。

（1）反映心室收缩功能的参数：心室射血分数（VEF）、局部射血分数（REF）和 1/3 射血分数（1/3 EF）等。

（2）反映心室舒张功能的参数：高峰充盈率（PFR）、高峰充盈率时间（TPFR）及 1/3 充盈分数（1/3 FF）等。

（3）反映心室容量负荷的参数：舒张末期容量（EDV）、收缩末期容量（ESV）等。

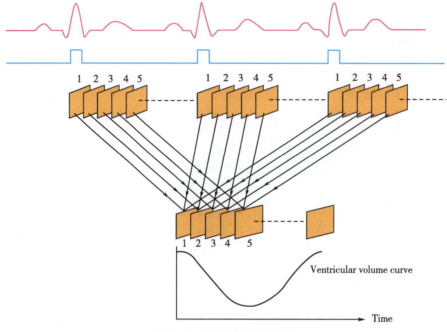

图 5-15　门控采集的示意图

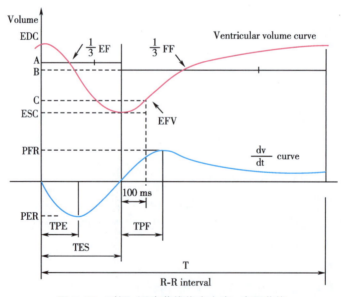

图 5-16　时间 - 活度曲线代表心室 - 容积曲线

　　正常静息状态下,左心室的总体 EF 和局部 EF 值 >50%,右心室 EF 值 >40%,否则为 EF 值减低;而负荷试验下,EF 值的绝对值应比静息时增加 5% 以上,负荷后 EF 值无明显增加甚至下降,提示为心脏贮备功能异常;负荷后舒张末期容量相应增加,收缩末期容量相应减少;PFR 是指早期舒张充盈相的最大斜率,是临床上最常用的舒张期功能参数,其正常值 >2.1 EDV/s。

2. 局部室壁运动与功能分析　通常需多体位影像才能观察到所有室壁运动情况,其中前后位可以观察前壁及心尖运动,左前斜位有利于观察间壁和侧壁的运动,左侧位和左后斜位评价下壁和基底段室壁运动。

通过电影显示可以直观了解心室各壁的运动情况,临床上将心室壁的运动分为4种类型(图5-17):正常、低动力、无运动和反向运动。室壁轴缩短率可作为定量评价室壁运动的指标,正常情况下,各个节段的室壁轴缩短率均>20%,但间壁节段相对稍低。

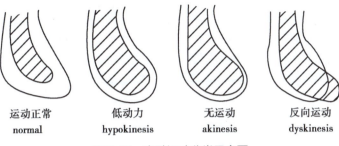

| 运动正常 | 低动力 | 无运动 | 反向运动 |
| normal | hypokinesis | akinesis | dyskinesis |

图 5-17　室壁运动分类示意图

3. 时相分析　对心血池显像的每个像素生成的时间-活度曲线进行傅里叶转换,生成每个像素开始收缩的时间(时相)和收缩幅度(振幅)两个功能参数。用这两个参数进行影像重建生成心室的时相图(phase image)、振幅图(amplitude image)和时相电影(phase cine)3个功能影像及时相直方图(phase histogram)(图5-18)。

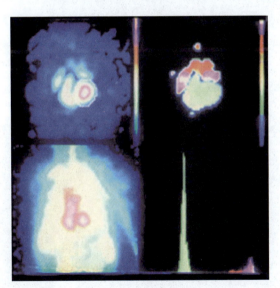

图 5-18　时相分析

左下为心血池影像,左上为振幅图,右上为时相图,右下为时相直方图。

(1)时相图:是以不同的灰度反映心肌壁发生收缩的时间,灰度越高表示时相度数越大,即开始收缩时间越晚。心房与心室开始收缩时间相差较远,表现为完全不同的灰度,而左、右心室各心肌壁几乎同步收缩,其灰度基本一致。

（2）时相直方图：为心室时相度数的频数分布图，纵坐标代表分布的频率，横坐标为时相度数（0°~360°）；正常情况下，心室峰高而窄，心房及大血管峰低而宽，两峰的时相度数差约180°；心室峰底宽度称相角程，反映心室最早收缩与最晚收缩时间之差，是反映心室运动协调性的重要指标，正常的心室相角程<65°。

（3）振幅图：是以不同颜色反映心脏各部收缩幅度的大小，其灰度高提示幅度大，正常左心室收缩明显大于右心室及心房、大血管；局部运动障碍时则表现为该部位的灰度减低。

（4）时相电影：将心脏各部开始收缩的时间以一种显著标记（如黑色）依次进行动态显示，即可直观地观察心肌激动传导的过程。正常情况下，室壁收缩的兴奋点起源于室间壁基底部右侧，然后沿间壁下行，迅速传导至整个心室，最后消失于左、右心室的后基底部，右心室的收缩稍早于左心室。如果有传导异常或室壁运动障碍，则其收缩的顺序和颜色发生改变（图5-19）。

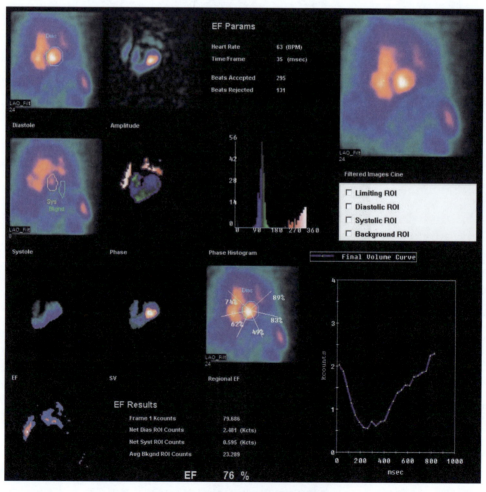

图 5-19　正常人的门控心血池显像

结果显示 LVEF 为 76%，室壁运动正常。

三、适应证与禁忌证

（一）主要的适应证

1. 冠心病心肌缺血的辅助诊断、冠心病的病情程度与预后估计、心肌活力的判断及心室室壁瘤的诊断。

2. 心脏传导异常的诊断。

3. 心脏药物毒性反应的监测。

4. 心肌病的辅助诊断。

（二）主要的禁忌证

1. 严重的心律失常患者。

2. 未能控制的不稳定型心绞痛患者。

3. 充血性心力衰竭失代偿期患者。

4. 严重的高血压患者。

5. 近期（48 小时内）急性心肌梗死患者。

四、临床应用

（一）冠心病中的应用

1. 心肌缺血的辅助诊断　冠心病轻度心肌缺血患者，静息状态时心功能指标多正常，或仅有 PFR 减低，对冠心病诊断的价值不大；但在负荷试验后，心肌缺血患者 LVEF 较静息状态没有变化，甚至出现降低，而正常人负荷后 LVEF 较静息状态可增加 5% 以上。在排除其他心脏疾病的前提下，可辅助诊断为冠心病。如果心肌缺血较严重，静息时也可表现为心室功能和室壁运动的异常。运动诱发的室壁运动异常是诊断冠心病的特异性指征。

2. 冠心病的病情程度与预后估计　负荷试验后 LVEF 下降与冠状动脉狭窄程度成正比；对于症状较轻，没有左心室功能障碍的冠心病患者，负荷试验出现明显诱发心肌缺血征象，可作为独立的预后信息；负荷试验后 LVEF 下降和诱发的室壁运动异常，其未来心脏事件发生率较高。

心肌梗死的患者，心脏功能受损程度主要取决于梗死的部位、程度和范围；一般前壁梗死比下壁梗死 LVEF 下降更明显，局部心肌收缩不协调，左心室舒张末期压力增高，舒张和收缩末期容量增大。发生急性心肌梗死后 LVEF 值能预测患者的预后：正常的患者，一年内的病死率为 2%~4%；LEVF 值小于 30% 者，一年内病死率为 12%；小于 20% 患者，一年内病死率为 47%。因此，LVEF 值是反映冠心病严重程度和预测心脏事件的重要指标。

3. 心肌活力的判断　静息时出现局部室壁运动异常多见于心肌梗死和心肌冬眠或顿抑。在多支血管病变的冠心病患者存在冬眠心肌时，心室功能显像表现为左心室功能障碍（LVEF 值为 30% 左右）和严重室壁运动异常。急性心肌梗死后缺血、冠状动脉手术围手术期和近期冠状血管成形术患者中，心室功能显像时局部室壁运动减低或无运动，而静息时心肌灌注正常，多为顿抑心肌。

4. 心室室壁瘤的诊断　影像表现为：左心室增大，形态失正常；室壁瘤部位膨突，室壁运动可出现反向运动或无运动，局部 EF 减低；时相图所见局部时相明显延迟，境界清晰，在时相直方图中心室峰和心房峰之间出现一个异常峰，即室壁瘤峰。振幅图局部灰度明显减低（图 5-20），对室壁瘤的定位诊断具有较大价值，阳性率可为 90%~95%，并有助于鉴别真性室壁瘤与假性室壁瘤。

（二）心脏传导异常的诊断

时相分析能显示心肌激动的起点和传导的途径，对判断其传导有重要价值。当束支传导阻滞时，表现为阻滞的心室时相延迟，灰度增加；相角程增宽，左、右心室峰分界清晰，甚至出现双心室峰。预激综合征表现为预激的起点和旁路部位时相提前，灰度增加，相角程不同程度增宽。时相电影可以更加直观地显示传导异常的病位、范围和程度。

（三）心脏毒性作用的监测

最常见的监测指标是静息 LVEF 变化，但舒张期功能障碍的监测可能是反映心肌毒性作用更敏感的指标，动态监测化疗过程中心脏损害情况，以指导停药时间和用药累

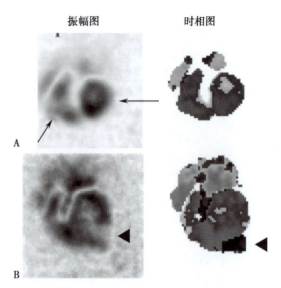

振幅图　　　时相图

图 5-20　室壁瘤患者的时相分析

积剂量，避免造成心脏不可逆性损伤，甚至死亡。观察 LVEF 变化，可在出现临床症状前判断心脏中毒的征象，心脏损害程度与药物累积剂量呈正相关。一般认为，LVEF 下降至 45% 时，应考虑终止化疗，考虑其他替代药物。

（四）心肌病的辅助诊断

扩张型心肌病显像左心室心腔明显扩大，LVEF 明显降低，有的甚至降低到 20% 以下，室壁运动弥漫性减弱。肥厚型心肌病主要表现为左心腔变小，室间隔不均匀增厚，LVEF 增加，但舒张充盈障碍，顺应性减低，终末期肥厚型心肌病由于失代偿也可表现为左心室心腔扩大。

五、与相关学科的比较

超声心动图的优势在于：评价肺动脉压（PAP）、肺动脉楔压（PAWP）；了解室壁结构及其完整性、瓣膜结构及其功能、有无心包积液；超声设备体积小，价格低廉，便于对患者进行检查及复查；无放射性辐射。其缺点是对图像判断的主观性、单纯视觉分析；显像质量不理想，心内膜运动曲线不完整，左心室侧壁、后基底部、心尖部节段图像不清晰，可导致不同医师间对图像分析结果的差异；负荷超声心动图对静息状态下已出现运动失调的再评价存在困难，室壁无运动或运动失调在负荷状态下是否改变很难确定，而且重复性不好。

核素显像测定心功能具有较好的重复性，定量准确，同时可判断心脏的传导功能，但不能估计肺动脉压（PAP）、肺动脉楔压（PAWP）和不能评价室壁、瓣膜结构及其完整性。

第四节　心肌淀粉样变阳性显像

心肌淀粉样变性（amyloidosis）是不同原纤维前体蛋白异常折叠沉积于心肌细胞间质造

成的淀粉样变心肌病，可导致心力衰竭、心脏传导系统疾病、心包疾病，甚至晕厥和猝死。最常见的 3 种累及心脏的淀粉样变性类型是轻链型或原发型（AL）、家族性或老年性（ATTR）和继发型（AA）淀粉样变性。淀粉样心肌病的诊断通常通过心电图和心脏超声进行初筛。当老年患者心电图出现心律失常，超声发现室间隔心肌肥厚时，临床上怀疑心脏淀粉样变性，则进行单克隆抗体血液检查、心脏磁共振（CMR）、核素心肌淀粉样变显像及心肌活检，有助于进一步分型和确诊。

一、显像原理

心脏淀粉样变性（cardiac amyloidosis，CA）是由于不同前体蛋白异常折叠沉积于心肌细胞间质中导致的疾病。其中，转甲状腺素蛋白淀粉样变性（transthyretin amyloidosis，ATTR）占比大，转甲状腺素蛋白淀粉样变心肌病（ATTR-CM）患者心肌间隙有钙离子沉积，^{99m}Tc 标记焦磷酸盐（^{99m}Tc-PYP）可以与心肌淀粉样变内游离的钙结合而聚集于病变心肌，显示心肌 ATTR。

此外，急性梗死的心肌细胞也选择性地浓集 ^{99m}Tc-PYP，一般心肌淀粉样变为弥漫性摄取，若出现局灶性放射性浓聚，则需要与心肌梗死病灶相鉴别。

二、显像方法

（一）检查前准备

检查前无需特殊准备。所有受检患者均需采用血清和尿液免疫固定电泳和轻链测定法，以排除单克隆免疫球蛋白异常，完善患者心电图、超声心动图等检查。显像剂准备：^{99m}Tc 标记焦磷酸盐（^{99m}Tc-PYP），在无菌条件下抽取高锝酸钠淋洗液注入亚锡焦磷酸钠冻干粉瓶中，摇匀速溶，静置 5 分钟。

（二）显像方案

1. 显像条件　患者取仰卧位，双探头采集，脚先进，双手抱头，心脏位于探测器中心。均采用低能高分辨平行孔准直器，能谱峰 140keV，窗宽 15%~20%。

2. 显像方法　注射完 ^{99m}Tc-PYP 显像剂后 1 小时行心脏局部平面显像，3 小时后行心脏局部平面显像和心脏断层显像。有条件的加做全身显像。

（1）心脏平面采集：患者仰卧检查床，保持静止将心脏摆放于探头视野中央，尽量贴近胸壁取前位和左侧位。矩阵推荐 256×256，放大倍数 1.46，像素大小 3.5~6.5mm。

（2）心脏断层显像采集：患者仰卧检查床，保持静止，双臂上举，心脏位于视野中央探头尽量贴近胸壁，右前斜 45° 开始到左后斜 45°，顺时针旋转 180°，放大倍数 1.0，采集 40 帧，每帧 20 秒。

（3）全身显像采集：患者仰卧检查床，双上肢自然放于身体两侧，保持静止，探头尽可能贴近身体表面，采集从头到脚前后位图像，推荐矩阵 256×1 024，扫描速度 10~20cm/min。

（三）图像处理

1. 平面显像　调节图像对比度，勾画心脏感兴趣区（注意避免勾画到心外，避开胸骨和胃），将心脏 ROI 镜像到对侧胸部，计算心脏与对侧肺摄取比值（heart to contralateral lung ratio，H/CL）。

2. 断层显像图像　应用心脏专门断层处理软件及合适的滤波进行断层重建，获得左心室短轴、水平长轴、垂直长轴断层图像。

三、图像分析

正常人心肌不显影,^{99m}Tc-PYP 心肌摄取模式分为不摄取、局灶性摄取、弥漫性摄取或局灶性与弥漫性摄取并存。图像判断采用半定量方法分析。

1. **采用目测比较分级法** 对于平面显像图像,目测心肌放射性摄取浓度与肋骨放射性浓度差异分为 4 个等级(图 5-21),分别为:0 级(心肌无摄取),1 级(心肌摄取低于肋骨),2 级(心肌摄取与肋骨相当),3 级(心肌摄取高于肋骨)。

目测判断等于或大于 2 级为心肌 ATTR 阳性,小于 2 级为心肌 ATTR 阴性。

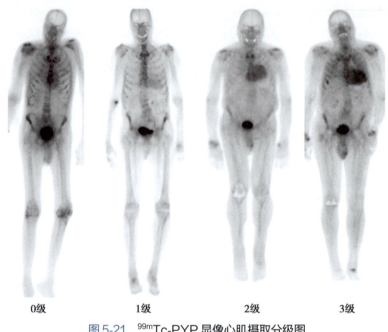

0级 1级 2级 3级

图 5-21 ^{99m}Tc-PYP 显像心肌摄取分级图

2. **心脏与对侧肺比值** 平面图像勾画左心室影轮廓 ROI,然后把左心室 ROI 镜影复制到右侧胸部肺区域,计算 H/CL。1 小时显像图像的 H/CL≥1.5,则判断为心肌 ATTR 阳性;H/CL<1.5,则判断为心肌 ATTR 阴性。

3. **断层图像分析** 对于平面图像视觉评分在 1 级和 2 级,或 H/CL 在 1.3~1.9 的患者,需要用断层分析法进行诊断。使用断层分析法评估患者在 3 小时 SPECT 断层显像上有无弥漫性 ^{99m}Tc-PYP 心肌摄取,而非局灶性心肌摄取或心血池摄取。若 3 小时断层显像中出现弥漫性心肌示踪剂摄取,则判断为 ATTR 阳性(图 5-22),无弥漫性摄取则判断为 ATTR 阴性。

心肌淀粉样变一般为心肌弥漫性改变,断层图像出现局灶性浓聚,需要与心肌梗死灶鉴别,由于急性心肌梗死灶也可出现不同程度的异常放射性浓聚,一般于心肌梗死后 4~8 小时出现阳性,48~72 小时最高,持续约 2 周后转为阴性。大面积的心肌梗死,^{99m}Tc-PYP 显像可能在数月内都呈阳性表现。

四、适应证

临床上出现以下情况建议进行心肌淀粉样变阳性显像。

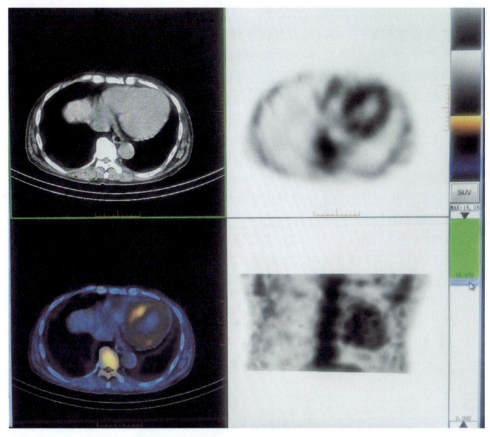

图 5-22　^{99m}Tc-PYP 断层显像阳性病例

1. 心力衰竭且左心室室壁增厚原因不明的患者。60 岁以上原因不明的心力衰竭且射血分数正常的患者。

2. 原因不明的神经疾病、双侧腕管综合征或房性心律失常,但未发现常见的高危因素,也没有心力衰竭迹象或症状的患者,尤其是老年男性。

3. 对已知或可疑家族性淀粉样变心肌病患者的心脏损害情况进行评估。

4. 对心脏磁共振(CMR)或超声心动图检查结果怀疑心肌淀粉样变性特征的患者,进一步对淀粉样变性进行分型诊断。

5. 疑似患有心肌 ATTR 淀粉样变性且无法行 CMR 检查(如肾功能不全或有植入心脏器械)的患者。

五、临床应用

心肌淀粉样变性是一种心肌功能紊乱的疾病,在心肌组织内沉积有能被苏木精 - 伊红均匀染色的淀粉样蛋白质。临床一般分为原发性和继发性。继发性:发生于结核、类风湿性关节炎、溃疡性结肠炎、慢性骨髓炎、慢性化脓性和消耗性疾病等,或发生于多发性骨髓瘤者均称为继发性淀粉样变。原发性:如无以上病因,则为原发性淀粉样变,多与遗传有关,为单克隆轻链(AL)增高所致。心肌淀粉样变性常见如下 4 类。

1. AL 致淀粉样变性(轻链型)　常见,多见于原发性、系统性淀粉样变性,由单克隆轻链增高所致。

2. 非免疫性淀粉蛋白（AA）致淀粉样变性　临床称为继发性淀粉样变性，常由结核病、风湿性关节炎、溃疡性结肠炎、慢性化脓性疾病等慢性感染性疾病导致。

3. 类降钙素蛋白（AEI）致淀粉样变性　多见于甲状腺髓样癌。

4. 老年性淀粉样变的血浆前蛋白（SA）致淀粉样变性　心脏、胰腺、前列腺和大脑为其主要受累部位，尤好发于 60 岁以上老年人，甲状腺素转运蛋白（TTR）在心肌沉积，导致转甲状腺素蛋白淀粉样变性（ATTR）。其中，AL 型和 ATTR 型心肌淀粉样变性占所有心脏淀粉样变性诊断的 95% 以上。临床上，心肌淀粉样变性并不罕见，但易漏诊及误诊。早期发现、早期治疗是影响预后的重要因素。

半定量视觉评分、定量 H/CL 法和断层分析法均可用于心肌核素显像检查图像的解读。某多中心研究对 1 217 例显像进行分析，其中 374 例有心肌穿刺结果（261 例为 ATTR 型，62 例为 AL 型，4 例为其他）。^{99m}Tc-PYP 显像的灵敏度为 99%，特异度为 86%，假阳性大多数在 AL 型（77/96）。以 2 或 3 级摄取为阳性，则诊断 ATTR 的灵敏度和特异度分别为 90% 和 97%，阳性预测值为 100%。总之，心肌淀粉样变性显像如果心肌摄取为 2 或 3 级，同时血清/尿液中单克隆免疫球蛋白阴性，判断为 ATTR-CM 的特异度和阳性预测值均为 100%。与超声心动图、CMR 和心内膜心肌活检相比，心肌核素显像具有操作简便、成像简单、成本相对较低、特异性强等优点，有助于无创诊断 ATTR-CM。

第五节　心血管系统核医学显像进展

一、心脏受体显像

（一）显像原理

心脏受体显像是应用放射性核素 ^{123}I 或 ^{131}I 标记去甲肾上腺素（NE）的类似物间碘苄胍（MIBG），心脏神经受体通过 NE 的途径特异性摄取 MIBG 进行显像，并且 MIBG 不经儿茶酚 -O- 甲基转移酶或单胺氧化酶的途径进行代谢而储存在突触末端足够时间，可以进行延迟显像。心脏受体显像常规行早期显像（15~30 分钟）和延迟显像（3~5 小时），显示显像剂摄取分布的影像即可反映心脏交感神经的分布。

（二）临床意义

1. 心肌梗死　心肌梗死后，病变初期 MIBG 显像和心肌灌注显像基本接近。发病后数日，心肌放射性减低或缺损区明显大于心肌血流灌注异常区域，表明交感神经受损的范围大于心肌细胞受损的范围。治疗后好转的病例，神经支配的恢复慢于血流灌注的恢复。

2. 缺血性心脏病　能检测血流灌注未能发现的冠状动脉狭窄所致心肌缺血，诊断心肌缺血可能较 ^{201}Tl 等心肌灌注显像更为敏感。

3. 充血性心力衰竭　心衰患者心肌 MIBG 摄取减低，尤其表现为心与纵隔比值降低，心脏放射性分布不均匀，且从心肌洗脱速度加快，是预测患者预后的重要指标。

4. 心脏移植　心脏移植可引起或造成自主神经功能的完整性和功能受损，心脏神经受体显像可评价心交感神经支配状况,成为观察病情变化、监测疗效和判断预后的重要手段。

二、心肌乏氧显像

在冠状动脉血流慢性减低的区域存在的冬眠心肌和伤残心肌,均是特定病理状态下的存活心肌,因氧供减少而呈乏氧状态。心肌乏氧显像是一种阳性显像,乏氧显像剂能迅速准确地选择性滞留在乏氧组织或细胞中,直接反映组织血供与耗氧之间的平衡状态,识别缺血但存活心肌,为冠心病患者的再血管化治疗和判断预后提供依据。而心肌灌注缺损或局部心肌代谢改变仅提供了心肌缺血缺氧的间接证据。

(一)显像原理

常用的心肌乏氧显像剂主要包括硝基咪唑类乏氧显像剂(如 ^{18}F-FMISO)和非硝基咪唑类乏氧显像剂(如 ^{99m}Tc-HL91)(详见第三章第三节)。

(二)临床意义

1. 检测心肌缺血　心肌乏氧显像能准确地鉴别缺血存活心肌和梗死心肌,特别是对慢性持续性心肌缺血的诊断准确性更高。通过心肌乏氧显像评估心肌活力,有助于对冠心病患者进行危险度分层、治疗效果的预测和评价以及指导治疗方案的制定等。

2. 评价新生血管的形成　组织乏氧可促进生血管因子的表达,促进血管再生。通过乏氧显像检测持续性的心肌缺血,可以为客观评价这种治疗方法提供有用的依据。

3. 在心肌病中的应用　乏氧引起的一些细胞因子及血管因子的释放可引起血管生成的不平衡而促使心肌病的发展,乏氧在心肌病的发生和发展中发挥作用。

三、凋亡显像

细胞凋亡时,细胞膜的结构发生了改变,其中原本存在于细胞膜脂质双层内层的磷脂酰丝氨酸(phosphatidylserine,PS)外翻至外层。膜联蛋白V(annexin V)是一种内源性生理蛋白,当细胞凋亡时,其可与凋亡细胞的 PS 结合并有很高的亲和力。凋亡显像是应用 ^{99m}Tc-annexin V 结合凋亡细胞表面的 PS 进行显像,凋亡心肌表现为亲凋亡灶的热区,而正常心肌细胞不显影。凋亡显像可用于心脏移植排斥反应中的监测;缺血性心肌病及再灌注损伤的评价;心力衰竭后心肌凋亡检测;判断各种凋亡抑制剂的作用等。

四、动脉粥样斑块显像

目前认为,心肌梗死及不稳定型心绞痛的发生,主要是由于富含脂质动脉粥样硬化斑溃破,而不是冠状动脉堵塞所致。因此,利用放射性核素标记动脉粥样硬化斑块成分的单克隆抗体或配体进行冠状动脉粥样斑块显像,包括抗 LDL 单抗放射免疫显像、P2 受体配体显像、斑块中内皮 AB 受体配体显像和 ^{18}F-FDG 代谢显像等,可无创性地检测动脉粥样硬化斑块,区别稳定性斑块和即将溃破的、不稳定的斑块,早期预防心脏事件的发生,为冠状动脉血运重建术决策提供最直接的依据。

五、血栓显像

血栓显像应用放射性核素标记的纤维蛋白原和血小板进行显像,可检测冠状动脉血栓和动脉粥样硬化斑块,具有较高的灵敏度和特异度,具有一定的临床应用潜力。

本章小结

　　核心脏病学的核心内容是心肌灌注、心肌代谢和心室功能显像。在此基础上，核心脏病学在受体显像、乏氧显像、动脉粥样硬化斑块显像、血栓显像等方面也不断完善，在心脏疾病研究中发挥了重要作用。本章重点介绍临床常用的心肌显像技术。心肌显像利用放射性核素标记的显像剂评价心肌灌注、代谢、变性坏死及神经受体等方面的病理生理及功能异常，在评价冠状动脉的储备功能、心肌缺血、心肌变性坏死、心肌存活、心脏交感神经功能等方面具有独特的临床价值。随着正电子断层显像（PET）仪器及正电子药物的发展，PET设备用于MPI及心肌代谢显像将在心血管疾病的诊断与评估方面发挥重要作用。

　　放射性核素心脏功能显像包括首次通过法心血池显像和平衡法门控心血池显像。前者很少用，后者在定量估计心脏功能方面仍具一定的优势，能测定静息状态下和负荷状态下的左右心室功能情况，但也面临着超声心动图显像广泛应用的挑战。然而，放射性核素心脏功能显像具有较好的重复性，定量准确，同时还能判断心脏的传导功能。

　　核素心肌淀粉样变显像结合单克隆抗体血液检查、心脏磁共振（CMR）及心肌活检，有助于临床怀疑心肌淀粉样变性的患者的进一步分型和确诊。

（程木华）

参考文献

1. 李少林. 核医学［M］. 9版. 北京：人民卫生出版社，2018.

2. SCALA A, MARCHINI F, MEOSSI S, et al. Future of invasive and non-invasive hemodynamic assessment for coronary artery disease management［J］. Minerva Cardiology and Angiology，2024，72（4）：385-404.

3. WELLS R G, SMALL G R, RUDDY T D. Myocardial blood flow quantification with SPECT［J］. J Med Imaging Radiat Sci，2024，55（2S）：S51-S58.

4. ZHOU W, SIN J, YAN A T, et al. Qualitative and quantitative stress perfusion cardiac magnetic resonance in clinical practice：a comprehensive review［J］. Diagnostics（Basel），2023，13（3）：524.

5. AN Z, TIAN J, ZHAO X, et al. PET evaluation of myocardial perfusion function after percutaneous coronary intervention in patients with chronic total occlusion：a systematic review and meta-analysis［J］. Scand Cardiovasc J，2024，58（1）：2302174.

6. BADWAN O, BERGLUND F, ROSENZVEIG A, et al. Pericardial disease in cardiac amyloidosis：a comprehensive review［J］. Am J Cardiol，2024，223：100-108.

7. JACOBSON A F, TRAVIN M I. Impact of medications on mIBG uptake, with specific attention to the heart：comprehensive review of the literature［J］. J Nucl Cardiol，2015，22（5）：980-993.

8. DOUHI A, AL-ENEZI M S, BERRAHMOUNE N, et al. Non-calcified active atherosclerosis plaque detection with 18F-NaF and 18F-FDG PET/CT dynamic imaging［J］. Phys Eng Sci Med，2023，46（1）：295-302.

9. BONNITCHA P, GRIEVE S, FIGTREE G. Clinical imaging of hypoxia：current status and future directions［J］. Free Radic Biol Med，2018，126：296-312.

第六章　神经系统核医学

神经核医学（nuclear neurology）是一门专注于应用核医学技术来研究和诊断神经系统疾病的分支学科。它结合了核医学的放射性同位素标记技术和影像学技术，能够提供对神经系统功能和代谢的非侵入性、全面性的评估，对神经系统疾病的早期诊断、治疗监测以及疾病机制的研究具有重要意义。

近年来，神经核医学领域取得显著的发展。随着放射性药物标记技术的不断进步，PET/CT 和 PET/MRI 等先进核医学仪器投入临床使用，使神经核医学影像的分辨率和灵敏度得到显著提高，可以更好地观察和评估神经核的生理和代谢活动。同时，神经核医学影像在神经科学研究、临床诊断和治疗方面的应用也日益广泛，为神经系统疾病的早期诊断和治疗提供重要的支持。

神经核医学常用的显像方法有：脑血流灌注显像、脑神经递质和受体显像和脑脊液间隙显像。在临床应用方面，神经核医学影像广泛用于诊断和评估多种神经系统疾病，如脑血管病变、神经退行性疾病、脑肿瘤、癫痫等。同时，神经核医学影像还在神经科学研究领域发挥着重要作用，例如，通过观察脑功能活动模式来研究神经系统的功能连接和神经机制。随着技术的不断进步和临床应用的拓展，神经核医学影像将为神经系统疾病的诊断和治疗提供更加准确、个体化的解决方案。

第一节　脑血流灌注显像

一、基本原理

脑血流灌注显像（cerebral blood flow perfusion imaging）的原理是通过静脉注射能透过血脑屏障进入脑细胞的显像剂，显像剂经水解酶或脱脂酶的作用，由脂溶性变成水溶性，因而不能扩散出脑细胞而滞留在脑组织内，在体外用 SPECT 或 PET 进行脑断层显像。进入脑细胞的显像剂与局部脑血流量（regional cerebral blood flow，rCBF）成正比，脑组织放射性分布反映了脑血流灌注量。

二、显像方法

（一）显像剂

SPECT 常用的显像剂为 ^{99m}Tc- 双半胱乙酯（^{99m}Tc-ECD）或 ^{99m}Tc- 六甲基丙烯胺肟（^{99m}Tc-HMPAO），具有分子小、不带电荷和脂溶性高的特点。PET 显像常用的显像剂为 ^{13} 氮 - 氨水（^{13}N-NH$_3$·H$_2$O）、^{15} 氧 - 水（^{15}O-H$_2$O）。^{99m}Tc 标记化合物放化纯度应大于 90%，否则，头皮、颅骨、静脉窦、鼻腔及其他软组织内放射性摄取较高，会产生伪影。

（二）显像方法

患者注射显像剂前 60 分钟，口服高氯酸钾 400mg，以减少甲状腺、脉络丛和鼻黏膜对 ^{99m}TcO$_4^-$ 的摄取。静脉注射显像剂前、后 5 分钟，患者处于安静环境中，需戴眼罩和耳塞，以封闭视觉和听觉。检查室应保持安静，调淡光线。

患者平卧于检查床上，头部枕于头托中，静脉注射 740~1 100MBq 的 ^{99m}Tc-ECD 或 ^{99m}Tc-HMPAO，10~30 分钟后进行头部断层显像，采集数据，结果经滤波处理、衰减校正，计算机重建出横断位、冠状位和矢状位图像。

三、图像分析

（一）正常影像与结果判断

脑内放射性反映了局部脑血流灌注、细胞功能活跃程度。正常脑血流灌注断层影像可见左右两侧大脑、小脑的皮质、基底节、丘脑和脑干的灰质结构，为对称性放射性浓聚区，白质和脑室部位放射性分布明显低下。^{99m}Tc-HMPAO 测定的全脑平均血流量为每分钟（44.2±4.5）ml/100g，左右半脑的 rCBF 相近，男女无明显差异。正常情况下，左右大脑半球相应部位放射性比值差异小于 10%。

图像分析方法有以下几种。

1. 目测读片法　通过视觉分析脑实质、丘脑、基底节及小脑区影像的灰度情况，判断放射性摄取情况。

2. 半定量分析法　在断层影像上，勾画某区域和对侧镜像部位 ROI，计算 ROI 比值；利用扇形区分割法提取某扇面区域和镜像扇面均数，计算比值。

3. 定量分析法　定量分析的理论基础是菲克定律，即单位时间内显像剂被脑组织摄取并滞留的量等于动脉血带入脑组织的量减去脑静脉血带走的量。但是定量分析方法复杂，临床应用受限。

（二）异常影像的类型

1. 局限性放射性减低或缺损　脑皮质和灰质核团局限性放射性减低或缺损。多为缺血性脑血管病、脑出血、脑脓肿、癫痫发作间期和偏头痛等，需结合病史和其他检查分析。

2. 局限性放射性浓集或增高　脑皮质和灰质核团局限性放射性浓集或增高。最常见于癫痫发作期的致痫灶。短暂性脑缺血发作（transient ischemic attack，TIA）、脑梗死亚急性期和慢性期的病灶周围也可放射性浓集，这种现象称为过度灌注（luxury perfusion）。负荷试验时，如生理刺激、针刺等亦见相应脑皮质和灰质核团放射性分布增高，表明该脑区对刺激的应答使 rCBF 灌注增加，脑细胞功能增高。

3. 大小脑交叉失联络现象 一侧大脑皮质局限性放射性减低或缺损,同时对侧小脑放射性亦明显减低,称为交叉性小脑失联络征(crossed cerebellar diaschisis)(图6-1),多见于慢性脑血管病。

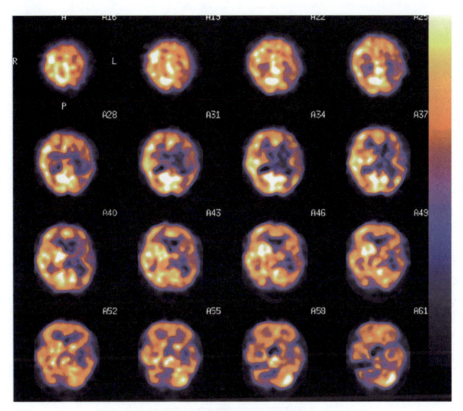

图6-1 交叉性小脑失联络征
左侧大脑半球放射性明显降低,右侧小脑放射性亦明显降低。

4. 白质区扩大和中线偏移 脑梗死、脑出血和脑肿瘤等疾病,除可见局部明显的放射性分布减低或缺损外,有时可见白质区扩大,中线结构偏移。主要是病变造成周围组织缺血、水肿和受压所致。

5. 脑结构紊乱 脑放射性分布紊乱,有时可见脑皮质周围有花边状环形放射性分布,多见于脑挫伤。

6. 全脑萎缩 脑皮质变薄,放射性分布呈弥漫性稀疏,脑室和白质相对扩大,伴有脑裂增宽,脑内灰质核团变小,核团间距离加宽,多见于脑萎缩症、抑郁症晚期、阿尔茨海默病(Alzheimer disease,AD)和痴呆等。

7. 异位放射性浓集 脑挫伤伴脑脊液漏、硬脑膜下血肿、蛛网膜下腔出血等疾病引起正常脑结构以外的异位放射性浓聚,主要分布于鼻腔、侧脑室、头皮或颅骨内。

四、临床应用

1. 短暂性脑缺血发作和可逆性缺血性脑疾病 短暂性脑缺血发作(TIA)和可逆性缺血性脑病(reversible ischemic neurologic deficit,RIND)是短暂性颈动脉或椎-基底动脉系统血供不足,患者出现几秒至几小时的局灶性神经功能缺失,多在 24 小时内恢复正常。CT 和 MRI 检查常阴性,而脑血流灌注显像可发现病灶(图 6-2)。脑血流灌注显像在 TIA 和 RIND 的早期诊断、治疗决策、疗效评价和预后判断方面具有重要的临床价值。

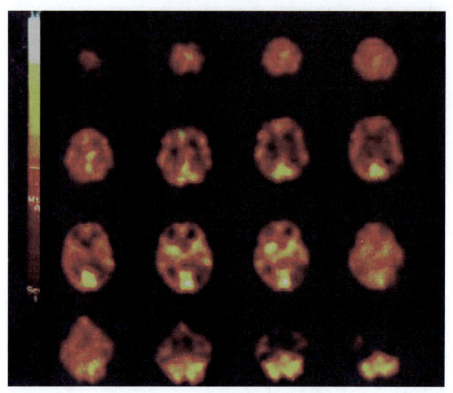

图 6-2　短暂性脑缺血发作脑血流显像
左侧枕叶放射性减低。

2. 脑梗死　急性脑梗死脑血流灌注显像表现为局限性放射性减低或缺损区(图 6-3)。脑血流灌注显像的另一个优势是可检出 CT 和 MRI 无法发现的交叉性小脑失联络征、过度灌注等。因此,脑血流灌注显像在脑梗死的早期诊断、疗效和预后评价等方面有一定的应用价值。随着 MRI 技术的发展,特别是 MRI 的弥散加权成像(diffusion weighted imaging, DWI)和脑灌注加权成像(perfusion weighted imaging, PWI)技术的使用,脑血流灌注显像在急性脑梗死中的应用逐渐减少。本方法受空间分辨率的限制,对小的梗死灶检出率低于 CT 和 MRI。

3. 癫痫　癫痫(epilepsy)是多种原因引起的某一区域脑神经元过度高频放电而引起的脑功能短暂异常的临床综合征。脑血流灌注显像在发作间期表现为局部放射性减低,发作期放射性增高(图 6-4)。脑电图检查对于本病的诊断阳性率可达 85%,但在定位诊断方面价值有限;CT 和 MRI 检查对癫痫灶的阳性检出率分别为 30%~50% 和 50%~70%;而脑血流灌注显像的检出率可为 70%~80%,借助诱发试验发作期显像可进一步提高癫痫灶的检出率。因此,对于难治性或顽固性癫痫,依据脑血流灌注显像定位癫痫灶可指导手术切除病灶。发作间期显像结合发作期显像可以提高癫痫灶定位的特异性和准确性。

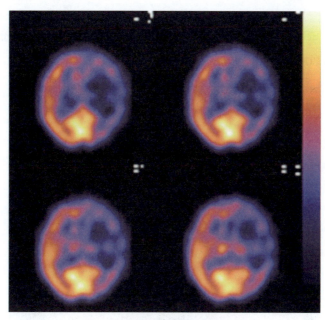

图6-3 脑梗死患者脑血流显像

左侧大脑皮质放射性减低。

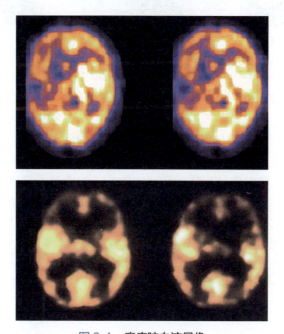

图6-4 癫痫脑血流显像

上排图为发作间期显像,右侧颞叶放射性减低;下排图为发作期显像,右侧颞叶放射性增高。

4. 阿尔茨海默病 阿尔茨海默病(Alzheimer disease,AD)是一种弥漫性大脑萎缩性退行性疾病,患者发病多在50岁以后,进展缓慢,以痴呆、渐进性的记忆减退、言语困难和认知障碍为主要表现。脑血流灌注显像的典型表现是双侧顶叶和颞叶放射性减低,有时也伴额叶减低,基本不累及基底节和小脑。局部脑血流减低的程度和范围与AD的病情严重程度相关。脑血流灌注显像在其他类型痴呆具有一定的鉴别诊断价值,如多发性脑梗死性痴呆表现为大脑皮质多发性散在分布的放射性减低区,基底节和小脑常常受累。帕金森病(Parkinson disease, PD)则主要是基底节部位放射性分布减低(图 6-5)。

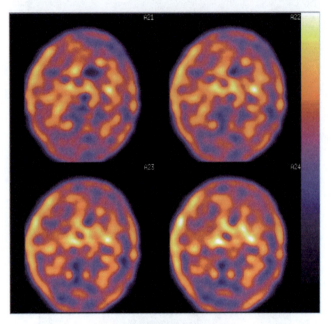

图 6-5　帕金森病脑血流显像
基底节放射性明显减少,形态不规整,放射性分布不均匀,两侧基底节不对称。

5. **脑肿瘤手术及放疗后复发与坏死的鉴别诊断**　脑恶性肿瘤血供丰富,复发灶 rCBF 常增高,影像表现为放射性浓集区;而坏死区基本上没有血供,呈放射性减低或缺损区。PET 显像对脑肿瘤术后纤维化、放射性坏死与肿瘤复发的鉴别价值更大,优于 CT 和 MRI。

6. **脑功能研究**　由于脑血流量与脑功能活动之间存在密切关系,应用脑血流灌注显像可研究各种生理负荷试验对脑局部功能活动的影响。如通过视觉、听觉、语言等刺激,可分别观察到枕叶视觉中枢、颞叶听觉中枢以及额叶语言中枢或精神活动区放射性增高。

7. **其他**　许多神经精神疾病在脑血流灌注显像可观察到 rCBF 的改变。如偏头痛发作时 rCBF 发生增高或减低的变化;抑郁症患者额叶和颞叶、边缘系统的 rCBF 减低;精神分裂症患者 rCBF 的变化特点是从脑前部向后部呈阶梯形改变,以额叶损害最严重,rCBF 明显减低,基底节和颞叶亦常受损,左侧受损程度常较右侧重。

第二节　脑血流灌注显像介入试验

一、基本原理

由于脑供血系统具有储备能力,常规静息脑血流灌注显像往往难于发现异常,通过介入各种负荷,包括药物、器材、物理、生理负荷(冷、热、声、光)和各种治疗手段使脑的血流灌注和功能发生改变,以提高脑部病变的阳性检出率。

二、介入方法

1. **药品介入试验** 包括乙酰唑胺、尼莫地平、乙酰肉毒碱、抗胆碱药物、抗精神病药物、腺苷等。

2. **人为干预介入试验** 过度换气诱发试验、剥夺睡眠诱发试验和颈动脉压迫试验(Matas 试验)。

3. **生理刺激介入试验** 包括肢体运动、视觉、听觉刺激、躯体感觉刺激试验等。

4. **认知作业介入试验** 记忆试验、听觉语言学习试验、计算试验、思索试验等。

5. **物理性干预试验** 乙酰唑胺是临床上药物介入负荷试验方法的常用药物,首先行常规脑血流灌注显像,随后静脉推注乙酰唑胺 1g,10 分钟后行乙酰唑胺负荷试验,将两次显像所得的影像进行对比分析。其基本原理是:乙酰唑胺为脑内碳酸酐酶抑制剂,使碳酸脱氢氧化过程受到抑制,导致脑内 pH 急剧下降,引起脑血管扩张,rCBF 增加,而病变部位血管的这种扩张反应弱或没有反应,应用乙酰唑胺后潜在缺血区和缺血区的 rCBF 增高不明显,在影像上出现相对放射性减低或缺损区(图 6-6)。本方法主要用于评价脑循环的储备功能,对缺血性脑血管病的早期诊断很有价值。此外,还有磁场干预、低能激光照射等。

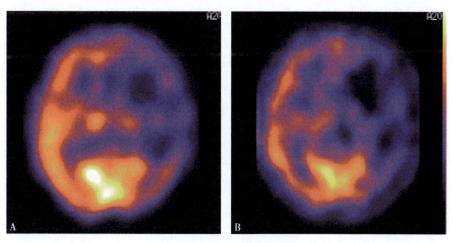

图 6-6 乙酰唑胺介入试验

A 为常规脑血流灌注显像,B 为乙酰唑胺介入显像,显示左侧大脑皮质病变区血流明显降低,病变范围增大。

三、图像分析

除了目测法、半定量分析方法和定量分析方法等常规核医学图像分析方法外,还可采用数字减影技术和统计参数图(statistical parametric mapping, SPM)分析方法分析介入试验结果,直观显示介入试验前后脑局部放射性分布的变化。

四、临床应用

（一）脑血管储备能力的测定

颅底 Willis 动脉环将大脑前、中、后动脉的末端小动脉相吻合形成广泛的侧支循环。当某一支血管发生狭窄或闭塞时，通过调用脑血管储备能力和侧支循环对该局部脑血流进行补偿，病变脑组织的血流灌注在静息状态下与正常无异，只有通过介入某种负荷方能显示。介入试验是目前为数不多的测定脑血管储备能力和脑侧支循环的诊断方法，是核医学功能显像的优势所在。

脑血管储备能力测定能预测脑血管意外。乙酰唑胺介入试验正常者，提示脑侧支循环正常，脑血管储备能力充足，发生各种脑血管意外的概率非常低，反之，提示脑血管储备能力减低，是发生脑梗死的前期信号。

（二）隐匿性脑缺血病灶和小梗死灶的探测

许多脑血管疾病在疾病的初始阶段，病灶范围较小，侧支循环较为丰富，因此静息脑血流灌注显像难以发现病灶。只有到血管狭窄加重，侧支循环不能代偿时，才能显示阳性结果，这往往延误了最佳治疗时间。介入试验可早期发现隐匿性脑缺血病灶和小梗死灶，提高阳性检出率。

（三）脑血管疾病疗效及预后预测

根据介入试验结果，特别是脑血管储备能力的测定值，可对脑血管疾病治疗效果和预后进行判断。一般来说，脑血管储备功能差者，预后差，治疗往往难以收效；脑血管储备功能较好者，预后较好，也较易产生较理想的治疗效果。治疗过程中，治疗有效、病情好转的客观指标就是脑血管储备功能的提高，后者要早于临床症状的改善。

第三节　脑代谢显像

一、基本原理

放射性核素标记的代谢底物进入脑内，被脑组织摄取，通过 SPECT 或 PET 断层显像，获得脑组织相关生理、生化或病理生理代谢功能方面的信息，利用数学房室模型还可以得到脑内代谢功能的定量参数。

放射性核素标记的脑代谢底物众多，主要有反映脑葡萄糖代谢的 ^{18}F-FDG，反映脑蛋白质代谢的放射性标记氨基酸类，如 ^{11}C-MET、^{11}C-TYR、^{18}F-FET、^{123}I-IMT 等，反映脑核酸代谢的 ^{18}F-FLT，反映脑膜磷脂代谢的 ^{11}C- 胆碱，反映脑组织乏氧、β- 淀粉样蛋白（amyloid β-protein，Aβ）沉积等病理生理代谢改变，如 ^{18}F-FMISO、^{18}F-FDDNP 和 ^{11}C-PIB 等。

二、显像方法

1. **脑氧代谢显像**　脑耗氧量占全身耗氧量的 20%，因此脑耗氧量是反映脑功能代谢的重要指标之一。受检者吸入 $^{15}O\text{-}CO_2$，或被注入 $^{15}O\text{-}H_2O$ 后，用 PET 进行动态显像，同时测定脑氧代谢率（$CMRO_2$）。结合 CBF 测定结果，还可计算出脑氧吸收分数（OEF），$CMRO_2$ 和 OEF 是反映氧代谢活动的较好指标。

2. 脑氨基酸代谢显像　蛋白质代谢中两个主要步骤是氨基酸摄取和蛋白质合成，细胞恶变后，氨基酸转运率的增加比蛋白质合成增加更明显。脑蛋白质代谢显像主要显像剂有：$^{11}C\text{-}MET$、$^{11}C\text{-}TYR$、$^{18}F\text{-}FET$、$^{123}I\text{-}IMT$ 等。其中，$^{11}C\text{-}MET$ 较为常用，该显像剂易穿透血脑屏障而进入脑组织。

3. 脑葡萄糖代谢显像　葡萄糖几乎是脑细胞能量代谢的唯一来源。葡萄糖通过有氧代谢提供能量，只有当氧分压下降至 $6.67kPa$（$50mmHg$）时，才通过无氧酵解供应能量。$^{18}F\text{-}FDG$ 为葡萄糖的类似物，静脉注入人体后进入脑组织，在己糖激酶的作用下生成 6- 磷酸 -FDG，后者不能参与葡萄糖的进一步代谢而滞留于脑细胞内。

4. 脑核酸代谢显像　嘧啶类似物胸腺嘧啶核苷参与 DNA 的合成，而增殖细胞在细胞周期 S 期合成 DNA，因此理论上放射性核素标记的胸腺 $^{18}F\text{-}FLT$ 通过被动扩散和 Na^+ 依赖的载体进入细胞，随后在胸腺嘧啶核苷激酶 1（TK1）的作用下发生磷酰化，同 FDG 一样，由于 3 位上的羟基被 ^{18}F 取代，不能同胸腺嘧啶核苷一样再回到起始物，从而生成的磷酸盐滞留在细胞内。但由于 3 位羟基的取代，$^{18}F\text{-}FLT$ 不能真正掺入 DNA，因此它仅部分反映了 DNA 修复合成途径。常用 $^{18}F\text{-}FLT$ 作为显像剂，主要反映细胞增殖。

5. 脑磷脂代谢显像　细胞利用胆碱作为合成磷脂（如卵磷脂）的前体，在合成卵磷脂的过程中，胆碱首先在胆碱激酶的催化下，形成磷酸胆碱，最后形成胞嘧啶核苷胆碱。$^{11}C\text{-}$胆碱反映细胞内的磷脂代谢。

三、正常图像

脑氧代谢和葡萄糖代谢显像的正常图像与脑血流灌注图像相似，左右两侧大脑、小脑皮质、基底节、丘脑和脑干的灰质结构由于血流量高于白质，表现为放射性浓聚区，呈对称性分布，白质和脑室部位放射性摄取明显低下，脑灰、白质影像对比度好。

其余脑代谢显像剂不能自由通过血脑屏障，脑组织相应代谢率较低，因此正常图像脑内放射性本底较低，而脑室脉络丛、垂体等无血脑屏障的脑内结构摄取较高。

四、临床应用

（一）癫痫

发作间期癫痫灶表现为葡萄糖代谢减低，而发作期代谢增高。$^{18}F\text{-}FDG$ PET 脑显像可用于癫痫手术治疗前致痫灶的定位诊断，可提高癫痫灶的检出率，有助于选择手术方式和预测手术效果。与 CT、MRI 相比，$^{18}F\text{-}FDG$ PET 对癫痫灶有更高的检出率。药物治疗效果差的癫痫患者往往显示皮质低代谢灶，这一发现也意味着药物控制不良，因此，出现局灶性低代谢可作为手术指征。

一般认为，发作间期 $^{18}F\text{-}FDG$ PET 结合发作期 $^{99m}Tc\text{-}HMPAO$ 或 $^{99m}Tc\text{-}ECD$ 脑血流灌注显像对癫痫灶的定位具有重要价值。癫痫发作期 PET 显像很难发现病灶，原因是 PET 显像剂半衰期较短。另外，发作期脑葡萄糖代谢的升高幅度变化较大（30%~300%），痉挛发作持续时间很短,低于 ^{18}F-FDG 在脑内的摄取时间(30~40 分钟),因而进行的发作期显像实际上包含了发作间期、发作期和发作后的不同时相。

(二)正常老化和痴呆

了解 ^{18}F-FDG PET 显像随着正常年龄老化引起脑结构和功能的改变,有助于区分正常老化与老年病理状态。皮质的葡萄糖代谢,尤其是额叶皮质,随年龄的增加而降低,年龄大小对基底节、海马、丘脑、小脑、前后连合和视皮质的代谢影响不大,在 ^{18}F-FDG PET 图像上表现为基底节代谢高于周围皮质。

AD 的 ^{18}F-FDG PET 显像典型表现为颞顶叶皮质的葡萄糖摄取对称性减低,但很少累及主要感觉运动皮质和视皮质、基底节、丘脑、小脑。^{18}F-FDG PET 有助于 AD 的早期诊断。轻度认知障碍的患者脑葡萄糖代谢已发生改变,^{18}F-FDG PET 比临床诊断方法(包括血液学检查、反复性的神经心理测试、脑电图和结构影像)能提前约 2.5 年检测 AD,其准确性在 90%以上。随访发现,1~2 年的 AD 患者表现为双侧颞顶叶皮质葡萄糖代谢对称性减低,随着疾病的进展,累计的面积逐步扩大,最后额叶皮质也出现低代谢表现,代谢减低程度与临床症状的严重程度相关。

β- 淀粉样蛋白为 AD 老年斑的主要核心成分,是神经退行性变的重要病理特征之一。淀粉样蛋白(amyloid)显像目前最常用的显像剂有 ^{18}F-florbetaben 和 ^{11}C-PIB 两种。研究发现:AD 患者放射性明显滞留于淀粉样物沉积的相关区域,如额叶最多,顶叶、颞叶、枕叶、纹状体也有一些放射性摄取,提示淀粉样蛋白显像可以判定受累的脑区,特别是提示受累脑区影响的程度,有助于 AD 的早期诊断、监测和评价药物疗效。

AD、多发性梗死性痴呆(multiple infarct dementia, MID)、额叶型痴呆(皮克病)、慢性硬脑膜下血肿、正常压力脑积水、唐氏综合征、皮质 - 纹状体 - 脊髓变性、肝豆状核变性等可引起痴呆。前瞻性研究发现,PET 对痴呆治疗的评价具有重要价值,这是因为 PET 能够早期准确诊断 AD 与其他类型痴呆,以及实现与正常老化的鉴别诊断、病程生物学分期及治疗的生物学反应评价。AD 早期双侧顶叶出现对称性减低,晚期双侧颞叶出现减低,常累及额叶,最后导致全脑的代谢减低。MID 典型图像表现为脑内散在、多发和不规则的代谢减低区,往往和脑血流灌注显像所示的放射性减低、缺损区相吻合。肝豆状核变性表现为豆状核葡萄糖代谢明显下降,也可伴有全脑的葡萄糖代谢减低。PD 伴痴呆除颞顶叶代谢减低外,纹状体糖代谢异常,特别是初级视觉皮质代谢明显减低,侧枕叶中度减低,而中颞叶相对保留。

(三)锥体外系疾病

PD 是中枢神经系统的变性疾病,病因是黑质 - 纹状体神经元的变性脱失,导致多巴胺含量减少。PD 起病隐匿,CT 和 MRI 多无明显异常,早期诊断困难。^{18}F-FDG PET 显像对 PD 的诊断和病程的判断都具有重要价值。^{18}F-FDG PET 显像患者在出现症状的对侧基底节葡萄糖代谢减低,随病情进展,可出现全脑葡萄糖代谢的逐渐减低,后期伴有痴呆症状者可出现与 AD 类似的影像学表现。亨廷顿病(Huntington disease, HD)是基底节和大脑皮质变性的显性遗传病,其特征为慢性进行性舞蹈样动作和痴呆。^{18}F-FDG PET 显像显示双侧基底节和大脑皮质葡萄糖代谢减低。HD 患者出现临床症状,CT、MRI 仍可正常,但 ^{18}F-FDG PET 显像改变可以早于临床症状,有助于早期诊断。

（四）脑肿瘤

PET 在脑肿瘤的临床诊断、鉴别诊断、肿瘤成活和复发、肿瘤分期和评价方面具有重要作用。^{18}F-FDG PET 显像显示高度恶性肿瘤为高代谢，而低度恶性肿瘤为低代谢。通常应用 ^{18}F-FDG 与 ^{11}C-choline、^{11}C-methionine 联合显像来鉴别Ⅰ~Ⅱ级低度恶性肿瘤与感染性、脱髓鞘等良性疾病。

对于肿瘤复发或残留与脑放射损伤坏死的鉴别诊断，^{18}F-FDG PET 显像较 CT 和 MRI 更有优势。由于放射性损伤后脑细胞较正常组织少，故损伤区糖代谢低于正常，坏死区一般无 ^{18}F-FDG 摄取。如果病灶存在 ^{18}F-FDG 摄取，则提示肿瘤复发。某些会造成 PET 对肿瘤复发诊断的假阴性，例如，近期放疗、大剂量激素的应用、恶性程度较低、肿瘤细胞数较少；而脑脓肿、非肿瘤的炎症（包括放疗后的放射性炎症）、难治性癫痫的亚临床发作等可造成 ^{18}F-FDG PET 假阳性。因此，放射治疗后 3~6 个月的结果较为可靠。对于低度恶性脑肿瘤，治疗前基础的 ^{18}F-FDG PET 显像也具有重要意义，其复发灶的葡萄糖代谢可以不增高，结合 ^{11}C-choline 或 ^{11}C-methionine 显像更有价值。

脑转移瘤 PET 应用价值在于判断转移瘤的活力，以及发现原发病灶或其他部位的转移灶。脑转移瘤的 ^{18}F-FDG PET 显像可表现为高代谢、等代谢或低代谢，病灶周围的水肿或中心区的坏死为低代谢或摄取缺损。^{11}C-choline 对脑转移瘤的检出阳性率较 ^{18}F-FDG 高，主要是由于正常脑皮质对 ^{11}C-choline 的摄取低。

（五）缺血与卒中

^{18}F-FDG PET 比 CT 更能够早期发现卒中病灶，并且所显示病灶的范围大于 CT。脑梗死后 rOEF（局部氧吸收分数）即刻增加而局部脑血流量（rCBF）明显下降，局部葡萄糖代谢率（rCMRglc）轻度下降，血流和代谢的这种不一致表现为灌注减低后代谢代偿性转变，称为贫乏灌注（misery perfusion）。1 周后，梗死的脑区倾向于 rCBF 增加而 rCMRglc 仍降低，这种现象称为过度灌注，往往提示预后良好。1 个月后，rCBF 与 rCMRglc 在较对侧正常脑组织低的水平（可能比梗死前低）再次匹配。

PET 可以提供梗死区周围的脑区在 rCBF 恢复后是否可以挽救的信息，对严重脑缺血或梗死区周围有活力的脑组织能否恢复的研究具有极大应用价值。当 rCBF 和 rCMRglc/rCMRO$_2$ 在比基础值低的水平再匹配时，通过介入方式增加 rCBF，神经元的功能将不能恢复。运动皮层的卒中将干扰皮质脑桥小脑束的传导，引起对侧小脑半球的血流与代谢的减低，即交叉性小脑失联络征。不仅脑皮层可以出现失联络，而且梗死灶对侧的纹状体、丘脑、小脑都可以出现，但 CT 不能显示这些结构的异常改变。梗死灶对侧对称部位出现代谢减低，称为镜像灶（mirror focus），这表示双侧半球纤维联系的中断。主要动脉支梗死后形成交通循环以维持脑组织的存活，此时靠局部脑血流容积（rCBV）的增加来部分补偿灌注压的降低，动脉舒张降低血流的阻力使 rCBF、rCMRglc、rCMRO$_2$ 维持在正常水平，rCBV 的增加提示与之有关的脑区已经应用补偿机制来保持灌注，PET 可以灵敏地测量 rCBF 与 rCBV 的比值定量评价灌注贮备。低灌注贮备的脑区血管扩张，rOEF 增加，可以预测脑梗死的危险性。

（六）精神疾病

^{18}F-FDG PET 广泛应用于精神疾病的诊断和治疗观察。精神分裂症患者最常见额叶葡

萄糖代谢降低，其次为颞叶。左颞叶葡萄糖代谢增加，伴有左基底节代谢减低也较多见。抑郁症等情感性精神障碍患者 ^{18}F-FDG PET 影像表现呈多样性，双相精神病患者处于抑郁期时，整个幕上结构的葡萄糖代谢降低可达 25%，治疗前后的对比有助于了解疗效和判断预后。^{18}F-FDG PET 发现强迫症患者扣带回、眶额叶、尾状核头部呈高代谢，药物治疗后 ^{18}F-FDG 代谢减低的程度与强迫理念的改善具有相关性。

（七）脑外伤

急性脑外伤患者的脑功能异常可以超出解剖病变的范围，出现创伤部位外的远隔影响，可出现交叉性小脑失联络或同侧小脑的代谢减低。脑挫伤、颅内血肿及伴发的脑软化等引起的代谢变化往往局限于损伤部位，而硬脑膜下和硬脑膜外血肿可引起广泛性代谢减低，也可引起对侧半球的变化。

（八）其他

^{18}F-FDG PET 还可用于新生儿缺血缺氧性脑病、酒精滥用、可卡因等药物成瘾或植物人脑功能的改变或机制、获得性免疫缺陷综合征（acquired immunodeficiency syndrome，AIDS）脑代谢的变化、针刺机制和脑功能重塑等研究。

第四节　脑受体显像

一、基本原理

在突触传递中，突触前神经元的神经冲动会使突触的化学递质释放进入突触间隙，然后扩散到突触后膜上的神经受体。这会引发膜电位变化，从而引起突触后神经元的兴奋。突触间隙内的神经递质主要依赖突触前膜上的神经递质转运体进行清除。这种突触传递是由神经递质、受体和递质转运体共同决定的。当放射性核素标记的神经递质或配体进入脑内后，它们会以突触囊泡摄取存储或受体 - 配体特异性结合的方式，分布在相应神经元突触内。SPECT 或 PET 显像可以获取受体的分布、密度和功能信息。脑受体显像可以显示脑内神经受体的分布状态，并观察其在病理情况下的变化，这对于疾病的诊断和鉴别诊断、发病机制的探讨、治疗方案的选择以及治疗效果评价、预后判断等都具有重要价值。

二、脑受体显像剂

（一）多巴胺能神经受体显像

1. 多巴胺能神经递质显像　^{18}F- 多巴（^{18}F-DOPA）为多巴胺能神经递质显像剂，是左旋多巴（L- 多巴）的类似物，作为多巴胺神经递质的合成前体，可通过血脑屏障进入脑内，被多巴胺脱羧酶脱羧生成 6-^{18}F-L- 氟代多巴胺，在纹状体经摄取、贮存、释放及与多巴胺受体特异性结合发挥生理效应。

2. 多巴胺受体显像　多巴胺受体分为 D_1、D_2、D_3、D_4 和 D_5 5 种亚型，因 D_1、D_5 受体亚型结构的同源性，统称为 D_1 样受体，而 D_2、D_3、D_4 3 种亚型性质相近，统称为 D_2 样受体。用

放射性碘标记的 D_1 受体配基（[123]I-IBZP、[123]I-SCH23982、[123]I-FISCH、[123]I-TISCH）进行 SPECT 受体显像均表现为基底神经节有较高的放射性浓聚；D_1 受体 PET 显像剂有 ^{11}C-SCH23390、[11]C-NNC756。关于 D_2 受体 PET 显像剂的研究非常活跃，品种很多，主要包括螺环哌啶酮（spiperone）类衍生物等。

3. 多巴胺转运蛋白显像　多巴胺转运蛋白（dopamine transporter, DAT）是位于多巴胺神经元突触前膜的一种膜蛋白，其功能是将突触间隙多巴胺运回突触前膜，是控制脑内多巴胺水平的关键因素，DAT 变化要比多巴胺受体的变化更为灵敏、更为直接。

用于 SPECT 显像的 DAT 显像剂有 ^{123}I-β-CIT、[99m]Tc-TRODAT-1；用于 PET 显像的 DAT 显像剂有无托烷环类（如 [11]C-诺米芬辛）、可卡因类（如 [11]C-可卡因）、苯基托品烷类等。

（二）乙酰胆碱受体显像

乙酰胆碱受体（acetylcholine receptor）包括 M 受体（毒蕈碱型）和 N 受体（烟碱型）两种。[11]C- 或 [123]I- 奎丁环基苯甲酸（[11]C- 或 ^{123}I-QNB）作为 M 受体显像剂和 [11]C- 尼古丁（[11]C-nicotine）作为 N 受体显像剂，已用于人体 PET 和 SPECT 乙酰胆碱受体显像。AD 患者的大脑皮质和海马 M 受体密度明显减低，脑皮质摄取 ^{11}C-nicotine 亦显著降低。

（三）苯二氮䓬受体显像

苯二氮䓬受体（benzodiazepine receptor）是脑内最主要的抑制性受体。[11]C- 氟马西尼（[11]C-FMZ）是苯二氮䓬受体的拮抗剂，可活体显示中枢神经系统异常的苯二氮䓬受体分布；[11]C-Ro-15-1788（苯二氮䓬类药物中毒的解毒剂）和 ^{123}I-Ro-16-0154（Ro-15-1788 类似物）为较理想的苯二氮䓬受体显像剂。

（四）5- 羟色胺受体显像

5- 羟色胺受体（5-serotonin receptor, 5-HT receptor）与躁狂 / 抑郁型精神病有关，用 ^{123}I-2-ketanserin、[123]I-β-CIT 对正常对照和抑郁症进行脑 5-HT 受体显像，观察到单纯或轻度抑郁症患者顶叶皮层放射性摄取增高，额叶下部右侧较左侧增高，而重度抑郁症或躁狂 / 抑郁型精神病患者脑 5-HT 受体密度和亲和力降低，同时，还观察到西酞普兰抗抑郁症治疗后脑内 5-HT 摄取增加。[123]I-β-CIT 脑 SPECT 显像可同时观察到 DAT 和 5- 羟色胺选择性重摄取抑制剂类抗抑郁药西酞普兰对脑内 5- 羟色胺再摄取部位的阻断作用。

（五）阿片受体显像

阿片受体生理作用极为广泛。国外已用 ^{11}C-DPN（[11]C- 特培洛啡）、[11]C-CFN（[11]C-4- 碳 - 甲氧基 - 芬太尼）和 ^{123}I-DPN 或 ^{123}I-O-IA-DPN（[123]I-O- 碘烷 - 特培洛啡）进行人脑阿片受体显像，发现颞叶癫痫灶阿片受体密度增加，呈现明显异常放射性浓聚灶。同时，阿片受体显像还可用于吗啡类药物成瘾及戒毒治疗的临床研究。

三、显像方法

静脉注射放射性标记神经递质或配体，待受体与配体结合后，进行动态显像和脑断层显像，可获得受体、配体相结合的动力学参数。通过生理房室数学模型，定量或半定量分析放射性配体与受体的最大结合容量和结合解离常数，定量反映受体数量和活性。使用受体拮抗剂介入，观察放射性配体与受体之间的结合能力与结合特异性，得出亲和力常数、抑制常数等定量数据。

四、临床应用

（一）帕金森病和帕金森叠加综合征

PD 的主要病理改变是黑质多巴胺能神经元变性缺失和路易小体（Lewy body）形成，导致黑质 - 纹状体多巴胺通路变性，纹状体多巴胺含量显著降低。突触前膜多巴胺释放量的改变，不仅使突触后膜多巴胺受体出现下调或上调，而且突触前膜的多巴胺转运体也发生相应的分布密度或功能的变化，并且这种多巴胺转运体的变化比突触后受体的改变更为敏感、直接。

^{18}F-DOPA PET 显像可用于 PD 的早期诊断、鉴别诊断、调节用药、病程评价和预后评估等方面。PD 早期突触后膜上的多巴胺受体上调，所以在 PD 早期 PET 显像发现 D_2 受体数目增加，但随着疾病的进展，多巴胺受体继发性破坏，这时 PET 显像会发现 D_2 受体数目减少。因为突触后膜多巴胺受体是左旋多巴发挥药理作用的前提，因此 D_2 受体 PET 显像可以作为 PD 左旋多巴药物治疗效果的指标。PD 患者多巴胺转运体 PET 显像豆状核前部、后部、尾状核显像剂摄取均减低，以豆状核后部摄取减低最明显，先累及症状对侧，逐渐进展到双侧受累及。由于多巴胺转运体的变化比突触后受体的改变更直接、敏感，因而多巴胺转运体 PET 显像也可用于 PD 的早期诊断和鉴别诊断。

帕金森综合征（Parkinson syndrome）是一组由各种原因引起的，其病理改变和临床表现与 PD 极为相似的临床综合征群，但两者的病理和发病机制不同。与 PD 相比主要是 DA 能神经元变性缺失不同，帕金森综合征患者的基底节神经元损伤多为非选择性，没有 PD 早期突触后膜上的多巴胺受体上调现象，因此 D_2 受体 PET 显像有助于帕金森病与帕金森综合征的鉴别诊断。

（二）癫痫

目前已知与癫痫有关的神经递质和神经肽有数十种，神经受体异常在癫痫的发病机制中起重要作用。PET 显像发现癫痫灶同侧的颞叶新皮质阿片受体明显升高，在海马区明显减少，说明了与内源性阿片肽有关的抗惊厥作用机制的激活；受体显像可从另一个角度去揭示癫痫的本质，并对癫痫的诊断和治疗提供帮助。研究发现，在癫痫灶葡萄糖代谢减低区内阿片受体结合增高，并且比 FDG PET 显像显示癫痫灶更灵敏。癫痫灶苯二氮䓬受体密度减少，比 FDG PET 显像低代谢区更接近致痫灶，对内侧颞叶癫痫灶的定位与其他传统定位方法吻合很好，因此苯二氮䓬受体显像也可用于术前癫痫灶的定位。

（三）脑血管疾病

脑内苯二氮䓬受体与放射性配体 ^{11}C-FMZ 的特异性结合可反映中枢神经元结构的完整性，用于鉴别缺血性卒中后不可逆损伤和可逆性功能受损缺血脑组织。在缺血性卒中发生后几小时就可观察到损伤区 ^{11}C-FMZ 特异性结合明显减少，并与最终的脑梗死区一致。

（四）精神分裂症

近年来研究发现，中脑边缘系统多巴胺功能亢进与精神分裂症阳性症状有关，而阴性症状可能与额叶及额前叶皮质多巴胺活动下降有关。皮质多巴胺 D_2/D_3 受体被认为是抗精神病药物的作用位点，多巴胺 D_2 受体显像可反映抗精神病药物的受体拮抗情况。研究发现，抗精神病药物临床有效剂量与海马和颞叶等皮质多巴胺 D_2 受体拮抗率呈线性相关，皮质下纹状体多巴胺 D_2 受体拮抗率与抗精神病药物锥体外系副作用有关，也与其抗精神病疗效相关。

第五节 脑脊液显像

一、原理和方法

将显像剂 ^{99m}Tc-DTPA，经腰椎穿刺注入脊髓蛛网膜下腔，显像剂沿着脑脊液循环路径上行，进入各脑池，最后到达大脑凸面上矢状窦吸收入血。一般于注射示踪剂后 1、3、6、24、48 小时进行头部前、后、侧位动态显像，可显示蛛网膜下腔通畅情况、脑池影像、脑脊液循环动力学改变等。脑脊液显像是目前唯一能动态观察脑脊液循环的影像学检查。

二、图像分析

（一）正常图像

蛛网膜下腔像呈带状，在 1~2 小时到达基底池，小脑凸面和胼胝体池逐渐显现，3~6 小时影像更为清晰，上部分出现三叉影像，中间向上的突起为胼胝体池和半球间池影，两侧对称的突起为外侧裂池影，三叉的根部为小脑凸面，四叠体池、桥池、脚间池、交叉池等基底池的重叠影像。左侧位和右侧位是外侧裂及各池侧位的重叠影。24 小时整个影像呈伞形或香菇形。

（二）异常图像

当脑脊液的产生、循环和回流过程发生改变，可表现为显像剂上升时间明显延迟，侧脑室显影、示踪剂消除缓慢，24~48 小时大脑凸面仍不显像，蛛网膜下腔及脑池外出现放射性浓聚灶。

三、临床应用

（一）脑脊液漏诊断和定位

脑池显像对脑脊液鼻漏、耳漏的诊断灵敏、准确。侧位和前位核素显像适用于诊断鼻漏，耳漏采用后位显像。

（二）交通性脑积水诊断

交通性脑积水脑室与蛛网膜下腔之间无阻塞，患者由于脑脊液引流不畅，各脑室压力逐渐增高，脑室逐渐扩张，最终造成脑室系统的泵功能作用减弱或消失，可逆流入脑室。

患者颅内压多为正常，可有轻度痴呆、共济失调、尿失禁三联症状。由于颅内压正常，脑室扩张不明显，脑池显像是目前唯一能确诊正常颅内压交通性脑积水的方法。典型表现是：早期放射性向矢状窦移行缓慢，大脑凸面显影延迟，但脑室不显影。随着积水加重，侧脑室持续显影，呈"豆芽样"，即使 24~48 小时后侧脑室内放射性浓聚仍明显，但大脑凸面放射性分布较少或无分布。

（三）脑穿通畸形和蛛网膜囊肿诊断

病变部位由于存在异常脑脊液循环和积存，出现局部异常放射性聚集。脑膜部位出现囊状异常放射性聚集，蛛网膜囊肿可能性大。而脑实质部位出现局限性异常放射性聚集，脑穿通畸形可能大。

本章小结

　　神经核医学是应用核医学技术来研究和诊断神经系统疾病的专门领域,结合了放射性同位素标记和影像学技术。近年来,随着 PET/CT 和 PET/MRI 等先进仪器的临床应用,以及放射性药物标记技术的进步,神经核医学在神经系统疾病的早期诊断、治疗监测及病理机制研究中发挥了至关重要的作用。神经核医学影像主要用于脑血流灌注显像、脑神经递质和受体显像,广泛应用于多种神经系统疾病的诊断与评估,如脑血管病、神经退行性疾病、脑肿瘤、癫痫等。此外,神经核医学还为脑功能研究提供了重要工具。随着技术的发展,神经核医学将继续为神经系统疾病提供更加准确、个体化的诊断与治疗手段。

（林笑丰）

参考文献

1. 潘中允. PET 诊断学［M］. 北京:人民卫生出版社,2005.

2. CECCALDI M,JONVEAUX T,VERGER A,et al. Added value of 18F-florbetaben amyloid PET in the diagnostic workup of most complex patients with dementia in France:a naturalistic study［J］. Alzheimers Dement, 2018,14(3):293-305.

3. BARTHEL H,GERTZ H-J,DRESEL S,et al. Cerebral amyloid-β PET with florbetaben(18F)in patients with Alzheimer's disease and healthy controls:a multicentre phase 2 diagnostic study［J］. Lancet Neurol,2011, 10(5):424-435.

4. GERSHEN L D,ZANOTTI-FREGONARA P,DUSTIN I H,et al. Neuroinflammation in temporal lobe epilepsy measured using positron emission tomographic imaging of translocator protein［J］. JAMA Neurol,2015, 72(8):882-888.

5. DAVISON C M,O'BRIEN J T. A comparison of FDG-PET and blood flow SPECT in the diagnosis of neurodegenerative dementias:a systematic review［J］. Int J Geriatr Psychiatry,2014,29(6):551-561.

6. DE WILDE A,VAN DER FLIER W M,PELKMANS W,et al. Association of amyloid positron emission tomography with changes in diagnosis and patient treatment in an unselected memory clinic cohort:the ABIDE project［J］. JAMA Neurol,2018,75(9):1062-1070.

7. BATEMAN R J,XIONG C,BENZINGER T L S,et al. Clinical and biomarker changes in dominantly inherited Alzheimer's disease［J］. N Engl J Med,2012,367(9):795-804.

第七章 内分泌系统核医学

第一节 甲状腺功能测定与显像

一、甲状腺功能测定

（一）甲状腺摄 ^{131}I 试验

1. 原理 碘是甲状腺合成甲状腺激素的主要原料之一，甲状腺具有选择性摄取和浓聚碘的功能，其摄取的速度和数量与甲状腺功能状态有关。空腹口服 Na^{131}I 后迅速被胃肠道吸收，随血液到达甲状腺而被甲状腺滤泡上皮细胞摄取和聚集。在体外利用甲状腺功能仪探测 ^{131}I 发射的 γ 射线，与标准源比较，可获得不同时间甲状腺部位的放射性计数率，用于判断甲状腺的功能状态。

2. 方法

（1）患者准备：含碘食物（如海带、紫菜、海鱼虾等）及一些药物（复方碘溶液、含碘药片、含碘造影剂、甲状腺激素、抗甲状腺药物等）可对测定结果产生影响，因此，检查前一般应停用 2~6 周。

（2）检查方法：检查当天空腹口服 Na^{131}I 0.074~0.185MBq（2~5μCi），小儿剂量减半。同时，取等量的 ^{131}I 稀释后置于颈模型中作为标准源。服药后 2 小时、24 小时分别测定室内本底、标准源及甲状腺部位的放射性计数，根据下列公式计算出甲状腺摄 ^{131}I 率：

$$甲状腺摄 ^{131}I 率（\%）=\frac{甲状腺部位放射性计数-本底放射性计数}{标准源放射性计数-本底放射性计数}\times100\%$$

以时间为横坐标，摄 ^{131}I 率为纵坐标，绘制甲状腺摄 ^{131}I 率曲线（图 7-1）。

3. 正常值 由于不同地区饮食习惯不同、环境（土壤、空气等）含碘量的高低以及各单位所采取的测量仪器和方法的不同，甲状腺摄 ^{131}I 率正常参考值有较大差异，各地区应建立自己的正常参考值及其诊断标准。正常人甲状腺摄 ^{131}I 率随时间逐渐升高，24 小时达高峰。一般 2 小时的摄 ^{131}I 率在 10%~30%，24 小时在 25%~65%。儿童及青少年甲状腺摄 ^{131}I 率高于成人，年龄越小增高越明显。女性高于男性，但无显著性差异。

4. 临床应用

（1）甲状腺功能亢进的辅助诊断：本法对甲亢诊断符合率在 90% 以上。未经治疗的甲

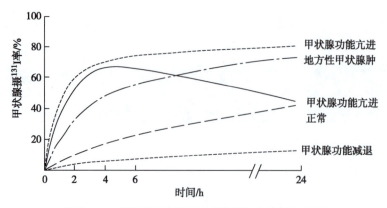

图 7-1 正常及常见甲状腺疾病摄 ^{131}I 率曲线示意图

亢患者甲状腺摄 ^{131}I 率均高于正常值。典型的甲亢患者由于合成的甲状腺激素需要的碘增加、速度加快，摄碘高峰提前出现，呈"高峰前移"曲线。摄 ^{131}I 率的增高程度与病情严重程度无关。甲亢治疗过程中或治疗后，由于甲状腺摄 ^{131}I 功能的恢复较临床表现及甲状腺激素水平的恢复慢，故不能在治疗后短期内作为甲状腺功能是否恢复正常的指标。

（2）辅助甲亢 ^{131}I 治疗适应证的选择、剂量的计算及疗效预测：在 ^{131}I 治疗甲亢适应证的选择、剂量的计算中，测定甲状腺最高摄 ^{131}I 率及 ^{131}I 的有效半衰期具有重要意义。^{131}I 在甲状腺内蓄积足够的剂量并停留足够的时间才能达到预期的照射剂量，获得满意的治疗效果。正常情况下，^{131}I 在甲状腺内的有效半衰期为 5.4~6.4 天。如果 ^{131}I 在甲状腺内的有效半衰期明显缩短，预示 ^{131}I 治疗不理想。高峰前移患者应适当增加 ^{131}I 用量（见第十三章）。

（3）甲状腺功能减退症的辅助诊断：无论是原发性或继发性甲状腺功能减退，其特点均为甲状腺摄取 ^{131}I 的速度下降，摄取量减少，摄 ^{131}I 率均低于正常值下限。由于甲减患者摄 ^{131}I 率与正常范围有交叉现象，故诊断甲减的准确率不如甲亢，需要参考血清 TSH 和 T_4 值等综合分析。

（4）其他甲状腺疾病的辅助诊断：地方性甲状腺肿、呆小病代偿期患者，由于甲状腺处于碘饥饿状态，各时间点的摄 ^{131}I 率均高于正常值，但无高峰前移（图 7-1）。急性或亚急性甲状腺炎，早期由于甲状腺滤泡受到大量破坏，甲状腺摄 ^{131}I 率多低于正常，但此时因大量的甲状腺激素释放入血液循环中，可引起血液中 FT_3、FT_4 值增高，两者呈"分离现象"。在疾病恢复期，摄 ^{131}I 率可正常或偏高。慢性淋巴细胞性甲状腺炎患者，在疾病的不同阶段，甲状腺摄 ^{131}I 率可正常、减低或增高，但在病程后期多数为减低。

（二）甲状腺素抑制试验

1. 原理 正常情况下，甲状腺分泌的甲状腺激素受垂体前叶分泌的 TSH 调节。当口服甲状腺激素 T_3 或 T_4 后，血中的 T_3、T_4 浓度增高，通过负反馈作用，垂体前叶分泌 TSH 减少，甲状腺摄 ^{131}I 率随之亦明显降低。甲亢时由于甲状腺功能的自主性，甲状腺不受 TSH 的调节，因此甲状腺摄 ^{131}I 功能不受抑制而仍然增高。

2. 方法和诊断标准 在第 1 次甲状腺摄 ^{131}I 试验后，患者口服干甲状腺片，每次 60mg，每日 3 次，连服 2 周。重复甲状腺摄 ^{131}I 试验 1 次，根据两次结果计算甲状腺摄 ^{131}I 抑制率：

$$抑制率 (\%) = \frac{第一次24小时摄^{131}I率 - 第二次24小时摄^{131}I率}{第一次24小时摄^{131}I率} \times 100\%$$

抑制率 >50% 为正常抑制,25%~50% 为部分抑制,<25% 为不抑制。

正常抑制时,提示垂体 - 甲状腺轴存在正常的调节关系,可以排除甲亢;不抑制时,表示垂体 - 甲状腺轴正常的调节关系遭到破坏,可诊断甲亢;部分抑制时,可疑甲亢,需结合其他相关资料进行分析而确定。甲状腺素抑制试验主要用于鉴别突眼的性质及功能自主性甲状腺结节的诊断,功能自主性甲状腺结节不受 TSH 控制,其摄 ^{131}I 不被抑制。妊娠及哺乳期妇女、心功能不全及老年人不宜做该检查。

二、甲状腺核素显像

(一)显像原理

正常甲状腺组织具有选择性摄取和浓聚碘的能力。将放射性 ^{131}I 或 ^{123}I 引入人体后,即可被有功能的甲状腺所摄取。通过显像仪(γ照相机、SPECT 或 SPECT/CT)探测其发出的γ射线的分布情况,可观察甲状腺或有甲状腺功能组织的形态、大小、位置及功能状态。锝与碘属于同族元素,亦能被甲状腺组织摄取和浓集。^{99m}Tc 具有半衰期短、射线能量适中、发射单一γ射线、甲状腺受辐射剂量小等良好物理特性,目前临床上多使用 $^{99m}TcO_4^-$ 进行常规甲状腺显像。但是 $^{99m}TcO_4^-$ 进入甲状腺细胞后不能进一步参加甲状腺激素合成,且 $^{99m}TcO_4^-$ 在唾液腺、口腔、鼻腔和胃黏膜上皮细胞也有明显的摄取和分泌,特异性不如 ^{123}I 和 ^{131}I 高,不适用于异位甲状腺及寻找甲状腺癌转移灶。

(二)显像方法

1. **显像剂** 目前临床常用的甲状腺显像剂有 3 种,即高锝酸盐($^{99m}TcO_4^-$)、^{131}I、^{123}I,其特性见表 7-1。

表 7-1 常用甲状腺显像剂

显像剂	物理半衰期	射线种类	γ射线能量 /keV	显像开始时间	给药剂量 /MBq
^{123}I	13.2 天	γ	159	6~8 小时	7.4~14.8
^{131}I	8.02 天	β、γ	364	24 小时	1.85~3.7
				24~48 小时(寻找甲状腺癌转移灶)	74~148(寻找甲状腺癌转移灶)
$^{99m}TcO_4^-$	6.04 小时	γ	140	20 分钟	74~185

2. **显像方法**

(1)甲状腺静态显像:静脉注射显像剂 $^{99m}TcO_4^-$ 74~185MBq(2~5mCi),20~30 分钟后进行采集。采用低能通用型或针孔型准直器。常规取前后位,必要时采集斜位和侧位。断层显像时,静脉注射显像剂 $^{99m}TcO_4^-$ 296~370MBq(8~10mCi),用低能高分辨平行孔准直器,探头旋转 360°,共采集 64 帧,每帧采集 15~20 秒或每帧采集 80~120k 计数。采集结束后进行断层图像重建,获得横断面、矢状面和冠状面影像。

(2)异位甲状腺显像:空腹口服 ^{131}I 1.85~3.7MBq(50~100μCi),24 小时后采用高能通用型准直器或 ^{123}I 7.4~14.8MBq(200~400μCi),4~8 小时后采用低能通用型平行孔准直器,分别在拟检查部位和正常甲状腺部位显像。

（3）甲状腺癌转移灶显像：显像前患者血清 TSH 测定值 >30mIU/L。空腹口服 ^{131}I 74~148MBq（2~4mCi），48 小时后采用高能通用型准直器，进行前位和后位全身显像。

（三）图像分析

1. 正常图像 正常甲状腺影像位于颈前正中，胸骨切迹上方。呈蝴蝶形，分左右两叶，中间由峡部连接，有时峡部缺如。甲状腺内放射性分布均匀（图 7-2）。两叶发育不一致时可出现多种形态变异，少数患者可见甲状腺锥体叶。甲状腺功能正常时，唾液腺均有不同程度显影。

2. 异常图像 主要有形态异常、大小异常、位置异常、甲状腺显像剂分布局灶性或弥漫性降低或升高，或甲状腺不显影等。

（四）适应证

1. 了解甲状腺的位置、形态、大小及功能状况。
2. 甲状腺结节功能状态的判定。
3. 异位甲状腺的诊断。
4. ^{131}I 治疗前甲状腺功能组织重量的计算。
5. 寻找甲状腺癌转移灶及疗效评估。
6. 判断颈前肿物与甲状腺的关系。
7. 甲状腺炎的辅助诊断。

（五）禁忌证

妊娠、哺乳期妇女禁用 ^{131}I 甲状腺显像，$^{99m}TcO_4^-$ 显像无明确禁忌证。

（六）临床应用

1. 了解甲状腺的形态、大小及功能状态 甲状腺疾病多表现为甲状腺大小和形态的异常。格雷夫斯病（Graves disease）患者甲状腺可弥漫性增大，腺体显像剂分布增浓但均匀，而唾液腺常显示不清（图 7-3）。单纯性甲状腺肿患者，腺体往往失去正常形态，腺体内显像剂分布可增高或正常。结节性甲状腺肿患者，腺体可增大变形，腺内放射性分布不均匀。先天性无甲状腺或甲状腺一叶缺如者，图像上可表现为完全不显影或一侧叶不显影。

2. 甲状腺结节功能及性质的判定 甲状腺结节是甲状腺最常见的病变，甲状腺显像可

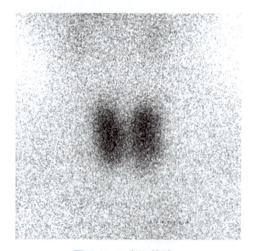

图 7-2　正常甲状腺

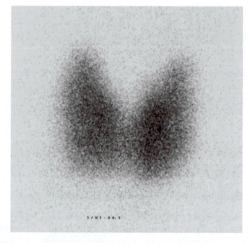

图 7-3　格雷夫斯病甲状腺弥漫性肿大，摄锝功能增高

以反映甲状腺结节的功能状态。根据甲状腺结节摄取显像剂的情况，可将甲状腺结节分成
4类，即热结节、温结节、凉结节和冷结节。不同结节的临床意义见表7-2。

表 7-2 甲状腺结节核素显像的表现及临床意义

结节类型	常见疾病	恶性概率 /%
热结节	功能自主性甲状腺腺瘤、先天性一叶缺如的功能代偿	1
温结节	功能正常的甲状腺腺瘤、结节性甲状腺肿、甲状腺炎	4~5
凉结节 / 冷结节	甲状腺囊肿、腺瘤囊性变、大多数甲状腺癌、慢性淋巴细胞性甲状腺炎、甲状腺结节内出现钙化	7.2~54.5（单发结节）；0~18.3（多发结节）

（1）"热"结节：结节摄取显像剂的能力高于正常甲状腺组织，图像上表现为结节处的
显像剂分布高于周围正常甲状腺组织（图7-4）。热结节绝大部分为良性病变，多见于甲状
腺高功能腺瘤、结节性甲状腺肿的功能自主性结节。此外，先天性一叶甲状腺缺如伴另一
叶不同程度的增生也可表现出类似的图像。热结节的恶性病变概率很小，约为1%。

（2）"温"结节：结节摄取显像剂的能力与周围正常的甲状腺组织相似，图像上表现为
结节部位的显像剂分布与周围正常甲状腺无明显的差别（图7-5）。温结节多见于甲状腺腺
瘤、结节性甲状腺肿、慢性淋巴细胞性甲状腺炎、亚急性甲状腺炎恢复期，部分甲状腺癌也
可以表现为温结节。温结节恶性病变概率约为4%~5%。

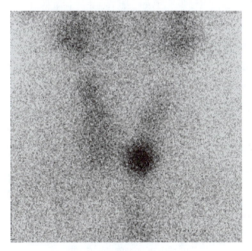

图 7-4 甲状腺左叶下极热结节

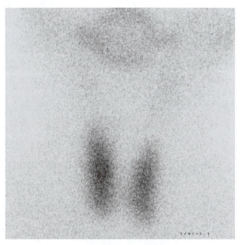

图 7-5 甲状腺左叶中部温结节

（3）"冷"结节：结节无聚集显像剂的功能，图像上表现为结节部位的放射性分布接近
本底水平（图7-6）。

（4）"凉"结节：结节摄取显像剂的功能低于周围正常的甲状腺组织，但高于本底（图
7-7）。

甲状腺"冷"结节和"凉"结节本质无区别，均可见于甲状腺囊肿、腺瘤囊性变、甲状腺
癌、亚急性甲状腺炎急性期、慢性淋巴细胞性甲状腺炎等。一般单发"冷"结节、"凉"结节的
恶性发生率为7.2%~54.5%。多发"冷"结节、"凉"结节的恶性发生率为0~18.3%。

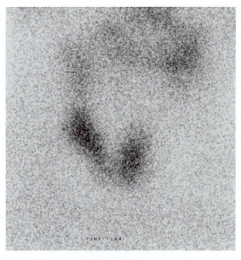
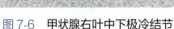

图7-6　甲状腺右叶中下极冷结节

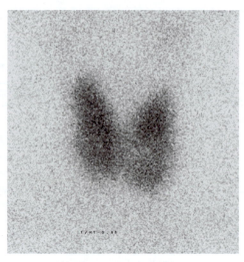

图7-7　左叶中部凉结节

判断甲状腺结节功能时，^{131}I显像和^{99m}TcO$_4^-$显像结果绝大部分一致，但有3%~8%的结果不一致，即^{99m}TcO$_4^-$显像表现为热结节或温结节，^{131}I显像可表现为凉结节或冷结节。其原因目前认为是病变结节存在碘有机化障碍，但仍有摄取显像剂的能力。^{99m}TcO$_4^-$显像在静脉注射显像剂20分钟后进行，反映甲状腺摄取锝的功能，而^{131}I显像在口服显像剂24小时后进行，主要反映甲状腺摄碘和碘的有机化过程，因此出现^{99m}TcO$_4^-$显像和^{131}I显像不一致的情况多见于良性结节。

3. 异位甲状腺的定位　异位甲状腺通常位于中线部位，如舌根部、喉前、舌骨下、胸骨后等，甲状腺显像图像上表现为正常甲状腺部位不显影，上述部位显影，影像多为团块状。异位甲状腺的功能多较低，^{99m}TcO$_4^-$显像可能被较高的生理本底或组织衰减所掩盖，因此临床上多用^{131}I进行显像。胸骨后甲状腺多为甲状腺弥漫性肿大或结节性甲状腺肿向胸内延伸。若其摄取^{131}I，则提示来自甲状腺。若不摄取显像剂，也不能完全排除胸骨后甲状腺肿，因其摄^{99m}TcO$_4^-$或^{131}I功能较差时不显影，可行断层或SPECT/CT图像融合检查明确诊断。

4. ^{131}I治疗前甲状腺重量的估计　甲状腺重量是甲亢患者^{131}I治疗确定给药剂量的重要指标之一。可根据以下公式计算甲状腺的重量，用于估算^{131}I治疗甲亢时的用量。

甲状腺重量(g)=甲状腺前位影像的面积(cm^2)×左右叶高度平均值(cm)×K

K为常数，取0.23~0.32，随显像条件不同而有差异。

5. 寻找甲状腺癌转移灶及疗效评估　详见第十三章第二节。

6. 判断颈部包块及胸骨后肿物与甲状腺的关系　如甲状腺影像轮廓完整，肿块在甲状腺影像之外，且不摄取^{131}I或^{99m}TcO$_4^-$，一般可认为肿块与甲状腺无关。当甲状腺轮廓不完整，肿块在甲状腺轮廓内，肿块与甲状腺的显像剂浓聚（或稀疏）部位重叠，则提示甲状腺肿块。但需鉴别甲状腺外肿块压迫甲状腺、甲状腺内肿块向外生长等，可通过甲状腺断层显像及SPECT/CT图像融合技术进行鉴别。

7. 甲状腺炎的辅助诊断

（1）亚急性甲状腺炎：由于甲状腺细胞被破坏，显像剂分布弥漫性减低。亚急性甲状腺炎的不同阶段可有不同的影像学表现。在病程初期，甲状腺显像表现为局限性稀疏、缺损区，或双叶弥漫性稀疏改变甚至完全不显影（图 7-8），此时血液中甲状腺激素水平升高且甲状腺摄碘率降低，为典型的分离现象。随疾病恢复，甲状腺显像可逐渐恢复正常。

（2）慢性淋巴细胞性甲状腺炎：甲状腺显像剂分布可正常、稀疏或不均匀，可以是弥漫性的或局灶性的病变。由于存在碘的有机化障碍，可出现 $^{99m}TcO_4^-$ 显像与 ^{131}I 显像结果不一致，即 $^{99m}TcO_4^-$ 显像为热结节，而 ^{131}I 显像为冷结节。

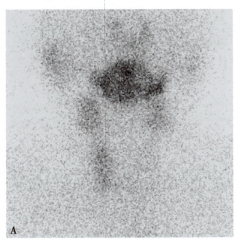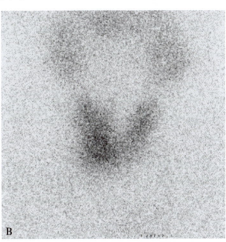

图 7-8　亚急性甲状腺炎治疗前后

A. 治疗前；B. 治疗后。

第二节　甲状旁腺核素显像

一、显像原理

甲状旁腺显像剂主要有 ^{201}Tl 和 ^{99m}Tc-MIBI。^{201}Tl 属于非特异性肿瘤显像剂，能在功能亢进或增生的甲状旁腺组织聚集而使其显影，其机制与病变甲状旁腺组织血流丰富、Na^+-K^+-ATP 酶活性增高有关。正常甲状腺组织也能摄取少量 ^{201}Tl。利用甲状腺摄取 $^{99m}TcO_4^-$，而甲状旁腺不能摄取 $^{99m}TcO_4^-$ 的特点，将 ^{201}Tl 的图像减去 $^{99m}TcO_4^-$ 的图像，即可获得功能亢进甲状旁腺的影像。

^{99m}Tc-MIBI 作为非特异性肿瘤显像剂，已被广泛用于肿瘤显像，其机制主要与病变组织内丰富的线粒体有关。功能亢进或增生的甲状旁腺组织细胞内线粒体非常丰富，因此 ^{99m}Tc-MIBI 也可用于甲状旁腺显像。利用 ^{99m}Tc-MIBI 在正常甲状腺组织和功能亢进甲状旁腺组织中的代谢速率不同（多数情况下正常甲状腺组织中清除较快，功能亢进甲状旁腺组织中清除较慢），进行早期及延迟显像而得到甲状旁腺的影像。

二、显像方法

1. ^{201}Tl/$^{99m}TcO_4^-$ **显像减影法**　静脉注射 ^{201}Tl 74MBq，10 分钟后患者取仰卧位，颈部伸展，行甲状腺显像，视野包括颈部及胸部，共采集 300k 计数；之后，静脉注射 $^{99m}TcO_4^-$ 185MBq，10 分钟后保持同一体位再次显像，将 ^{201}Tl 影像减去甲状腺影像得到甲状旁腺的影像。在采集期间,应避免体位移动对图像质量的影响。

2. ^{99m}Tc-MIBI/^{99m}TcO$_4^-$ 显像减影法 其方法与 ^{201}Tl/^{99m}TcO$_4^-$ 显像减影法基本相同,静脉注射 ^{99m}Tc-MIBI 370MBq,10~15分钟后显像。之后,再静脉注射 ^{99m}TcO$_4^-$185MBq,15分钟后再次行甲状腺部位显像。将前者甲状腺部位影像减去后者,即为甲状旁腺影像。

3. ^{99m}Tc-MIBI 双时相法 静脉注射 ^{99m}Tc-MIBI 370MBq,15~30分钟和2~3小时分别在甲状腺部位采集早期和延迟显像。早期显像甲状腺影像较为明显,延迟相可见甲状腺影像明显减淡,而甲状旁腺腺瘤或增生病灶则清晰显示。利用SPECT/CT图像融合技术,可对甲状旁腺腺瘤及增生给予更准确的诊断及定位。

三、图像分析

(一)正常图像

功能正常的甲状旁腺一般不显影,仅见甲状腺显影,颈部无异常浓聚灶。

(二)异常图像

甲状旁腺腺瘤或甲状旁腺增生时,可见病变处显像剂分布异常浓聚(图7-9);另外,显像时应注意是否存在异位甲状旁腺的可能,以免漏诊。

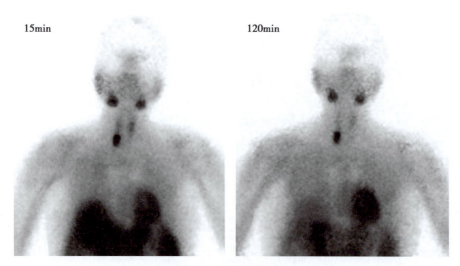

15min 120min

图7-9 甲状旁腺腺瘤

^{99m}Tc-MIBI 双时相显像:15分钟显像甲状腺右叶下极见显像剂分布浓聚区且高于正常甲状腺组织;120分钟显像正常甲状腺组织明显减淡,右叶下极显像剂分布仍较明显。

四、临床应用

(一)甲状旁腺功能亢进的诊断与术前定位

甲状旁腺显像主要用于诊断和定位功能亢进的甲状旁腺,尤其是原发性甲状旁腺功能亢进。原发性甲状旁腺功能亢进是由于甲状旁腺本身的病变引起的甲状旁腺激素(PTH)合成和分泌过多,导致高钙、低磷血症而引起的一系列临床表现。其病因包括甲状旁腺腺瘤、甲状旁腺增生和甲状旁腺癌。甲状旁腺腺瘤、甲状旁腺癌多为单个显像剂浓聚区,增生则多为一个以上浓聚区。继发性甲状旁腺功能亢进是由于各种原因所致的低钙血症,刺激甲状旁腺增生,部分可转变为腺瘤,显像上多为一个以上的浓聚区。

甲状旁腺显像时,若病灶较小、部位较深,病变 MIBI 清除快于或等同于甲状腺时,可出现假阴性。一般腺瘤的检出率高于增生病灶。甲状旁腺显像 SPECT/CT 图像融合技术有利于小病灶的诊断和定位,为手术提供病灶位置、大小、功能状态等信息,可缩小探查范围、缩短手术时间及降低手术并发症的发生风险。

(二)异位甲状旁腺的诊断和定位

甲状旁腺异位可见于纵隔、气管和食管间、颌下等部位。影像学表现为相应部位单发显像剂浓聚区。诊断异位甲状旁腺时,纵隔等部位出现局限性显像剂浓聚区应注意于肺部肿瘤及其转移灶鉴别。SPECT/CT 图像融合技术有利于鉴别和准确定位。

五、临床应用进展

PET/CT 显像对甲状旁腺癌原发灶的定位价值尚有争议,但 ^{18}F-FDG PET/CT 检查在甲状旁腺癌的初始分期、肿瘤复发、治疗后残留病灶的评估以及远处转移灶检测方面被认为是一种敏感有效的方法,优于其他影像学检查。有研究认为,^{11}C- 甲硫氨酸 PET/CT 显像对甲状旁腺腺瘤和甲状旁腺增生的诊断灵敏度高于 ^{99m}Tc-MIBI。近年来,^{18}F- 胆碱(^{18}F-choline)PET/CT(或 PET/MRI)被认为是一种能够准确检测甲状旁腺腺瘤的新方法,具有良好的应用前景,在甲状旁腺癌的定位及寻找转移灶方面也有重要价值。^{18}F- 胆碱(或 ^{11}C- 胆碱)和 ^{18}F-FDG PET/CT 显像分别在肝脏和脑组织有较高生理性摄取,影响两个器官中远处转移灶的诊断,二者联合显影可形成较好互补。

第三节　肾上腺显像

一、肾上腺皮质显像

肾上腺皮质显像临床应用较少,本章不作介绍。

二、肾上腺髓质显像

(一)显像原理

间碘苄胍(MIBG)化合物是一类肾上腺神经元阻滞剂,能高度选择性地与肾上腺素受体结合。将 ^{131}I 或 ^{123}I 标记的 MIBG 引入人体后可被肾上腺髓质及富含肾上腺素受体的组织和器官(心肌、交感神经节等)摄取而显影。

(二)显像方法

1. 患者准备

(1)封闭甲状腺,注射显像剂前 3 天开始口服复方碘溶液,5~10 滴 / 次,3 次 /d,直至检查结束,以减少甲状腺对游离 ^{131}I 的摄取。

(2)检测前 1 周停用阻断或减少 MIBG 摄取的药物,如酚苄明、利血平、苯丙胺、可卡因、苯丙醇胺、生物碱、6- 羟基多巴胺、胰岛素及三环类抗抑郁药等。

（3）显像前一天晚上服用缓泻剂以清洁肠道。因 MIBG 主要从肾脏排出，故显像前应嘱患者排空膀胱。

2. 显像剂 ^{131}I-MIBG 成人剂量为 37~74MBq（1~2mCi），儿童酌减。^{123}I-MIBG：成人剂量为 185~370MBq（5~10mCi）或 370MBq（10mCi）/1.7m^2 体表面积。

3. 显像方法

（1）静脉缓慢注射 ^{131}I-MIBG 18.5~74.0MBq，注射时间应 >30 秒，由于 MIBG 为去甲肾上腺素类似物，注入人体后有可能加速肾上腺髓质细胞细胞质内的儿茶酚胺贮藏颗粒内的去甲肾上腺素排出而引起血压升高，故注射速度不能过快，必须密切观察患者情况，如有不适，应暂缓或停止注射。

（2）注射显像剂后 24、48 小时（必要时 72 小时）行前位和后位显像，范围应包括头部、胸部、腹部和骨盆区域以利于显示异位的髓质肿瘤，必要时加斜位、侧位和全身显像。疑为异位嗜铬细胞瘤者，可行前后位全身显像。

（3）^{131}I-MIBG 显像应用高能平行孔准直器，能峰 364keV，窗宽 20%，矩阵 64×64 或 128×128，每帧图像采集 50~100k 计数或 300 秒。

（4）最后一次显像结束时，如对病灶定位有困难，可应用小剂量肾脏显像剂（^{99m}Tc-DTPA 或 ^{99m}Tc-DSMA）做肾显像，也可同时用多窗做双核素显像。

（三）图像分析

正常情况下，肾上腺髓质不显影或稀疏显影。静脉注射显像剂后部分由肾脏和肝胆排泄，部分经唾液腺分泌进入肠道。因此，正常情况下，可见唾液腺、肝脾、肾脏、膀胱及肠道等显影，其中以唾液腺、肝脾、膀胱影像最明显，主要原因是唾液腺及脾脏均为交感神经纤维分布丰富的组织；肝脏体积大而血供丰富，是儿茶酚胺降解的重要场所；而膀胱是 ^{131}I-MIBG 主要的排泄途径。

（四）适应证

1. 嗜铬细胞瘤的定位诊断。

2. 嗜铬细胞瘤转移范围的确定，嗜铬细胞瘤术后残余病灶或复发的监测。

3. 不明原因高血压的鉴别诊断。

4. 神经母细胞、副神经节细胞瘤及其转移灶的辅助诊断。

（五）禁忌证

妊娠期、哺乳期妇女。

（六）临床应用

1. 嗜铬细胞瘤的诊断 根据临床特点和血液中去甲肾上腺素、肾上腺素浓度和儿茶酚胺经尿液排泄等检查，不难诊断嗜铬细胞瘤，肾上腺髓质显像是定位诊断嗜铬细胞瘤的首选方法，可特异性定位体内任何部位的良性或恶性嗜铬细胞瘤，对肾上腺内或异位病灶定位诊断的灵敏度为 85%~90%，特异度为 95% 以上。肾上腺髓质显像为肾上腺嗜铬细胞瘤，尤其是肾上腺髓质以外的嗜铬细胞瘤的定位诊断提供了方便有效的手段，特别是全身显像是核医学检查的独特优势。

成人嗜铬细胞瘤约 20%~25% 位于肾上腺外，儿童约 30% 位于肾上腺外。肾上腺外嗜铬细胞瘤几乎可发生于全身各个部位，较常见的有胸、腹部大动脉旁，其他如膀胱、颈动脉、心脏周围等。肾上腺外嗜铬细胞瘤的定位和定性诊断对有效的治疗至关重要。10% 的嗜铬细胞瘤为恶性，通常在早期即可转移至其他部位，最常见的转移部位为骨骼和肝脏。肾上腺髓质显像可用来寻找恶性嗜铬细胞瘤的转移灶。此外，当病变组织摄取显像剂较强时，常可使心肌不显影，这一征象可作为诊断嗜铬细胞瘤的间接证据。

2. 恶性嗜铬细胞瘤 ^{131}I-MIBG 治疗后随访观察及术后残余病灶或复发病灶的监测。

3. 非嗜铬细胞瘤的辅助诊断 神经母细胞瘤、副神经节瘤、甲状腺髓样癌、Sipple 综合征（同时发生甲状腺髓样癌、肾上腺嗜铬细胞瘤、甲状旁腺肿瘤）等细胞也能摄取 MIBG。神经母细胞瘤及其转移灶多明显显影，其诊断灵敏度为 90%，特异度可达 100%。副神经节细胞瘤也能摄取 MIBG，但显示病灶的阳性率仅在 50% 左右。

（七）临床应用进展

部分嗜铬细胞瘤和副神经节瘤有生长抑素受体高表达，应用生长抑素受体显像（如 ^{68}Ga-DOTATATE 等）可以对 ^{131}I-MIBG 显影阴性的嗜铬细胞瘤和副神经节瘤进行互补检查帮助确诊。对于生长抑素受体阳性表达的肿瘤，亦可行肽受体放射性核素治疗，如用 ^{177}Lu-DOTATATE 治疗嗜铬细胞瘤。^{18}F-FDG 对非转移性嗜铬细胞瘤和副神经节瘤的诊断灵敏度、特异度与 ^{123}I-MIBG 相近，而在转移性嗜铬细胞瘤和副神经节瘤患者中的灵敏度高于 ^{123}I-MIBG。另外，儿茶酚胺类似物如 ^{11}C-羟基麻黄碱（HED）、^{18}F-氟苄基胍（MFBG）和 ^{18}F-多巴及儿茶酚胺前体 ^{18}F-FDOPA 均被用于嗜铬细胞瘤 PET/CT 显像。

本章小结

本章主要介绍了内分泌器官功能显像的原理、方法、图像分析、临床应用。甲状腺显像是临床核医学的重要部分。它能够显示甲状腺的位置、大小、形态和功能，确定甲状腺结节的功能状态。甲状腺结节在甲状腺显像上可分为"热"结节、"温"结节、"凉"结节和"冷"结节。其在异位甲状腺诊断、甲状腺结节良恶性鉴别及甲状腺癌转移灶诊断中具有独特临床价值。甲状腺功能测定是甲状腺显像临床应用的重要补充。甲状旁腺显像主要用于甲状旁腺功能亢进的诊断与术前定位、异位甲状旁腺腺瘤的定位诊断。肾上腺髓质显像可用于肾上腺素能肿瘤的诊断，对临床特征和生化异常而疑诊嗜铬细胞瘤的定位诊断、异位嗜铬细胞瘤、恶性嗜铬细胞瘤转移灶及手术后复发的病灶功能定位有一定的诊断价值，也有助于神经母细胞瘤和某些神经内分泌肿瘤的功能定位诊断。

（邓渊鸿）

参考文献

1. 安锐. 核医学［M］. 3 版. 北京：人民卫生出版社，2015.
2. 王荣福. 核医学［M］. 9 版. 北京：人民卫生出版社，2018.
3. HUBER G F, HÜLLNER M, SCHMID C, et al. Benefit of ^{18}F-fluorocholine PET imaging in parathyroid surgery［J］. Eur Radiol, 2018, 28（6）：2700-2707.
4. 中华医学会内分泌学分会. 嗜铬细胞瘤和副神经节瘤诊断治疗专家共识（2020 版）［J］. 中华内分泌代谢杂志，2020，36（09）：737-750.

第八章　消化系统核医学

第一节　唾液腺显像

一、基本原理

当静脉注射 $^{99m}TcO_4^-$ 后，$^{99m}TcO_4^-$ 能被唾液腺小叶内导管上皮细胞从血液中摄取和分泌，并逐渐在唾液腺中积聚，在一定的唾液腺分泌因素（如酸性物质）刺激下，逐渐分泌到口腔中。唾液腺摄取 $^{99m}TcO_4^-$ 与导管上皮细胞的钠碘同向转运体（Na^+/I^- symporter，NIS）有关。通过体外唾液腺显像（salivary gland imaging），可了解唾液腺的位置、大小、形态，唾液腺的摄取、分泌、排泄功能和唾液腺有无占位性病变。

二、适应证

1. 急性和慢性唾液腺炎的诊断。
2. 干燥综合征的诊断。
3. 唾液腺占位性病变的诊断。
4. 异位唾液腺的诊断。
5. 唾液腺导管阻塞的诊断。
6. 移植唾液腺疗效的判断。
7. 其他疾病或治疗对唾液腺功能的影响判断。

三、检查方法

（一）检查前准备

检查前不能服高氯酸钾和行腮腺 X 线造影，因二者均能抑制唾液腺对高锝酸盐的摄取。如需检查前做腮腺 X 线造影，则唾液腺显像最好在 3 天后进行。

（二）显像方法

1. 静态显像　静脉注射 $^{99m}TcO_4^-$ 185~370MBq 后 5、10、20、40 分钟分别行前位显像，必要时加做左、右侧位显像。每帧采集 5×10^5，矩阵 128×128 或 256×256，视野应包括整个唾液腺和部分甲状腺。检查前 30 分钟可皮下注射阿托品 0.5mg，以抑制唾液腺分泌，减少口腔内放射性的干扰,有助于唾液腺形态、位置的观察。

2. 动态显像　静脉弹丸注射 $^{99m}TcO_4^-$ 185~370MBq 后,以每帧 2 秒共采集 30 帧,矩阵 64×64 或 128×128,随后以每帧 30 秒共连续采集 20~40 分钟。采用前位显像,必要时加做侧位。嘱患者舌下含服维生素 C 300~500mg,继续采集 5 分钟,观察唾液腺分泌排泄情况。分别画出各唾液腺的 ROI,得出各自的时间 - 活度曲线(time activity curve, TAC)。借助 TAC,可以进行多种定量分析,如计算摄取指数、相对摄取指数、排泌分数、摄取百分比等。

$$摄取指数 = \frac{唾液腺最高放射性计数 - 本底放射性计数}{本底放射性计数}$$

$$排泌分数 = \frac{\left(\begin{array}{c}唾液腺最高\\放射性计数\end{array} - \begin{array}{c}本底放射\\性计数\end{array}\right) - \left(\begin{array}{c}酸刺激后唾液腺\\最低放射性计数\end{array} - \begin{array}{c}本底放射\\性计数\end{array}\right)}{唾液腺最高放射性计数 - 本底放射性计数} \times 100\%$$

$$摄取百分比 = \frac{唾液腺放射性计数 - 本底放射性计数}{注射前的注射器计数 - 注射后的注射器计数} \times 100\%$$

四、正常图像

注射显像剂后唾液腺显影逐渐清晰,20~30 分钟摄取达高峰。此时双侧腮腺和颌下腺显影轮廓清楚,两侧对称,放射性分布均匀,腮腺浓于颌下腺,以后影像缓慢变淡(图 8-1、图 8-2)。约 40 分钟后,口腔内的放射性分布浓于腮腺。正常情况下,唾液腺和甲状腺摄取 $^{99m}TcO_4^-$ 速率相同,故可用甲状腺作为参照。

酸性物质可使唾液腺分泌明显增加,当导管通畅时,分泌出的唾液很快被引流出去,腮腺影明显减淡,口腔内显影剂分布明显增加,借此可判断腮腺的分泌功能和导管有无阻塞。

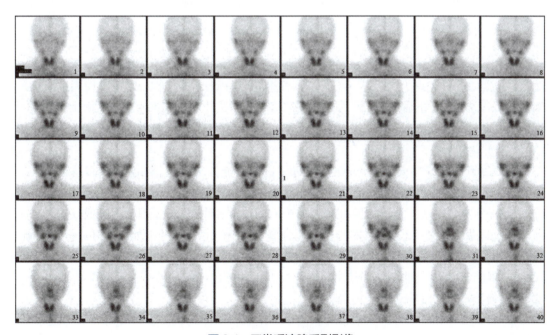

图 8-1　正常唾液腺系列影像

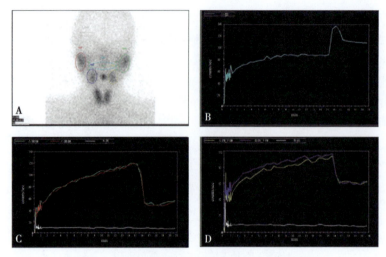

图 8-2　正常唾液腺系列影像的时间 - 活度曲线

A. ROI 定位图；B、C、D 图分别为口腔、左右腮腺和本底、左右颌下腺和本底的 TAC 图。

五、临床应用

（一）急性唾液腺炎

急性唾液腺炎表现为唾液腺摄取功能亢进，即两侧或一侧唾液腺显影呈弥漫性放射性浓聚。常见于病毒、细菌感染引起的急性唾液腺炎、酒精中毒及放射治疗后的炎症反应。

（二）慢性唾液腺炎

慢性唾液腺炎为唾液腺摄取功能减退，表现为两侧或一侧唾液腺显影呈弥漫性稀疏或不显影。

（三）干燥综合征

干燥综合征是慢性唾液腺炎的一种特殊类型，腺体可轻度增大，无肿块。图像可表现为摄取正常，也可表现为减低或不显影，少数患者以一侧改变为主。典型表现为唾液腺放射性摄取减少，甚至不显影，口腔内放射性浓聚量更少（图 8-3、图 8-4），酸性物质刺激也不能明显增加浓聚。

（四）唾液腺占位性病变

根据肿块摄取 $^{99m}TcO_4^-$ 的能力不同，可将占位病变分为冷结节、温结节和热结节 3 种类型。

1. **冷结节**　肿块部分的放射性分布低于周围正常腺体组织，表现为稀疏或缺损。如稀疏或缺损区边缘清晰且较光滑，多为良性混合瘤、唾液腺囊肿、脓肿。如缺损区边缘不清晰，且不光滑，多提示恶性占位。

2. **温结节**　肿块部分的放射性分布与周围正常腺体组织一致或接近。多为腮腺混合瘤或单纯性腺瘤，恶性占位的可能性较小。

3. **热结节**　肿块部分的放射性分布高于周围正常腺体组织。多为淋巴乳头状囊腺瘤，恶性占位的可能性很小。

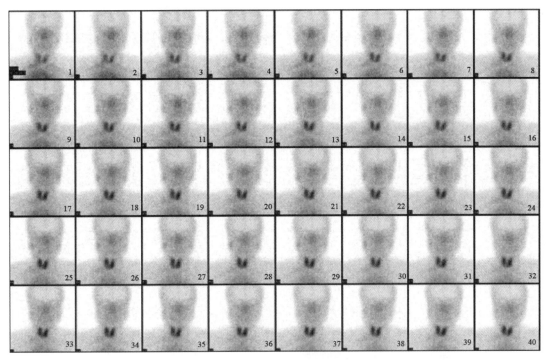

图 8-3　干燥综合征唾液腺显像

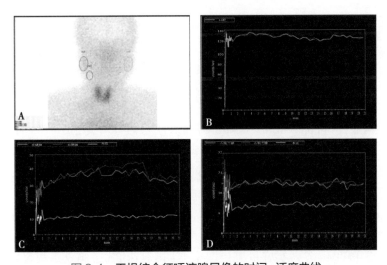

图 8-4　干燥综合征唾液腺显像的时间 - 活度曲线

A. ROI 定位图；B、C、D 图分别为口腔、左右腮腺和本底、左右颌下腺和本底的 TAC 图。

（五）异位唾液腺

在颈、口面部发现正常唾液腺部位以外的异常放射性浓聚影，要考虑异位唾液腺，但应注意与异位甲状腺相鉴别，^{131}I 显像有助于鉴别。

（六）涎石症

涎石症表现为酸性物质刺激后唾液腺内放射性浓聚不但不减少，反而有不同程度的上升，口腔内放射性分布则无明显变化。

（七）唾液腺导管阻塞

在酸性物质刺激下，导管阻塞时表现为腮腺影明显变浓，而口腔放射性没有明显增加。

（八）移植唾液腺的疗效观察

唾液腺显像可对移植后唾液腺的摄取、分泌和排泄功能进行有效评价。

六、检查优缺点

唾液腺显像在评价唾液腺的摄取、分泌和排泄方面明显优于其他临床常用影像方法。在发现唾液腺占位的灵敏度和准确性方面不及 B 超、CT、磁共振检查。^{11}C-MET、^{18}F-FDG、^{68}Ga-PSMA PET/CT 显像亦可以评价唾液腺功能、炎症、脂肪累积或占位。因此，有必要采用包括唾液腺显像在内的多种检查方法评价唾液腺功能。

第二节　肝与肝胆显像

一、肝胆动态显像

（一）基本原理

^{99m}Tc 标记的亚氨二醋酸类药物（如 ^{99m}Tc-EHIDA），在静脉注射后，能被肝脏的多角细胞选择性摄取，之后通过近似处理胆红素的过程，从血液中迅速清除，在胆汁内高度浓聚，经胆道排出到肠腔，而不被肠道黏膜所吸收，可以动态观察显像剂在肝、胆道、胆囊和肠腔内放射性摄取和排出情况，以了解它们的形态及功能。肝细胞功能正常是肝胆动态显像的前提，胆道通畅是放射性药物积聚于胆囊及出现在肠道内的条件。

常用的肝胆显像（hepatobiliary imaging）放射性药物有两类：① ^{99m}Tc 标记的乙酰苯胺亚氨二醋酸类化合物（^{99m}Tc-iminodiacetic acid，^{99m}Tc-IDA），常用 ^{99m}Tc 标记的二乙基乙酰苯胺亚氨二醋酸（^{99m}Tc-ethylene hepatobiliary iminodiacetic acid，^{99m}Tc-EHIDA，依替菲宁）和三甲基溴乙酰苯胺亚氨二醋酸［^{99m}Tc-N-（3-bromo-2, 4, 6-trimethylphenylcarbamoyl methyl）-iminodiacetic acid，^{99m}Tc-mebrofenin］。② ^{99m}Tc 标记的吡哆氨基类化合物（^{99m}Tc-pyridoxylidene amino acid，^{99m}Tc-PAA），常用 ^{99m}Tc 标记的吡哆 -5- 甲基色氨酸（^{99m}Tc-pyridoxyl-5-methyl tryptophan，^{99m}Tc-PMT）。这两类在肝脏摄取率高、排泄速度快、胆管系统显影清晰、受血清胆红素浓度影响较小。

（二）适应证

1. 急性胆囊炎的诊断。
2. 肝外胆道梗阻和肝内胆汁淤积的鉴别诊断。
3. 先天性胆道闭锁和重症婴儿肝炎的鉴别诊断。
4. 先天性胆总管囊肿的诊断。
5. 肝胆手术前或门静脉栓塞术前评估残肝功能，预测术后肝功能衰竭，手术后的疗效观察和随访，胆汁漏的诊断。

6. 全胃肠道外营养治疗后，胆道功能的监测。

7. 异位胆囊的确定。

8. 诊断十二指肠 - 胃反流。

（三）检查方法

1. 检查前准备 检查前患者应禁食 4~12 小时，检查前 6~12 小时应停用影响奥狄括约肌的药物。对诊断胆囊炎的患者，如禁食过长或使用完全性静脉营养的患者，应在检查前 30~60 分钟缓慢（大于 3 分钟）静脉注射八肽胆囊收缩素辛卡利特（0.01~0.02μg/kg），或肌内注射胆囊收缩素（cholecystokinin，CCK）0.2~0.3μg/kg，以最大限度降低假阳性。因为禁食时间过长，会使胆囊本身充盈，显像剂无法进入胆囊，使胆囊不显影。

2. 显像方法 检查时患者仰卧于 SPECT 探头下，取前后位，自肘静脉注射入示踪剂（如 ^{99m}Tc-EHIDA），成人 185~370MBq（5~10mCi），儿童 7.4MBq/kg（0.2mCi/kg）。之后行连续照相，于注射后即刻、5、10、15、20、30 及 40 分钟各采集 1 帧。

为了确认胆囊位置，可加右侧位。诊断胆漏时，需要多体位、多次延迟显像，或行 SPECT/CT 融合显像才能获得确诊。如胆汁排泄延缓，为确定有无梗阻及胆囊收缩功能是否正常，可给患者进脂肪餐或用胆囊收缩素，观察胆囊收缩功能。若胆囊至 1 小时仍未显影，可于 2 小时、4 小时延迟显像。如怀疑急性胆囊炎，胆囊 60 分钟未显影，则需延长显像时间至 2~4 小时，也可使用吗啡介入试验。在某些情况下，如胆总管梗阻、胆管狭窄等须在 18~24 小时做延迟显像，而胆道闭锁的患者，则有时需要做 48~72 小时延迟显像。

（四）正常图像

注入显像剂 3~5 分钟后肝显影，10~15 分钟肝影清晰，肝叶摄取达峰值，此期主要为肝细胞摄取，称肝实质相。注射显像剂 5 分钟后胆管开始显影，之后左右肝管、肝总管、胆囊管、胆囊显影逐渐清晰，典型时可见"胆道树"结构。15 分钟胆囊开始显影，20~30 分钟显影清楚。此期称胆管排泄相。注射显像剂 30~60 分钟，肠腔内有放射性出现，40~60 分钟胆囊明显缩小，大量放射性出现在肠腔内（图 8-5）。此期称肠道排泄相。显像剂注射后 1 小时内胆管系统各部位都应显像，如显像延迟或不显像，或肠影不显示，则为异常，需进一步做延迟显像。

若需评价胆囊收缩功能，可服脂肪餐后继续显像 60 分钟，或肌内注射 CCK 后继续显像 15 分钟，然后计算胆囊排空指数（gallbladder ejection fraction，GBEF）。正常 GBEF>35%，具体结果与刺激胆囊收缩方法、计算方法、显像时间和方法、移动校正等有关。

$$GBEF = \frac{\left(\begin{array}{c}稳定状态时胆\\囊放射性计数\end{array} - \begin{array}{c}本底放射\\性计数\end{array}\right) - \left(\begin{array}{c}脂肪餐后30\,min\\胆囊放射性计数\end{array} - \begin{array}{c}本底放射\\性计数\end{array}\right)}{稳定状态时胆囊放射性计数 - 本底放射性计数} \times 100\%$$

显像剂的血液清除指数、心肝比值、肝脏排泄率、受体指数等指标可以反映肝功能受损程度、评价肝脏储备功能，指导肝脏手术切除程度。

（五）临床应用

1. 急性胆囊炎 急性胆囊炎最特异的病理生理表现为炎症、水肿或其他原因所造成的胆囊管梗阻。由于胆囊管阻塞导致显像剂不能进入胆囊，导致胆囊持续不显影。如果静脉注射显影剂后，肝、肝内胆管、胆总管显影良好，而胆囊始终不显影，延迟达 60 分钟仍不显影，但肠腔内有放射性出现（图 8-6），结合病史，诊断率可达 95%；如果胆囊显影，则可排除急性胆囊炎。

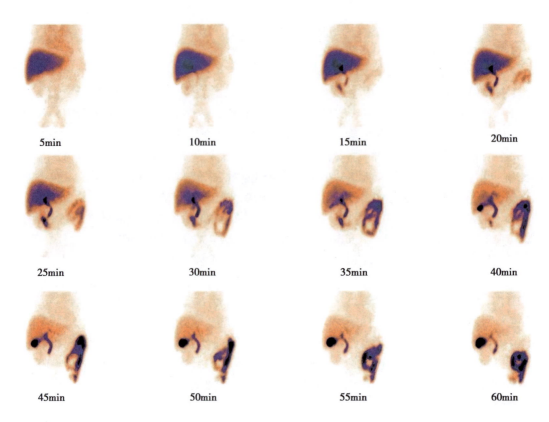

5min 10min 15min 20min

25min 30min 35min 40min

45min 50min 55min 60min

图8-5 正常肝胆动态显像

胆囊持续不显影除要注意与慢性胆囊炎、胆囊结石、胆囊癌等其他胆囊疾病相鉴别外，急性胰腺炎、酒精中毒、长期采用静脉营养及禁食时间过长等也可造成胆囊不显影。临床上，如果不能除外上述原因引起的胆囊不显影，则需进一步行下列3种方法进行鉴别。

（1）延迟显像至注射后2~4小时。

（2）吗啡介入试验：吗啡介入试验能明显缩短诊断急性胆囊炎的等待时间。当肝胆动态显像1小时胆囊仍不显影时，可静脉注射吗啡0.04mg/kg，最大用量2~3mg，然后继续显影30分钟，观察胆囊显影情况。当胆管通畅时，注射吗啡后20~30分钟胆囊可以显影。吗啡可使胆总管出口的奥狄括约肌收缩，使胆总管内压增加10倍。如果胆囊管通畅，由于胆总管的内压明显增加，含有显像剂的胆汁大量流入胆囊而引起胆囊显影；如果胆囊管梗阻，含有显像剂的胆汁不能流入胆囊而使胆囊不显影，这样就可确诊急性胆囊炎。

（3）促胆囊收缩素介入试验：禁食过长或使用完全性静脉营养的患者，可能由于胆汁无法进入充盈的胆囊而造成胆囊不显影。缓慢静脉注射八肽胆囊收缩素辛卡利特后胆囊即开始收缩，15分钟作用达高峰。充盈的胆囊排空后，含显影剂的胆汁即可进入胆囊并使其显影。

2. 慢性胆囊炎 慢性胆囊炎的病理生理改变为胆囊本身慢性炎症、胆囊管部分梗阻或胆囊运动功能失调。因此，肝胆动态显像时本病可表现为多种情况，如胆囊显影可表现为正常、显影延迟或显影不良。但大多数慢性胆囊炎患者胆囊显影可延迟到1~4小时。胆囊显影越晚，诊断慢性胆囊炎的符合率就越高。肠道先于胆囊出现放射性是慢性胆囊炎患者一个非敏感但非常特异的征象，该征象诊断慢性胆囊炎的准确性可达75%。

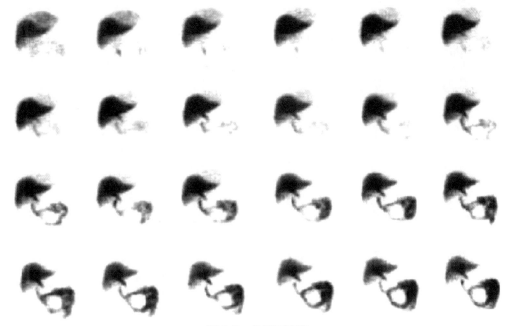

图8-6 急性胆囊炎

3. 肝外梗阻引起的黄疸 梗阻包括完全梗阻和不完全梗阻。

（1）完全梗阻：在注射静脉显像剂后 1~2 小时仅见肝内扩张的胆管，胆囊扩大，至 24、72 小时小肠肠腔内仍不见放射性出现。

（2）不完全梗阻：根据梗阻部位不同，所见也不同。如胆总管受阻，胆囊可显影。若梗阻部位高，胆囊不显影，肝内胆管有不同程度扩张时，放射性进入肠腔可延缓 24 小时以上。

4. 先天性胆总管囊肿 表现为扩张的胆总管囊肿内滞留大量的放射性，延迟至 4~6 小时仍不见排出，可见椭圆形或梭形显像剂浓聚影，而胆囊及胆道排出胆汁通畅。

5. 先天性胆道闭锁 静脉注入显像剂后，连续观察 24 小时，仅肝显影，而胆系结构始终不显影，肠道内也始终不见放射性出现（图 8-7）。有些有明显胆汁淤积的肝炎患儿，也可以 24 小时肠道不显影。此时需进行苯巴比妥介入试验：肠道内持续 24 小时未见放射性的患儿，需口服苯巴比妥，每天 5mg/kg，连续 7~10 天，以增加显像剂的肝胆排泄，然后再做肝胆动态显像。如 24 小时后肠道内仍无放射性，则诊断先天性胆道闭锁（congenital biliary atresia）。但一些研究显示，苯巴比妥不能显著提高肝胆显像诊断先天性胆道闭锁的灵敏度。如果出现放射性，则考虑婴儿肝炎综合征（infantile hepatitis syndrome，IHS）。对一些 24 小时肝影仍很明显的肝炎患儿，可延迟至 48~72 小时显影，有时肠道内可出现放射性而除外先天性胆道闭锁。目前鉴别诊断先天性胆道闭锁和婴儿肝炎综合征的主要方法是放射性核素肝胆动态显像。早期确诊先天性胆道闭锁，早期手术治疗，可以提高生存率。平面显像加断层显像有助于提高诊断准确性。

有些病程较长（大于 3 个月）的先天性胆道闭锁患儿，由于已有肝细胞损害，故很难与婴儿肝炎区分。伴肝功能损害的先天性胆道闭锁患儿多不能进行手术治疗，因此，早期行肝胆动态显像明确诊断非常重要。

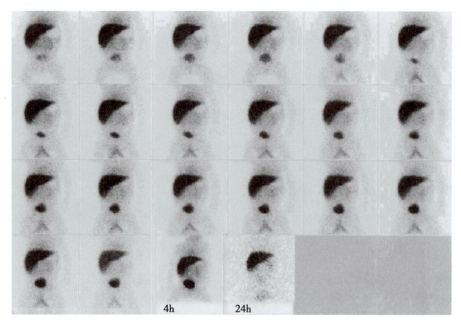

4h　　24h

图 8-7　先天性胆道闭锁

6. 婴儿肝炎综合征　由于肝细胞受损,静脉注射显像剂后,药物停留在血液循环中,清除缓慢,可见心影持续存在,肾影清晰,而肝、胆系显影极差(图 8-8)。

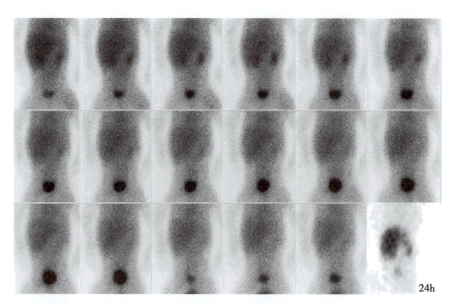

24h

图 8-8　婴儿肝炎综合征

部分胆管严重受累的淤胆性 IHS,肝脏摄取功能尚好,而胆管炎性病变严重甚至阻塞,显像剂随胆汁排泄量极少,胆道显像难以鉴别。肝影模糊不清的 IHS,尤其是巨细胞病毒肝炎,由于高血胆红素及严重的肝细胞受损,致肝脏摄取功能差,共同导致肝脏显影模糊,且显像剂经由泌尿系统排泄占优势,肠道放射性排泄量少,共同导致肠道内放射性显影能力降低,以致 IHS 出现假阴性结果。

由于 IDA 类显像剂与胆红素结构类似,均需通过阴离子传输机制进入肝细胞,两者间存在竞争抑制关系,特别当肝功能受损严重导致血中胆红素浓度过高,或肝内胆管胆汁淤积严重时,这种竞争抑制关系更明显,从而影响显像效果。^{99m}Tc-MIBI 的分子结构与胆红素不同,不受血清中胆红素浓度的影响。^{99m}Tc-MIBI 肝胆排泄是其代谢机制之一。如果 ^{99m}Tc-EHIDA 显影阴性,可以试用 ^{99m}Tc-MIBI 肝胆显像。但肠组织有分泌 ^{99m}Tc-MIBI 的可能,尤其是在结肠和盲肠区域,从而有可能将先天性胆道闭锁误诊为婴儿肝炎综合征。

7. 肝胆手术后的评价 肝胆手术后,肝胆动态显像可提供一些有用的信息:①发现术后的胆汁漏;②发现术后有无胆道闭塞;③胆道、肠道吻合口术后吻合口是否通畅;④ Billroth Ⅱ式手术后的胆道通畅情况,有无胆汁、胃食管反流现象;⑤肝移植术后有无排斥反应,有无感染或胆道梗阻;⑥术后有无胆囊管残留。

(六)与其他影像方法的比较

肝胆动态显像对急性胆囊炎具有很高的诊断准确性,如胆囊 4 小时延迟显像或介入试验后仍不显影,即可确诊本病,否则可排除本病。由于 B 超可精确提供胆囊的大小、囊壁的厚度以及囊内有无结石等信息,故目前 B 超仍为本病的首选方法。少数患者因腹内气体过多,影响 B 超的分辨率,需依靠 CT 进行诊断。

肝胆动态显像对先天性胆道闭锁的诊断价值很高,表现为肝影轮廓清晰,注射显像剂 24 小时后肠道不显影,苯巴比妥试验后肠道仍然无放射性出现,即可诊断本病。如肠道内有放射性出现,则可排除本病,而考虑婴儿肝炎。B 超和 CT 虽可清晰显示成人肝外胆管的大小,但因新生儿胆管极细,上述检查并不理想。内镜逆行胰胆管造影术(endoscopic retrograde cholangiopancreatography, ERCP)和经皮穿刺肝胆道成像(percutaneous transhepatic cholangiography, PTC)对成人胆道疾病具有较高价值,但由于上述方法具有创伤性,且在新生儿检查时成功率较低,故不适合用于先天性胆道闭锁患儿的常规检查。磁共振胰胆管成像(magnetic resonance cholangiopancreatography, MRCP)在诊断胆道疾病方面有与 ERCP 类似的效果,但部分胆汁淤积性 IHS 因肝细胞病变、胆汁淤积和胆汁流量减少,导致胆管不显影,易被误认为先天性胆道闭锁,而且胃与肠道内含大量液体,在 MRCP 图像中显示为高信号,影响诊断。

胆总管梗阻的优先诊断方法是 B 超,B 超可发现胆总管扩张。但肝胆动态显像在以下两种情况下仍有较高临床价值:①胆管虽有梗阻,但 24 小时内尚未发生扩张,此时 B 超可能未发现异常,而肝胆动态显像可发现肠道显影明显延迟;②曾有胆总管梗阻或接受过胆管手术病史者,其已扩张的胆管并不能恢复到正常大小,肝胆动态显像可通过观察显像剂是否进入肠道来鉴别胆总管梗阻与非梗阻性的胆管扩张。

二、肝胶体显像

(一)基本原理

肝脏主要由多角细胞和库普弗细胞(Kupffer cell)组成,后者与肝实质细胞分布相平行,均匀地分布于整个肝脏。肝胶体显像(liver colloid imaging)以颗粒大小适当的放射性胶体(如植酸盐)为显像剂,静脉注射后,在血液中与钙离子结合形成不溶性 ^{99m}Tc-植酸钙胶体,被肝脏内具有吞噬功能的库普弗细胞摄取，一次流经肝脏时，90% 左右被库普弗细胞摄取，且能存留较长时间而不被迅速排出，通过核医学显像仪器获得肝脏影像。大多数肝内病变（如肝癌、肝囊肿、肝脓肿、肝血管瘤等）与正常肝组织不同，不具有库普弗细胞。因此，病变部位失去吞噬肝胶体显像剂的功能，显示为放射性分布缺损或减低。

（二）适应证

1. 幽闭恐惧等情况下不能施行 CT、MRI 等检查时。

2. 配合其他放射性核素检查，如与下列显像作阴性对照和定位：① ^{99m}Tc-RBC 肝血池显像诊断肝血管瘤。② ^{111}In 白细胞显像诊断感染。③ ^{99m}Tc-MAA 肝动脉灌注显像。④ ^{67}Ga 显像诊断肝癌或其他肿瘤。⑤单克隆抗体显像用于肿瘤定位。⑥肝胆延迟显像诊断原发性肝癌。

3. 协助鉴别诊断肝脏肿块。

4. 诊断布 - 加综合征。

5. 辅助评价肝功能。

（三）检查方法

患者无需特殊准备，静脉注射 ^{99m}Tc- 硫胶体（^{99m}Tc-SC）或 ^{99m}Tc- 植酸盐（^{99m}Tc-PHY）74~185MBq（2~5mCi），15~20 分钟后取仰卧位开始显像。常规至少包括前后位、右侧位及后前位静态平面显像，必要时添加左侧位、右前斜位、左前斜位、右后斜位等体位。根据需要可做平面显像和断层显像。断层显像时探头围绕患者身体旋转 360°，每 3°~10° 采集一帧（一般 6°／帧），每帧采集 10~30 秒，计数 5×10^5。通过计算机重建获得肝脏的横断面、矢状面和冠状面的断层图像，并可获得肝脏三维立体图像。^{99m}Tc-SC SPECT/CT 同机融合显像因定位更准确、可利用衰减校正功能，因此评价肝功能可以提高可靠性。

注意事项：①显像前 24 小时内不宜进行钡餐检查；②显像时除去衣物表面的金属物品；③嘱受检者平静呼吸，以减少脏器位移的影响；④肝功能不良、门静脉高压者显像开始时间适当延迟。

（四）影像分析

1. 正常影像

（1）肝脏的位置：正常肝脏上界不超过右侧第 5 肋间，下界右侧下缘与肋弓相近，左侧下缘在胸骨剑突下。

（2）肝脏的形态：正常肝脏前位一般呈直角三角形，边缘完整、光滑。后前位像左叶放射性明显低于右叶，右叶下缘放射性显影略稀疏。右侧位肝脏呈卵圆形、椭圆形、菱形或逗点状，变异较多，但正常影像边缘均光滑，其前下方有向内凹的胆囊窝，后下缘存在右肾所造成的压迹，后上方由于肝静脉和下腔静脉的压迫，也可形成压迹（图 8-9）。

（3）肝脏的大小：可通过肝右叶平行于正中线的右叶最大长径（R）和左叶通过身体正中线的肝左叶长径（L）来测定肝脏的大小。正常参考值：右叶长径（R）11~15cm，左叶长径（L）5~9cm。

（4）肝内放射性分布：正常肝内放射性分布基本均匀。由于肝右叶组织较左叶厚，

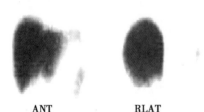
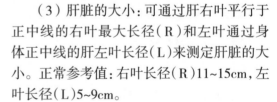
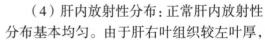

ANT   RLAT   POST

图 8-9　正常肝胶体平面图像

右叶放射性分布高于左叶。左右叶间常见条索状放射性稀疏,由圆韧带及镰状韧带压迹所致。肝下缘影像较模糊,近肝门处常见一凹陷性压迹,与汇管区血管、胆总管有关。肝上缘的肝静脉与下腔静脉交界处也可出现局限性稀疏影。计数不足也可造成放射性分布不均匀。

(5)肝外放射性分布状态:不同的显像剂肝外放射性聚集的程度不同。用 ^{99m}Tc-植酸盐显像,肝功能正常时脾脏显影较淡;使用 ^{99m}Tc-胶体,脾脏显影清晰。若脾脏、脊柱(骨髓)都明显显影,往往提示肝功能低下。

2. 异常图像 异常图像可见肝的位置、形态、大小及放射性分布异常。肝脏放射性分布异常主要见于以下几种情况。

(1)肝区局限性放射性稀疏或缺损:见于原发性肝癌(图8-10)或转移性肝癌(图8-11)、肝腺瘤、肝血管瘤、肝脓肿、肝囊肿等,可表现为单个或数个放射性稀疏或缺损区。

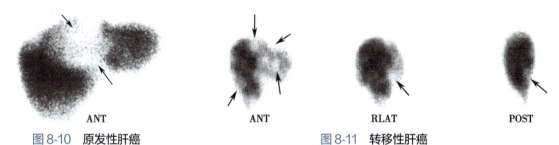

ANT   ANT   RLAT   POST

图8-10 原发性肝癌   图8-11 转移性肝癌

(2)肝内放射性分布弥漫性稀疏:肝内放射性分布不均匀,可见多数散在的斑点状或斑片状放射性减低区,伴有肝脏大小和形态上的变化,且肝脏以外的放射性摄取可明显增加,常为肝硬化、肝炎、肝吸虫病、代谢性疾病等弥漫性实质性疾病以及肝内恶性肿瘤的表现,但肝胶体显像对这些疾病的诊断及鉴别诊断并无特殊价值。

(3)肝内局限性"热区":少数情况下,肝显像可见局限性放射性浓聚区,称为"热区",多见于上腔静脉综合征、下腔静脉综合征、肝静脉闭塞征及布-加综合征;偶尔也见于肝硬化、肝血管瘤、肝脏局限性增生等疾病。

(五)临床应用

1. 肝占位性病变的部位、大小和累及范围的诊断 当肝发生局灶性病变(如原发性肝癌、转移性肝癌、肝血管瘤、肝囊肿、肝脓肿等)时,肝的库普弗细胞的吞噬功能受损,影像上表现为病变呈放射性减低或缺损。

2. 肝位置、形态、大小及功能评价 肝胶体显像可无创性地获得肝形态、大小、位置、功能等信息。肝对放射性胶体颗粒的摄取反映了肝实质库普弗细胞的吞噬功能,当肝功能受损时,因受损程度的不同,可见肝影呈不同程度的放射性分布不均、稀疏、减淡或缺损改变。

3. 术前评估术后肝残留功能及手术切除范围的确定 对局限性肝占位进行部分切除时,可进行肝胶体显像以评估残留部分的肝功能,可为确定手术方案提供客观依据。

4. 肝弥漫性病变的病情评估和追踪观察 肝胶体显像可对由于肝实质库普弗细胞吞噬功能损害导致的肝弥漫性病变的严重程度作出初步的判断,同时,可作为治疗效果的评价和临床随访观察的一种监测手段。

(六)本检查方法的优缺点

放射性核素肝胶体显像曾是活体内显示肝脏形态的唯一方法,但这种技术本身的主要缺陷就是缺乏特异性，因为大部分肝内占位性病变均显示为放射性缺损，这主要是因为病变的检出是基于正常肝组织的缺如，而不是异常组织的表达。另外，受仪器分辨率的限制，肝静态显像对小于 1.5cm 的病变探测率较低，位于肝门部位的病变难以发现。肝胶体显像单独使用临床价值有限，它常需要与其他核素显像如肝血流、血池显像及肝肿瘤阳性显像联合应用，对肝占位病变的性质加以鉴别。在 CT、MRI 与超声应用日益广泛的今天，肝胶体显像的应用受到了限制。但其对肝脏占位性病变有肯定的价值，准确率一般为 80%，可提供肿瘤大小、位置及对手术切除范围的估计。

三、^{99m}Tc-GSA 肝功能评价

（一）基本原理

^{99m}Tc- 半乳糖人血清白蛋白（^{99m}Tc-galactosyl human serum albumin，^{99m}Tc-GSA）是人工合成的无唾液酸糖蛋白（asialoglycoprotein，ASGP）的类似物。哺乳动物肝窦状间隙侧的肝细胞表面存在无唾液酸糖蛋白受体（asialoglycoprotein receptor，ASGPR），又称肝凝集素或 Ashwell-Morell 受体，能够特异性地识别无唾液酸糖蛋白。肝细胞表面 ASGPR 的数量与肝脏功能状态具有明显的相关性，受体数量减少提示肝功能不全。肝炎、肝硬化、门静脉高压症和肝癌患者的 ASGPR 数量和活性减少，从而对 ASGP 的摄取也会发生不同程度的降低，提示肝脏储备功能下降，极易发生术后并发症。^{99m}Tc-GSA 能与 ASGPR 特异性结合，将 GSA 转运进入肝细胞，降解后不经胆道排泄，不受高胆红素血症的直接影响，可以反映梗阻性黄疸患者的肝功能。^{99m}Tc-GSA SPECT/CT 肝显像能够特异性地反映总体肝细胞中存在的 ASGPR 数量，不受胆道病变与肝内胆管的影响，在肝脏的代谢时间明显长于 EHIDA，从而能够反映肝细胞肝功能的储备，可用于预测术后剩余肝脏的储备功能和术后并发症的发生，协助决定临床手术方案。

在正常体内，^{99m}Tc-GSA 90% 左右分布在肝脏，10% 左右分布在肾脏，其他部位分布很少。^{99m}Tc-GSA 体内注射 5mCi/ml，10~15 分钟肝脏的放射性即达平台期，而心脏的放射性迅速被清除，胆囊影显影清晰。正常人的肝脏不同区域肝功能有差异，肝左、右叶也有差异。

虽然肝脏肿瘤摄取 ^{99m}Tc-GSA 显著减少，但在肿瘤与肝脏摄取比值（T/L）方面，良性肿瘤 > 高分化肝癌 > 中低分化肝癌。

（二）适应证

^{99m}Tc-GSA 肝功能评价的适应证如下。

1. 用作急性肝功能衰竭生存的早期预测因子。

2. 评价慢性肝病的肝功能和肝功能储备。

3. 评价肝脏放疗后局部肝区的功能。

4. 评价肝移植组织和再生组织的功能，预测肝移植受体的疗效。

5. 独立预测丙肝相关肝细胞癌手术后的无复发生存（relapse free survive，RFS）情况，在预测总生存期（overall survival，OS）中有边际效用（marginal utility）。

6. 评价肝硬化患者的预后情况，用标准化摄取值（SUV）分级肝硬化。

7. 门静脉栓塞术预测再通及评估未来残肝（future liver remnant，FLR）功能。

8. 同时评价活体供肝移植（living-donor liver transplantion，LDLT）受体的门静脉血流动力学和肝功能。

（三）与其他方法的比较

基本的血清生化检查，包括血清白蛋白、异常凝血酶原、血清胆碱酯酶活度、血清谷丙转氨酶浓度等，只是反映肝脏整体功能是否受损，对术后没有预测价值。蔡尔德-皮尤评分（Child-Pugh score）可以选择手术患者，但对预测肝切除的短期预后价值不确定。吲哚菁绿（indocyanine green, ICG）试验在预测术后病死率方面有一定的价值，但该检查结果受肝脏血流影响较大，和胆红素有竞争转运，部分患者对 ICG 过敏，仅能反映整体肝功能，因此该方法的应用受到一定限制。肝脏功能受损时，受损范围不均匀，因此用 CT、MRI 的体积测量法不能准确反映预留肝脏的功能，尽管在预测术中解剖情况和余肝体积中具有一定优势。EHIDA 可以进行肝胆显像，由于 EHIDA 通过胆道代谢，其显像效果受到胆道疾病的影响；肝脏对 EHIDA 的摄取、代谢及排泄过程同时进行，因此理论上不能完全代表肝细胞的功能；EHIDA 在肝脏的代谢速度快，静脉注射 30 分钟后在肝脏的浓聚程度明显下降，导致后期的显像效果不佳。

^{99m}Tc-GSA SPECT/CT 肝显像可以定量分析全肝或部分肝脏的时间-活度曲线，计算肝细胞摄取速率常数 GSA-K，与 ICG-K 的相关性好。^{99m}Tc-GSA 的百分注射剂量（percent injected dose, %ID）的计算公式为 %ID=100×1ml 血样本中的放射性活度×全身血液体积/注入体内的放射性活度。%ID 与 ICG 的血液滞留率高度线性相关。^{99m}Tc-GSA 的肝脏摄取率 LHL15[LHL15=L15/（L15+H15），L15 和 H15 分别是注射显像剂后第 15 分钟时肝脏和心脏的放射性计数]与血液清除指数 HH15（HH15=H15/H3，H3 和 H15 分别是注射显像剂后第 3、15 分钟时心脏的放射性计数）、血液谷丙转氨酶浓度、苏木精-伊红染色组织病理评分呈显著负相关。GSA 15 分钟滞留率（GSA-R15 = 114 - 108 × LHL15）与 ICG 15 分钟滞留率（ICG-R15）的差值是肝纤维化的一个独立术前预测因子。肝脏摄取 ^{99m}Tc-GSA 与胆红素无竞争抑制关系。^{99m}Tc-GSA 评估肝癌未来残肝功能较血液生化检查更加敏感，可无创可视化定量评估区域肝功能状态。^{99m}Tc-GSA 还可评估再生肝的功能体积，但与肝体积比较，作为肝功能测试的 ^{99m}Tc-GSA 摄取似乎低估了肝再生。

第三节　消化道显像

一、胃食管反流显像

（一）原理

胃食管反流是指食管下端括约肌不适当弛缓或经常处于松弛状态等功能障碍，引起胃内酸性内容物反流入食管。口服含不被食管和胃黏膜吸收的放射性核素的饮料，利用其在胃内存留期间，腹部给不同压力并用γ照相机在体外连续采集，观察食管下段有无放射性出现，并定量计算其反流值。

（二）检查方法

被检查者应隔夜禁食 4~12 小时，检查时先将 300ml 酸性饮料（含 ^{99m}Tc-硫胶体或 ^{99m}Tc-

DTPA）在 5 分钟内饮完，15 分钟后采集，先取立位，观察食管下段有无放射性出现，然后被检查者仰卧于 γ 照相机探头下，视野上界为食管上端，下界为胃底部，在上腹部胃部位缚上带压力装置的腹带，并给不同压力（0,20,40,60,80,100mmHg），每改变 1 次压力，采集 1 帧像，共 7 帧，60 秒 / 帧，以观察胃 - 食管连接处有无放射性出现，同时用计算机按感兴趣区方法将胃及食管轮廓勾画出来，按下列公式计算胃食管反流指数。婴幼儿检查时可不用腹带加压。

$$胃-食管反流指数 = \frac{(E_1 - E_B)}{G_0}$$

G_0 为 0 压力时全胃内放射性计数；E_1 为不同压力时，食管内放射性计数；E_B 为食管周围的本底放射性计数。

（三）影像分析

1. 正常影像　腹部给不同压力时，图像上均清晰显示胃的形态，放射性食物全部存留在胃内，而食管部位无放射性出现，胃食管反流指数小于 4%。

2. 异常影像　当腹部不给压力时，在食管下段即出现放射性（图 8-12），并随压力增加而增多（胃食管反流指数为 11.7% ± 1.8%）。

（四）适应证

1. 反流性食管炎。
2. 胃大部切除术后并发症的诊断。
3. 小儿反复吸入性肺炎的病因诊断。
4. 非心源性心绞痛样胸痛的病因诊断。
5. 一些肺部慢性炎症的病因诊断。
6. 不明原因呕吐的病因诊断。

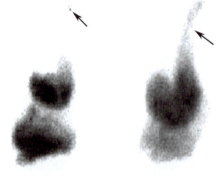

图 8-12　**胃食管反流影像**

（五）临床评价

胃食管反流显像诊断胃食管反流的灵敏度为 90% 以上，较食管下端括约肌测定、酚红反流试验、X 线检查、酸灌注试验、内窥镜检查及组织学检查等方法准确率更高，且无创和灵敏，比胃镜、钡餐检查更符合生理要求。因胃镜检查时，可引起逆蠕动，造成假阳性；而钡餐检查为非生理性。

二、异位胃黏膜显像

正常胃黏膜具有快速摄取高锝酸盐（$^{99m}TcO_4^-$）的特性，异位的胃黏膜也具有这种特性，因此本检查的阳性结果具有病因诊断价值。异位胃黏膜（ectopic gastric mucosa，EGM）主要好发于胃以外的消化道部分，包括巴雷特食管（Barrett esophagus）、梅克尔憩室（Meckel diverticulum，MD）和小肠重复畸形（small intestinal duplication）。和正常胃黏膜类似，异位胃黏膜也具有分泌胃酸和胃蛋白酶原的功能，可引起病变部位的黏膜形成溃疡，导致狭窄、出血、穿孔。

检查前的准备工作：患者禁食、禁水 4 小时以上，检查前严禁使用阿托品、水合氯醛、高氯酸钾等药物，因这些药可抑制异位胃黏膜摄取 $^{99m}TcO_4^-$，反而导致含 $^{99m}TcO_4^-$ 的胃液下排至病灶影响图像分析。检查前 3 天或注射 $^{99m}TcO_4^-$ 前 15~20 分钟，可皮下注射五肽胃泌素 6μg/kg 以增加显像敏感性。也可注射西咪替丁或在注射 $^{99m}TcO_4^-$ 10 分钟后，再静脉注射胰高血糖素 50μg/kg，目的是抑制胃酸分泌，降低放射性核素从憩室腔内的洗脱率，有助于提高病灶的阳性率。

（一）巴雷特食管

巴雷特食管好发于食管下段，男性多见，是一种先天性食管异常疾病（也有后天的），发病率有随年龄增长而增加的趋势。本病常由于长期胃食管反流，刺激食管上皮化生，导致胃黏膜的壁细胞取代食管下段的正常鳞状上皮细胞，是严重反流性食管炎的并发症及发生食管腺癌的危险因素。

1. 原理　在正常情况下，食管下段黏膜由鳞状上皮细胞组成，无摄取 $^{99m}TcO_4^-$ 的功能，而胃黏膜的柱状上皮细胞异位在食管，就有摄取 $^{99m}TcO_4^-$ 的功能（图 8-13、图 8-14），患者可产生类似胃炎、胃溃疡症状，核素检查可协助诊断。

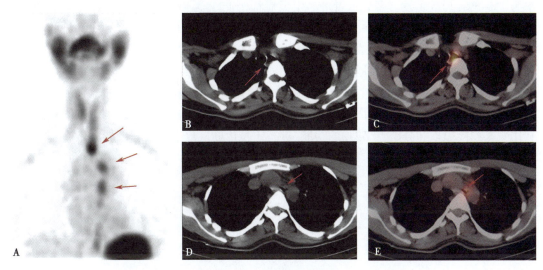

图 8-13　巴雷特食管

A. 食管有多发 $^{99m}TcO_4^-$ 浓聚；B、C. 第二胸椎水平附近的上段食管僵硬，无明显增厚，有明显 $^{99m}TcO_4^-$ 浓聚，气管被推向纵隔右侧；D、E. 食管其余部位有轻度 $^{99m}TcO_4^-$ 浓聚，但 CT 未显示明显异常。

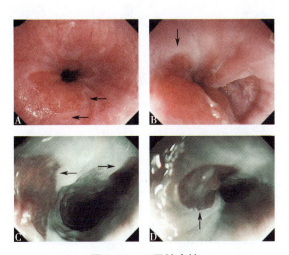

图 8-14　巴雷特食管

A、B. 胃镜显示食管多发橘红色黏膜，为异位胃黏膜；C、D. 食管内有大小不一的腺体结构。

2. 方法 给受检查者静脉注射 $^{99m}TcO_4^-$ 5mCi，之后 10、20、30、40 分钟各显像 1 帧。病灶显影后，可饮水 200~300ml，重复显像。

3. 影像分析 正常情况下仅见胃显影，食管不显影。如食管下端出现异常放射性浓聚，与胃同步显影，且随时间延长，局部浓聚影渐浓，饮水后局部影像无明显变化，结合临床可作出诊断。本方法简便灵敏、无创伤，有定位、定性作用。临床价值较大。

（二）梅克尔憩室

梅克尔憩室（Meckel diverticulum）好发于回肠，由胚胎期脐肠瘘所致，为一种持续存在的脐肠系膜管，憩室口较宽，长约 5cm，起源于回肠的对系膜缘，通常在离回肠瓣 60~100cm 处，属胃黏膜在小肠的异位症。约 30%~50% 的憩室内有异位胃黏膜。梅克尔憩室的发生率为 1%~3%，男性多发。多数患者可终生无症状，约 25%~40% 有临床症状，有症状的患者中 60% 有异位胃黏膜，在合并出血的患者中异位胃黏膜的出现率≥98%。最常见的早发临床症状是消化道出血，可发生在各个年龄段，约 50% 发生在 2 岁前，可引起消化道出血、炎症，少数患者可发生肠套叠或肠扭转。

1. 原理 梅克尔憩室发生出血的原因是憩室内有胃壁细胞，它分泌酸性胃液造成肠道消化道性溃疡，但其临床症状往往为非特异性。血管造影仅在急性出血时有帮助，核素显像利用胃黏膜能摄取和分泌 $^{99m}TcO_4^-$ 的功能，进行定位诊断。皮下注射五肽胃泌素有利于提高阳性率（图 8-15）。

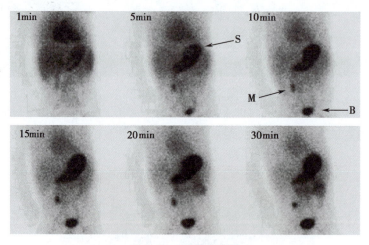

图 8-15 梅克尔憩室
S 为胃；B 为膀胱；M 为梅克尔憩室。

2. 方法 成人静脉注射 $^{99m}TcO_4^-$ 370~555MBq（10~15mCi）后，立即动态采集，每 5 分钟 1 帧，持续 30 分钟。以后每隔 10 分钟采集 1 帧，直至 2 小时，视野包括全腹部，上界为剑突，下界为耻骨联合。小儿注射 $^{99m}TcO_4^-$ 剂量为 1.1~3.7MBq（30~100μCi）/kg。对定位不确定者可用 SPECT/CT 融合显像，该显像还有助于排除假阳性。

3. 影像分析

（1）正常影像：胃区放射性增加，从十二指肠到结肠区均接近本底，膀胱内有放射性浓聚。有时胃液中的放射性进入肠道可导致十二指肠及小肠区域出现放射性分布，但形态可随时间改变。

（2）异常影像：除胃区有放射性外，全腹部本应减低区内可见一个固定位置的放射性增高区（图8-16）。通常位于右下腹，与胃同步显影，随时间延长，影像渐浓。侧位显像时浓聚灶靠近腹侧是诊断要点。本法诊断率约为75%~85%。

该法诊断梅克尔憩室即使为阴性结果，也不能完全排除诊断。如下因素可导致假阴性：憩室含胃黏膜太少或不含胃黏膜；出血量小或分泌物多产生稀释或洗脱作用；排泄入尿液收集系统中的少量放射性核素使小出血病灶模糊；因缺血、坏死、纤维化等导致异位胃黏膜功能减退等。如下因素可能导致假阳性：局部肠道炎症、肠梗阻、肠套叠、子宫出血、异位肾、肾或输尿管积水、血管瘤、动静脉瘤等。

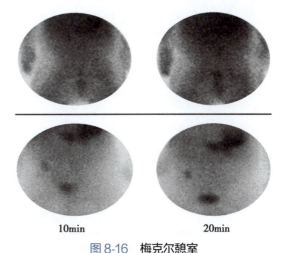

图8-16　梅克尔憩室

上面两帧图像显像阴性，下面两帧图像为注射五肽胃泌素后出现阳性。

多项研究发现，在诊断MD的阳性率方面，异位胃黏膜显像比CT平扫、CT增强、胶囊内镜、数字减影血管造影（DSA）高，与双气囊小肠镜检查（double-balloon enteroscopy，DBE）类似。

（三）小肠重复畸形

小肠重复畸形是指在小肠的近系膜侧出现的一种圆形或管状结构的空腔器官，与其毗邻的小肠有相同的组织结构，其血液供应亦非常密切。多数与相邻的肠管共用肌层，但不与其肠管相通，部分囊肿压迫邻近肠管可导致肠梗阻或作为诱因发生肠套叠，甚至肠扭转。小肠重复畸形可发生于小肠任何部位，约2/3发生于回肠。临床症状变异很大，可能出现肠梗阻、出血、肿物或腹痛。症状可出现在任何年龄，60%~83%于2岁以内发病，不少病例出生1个月内出现症状。小肠重复畸形腔内多衬以主肠管的肠黏膜，20%~35%为异位消化道黏膜或呼吸道黏膜。异位黏膜中以胃黏膜最多见，能与胃同步$^{99m}TcO_4^-$显影，位置和形态多变。如果病灶小，则难与梅克尔憩室鉴别。如果病灶比憩室大，则形态可呈条片状或肠袢状（图8-17）。阴性结果不能否定诊断。

显像方法：注射$^{99m}TcO_4^-$ 7.4~11.1MBq（0.2~0.3mCi）/kg，然后以脐为中心进行采集，探头视野范围包含整个腹部。每5分钟采集前后位图，每帧计数5×10^5，显像60~120分钟。

（四）其他部位的异位胃黏膜

除了上述比较多发的异位胃黏膜外，还可能有胃重复畸形（gastric duplication）、胸内前肠重复囊肿（intrathoracic foregut cyst）、胸腔重复囊肿（图8-18）、食管重复囊肿（esophageal duplication cyst），以及在纵隔、脊髓、阴囊等部位的异位胃黏膜。

$^{99m}TcO_4^-$诊断EGM的灵敏度约92.1%，特异度约95.4%，阳性似然比为16.5，阴性似然比为0.15，诊断比值比为120.7，应注意鉴别假阳性可能（图8-19）。

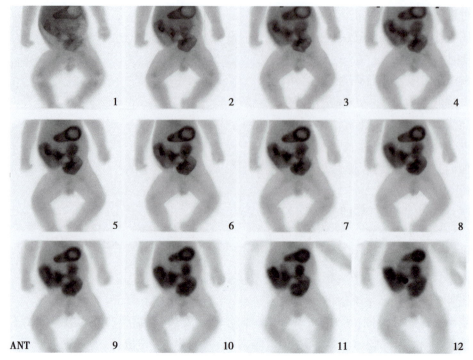

图 8-17 小肠重复畸形

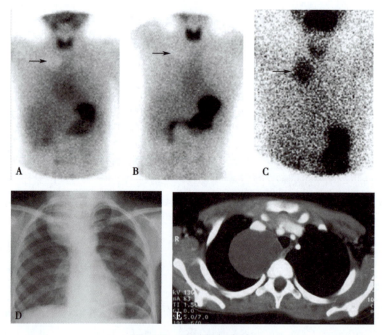

图 8-18 胸腔重复囊肿

在 $^{99m}TcO_4^-$ 显像的 15 分钟(A)、4 小时(B)时呈无显像剂摄取区,但在 24 小时(C)时有显像剂摄取。D. 后前位胸部 X 线片显示右侧气管旁可见一边界清楚的后纵隔包块。E. 在增强 CT 横断位的纵隔窗可见右侧气管旁一边界清楚的囊性占位。

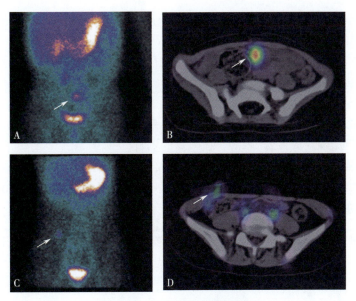

图 8-19　梅克尔憩室图像鉴别

A、B 为同一男性患儿，21 个月，便血原因待查，手术证实为异位胃黏膜。A. 平面显像示下腹部放射性浓聚灶（箭头）；B. 断层显像示放射性浓聚灶位于 6 组盆腔回肠区（箭头）。C、D 为同一女性患儿，9 岁，腹痛，曾行阑尾切除术。C. 平面显像示右中腹放射性浓聚灶（箭头）；D. 断层显像示放射性浓聚灶位于手术切口处（箭头）。

三、消化道出血显像

消化道出血是临床上常见的疾病，除定性诊断外，定位诊断也非常重要。消化道出血显像（gastrointestinal bleeding imaging）对胃肠道出血，特别是小肠出血的定位诊断具有较大的优势，也是核医学急诊的内容之一。

（一）原理

静脉注射 ^{99m}Tc- 红细胞（^{99m}Tc-RBC）后，显像剂随血液循环到达出血部位，并溢出血管外，在出血部位形成一个放射性浓聚区。一般在静脉注射 15 分钟后，进入大循环内的 ^{99m}Tc-RBC 随循环逐渐稀释，放射性逐渐下降，而出血部位放射性逐渐增高，形成明显对比，而达到定位诊断的目的。

（二）适应证

1. 急性消化道出血的定位诊断。
2. 慢性间歇性消化道出血部位的探测。
3. 寻找黑便或慢性贫血的病因。

（三）方法

显像前 1 小时，口服高氯酸钾（KClO$_4$）200~400mg，可以封闭胃黏膜，减少胃黏膜摄取、分泌和排泄 ^{99m}TcO$_4^-$，避免干扰出血灶的识别，减少假阳性。检查前停用止血药，以免造成假阴性。受检者仰卧于 γ 照相机探头下，视野包括全腹部，静脉注入 ^{99m}Tc-RBC、^{99m}Tc- 胶体或植酸盐 15mCi 后，立即行连续动态显像，即 5、10、15、20、30、60 分钟各采集 1 帧像，如 1 小时内未见放射性增高区，则按下列时间连续观察（2、4、6、8、24 小时）。

体内法标记红细胞：静脉注射溶于生理盐水的亚锡焦磷酸钠（PYP）0.1~0.2mg/kg，20 分

钟后注射 $^{99m}TcO_4^-$，体积均不超过 1ml，之后立即采集图像。

其他可选择的显像剂还有 ^{99m}Tc- 白蛋白、^{99m}Tc- 变性红细胞等。

以第一帧图，或之后的多图累计图为本底，用延迟显像图减去本底图，可能会增加诊断出血的灵敏度，提高诊断效率。

（四）影像分析

1. 正常影像　静脉注入 ^{99m}Tc-RBC 或 ^{99m}Tc- 胶体后连续采集，全腹部未见异常放射性浓聚区，放射性只出现在大血管、脾等含血丰富的器官。

2. 异常影像　急性消化道出血时，静脉注入 ^{99m}Tc- 胶体后，在出血部位立即有放射性出现，并随时间增加而增高，出血量大时随肠蠕动而下移，可见肠型（图 8-20）。在慢性间歇性出血时，静脉注入 ^{99m}Tc-RBC 后，需采用连续多次采集法发现出血部位。

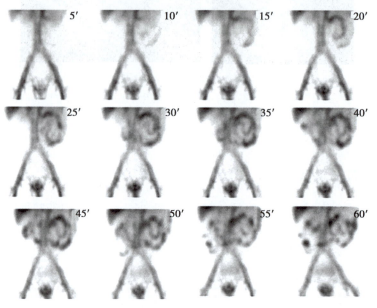

图 8-20　肠道出血

根据异常放射性浓聚的范围、强度可大致判断出血量。

（1）小量出血：放射性异常小浓聚灶，出现时间晚，浓度类似肾影，时隐时现，部位较固定，远端肠腔未见条状放射性浓聚影。

（2）中等量出血：异常放射性浓聚灶出现时间较早，范围不断扩大，浓度增加，与大血管影类似，随胃肠蠕动，逐渐向下游延伸，远端肠腔长条状影逐渐增浓。

（3）大量出血：异常放射性出现时间很早，浓聚灶迅速增浓、扩大，浓度与肝脾影类似，下游肠影显影快，逐渐清楚。

最早出现异常浓聚影的部位往往是出血灶。根据浓聚影部位可以大致判断出出血部位，必要时加侧位或斜位显像，或 SPECT/CT 显像，有助于更准确定位出血灶。

（五）临床应用

急性活动性出血常用 ^{99m}Tc- 胶体显像，因腹部本底低，可清晰显示出血病灶。但随着时间的延长，^{99m}Tc- 胶体被肝、脾、骨髓等摄取，血液循环中的显像剂将逐渐减少，降低诊断出血灶的灵敏度。慢性、间歇性出血者，则常用 ^{99m}Tc-RBC 显像，因该显像剂不被肝、脾、骨髓等摄取，能较长时间存在血液循环中，可进行多次延迟显像。

这两种显像剂诊断胃肠出血的灵敏度均可为 85%~90%，特异度为 95%，准确率为 84%~95%。能探测出血率低达 0.05~0.1ml/min、出血量 2~3ml 的消化道出血。其灵敏度高于 X 线血管造影检查，特别是可用于间歇性肠道出血的诊断。胃肠出血显像在以下情况下具有更大优势：①胃镜或结肠镜无法达到的出血部位；②临床有持续出血症状，但其他常规检查结果为阴性时；③血管造影结果可疑或阴性；④急性大量出血使内镜视野模糊；⑤患者拒绝有创性或有痛苦的检查方法；⑥小儿消化道出血。

图像分析时可能出现假阳性的原因：体内红细胞标记率不高，造成游离 ^{99m}TcO$_4^-$ 增加，胃黏膜摄取、分泌、排泄 ^{99m}TcO$_4^-$ 增加，排入肠腔出现假阳性，这种情况往往胃、甲状腺、唾液腺摄取也增加，有助于鉴别诊断；马蹄肾、肝血管瘤、肠缺血、子宫平滑肌瘤、肾衰竭患者的膀胱、降解红细胞血红蛋白的卟啉标记、腹腔静脉曲张、动脉瘤、异位肾脏、盆腔输尿管尿潴留等也可造成假阳性，SPECT/CT 显像有助于鉴别诊断。假阴性的原因有：出血速率 <0.05ml/min、检查时无活动性出血、出血灶与充盈的膀胱或大血管重叠或靠近。

（六）与其他方法的比较

小肠出血的原因有：良性肿瘤、恶性肿瘤、血管发育不良、克罗恩病等。胃肠出血显像具有灵敏、无创、简便、可长时间观察整个肠道等优点，对慢性间歇性肠出血、多出血灶的诊断更具有明显的优势，同时患者不需要特殊准备，不增加急危重症患者的额外风险，有助于发现高危者。借助消化道出血显像灵敏度高的特点，一般认为可以先行消化道出血显像，如果显像阴性，可以停止之后的有创介入显像。消化道出血显像时，条索状的显像剂浓聚可定性诊断小肠出血，对出血位置的定位诊断常有较大的误差，定位不准确率约 25%，但可指导血管造影（如肠系膜上、下动脉）。定位不准确可能与肠蠕动、肠腔出血的加速排泄作用等有关。对异位胃黏膜导致的胃肠道出血，^{99m}TcO$_4^-$ 显像比 ^{99m}Tc-RBC 显像灵敏度更高。纤维结肠镜检查是查找下消化道出血原因的重要检查手段，在急诊期限内检查更可提高阳性率，并可镜下止血治疗，但观察部位有限，范围为直肠至回盲段。另外，因大多数消化道出血患者为间歇性出血，急性大量出血时可使内镜视野模糊，不能确定出血部位。小肠自身的长度及移动性也使小肠出血患者不适宜进行内镜检查。X 线钡剂造影是诊断便血的常规检查方法，目前常用的气钡对比造影对小病灶（直径 0.5~1cm）也能显示，但不能在出血期进行检查，有些结肠互相重叠，影响诊断。选择性动脉造影对小肠平滑肌瘤及血管畸形的诊断有价值。B 超、CT、MRI 对判断肝胆胰疾病所致的消化道出血有用。各种检查方法都有自己的特点和优势，可互为补充。

四、十二指肠胃反流显像

（一）原理

静脉注射肝胆显像剂后，显像剂能迅速地被肝多角细胞摄取并很快经胆道系统排泄至十二指肠。正常时，由于幽门括约肌的控制，已排入肠腔的显像剂不能进入胃内。如有十二指肠胃反流时，显像剂将随十二指肠液进入胃内，通过体外 γ 照相机，可见到胃内出现显像剂分布，甚至全胃显影，以此可以评价十二指肠胃反流，并可通过计算胃肠反流指数

（enterogastric reflux index，EGRI）进行定量评价。

（二）适应证

判断慢性胃炎、胃切除术后残胃胃炎、胃溃疡、胃癌、反流性食管炎及某些消化不良疾病与胆汁反流的关系，以及评价十二指肠胃反流的疗效。

（三）方法

1. 患者准备 受检查者应空腹 4 小时以上，检查前 20~30 分钟口服高氯酸钾 400mg 封闭甲状腺和胃黏膜对 $^{99m}TcO_4^-$ 的摄取和分泌。

2. 显像方法 静脉注射 ^{99m}Tc-EHIDA 5mCi，5~10 分钟后开始显像，每隔 5~10 分钟采集 1 帧，每帧采集 300~500k。当胆总管和十二指肠开始显影时，嘱受检者口服牛奶 300ml 或油煎鸡蛋两个，以加速胆汁的排泄，采集至口服脂肪餐后 60 分钟止。采集最后 1 帧时，可口服小量的 $^{99m}TcO_4^-$ 作为胃区定位指示剂。勾画胃及肝的 ROI，计算 EGRI。受检者平卧于探头下或以坐位面向探头，视野包括肝区及上腹部。

$$EGRI\,(\%) = \frac{\text{胃内最高计数率}}{\text{全肝最高计数率}} \times 100\%$$

（四）影像分析

1. 正常人常可见十二指肠清晰显影，位于左上腹与肝门水平相当的十二指肠空肠曲显影亦较明显。在十二指肠空肠曲以上的部位为正常胃区。正常时，胃区无显像剂聚集（肝左叶尖端附近），口服脂肪餐后胃内仍无显像剂出现。

2. 当 EGRI>10%，肠道显影后胃区有大量放射性滞留，且持续 60 分钟以上无明显减低者，胃影常较完整，有时可见液平面，可判断为Ⅲ度反流（图 8-21）。当 EGRI 为 5%~10% 时，胃区有中等量放射性滞留，持续约 60 分钟或有所减少者，一般在口服牛奶后 30~40 分钟出现，可判断为Ⅱ度反流；当 EGRI<5% 时，胃区内有识别的一过性显像剂分布，且一般在口服脂肪餐后 40~50 分钟出现，视为Ⅰ度反流。但由于少数正常人也可有此表现，故Ⅰ度反流临床意义不大。

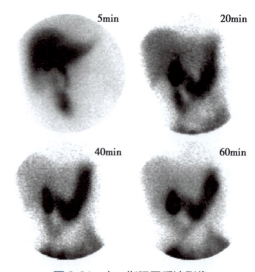

图 8-21　十二指肠胃反流影像

（五）临床应用

本方法符合生理状况，属无创性、无刺激性的一种简便、易行、灵敏度高的检查方法，且可进行定量测定，优于胃液检查和胃镜检查。因为胃镜插入时可引起十二指肠胃逆蠕动而致假阳性。十二指肠胃反流显像对许多胃肠道疾病的发病机制研究、早期诊断、病情观察、疗效随访和临床药理研究均有重要价值。多种胃肠疾病可出现十二指肠胃反流，如慢性胃炎、胃切除术后残胃胃炎、胃溃疡、胃癌、反流性食管炎及某些消化不良。在了解存在十二指肠胃反流后，还可用于评价这类疾病的治疗效果。

第四节　呼 气 试 验

一、^{14}C- 氨基比林呼气试验评价肝功能

（一）原理

氨基比林，又称二甲基氨基安替比林（dimethylaminoantipyrine，DMAAP），几乎完全在肝细胞微粒体（滑面内质网）内代谢，由尿液排泄的原药量甚微。^{14}C- 氨基比林吸收入人体内，因其低提取率[0.2ml/（min·kg）]，主要（40%~60%）被肝脏的微粒体混合功能氧化酶 CYP1A2、CYP3A4、CYP2C9 等催化，经过连续 2 步加氧去除 N 位上的两个甲基生成氨基安替比林（AAP），甲基加氧生成甲酸，甲酸脱羧生成 $^{14}CO_2$，经肺呼出。氨基比林的代谢与 P450 酶的数量和活性有关，主要取决于肝细胞数量，这直接反映肝脏的储备功能。

^{14}C- 氨基比林呼气试验（aminopyrine breath test，ABT）适用范围：肝功能受损患者。不适宜检查人群：①孕妇、哺乳期妇女；② 1 个月内使用抗生素、铋制剂、质子泵抑制剂者，5 天内急性胃出血者。

（二）检查方法

1. 检查过程

（1）口服 ^{14}C- 氨基比林（0.5~2μCi）后，30~120 分钟某时点令受试者向液闪瓶内吹气。液闪瓶内含4ml 浓度为 1mol/L 的苄索氯铵 2ml 和乙醇 2ml。当 2mmol 的 CO_2 与苄索氯铵完全反应，pH 小于 9 时，指示剂百里酚酞由蓝色变为无色。

（2）测定出每 $mmolCO_2$ 中 $^{14}CO_2$ 的放射性计数。

（3）由每小时每千克体重平均产生 9mmol 内源性 CO_2，计算出累计 2 小时（或其他时段）呼出气的放射性计数。

（4）求出累计 2 小时（或其他时段）呼出气放射性计数占给予量的百分比。

例如，累计 2 小时呼出气放射性计数计算公式为：A_{2h}= 平均放射比度（2 小时的放射比度 ÷2）× 内生性 CO_2 排出量[9mmol/（kg·h）]× 体重 ×2。然后，以 A_{2h} 除以口服 ^{14}C- 氨基比林活度，乘以 100%，即得到呼出气放射性计数占给予量的百分比。

ABT 正常值范围在 5%~10%。

2. ABT 检查注意事项

（1）检查前：①检查时间应在清晨空腹或进食两小时后。② CO_2 集气剂在使用前不得开启，以免因吸收空气中 CO_2 而影响测量结果。

（2）检查时：①试液如有少量吸入口中，请立即吐出，用清水漱口。②试液如洒到眼睛等敏感部位，立即用大量清水冲洗。中毒的风险：如果受检者对检查试剂不耐受或吸入过多可能会中毒，出现过敏性休克，表现为胸闷、头晕、恶心呕吐、血压下降、大汗淋漓等症状。

3. 影响 ABT 准确性的因素　可使 ABT 评分增加的药物有苯巴比妥、类固醇类药物、格鲁米特、螺内酯、双硫仑等，因这些药能诱导体内 N 位去甲基酶的活性。可使 ABT 评分降低的有西美莫辛、西咪替丁、干扰素、阿苯达唑、别嘌呤醇、细胞静息药、流感疫苗、杀虫剂等，

因这些药物或制剂会抑制 N 位去甲基酶的活性。如下因素可干扰或影响 ABT 结果：吸烟（增加 ABT 评分）、饮酒（急性增加 ABT 评分，慢性降低 ABT 评分）、年龄（小儿期，随年龄增加 ABT 评分将增加，但成人后 ABT 评分进行性降低）、性别（一般男性比女性的 ABT 评分高）、营养状况、慢性肝病的各种并发症、充血性心脏损伤或慢性肾功能损害（降低 ABT 评分）。通过改变内源性 CO_2 的产量来影响 ABT 结果的因素有：发热、体力活动、进食、甲亢等使 CO_2 产量增加；睡眠、低体温、甲减等使 CO_2 的产量减少。

（三）临床应用

ABT 主要应用于肝病鉴别诊断、肝硬化预后评估、手术干预危险性预测、选择肝移植时机、移植肝功能监测等方面。异常结果：肝炎、肝硬化、酒精性肝病、脂肪肝和肝癌可导致 ABT 值降低。慢性活动性肝炎较慢性迁延性肝炎 ABT 值降低更明显。仅有脂肪变性时，ABT 值不降低；即使无纤维化，但有非酒精性脂肪肝炎时，ABT 值将显著降低；如果有明显的纤维化，非酒精性脂肪肝炎的 ABT 值降低更显著。原发性胆汁性肝硬化早期 ABT 值正常，进展期原发性胆汁性肝硬化患者的 ABT 值降低，因此可以用 ABT 鉴别胆汁淤积和肝细胞损伤引起的高胆红素血症。

研究者已经开发出同位素标记的多种呼气试验，可分别从微粒体、细胞质、线粒体等代谢途径来检测肝功能。其中，ABT 与肝病进展的严重程度直接相关，是研究最早、使用最多的肝功能呼气试验，较其他肝功能检查，它具有简单、安全、准确和非侵害性等特点。临床常规的肝功能生化检测指标如凝血酶原时间、转氨酶、胆红素、血清白蛋白、碱性磷酸酶等，只能提供肝脏是否受损的信息，而不能反映出肝脏的总体储备功能，也不能对各种并发症作出判断或预测。蔡尔德 - 皮尤评分和终末期肝病模型（model for end-stage liver disease，MELD）是最理想的评价肝硬化的模型。但这 2 个模型的固有特点会对终末期肝病患者的准确定量评估产生影响，因为蔡尔德 - 皮尤评分主要以临床症状为参数，缺乏客观性；MELD 容易受病因影响。ABT 对先天性代谢异常的受检者和吸收不良的肝纤维化患者，不能满足临床需要，患者通常需要肝活检穿刺来确诊。^{13}C- 氨基比林与 ^{14}C- 氨基比林 ABT 结果相似。

二、^{14}C- 尿素呼气试验

（一）原理

幽门螺杆菌（*Helicobacter pylori*，Hp）是急性胃炎、慢性胃炎、消化性溃疡的重要致病因素，并与胃癌的发生和发展有密切关系。我国普通人群中幽门螺杆菌的感染率可为 50%~60%，部分地区的感染率更高。幽门螺杆菌能产生具有高度活性的尿素酶，而尿素酶可分解尿素形成氨和 CO_2，水解产生的 CO_2 进入血液，由肺排出，没有被水解的尿素吸收后以原型从尿液排出。当口服一定量的 ^{14}C- 尿素后，如果胃内存在 Hp 感染，示踪尿素被 Hp 产生的尿素酶分解，示踪碳以 $^{14}CO_2$ 形式经肺呼出。采集呼出的气体经仪器定量测出其中的 $^{14}CO_2$ 含量，以此可判断胃内有无 Hp 感染的指标。

（二）适应证

1. 有胃部不适，怀疑有幽门螺杆菌感染者。

2. 急慢性胃炎和胃、十二指肠溃疡患者（不论是否活动和有无并发症史）。

3. Hp 根除治疗后的疗效评价和复发诊断。

4. Hp 感染的流行病学调查与筛选手段。

5. 黏膜相关淋巴样组织淋巴瘤。

6. 慢性萎缩性胃炎、肠化生、上皮内瘤变。

7. 一级亲属有胃癌家族史。

8. 早期胃癌内镜黏膜下剥离术后。

其他推荐行 ^{14}C- 尿素呼气试验（^{14}C-urea breath test，^{14}C-UBT）的情况还有：慢性非萎缩性胃炎、服用非甾体抗炎药、长期接受质子泵抑制剂治疗（>1 个月）、未经调查的消化不良且无报警症状（如吞咽困难、恶心或呕吐、进行性或持续性疼痛、消化道出血或体重减轻）、免疫性血小板减少症、其他原因不能解释的缺铁性贫血或维生素 B_{12} 缺乏症、无症状的体检人群（包括胃部良、恶性疾病风险筛查阳性）、有 Hp 感染者的家庭成员（年龄 >18 岁）、有消化性溃疡家族史的个人、有意向检测 Hp 的个人。

^{14}C-UBT 无明确禁忌证。^{14}C- 尿素不推荐用于妊娠期和哺乳期妇女，但并非禁忌。^{14}C 衰变时释放出低能量 β 射线，物理半衰期为 5 730 年，生物半衰期约 6 小时，检测时剂量约 27.8kBq，辐射剂量约 1.59μSv，仅为 GB 18871—2002《电离辐射防护与辐射源安全基本标准》中规定的公众个人年有效剂量限值 1mSv 的 1/630。因此，我国和欧美国家都对 ^{14}C-UBT 体内诊断 Hp 做了放射性豁免处理。

（三）检查方法

1. 患者准备　受检者检查前停用抗生素、有抑菌作用的中药、铋剂、质子泵抑制剂（PPI）至少 30 天，停用硫酸铝至少 2 周，患者至少禁食 6 小时。H_2 受体拮抗剂和抗酸剂不影响 ^{14}C-UBT 的准确性。

2. 检查方法

（1）检查前用 0.1mol/L 柠檬酸漱口，采集未服用示踪尿素前的呼气作为本底计数。

（2）将 37kBq（1μCi）的 ^{14}C- 尿素胶囊伴 150ml 的橘子水服下，静坐 20 分钟后再次收集呼气样本。具体方法是让受检者用吹气管把呼出的气体吹入含有 CO_2 吸附剂的集气瓶中，当吸附剂由红色变为无色时即停止吹气（持续 1~3 分钟）。若超过 5 分钟褪色不全，亦停止吹气，此时 CO_2 吸附已饱和（正好溶解 1mmol 的 CO_2）。然后，立即向集气瓶内加入适量闪烁液，混匀，加盖待测。检查过程中患者可自由活动，取样时一般采用坐位。采用专用液体闪烁计数仪测量每摩尔 CO_2 的每分钟衰变率（disintegrations per minute/millimole CO_2，dpm/mmol CO_2，DPM）。

（3）计算试验后与试验前的比值。

近年液体闪烁法逐渐被固体闪烁法和电离法取代。电离法采用高灵敏度的盖革 - 米勒管，直接探测 ^{14}C 的低能量 β 射线，通过放大形成符合可探测的电脉冲，分析计算后得出数据。因其采用干式卡片采集气体，以氢氧化锂薄膜显色变化提示吹气饱和程度，也被称为卡式法。卡式法和固体闪烁法吹气时间为 3~5 分钟，当呼气卡（或集气卡）上的指示片颜色大部分由蓝色变为白色或由橙红色变为黄色时，即可停止吹气。

（四）结果判断

阳性结果的判断标准多采用试验后呼气计数与试验前空腹本底计数比值大于 3 倍时为阳性，或当 ^{14}C-UBT 用液体闪烁法或固体闪烁法的 DPM≥100 时，以及分别用卡式法或固体闪烁法的每分钟计数（counts per minute，CPM）≥50 或 25 时，即诊断为 Hp 阳性。如果实测值高于阳性值 50% 以内，或根除幽门螺杆菌后检测值下降但未能降至阳性数值以下时，可视为临界值，宜间隔一段时间后复查。

服用 PPI、铋剂、抗生素等，上消化道急性出血造成 Hp 受抑制、胃排空快等，可能导致 ^{14}C-UBT 假阴性。曾行胃切除手术可能导致 ^{14}C-UBT 假阳性或假阴性。胃黏膜萎缩 / 肠化，如果胃酸缺乏或受口腔中含尿素酶的细菌污染或胃中出现其他类型的螺杆菌如胆汁螺杆菌等，可导致 ^{14}C-UBT 产生假阳性结果。

橘子水或柠檬酸可以降低胃内的 pH，提高 Hp 的尿素酶活性，减少非 Hp 产生的假阳性，提高 ^{14}C-UBT 检测的灵敏度和特异度。这对萎缩性胃炎或服用抗酸药患者更重要。

（五）临床应用

研究表明，多种消化道疾病与 Hp 感染有关，如急慢性胃炎、胃溃疡、十二指肠溃疡、萎缩性胃炎、胃癌等。Hp 被列为人类胃癌的第 I 类致癌因子，是胃癌最重要且最可控的危险因素，根除 Hp 可作为预防胃癌的一级措施。约 90% 以上的十二指肠溃疡和 70% 以上的胃溃疡患者存在 Hp 感染，其他消化道疾病如胃食管反流、功能性消化不良等与 Hp 感染的关系也十分密切。一些非消化道疾病也与 Hp 有一定关系，报道较多的有冠心病、高血压、血管神经性头痛等。^{14}C-UBT 已被推荐为诊断 Hp 现症感染和根除后复查的首选方法。

^{14}C-UBT 主要用于 Hp 感染的诊断，特别适用于临床上对 Hp 感染治疗效果的复查和评价。各实验室方法有所不同，一般灵敏度可为 90%~97%，特异度为 89%~100%。^{14}C-UBT 是一种简便、便宜、无创伤、无痛苦、敏感且安全可靠的诊断 Hp 感染的方法，已成为诊断 Hp 感染的最常用方法，是消化性溃疡的常规检查项目。

（六）与其他检查方法的比较

与检测 Hp 感染有关的方法分为侵入性和非侵入性两大类。

侵入性方法主要为快速尿素酶法，该法需通过胃镜夹取胃黏膜组织，将获取的胃黏膜组织标本放入尿素和酚红的试剂液中，如胃黏膜组织中有 Hp，指示剂可由浅黄色变为紫红色。由于该方法需通过胃镜夹取胃黏膜可，导致组织创伤，且有可能引起交叉感染，故患者一般较难接受。

非侵入性方法主要有 ^{13}C 呼气试验和 Hp 粪便抗原（*Helicobacter pylori* stool antigen，HpSA）检测。前者的 ^{13}C 为稳定性核素，其基本原理、方法及临床应用与 ^{14}C-UBT 基本相同，主要不同是 ^{13}C 无放射性，不用射线测定仪而使用质谱仪，故检查费用较贵，不易推广。近年来，质谱法逐渐被红外光谱法取代，准确性相似，红外光谱法明显降低了成本。由于不同地域中 ^{13}C 本底有差异，进行 ^{13}C-UBT 时，需要在服药前和服药后 30 分钟 2 个时间点分别采集同一例被检测者的呼出气体进行检测。而 ^{14}C-UBT 卡式法只需一次吹气检测即可，因其可测定每个集气卡之前用随机配备的空白卡测量仪器的本底。HpSA 检测是近年来开展的新方法之一，采用多克隆 Hp 抗体，利用免疫反应原理和方法检测，具有快速、方便、标本采集容易、能反映活动性感染等优点，其检测准确性与呼气试验相近，在无法开展呼气试验时可选择应用。

血清学检测 Hp 抗体不能用于评价活动性 Hp 感染，因在根除 Hp 感染后数年内抗体仍可能保持阳性。UBT 和 HpSA 检测可用于活动性 Hp 感染的检查。

本章小结

核素显像广泛应用于消化系统疾病的诊断。摄取和排泌功能正常的唾液腺浓聚 $^{99m}TcO_4^-$，口含维生素 C 后被迅速排出。干燥综合征患者的唾液腺摄取和排泌功能降低。^{99m}Tc-EHIDA 肝胆显像在正常的肝脏、胆囊、肠腔中依次按时显影，否则应考虑患肝摄取或排泌功能差、胆道闭锁、胆囊炎、十二指肠胃反流疾病等。库普弗细胞摄取 ^{99m}Tc-胶体，间接反映正常肝细胞分布。^{99m}Tc-GSA 与肝细胞表面 ASGPR 特异性结合的数量与肝功能状态相关。正常和异位胃黏膜都摄取 $^{99m}TcO_4^-$。^{99m}Tc-RBC 或 ^{99m}Tc-胶体肠道出血显像的灵敏度高。^{14}C-ABT 和 ^{14}C-UBT 分别判断肝脏储备功能和胃内有无幽门螺杆菌感染。

（余大富）

参考文献

1. 范敏.唾液腺显像诊断及鉴别干燥综合征的价值[D].泸州:西南医科大学,2020.

2. REN Y X, JIANG G H, MENG Y, et al. ^{99m}Tc-pertechnetate thyroid static scintigraphy unexpectedly revealed ectopic gastric mucosa of upper esophagus[J].Hell J Nucl Med, 2023, 26（2）: 157-159.

3. 王瑞华,靳水,刘艳,等.SPECT/CT 融合显像术前定位诊断异位胃黏膜[J].中国医学影像技术,2018,34:250-253.

第九章　呼吸系统核医学

第一节　肺灌注显像

一、显像原理

静脉注射大于肺毛细血管直径的放射性蛋白颗粒后，颗粒将随血液循环经右心房进入右心室，并与肺动脉血流混合均匀后最终到达肺毛细血管前动脉和肺泡毛细血管，可以随机地一过性嵌顿在该处。嵌顿的放射性蛋白颗粒数量与局部肺血流灌注量成正比。通过体外采集肺内放射性分布图像，获得多体位肺平面显像或断层显像，可观察肺动脉血流的分布状况。当局部肺动脉血流减少或中断时，放射性颗粒在该区域的分布则相应减少或缺如，肺影像的相应区域出现放射性分布减低或缺损。

二、显像方法

（一）显像剂

常用于肺灌注显像的放射性蛋白颗粒包括 ^{99m} 锝标记人血清聚合白蛋白（^{99m}Tc-MAA）和 ^{99m} 锝标记人蛋白微球颗粒（^{99m}Tc-HAM）。目前 MAA 应用最为普遍。

（二）检查方法

1. 显像前准备　检查前应询问过敏史，必要时应做过敏试验。受检前患者常规吸氧 10 分钟，以避免因肺血管痉挛造成局部肺放射性分布不均匀性减低。注射药物前，应鼓励患者进行深呼吸，使药物均匀而充分地分布于肺部的各个部位。^{99m}Tc-MAA 注射前需要振荡摇匀。

2. 注射显像剂　注射速度要缓慢，不要回抽，避免回血。不采用"弹丸"注射，以免引起急性肺动脉压增高。特殊需要时，可行"弹丸"注射，但应慎重。^{99m}Tc-MAA 放射性活度为 74~185MBq（2~5mCi），重度肺动脉高压患者及儿童应适当减量。需做双下肢深静脉显像的患者，在阻断浅静脉后，于双侧足背静脉匀速缓慢推注 ^{99m}Tc-MAA，每侧注射 74~185MBq（2~5mCi）。

3. 注射体位　由于 MAA 入血后受重力的影响，易向肺的底部沉降，故注射显影剂时患者应采取平卧位。在评价是否存在原发性肺动脉高压时，可采取坐位。

4. 显像方式　显像方式有平面显像和断层显像。

（1）平面显像：常规取 6 个体位，即前位（ANT）、后位（POST）、左侧位（LL）、右侧位（RL）、左后斜位（LPO）和右后斜位（RPO），必要时加做左前斜位（LAO）和右前斜位（RAO）。

（2）断层显像：对肺深部或亚肺段的小病灶，有必要进行 SPECT 断层显像，以提高检查的灵敏度，减少假阴性。

5. 采集条件

（1）平面显像：将双肺同时包括在探头视野内，选用低能高分辨率或低能通用型准直器，每个体位采集计数为 500k，矩阵为 256×256。

（2）断层显像：患者取仰卧位，双臂抱头，使探头尽量贴近胸部。探头配以低能通用型准直器，旋转 360°，每 6° 采集 1 帧，每帧采集 20~30 秒，共采集 60 帧，矩阵 128×128，放大倍数（zoom）为 1.6 倍。采集过程中嘱患者平稳呼吸，以减少呼吸运动伪影产生。原始数据经有序子集最大期望值迭代法重建（迭代次数 2，子集 10）得到肺横断位、冠状位及矢状位断层图像，层厚 3~6mm。必要时，在完成肺灌注显像采集后，嘱患者屏气进行低剂量 CT 扫描，视野包括双肺，管电压 120keV，管电流 200mA，层厚 3mm。图像重建后进行融合，获得 SPECT/CT 肺灌注显像融合图像。

（三）禁忌证

1. 右向左心内分流患者慎用。
2. 重度肺动脉高压及肺血管床严重受损者慎用或禁用。
3. 严重蛋白过敏者慎用。
4. 孕妇及哺乳期妇女慎用。

三、影像分析

（一）正常影像

1. 平面影像

（1）前位：双肺轮廓完整，右肺影较左肺影大；两肺中间空白区为纵隔及心影；左肺下方几乎被心影所占据，肺门部纵隔略宽，肺底呈弧形，受呼吸运动的影响而稍欠整齐。双肺内放射性分布，除肺尖、周边和肋膈角处略显稀疏，其余部分放射性分布均匀。分肺血流定量分析显示左肺约为 45%，右肺约为 55%。

（2）后位：双肺轮廓完整清晰，两肺面积大小近似；两肺中间空白区为脊柱及脊柱旁组织所构成，左肺下内方近脊柱旁可见一心脏压迹；双肺放射性分布均匀，肺周边略稀疏。应用 ^{99m}Tc-MAA 肺显像时，因受肩胛骨及其附近肌群的屏蔽，可使肺上野呈现放射性稀疏，应予以注意。此体位双肺显示最为完整，是观察双肺下野和下界的首选体位。

（3）侧位：双肺影呈"蛤蚌"形，前缘较直略呈弧形，后缘约 120°。左侧位显示左肺影，右侧位显示右肺影，形态相似但方向相反，左肺前下缘受心脏影响略向内凹陷。由于常规取仰卧位静脉注射，受重力影响，双肺后部放射性分布较浓，中部由于受肺门影响，放射性略显稀疏。侧位像有助于前基底段、右肺中叶和舌段间的区分。分析左、右侧位显像时，要注意来自对侧肺放射性的干扰。

（4）斜位：为了获得肺的切线显像，以便观察肺基底段的改变而采用后斜位，对下叶背段、舌段和右肺中叶的观察有利，有助于病灶的定位。

肺灌注多体位平面显像正常图像与肺各叶段解剖对照图见图 9-1。

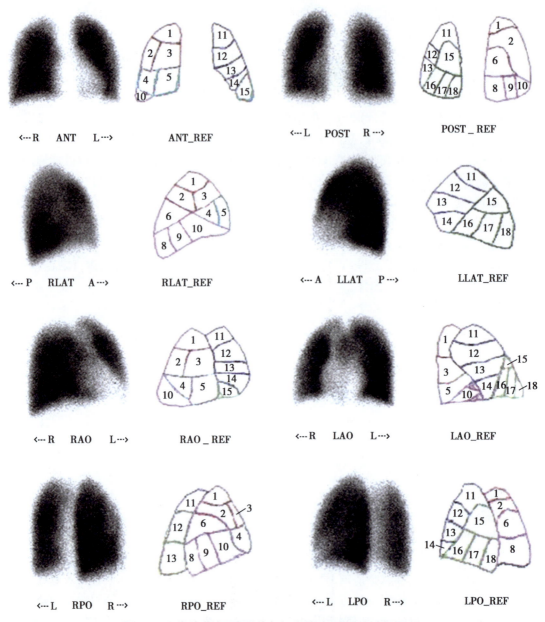

图9-1　正常肺灌注平面显像与相应肺叶和肺段解剖对照图

　　右上叶:1为尖段,2为后段,3为前段;右中叶:4为外侧段,5为内侧段;右下叶:6为背段,7为内基底段(图中未标出,因从平面不能显示),8为后基底段,9为外基底段,10为前基底段;左上叶:11为尖后段,12为前段,13为上舌段,14为下舌段;左下叶:15为背段,16为前内基底段,17为外基底段,18为后基底段。

　　2. 断层影像　肺断层图像以人体纵轴为长轴,分为横断层、冠状断层及矢状断层3个方位图像。断层显像可有效克服肺段间结构的重叠及肺组织的放射性对邻近放射性分布减低区影像的干扰。

　　(1)横断层图像:断层方向由上到下,为了避免遗漏肺尖,上界由颈根部开始,各层面解剖结构变化依次如下:自两肺尖沿纵隔脊柱下行,在肺尖显影后肺影逐渐增大的同时,肺门、心影空白区相继出现，在肺门以下心影增大，到基底部由于受横膈膜的影响，肺底只显露其外缘轮廓（图 9-2 A）。

（2）矢状断层图像：断层方向从右向左，各层面解剖结构变化如下：肺右下角开始显影，肺影逐渐增大至与右侧位平面像相似；继之肺门、纵隔、心影依次出现，使肺影中心出现空白区，且逐渐扩大，使肺影只能见到淡薄的完整周边轮廓；其后肺影增大，心影清晰，且由大变小；随之肺影增大至与左侧位平面像相似，其后肺影再次逐渐变小至左肺下叶外基底段消失（图 9-2 B）。

（3）冠状断层图像：断层方向由前向后，各断面解剖结构表现为脊柱前区由两肺、纵隔、心影及肺门等各层次组成，肺影近似于前位平面像，先是肺影由窄变宽，而心影则由大变小，直到脊柱影出现。脊柱后区可见心影消失，两肺影增大且图像与后位平面像相似（图 9-2 C）。

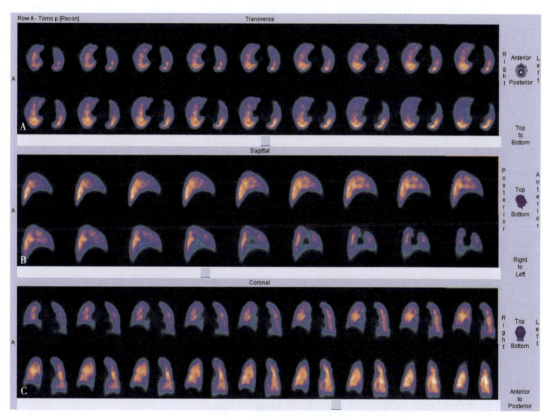

图 9-2　正常肺灌注断层显像

A. 横断层（transverse）；B. 矢状层（sagittal）；C. 冠状层（coronal）。

（二）异常影像

肺灌注影像可呈单肺、肺叶、肺段、亚肺段性（subsegmental）、楔形（wedge shaped）或非节段性（no segmental）显像剂分布明显稀疏或缺损。楔形、节段性或亚肺段性血流灌注缺损多见于肺栓塞；非节段性显像剂分布缺损多见于肺部肿瘤、炎症、心衰等。肺内显像剂分布明显减少，而体循环中出现大量显像剂时，尤其脑部，表明有右向左分流性疾病。

1. 局限性放射性减低或缺损

（1）一侧肺不显影：多见于一侧肺动脉栓塞、肺门肿瘤、先天性一侧肺动脉发育不全等。

（2）各肺叶核素分布减低：与各个肺叶解剖位置和形态相一致的放射性减低或缺损区，在排除肺炎、肺不张后，主要见于肺叶动脉栓塞。

（3）肺段性减低：单发核素分布减低区需要结合临床及其他检查才能正确诊断；多发性核素分布减低或缺损多见于肺动脉栓塞。

（4）1个核素分布减低区涉及1个以上肺叶或肺段，减低或缺损区近似球形，以及围绕正常肺组织影像的环形放射性减低或缺损区均为肺动脉栓塞所致。

2. 弥漫性放射性减低或缺损　两肺核素分布不均匀，可见多发散在放射性减低或缺损区，常见于多发性肺梗死或慢性阻塞性肺疾病（chronic obstructive pulmonary disease，COPD）所致血流灌注不良，结合肺通气显像可明确诊断。

3. 放射性分布逆转　由于重力原因，正常肺灌注显像双肺尖放射性分布较双肺底部稀疏，如果出现双肺尖放射性分布明显高于双肺底部，呈倒"八"字状，多见于肺动脉高压。

四、临床应用

（一）肺栓塞

肺栓塞（pulmonary embolism，PE）是来自全身静脉系统或右心的内源性或外源性栓子阻塞肺动脉及其分支，引起肺循环和呼吸功能障碍的临床和病理生理综合征。肺栓塞最常见的类型是肺血栓栓塞症（pulmonary thromboembolism，PTE）。PTE的血栓主要来源于深静脉血栓形成（deep venous thrombosis，DVT），PTE与DVT是静脉血栓栓塞（venous thromboembolism，VTE）在两个不同发病阶段、不同部位的临床表现形式，即PTE和DVT是同一种疾病。

PE是一种常见的危及患者生命的急重症，具有发病率高、漏诊/误诊率高和病死率高等特点，因此早期及时准确地诊断至关重要。目前，肺通气/灌注显像（ventilation/perfusion imaging，V/Q显像）是PE诊断、疗效评价和随访的重要影像学方法之一。

1. 肺通气/灌注显像对肺栓塞的诊断和疗效判断

（1）V/Q显像诊断术语

1）匹配与不匹配：V/Q匹配是指某一部位或多部位肺通气影像和肺灌注影像放射性分布改变的大小、形状、范围等方面基本一致。表明通气异常部位已丧失了肺组织的正常通气功能，常见于COPD、胸腔积液、肺部感染、肿瘤等病变。

V/Q不匹配是指肺灌注显像时影像出现放射性分布稀疏或缺损，而相同部位肺通气影像未见明显异常或异常部位范围和程度都小于肺灌注显像的改变。该概念也被用于肺灌注影像与胸部X线的比较，对照方式同通气影像。之所以出现不匹配情况，是因栓子堵塞了肺动脉，而相对应肺部组织的气道是开放和畅通的。常见于PTE、肺部肿瘤等病变。

2）节段性缺损与非节段性缺损：节段性缺损是指栓子堵塞肺动脉血管后，其远端血流终止，呈现为正常肺动脉树枝样分布的节段性血流灌注缺失改变。在肺灌注影像上表现为以外围胸膜为基底（pleura based）的楔形（wedge shaped）显像剂分布缺损区。

非节段性缺损是指肺灌注影像的显像剂分布缺损呈非节段性改变，无经典的楔形树枝样变化。常见于一些非栓塞性疾病，如肿瘤、胸腔积液、起搏器衰减伪影、外伤、出血等。

3）缺损范围：大范围缺损指显像剂分布缺损范围大于或等于单个肺段的75%；中等范围缺损指显像剂分布缺损范围处于单个肺段的25%~75%；小范围缺损指显像剂分布缺损范围小于单个肺段的25%。

4）PTE可能性：根据V/Q显像的异常模式、显像剂分布缺损的数量、范围以及胸部X线结果将PE发生的概率分为以下几种，具体内容见诊断标准。正常：指灌注影像正常，无显像剂分布缺损区。极低度可能性：<10%；低度可能性：10%~20%；中度可能性：20%~80%；高度可能性：>80%。

（2）诊断标准：肺栓塞患者肺通气/灌注显像表现为两肺多发肺段性放射性减低或缺损，而相应部位肺通气显像正常，两者显像不匹配。平面显像诊断标准主要包括PIOPED（Prospective Investigation of Pulmonary Embolism Diagnosis）系列标准和PISAPED（Prospective Investigative Study of Acute Pulmonary Embolism Diagnosis）诊断标准，目前国内常用PIOPED Ⅱ诊断标准。

20世纪90年代美国国立卫生研究院（NIH）资助了多中心参与的大规模临床试验——肺栓塞诊断前瞻性研究（PIOPED Ⅰ）。经过修改，于2002年制定出了PIOPED Ⅱ诊断标准，2008年进一步完善并修订诊断标准（表9-1），简化了高度可能性，即把两个或以上肺段 V/Q不匹配作为确诊肺栓塞的标准（图9-3），同时把肺灌注正常或极低度可能性作为排除肺栓塞的标准，而其他情况（如中度可能性和低度可能性）作为非诊断性结果。

表9-1　PIOPED Ⅱ诊断标准

分类	影像学表现
1. 确诊肺栓塞（高度可能性）	两个或以上肺段 V/Q 不匹配
2. 排除肺栓塞（肺灌注正常或极低度可能性）	（1）非肺段性灌注异常，如心脏或肺门增大、横膈抬高、肋膈角变钝、盘状肺不张但两肺无其他灌注缺损； （2）肺灌注缺损区小于相应部位的胸部 X 线异常区； （3）两个或以上 V/Q 匹配的肺段性灌注缺损且相应区域胸部 X 线正常，余灌注正常； （4）1~3 个肺段的小范围灌注缺损（范围＜肺段的 25%） （5）发生在肺中叶或上叶上仅 1 个肺段的单个三相匹配缺损征（即 V/Q 匹配的肺段灌注缺损区和胸部 X 线透亮度减低范围相一致） （6）条纹征（在肺灌注缺损区与靠近胸膜之间有肺灌注的条纹，最好看起来像切线）； （7）胸腔积液≥1/3 胸膜腔但两肺无灌注缺损
3. 非诊断性结果（低或中度可能性）	所有其他结果

（3）肺通气/灌注显像对肺栓塞的诊断价值：V/Q显像诊断肺栓塞的优点在于可以显示栓塞范围和程度，能对局部肺功能做出定量评价，同时，该检查也是一项无创性的诊断方法。V/Q显像灵敏度高，可以诊断亚肺段PTE，但其特异度相对低。

结合临床可能性评估和V/Q断层显像可以提高PTE诊断的灵敏度和特异度，2019年ESC发布的《急性肺栓塞诊疗指南》提出对于所有非高危疑诊肺栓塞患者，肺通气/灌注显

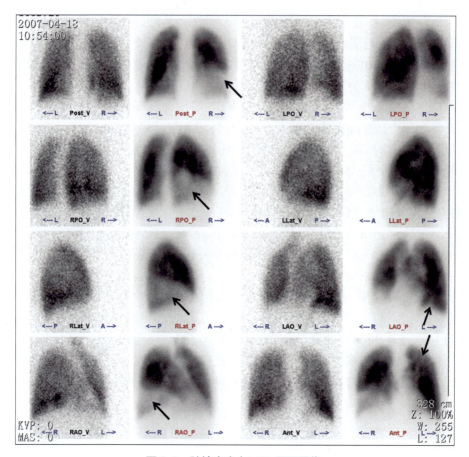

图9-3　肺栓塞患者V/Q平面显像

左肺上叶前段、下叶基底段，右肺中叶，下叶前、外、后基底段灌注缺损，与通气显像呈不匹配改变；通气（ventilation，V），灌注（perfusion，P）。

像结果正常或极低可能性可以排除肺栓塞；对于临床评估呈低度可能性的患者，V/Q显像结果为低或中度可能性可以排除肺栓塞。对临床评估呈中或高度可能性的患者，V/Q显像为高度可能性可以确诊肺栓塞；但对于临床评估呈低度可能性的患者，V/Q显像高度可能性的阳性预测值降低，因而可能要考虑更进一步的检查。所有的其他V/Q扫描结果结合临床可能性患者需要做进一步的检查。结合V/Q显像、临床可能性评估和下肢加压超声检查而未做肺动脉造影或CT，99%的患者可以得到安全的处理。

（4）单纯肺灌注显像对PTE疗效评价的价值：肺灌注显像作为直接反映肺血流灌注的影像学检查，不仅针对性强，而且费用相对低廉，辐射剂量小，适合多次复查。因此，对肺栓塞患者抗凝、溶栓和手术治疗前后进行肺灌注显像，可用于疗效的评价，为制定科学的治疗方案提供有价值的依据。评价指标有血运改善率和全肺灌注缺损百分比（PPDs%）。

血运改善率=（治疗后血运改善的段数/治疗前血运受损的段数）×100%。

明显改善：改善率≥50%；部分改善：改善率<50%；无效：改善率为0。

（5）随访：肺栓塞患者经过一段时间治疗后进行随访的主要目的在于：①评估肺血流灌注的恢复情况；②评估较大的持续性肺灌注缺损患者发展成慢性血栓栓塞性肺动脉高压

（pulmonary hypertension due to chronic thrombotic and/or embolic disease，CTEPH）的风险。

对于肺栓塞患者的随访，单纯肺灌注显像明显优于CT肺动脉造影（CTA），其优势在于：①很少有禁忌证，几乎可以应用于所有患者；②射线剂量较小，单纯肺灌注显像的辐射剂量明显小于CTA；③可以提供两肺动脉血流灌注分布的总体情况，灵敏度高，能发现非常小的肺灌注异常；④费用较低，单纯肺灌注显像费用明显低于CTA。

2. 与其他检查方法的比较

（1）胸部平片：对于临床表现疑诊肺栓塞者，胸部X线平片检查是早期、基本的检查方法。该检查可对栓塞范围较大、影像表现典型的肺栓塞进行诊断。但胸部X线平片检出率较低，而且主要为主观观察，缺乏客观的标准。胸部X线对疑诊肺栓塞的主要作用是排除其他容易与肺栓塞混淆的病变，如气胸、肺炎、肺水肿或肋骨骨折等。

（2）D-二聚体：D-二聚体（D-dimer）通常采用酶联免疫吸附法（ELISA）测定，D-二聚体界值为500μg/L。D-二聚体的阴性预测值（NPV）很高，阳性预测值（PPV）很低，对确诊肺栓塞帮助不大。因此，对于非高危疑诊肺栓塞患者，第一步合理的做法是进行血浆D-二聚体检测，同时结合临床可能性评估；对于临床低或中度可能性的患者，D-二聚体呈阴性可以排除肺栓塞，这样有30%被排除而不需要进一步的影像学检查，D-二聚体阳性需要进一步的检查；对于临床高度可能性的患者，D-二聚体的阳性预测值很低，故不需要做D-二聚体检测，直接做进一步检查。因此，D-二聚体作为临床低或中度可能性患者的一线检查，其价值在于排除肺栓塞诊断，无确诊价值。

（3）肺动脉造影：肺动脉造影（pulmonary angiography，PA）仍是确诊肺栓塞的金标准，肺动脉造影对肺动脉主干及大分支栓塞的诊断准确率高，同时可以直接进行血流动力学的监测，也是介入治疗的手段，但对于肺段以下的肺动脉栓塞仍然有一定的限度。此外，肺动脉造影是一种有创性检查，其发生致命性或严重并发症的可能性为0.1%和1.5%，随着CTA的发展和完善，肺动脉造影已很少用于急性PTE的诊断，应严格掌握适应证。

（4）CTA或CTA-CTV：单纯CTA诊断肺栓塞的灵敏度为83%，特异度为96%；CTA-CTV诊断肺栓塞的灵敏度为90%，特异度为95%；而V/Q显像的灵敏度和特异度分别为77%、98%。CTA诊断PTE的直接征象是肺动脉内低密度充盈缺损，部分或完全包围在不透光的血流之间（轨道征），或者完全充盈缺损，远端血管闭塞不显影。CTA或CTA-CTV具有安全、省时、快捷的优点，不仅可以直接观察到栓子，而且可以观察到血管的形态和外周的变化，也可以显示肺及肺外的其他胸部疾病，同时具有无创性和高度精确的特点，并且可以一次性同时检查PTE和DVT，目前已成为PTE/DVT患者的一线影像学检查手段。CTA或CTA-CTV最大的局限性在于对亚肺段PTE的诊断不可靠，PIOPED Ⅱ研究显示CTA对于亚肺段血栓的阳性预测值仅25%；CTA需要注射造影剂，因此对造影剂过敏者禁用，对肾功能不全者慎用。此外，CTA或CTA-CTV的辐射剂量较大。

V/Q显像属功能性检查，可反映肺血流灌注；CTA检查属解剖显像，以血栓造成管腔内充盈缺损或闭塞为诊断依据。栓子栓塞的部位及程度不同，会造成CTA与核素诊断结果的不一致。CTA只能对肺段以上血管进行评价，对亚段及以下血管栓塞的诊断不敏感；而V/Q显像可以诊断亚肺段PTE。因此，CTA或CTA-CTV与V/Q显像联合应用，可以优势互补、相辅相成，起到决定性的诊断作用，并能更好地全面判断病情和评价疗效。

SPECT/CT很好地体现了CT与V/Q显像在肺栓塞诊断中优势互补、相辅相成的作用，它一次检查可同时获取 SPECT 图像和 CT 图像,既可显示病变的血流及功能改变,又可显示其解剖学改变,并可将两者的图像融合(图 9-4)。CT 可用于 SPECT 图像的衰减校正、病灶的解剖定位,其提供的解剖信息有助于鉴别诊断肺实质、血管和胸膜的病变以及叶间裂导致的灌注缺损,如肺气肿、肺炎、肺不张和胸腔积液等。而 SPECT 对 CT 不能明确诊断的病例可能有重要价值,有助于 CT 明确是否存在血栓。研究发现 V/Q SPECT 断层显像结合低剂量 CT 诊断肺栓塞的灵敏度和特异度分别为 97%、100%。

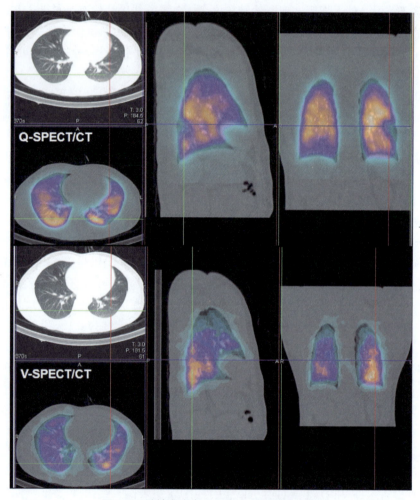

图 9-4　肺栓塞患者 SPECT/CT 融合显像

SPECT 显示左肺下叶外基底段楔形灌注缺损,与通气显像不匹配,相应部位 CT 未见明显密度改变;Q 为灌注,V 为通气。

(5)超声检查:床旁超声心动图对高危疑诊肺栓塞患者紧急处置决策有特别重要的价值,具有无创性、可重复性及操作简便的优点,是高危疑诊肺栓塞最为有效的首选检查,可以鉴别诊断由其他原因引起的血流动力学不稳定(休克或低血压),如急性心肌梗死、主动脉夹层、心脏压塞等心脏危急症。经胸超声心动图(TTE)或经食管超声心动图(TEE)显示肺动脉血栓或右心血栓是肺栓塞的直接征象,右心室负荷过重或功能障碍及急性肺动脉高压是其间接征象。此外,超声心动图是高危肺栓塞患者最快捷的床旁评价治疗效果的手段。超声心动图对非高危肺栓塞患者的诊断不起主要作用,超声心动图的灵敏度有限(60%~70%),并且超声心动图阴性也不能排除肺栓塞,因此,不推荐超声心动图检查作为非高危疑诊肺栓塞患者诊断策略的一部分,其主要作用是对其进一步预后分层,将其分为中危或低危肺栓塞两类。

加压静脉超声成像(compression venous ultrasonography,CUS)主要用于发现下肢 DVT,CUS 结合 V/Q 显像和临床可能性评估对 PTE 进行诊断,具有非常重要的价值。CUS 诊断急性 DVT 的依据和特定征象是静脉腔内强弱不等的实质回声、静脉不能被压陷或静脉腔内无血流信号。CUS 的灵敏度超过 90% 而特异度约为 95%,可发现 30%~50% 肺栓塞患者伴有 DVT,并且具有无创、廉价和可重复性的优点,已成为 DVT 的首选诊断方法。疑诊肺栓塞患者 CUS 阳性可以确诊 PTE 并进行抗凝治疗,CUS 还可用于危险度分层。CUS 的局限性在于对无症状的下肢近端或远端 DVT 灵敏度较低。

(6)磁共振血管造影:磁共振血管成像(MRA)对肺段以上 PTE 诊断的灵敏度和特异度均较高,无碘造影剂的缺点和射线损害,一次检查能同时完成磁共振静脉成像(MRV)检查,是目前有发展前景的无创检查方法之一。MRA 诊断 PTE 的直接征象是肺动脉管腔内充盈缺损、肺动脉的完全或不完全截断、栓塞肺动脉远端肺实质灌注减低。MRA 和 CTA 一样对亚肺段 PTE 诊断有一定限度,且扫描时间长,重症患者不易耐受;同时吸气屏气时间长。MRI 肺动脉造影在技术上还不够成熟,研究显示 MRA 技术上成像失败率为 25%,MRA-MRV 高达 52%。因此,只有在那些已常规应用该项技术的临床中心,当患者有禁忌证而不能行肺动脉栓塞的标准检查时,才考虑使用该项检查。各种检查手段的优缺点比较见表 9-2。

表 9-2 疑诊肺栓塞患者检查手段的优缺点比较

检查方法	优点	缺点
胸部平片	早期、基本的检查方法,可对栓塞范围较大、典型的肺栓塞进行诊断,可对其他肺部疾病鉴别诊断	检出率较低,而且主要为主观观察,缺乏客观的标准;无特异度,灵敏度低
D- 二聚体	灵敏度高,阴性结合临床可能性评估具有高度排除诊断价值	特异度低,不能确诊肺栓塞;对临床可能性评估呈高度可能的患者不能排除肺栓塞诊断
肺动脉造影	确诊肺栓塞的金标准,同时可以直接进行血流动力学的监测,也是介入治疗的手段	有创性检查,技术条件要求高,费用昂贵,对肺段以下肺栓塞有一定限度,临床上并未得到广泛应用
V/Q 显像	无创性、功能性检查方法,结果正常或极低可能可排除肺栓塞,结果高度可能可确诊肺栓塞,对亚肺段肺栓塞灵敏度较高且辐射较小	非诊断性结果(中度或低度)较多,需要进一步检查
CTA/CTA-CTV	灵敏度和特异度均很高,具有安全省时快捷、无创性和高度精确的特点	对亚肺段肺栓塞的诊断不可靠,造影剂过敏者禁用,肾功能不全者慎用;辐射剂量较大
超声	超声心动图有无创性、可重复性及操作简便的优点,是高危疑诊肺栓塞最为有效的首选检查;CUS 是 DVT 的首选诊断方法;都可用于预后分层	超声心动图对非高危肺栓塞患者的灵敏度有限且阴性也不能排除肺栓塞;CUS 对无症状的下肢近端或远端 DVT 灵敏度较低
MRA	对肺段以上肺栓塞诊断的灵敏度和特异度均较高,无碘造影剂的缺点和射线损害,是目前有发展前景的无创检查方法之一	对亚肺段肺栓塞诊断有一定限度,且扫描时间长,重症患者不易耐受;同时吸气屏气时间长,局限于肺功能正常的患者;技术上还不够成熟,成像失败率较高

3. 肺栓塞的诊断策略　根据危险指标——休克或低血压的存在与否首先将疑诊肺栓塞分为高危组和非高危组。高危疑诊肺栓塞和非高危疑诊肺栓塞的诊断策略不同。在疑诊肺栓塞患者中肺栓塞的发生率为 20%~35%。肺动脉造影是确诊肺栓塞的金标准,但它是一种有创性检查,同时技术条件要求高、费用昂贵。因此,应结合临床可能性评估、血浆 D- 二聚体检测、超声心动图、CUS、V/Q 显像及 CTA 或 CTA-CTV 作出最终诊断,以避免做有创的肺动脉造影。

（1）高危疑诊肺栓塞:高危疑诊肺栓塞的诊断主要基于超声心动图和急诊 CT。因为高危疑诊肺栓塞会迅速危及患者生命,并且有休克或低血压等严重的临床问题,通常为高度临床可能性,其鉴别诊断包括心源性休克、急性瓣膜功能障碍、心脏压塞及主动脉夹层等,因此,首选的检查方法为超声心动图。如果血流动力学不稳定由急性肺栓塞引起,那么超声心动图通常将显示急性肺动脉高压及右心室负荷过重的间接征象。经胸部超声心动图有时可以发现肺动脉干血栓或右心迁移性血栓。经食管超声心动图可以显示肺动脉血栓的直接征象。对于病情高度不稳定的患者或不具备其他检查时,超声心动图显示间接征象可以诊断肺栓塞,但患者病情稳定后,需要进一步检查以明确诊断。有时也可以选择单纯肺灌注显像,它能很快发现有多个肺段或肺叶灌注缺损的急性肺栓塞典型表现。CT 通常能够确诊肺栓塞,此外,对因胸痛而怀疑有主动脉夹层的患者,CT 可以鉴别诊断。应尽量避免做肺动脉造影,因为它在病情不稳定的患者中有导致死亡的风险和增加溶栓引起的出血风险。鉴于高危疑诊患者必须快速作出诊断和治疗,其诊断策略必须与实际的临床情况和医院的条件相适应。

（2）非高危疑诊肺栓塞:非高危疑诊肺栓塞的诊断主要基于临床可能性评估、D- 二聚体检测、CTA 或 CTA-CTV 及 V/Q 显像。因为大多数的疑诊肺栓塞患者没有肺栓塞,CTA 或 CTA-CTV 一般不作为第一线的检查,以免患者接触大量射线。为了降低费用、假阳性和假阴性诊断相关的风险、不必要的射线照射,非高危疑诊肺栓塞患者在影像学检查之前应进行临床可能性评估。如果临床可能性评估为低或中度可能,建议进行 D- 二聚体检测,如果D- 二聚体阴性,可排除肺栓塞;如果 D- 二聚体阳性,建议进一步检查。而对于临床可能性为高度可能的患者不建议进行 D- 二聚体检测,多排螺旋计算机体层摄影（MDCT）可作为一线检查,其灵敏度和特异度均较高,阳性可以确诊肺栓塞,阴性有待进一步检查;临床可能性为高度可能的患者也可行 V/Q 显像和 CUS,对于 V/Q 显像结果呈高度可能性或 CUS 发现近端 DVT 者可以确诊肺栓塞,V/Q 显像结果正常或极低可能性和 V/Q 显像中或低度可能性且 CUS 阴性者可排除肺栓塞。至于选择 V/Q 显像还是 MDCT 检查,则取决于医院设备配置情况、医生的经验及患者的临床情况。与 MDCT 相比,V/Q 显像几乎没有禁忌证并且辐射也大大降低,而前者应用更广泛且容易进行。

（二）肺动脉高压的评价

肺灌注显像通过对肺血流灌注的评估,能够在一定程度上反映肺血流动力学的变化。正常人的肺血流由于受重力影响,肺底部的血流量高于肺尖。肺动脉高压患者由于肺动脉内皮增生、血管管腔狭窄、血流下降,常常导致肺血流重新分布,肺血流倒置,肺尖血流分布较肺底增多。临床上肺动脉高压可分为五大类:动脉型肺动脉高压、左心疾病所致肺动脉高压、肺病和 / 或低氧所致肺动脉高压、肺动脉阻塞所致肺动脉高压（包括慢性血栓栓塞性肺动脉高压及其他肺动脉阻塞）、机制未明和 / 或多因素所致肺动脉高压。V/Q 显像是慢性血栓栓塞性肺动脉高压的首选筛查方法。Lei Wang 等报道 V/Q 平面显像对诊断慢性血栓栓塞性肺动脉高压的灵敏度及特异度分别为 94.20%、92.81%，V/Q SPECT 相应的灵敏度及特异度分别为 97.10%、91.37%。

（三）肺部疾病手术决策及术后评估

COPD、肺癌和支气管扩张等肺部疾病都有可能压迫邻近肺血管导致其灌注区血流减少，在肺灌注显像上出现边缘清楚的放射性稀疏或缺损区，根据放射性稀疏或缺损区的大小估计肺血管的受累程度，对决定能否手术切除、手术切除范围和术前准确预测术后残肺的功能均有重要的指导意义。

1. 肺灌注残余量占全肺灌注量的百分数（Q%） 术前将两肺的放射性计数通过勾画感兴趣区（ROI）进行定量分析，计算患侧肺灌注残余量占全肺灌注量的百分数（Q%）。Q% 值越小说明患侧肺血管受累程度越大，如果 Q% 值 <30%，手术切除的成功率很小；如果 Q% 值在 30%~40%，则需要进行患侧全肺切除；如果 Q% 值 >40%，可望进行肺叶切除。

2. 残肺的第 1 秒用力呼气容积（PFEV$_1$） 肺部疾病患者能否接受手术治疗，还应考虑患者术后残留的肺功能能否维持足够的气体交换。采用肺通气/灌注显像定量分析法，测定分侧肺血流灌注百分比（Q%）和分侧肺通气百分比（V%），以预测肺切除术后肺功能。肺叶切除后 PFEV$_1$= 术前 FEV$_1$×［1-（切除肺段放射性计数/患侧肺总放射性计数）× 患侧肺 Q% 或 V%］。一侧肺切除后 PFEV$_1$= 术前 FEV$_1$×（1- 患侧肺 Q% 或 V%）。预测术后 PFEV$_1$<0.8L，通常为肺切除术的禁忌证，因为容易发生 CO$_2$ 潴留，运动耐量下降，病死率明显增加。预测术后 PFEV$_1$>0.8L，即使是手术高危患者，术后 30 天内病死率仅有 15%，因此患者可以耐受肺切除术。也有人将 PFEV$_1$≥1L 作为肺切除术的临界值。本法具有安全、迅速、无创、痛苦小的优点，可为肺部疾病手术治疗决策和预测术后肺功能提供科学依据。肺通气/灌注显像还可以检测肺移植术后肺通气功能和血流灌注情况。

（四）COPD 的辅助诊断及其肺减容术的术前评价

肺灌注显像的典型表现是弥漫性散在的放射性稀疏或缺损区，与肺通气显像相匹配，且与血流分布无一定的关系。COPD 患者常伴有肺动脉高压，部分患者肺内血流可反向分布，肺尖血流增多，肺灌注显像示两肺尖或两上肺野放射性分布增多，甚至超过两肺下野。病情严重的 COPD 患者可形成肺大疱，其表现为肺通气/灌注显像为匹配的呈肺叶状分布的放射性缺损区。V/Q 显像对 COPD 患者肺血管床的损害部位、范围、程度及治疗效果的判断有一定的价值。

肺减容术是 COPD 改善肺功能的有效治疗手段，通过手术切除过度膨胀的组织可减少换气无效腔，改善通气血流比例。显像分级和分类能准确显示病变的部位、范围和病情程度。由于术后显像改善与 FEV$_1$% 改善一致，对比术前、术后的通气、灌注显像，可以准确评价治疗效果。

（五）心脏及肺内右向左分流患者的诊断和定量分析

先天性心脏病出现右向左分流时，肺灌注显像剂可进入体循环，在肺外器官组织中有大量显像剂出现，表现为双肾、脑组织显影。因此，该法也可偶尔被用于评价右向左分流性疾病。但在进行气溶胶同日法 V/Q 显像时，因先做通气显像的 ^{99m}Tc-DTPA 可通过肺泡弥散进入血液或在完成肺灌注显像数小时后，^{99m}Tc-MAA 降解成小颗粒而使肾脏显影，易被误认为假性右向左分流结果。此时，应对脑部进行局部显像，若脑组织显影，即可确诊。在明确有右向左分流性疾病后,利用肺灌注影像对双肺和全身进行感兴趣区勾画,分别计算双肺和全身的放射性计数,并通过下式计算出右向左分流的分流率,以判断分流性疾病的分流程度,该分流率的正常值 <5%;若分流率 >10%,则有临床意义。

$$右向左分流率（\%）=\frac{全身放射性计数-双肺放射性计数}{全身放射性计数}\times100\%$$

（六）肺动脉畸形及肺动脉病变的诊断

1. 肺动脉闭锁　患侧肺因无血流灌注,故肺灌注显像不显影。

2. 肺动脉狭窄　有相应狭窄肺动脉供血的肺区无血流灌注或减少,肺灌注显像放射性分布稀疏或无血流灌注,呈肺段分布。

3. 肺动脉发育不全或缺如　患侧肺血流灌注缺如或稀疏,通气功能正常。结合临床及胸部 X 线可与肺栓塞鉴别。

（七）全身性疾病累及肺动脉的诊断

大动脉炎、胶原病等全身性疾病可累及肺动脉,使肺叶、肺段肺动脉狭窄甚至闭塞。因此,肺灌注显像可呈肺叶或肺段的放射性分布稀疏或缺损,可用来判断此类患者肺血流灌注受损的程度与范围。此类患者肺通气显像大多正常,与肺栓塞征象相同,故要注意结合临床与肺栓塞鉴别。

第二节　肺通气显像

一、显像原理

将密闭系统中的放射性气体或放射性气溶胶经呼吸道充分吸入并沉积在终末细支气管和肺泡内。采用 γ 照相机或 SPECT 体外探测肺内的放射性分布,由于放射性在肺内的分布与局部肺通气成正比,因此通过体外显像可以了解局部气道的通畅性,评估肺局部通气功能。气道局部狭窄或阻塞,有阻塞性通气功能障碍,表现为局部的放射性浓聚或缺损分布不均匀。通过探测放射性气溶胶在呼吸道内的沉降情况来判断气道通畅情况及病变状态,以达到诊断目的。

放射性气溶胶肺显像反映的是进入气道的气溶胶的分布状态,它与放射性惰性气体吸入显像的根本不同在于它无法呼出体外,因此不能判断气道的清除功能状态。

二、显像方法

（一）显像剂

1. 放射性气溶胶　常用的气溶胶是由气溶胶雾化器将 ^{99m}Tc-DTPA 溶液雾化而成,雾化颗粒大小与气溶胶沉积部位直接相关。当气溶胶颗粒 >10μm 时,主要沉积于细支气管以上部位,颗粒愈大愈靠近大气管;5~10μm 的微粒主要沉积于细支气管;3~5μm 的颗粒都沉积于肺泡之中,更小者易经过气道呼出体外。由于一次吸入的气溶胶颗粒肺内只有 5%~10%

沉积,因此显像时应反复吸入气溶胶。

2. **锝气体(technegas)** 它是利用锝气体发生器将高比度的高锝酸钠洗脱液吸附于石墨碳棒上,在充满氩气的密闭装置内通电加温,在 2 500℃条件下获得锝气体,即锝 -99m 标记纯碳微粒的超细分散体,直径为 2~20nm。在正常人中,锝气体通气显像与惰性气体 ^{133}Xe 相似,在 COPD 患者中也是如此,并且未见锝气体在中央气道沉积。在吸入后 60 分钟内可见到锝气体的稳定分布,这为获得多体位平面显像和断层显像提供了充分的时间。

(二)检查方法

1. **显像前准备** 检查前无需特殊准备,但要向患者说明检查的整个过程,以取得患者的配合。患者取坐位或仰卧位,接通雾化器各管口,使之处于工作状态。让患者用嘴咬住口管,用鼻夹夹住鼻子,通过雾化器回路进行正常呼吸。

2. **吸入微粒**

(1)气溶胶雾粒吸入:将 1 480MBq(40mCi)^{99m}Tc-DTPA 溶液,体积为 2ml,注入雾化器,再注入 2ml 生理盐水,调整氧气流速为 8~10L/min,使其充分雾化。经过分离过滤,产生雾粒大小合适的气溶胶,评价雾粒产生率为 6.7%。使受检者尽可能多地吸入气溶胶雾粒,吸入时间为 5~8 分钟。

(2)锝气体吸入:将高比度(>370MBq/0.1ml)的 ^{99m}TcO$_4^-$ 注入锝气体发生器石墨坩埚内,在充满氩气的密闭装置内通电加温,在 2 500℃条件下 ^{99m}TcO$_4^-$ 蒸发得到锝气体,患者通过连接管及口罩吸入 3~5 次锝气体即可。

3. **显像方式** 同肺灌注显像。

4. **采集条件**

(1)平面显像:每个体位采集计数为 300k 或 500k,矩阵 256×256,放大倍数为 1.5~2.0 倍。

(2)断层显像:探头旋转 360°,每 6° 采集 1 帧,每帧采集 20~30 秒,共采集 60 帧。矩阵 128×128,放大 1.6 倍。

三、影像分析

(一)正常影像

经反复吸入的放射性气溶胶颗粒大部分沉积于末梢小气道和肺泡内,呼出清除速度较慢。锝气体肺通气显像肺内放射性分布基本均匀,段以上大气道内无放射性沉积,肺野周边部和肺门部略低。正常肺通气显像与肺灌注显像所见基本一致,无不匹配显像征。^{99m}Tc-DTPA 放射性气溶胶显像双肺内放射性分布基本均匀,大气道有放射性沉积,肺野周边部影像较淡。

平面及断层显像基本上与肺灌注显像相似,不同之处在于可因吸入颗粒不够均匀及气溶胶受气道内气流影响较大,大气道内混积较多,使喉头、大气道显影。如采用锝气体显像,则不会出现喉头和大气道等显影,且图像质量好于气溶胶显像(图 9-5)。

(二)异常影像

1. **气道狭窄不畅** 狭窄部位两侧形成涡流,气溶胶雾粒部分沉积,呈现放射性浓聚的"热点",而狭窄部远端的气溶胶雾粒分布正常。

2. **气道完全性阻塞** 因气溶胶雾粒不能通过,因而呈放射性缺损区。

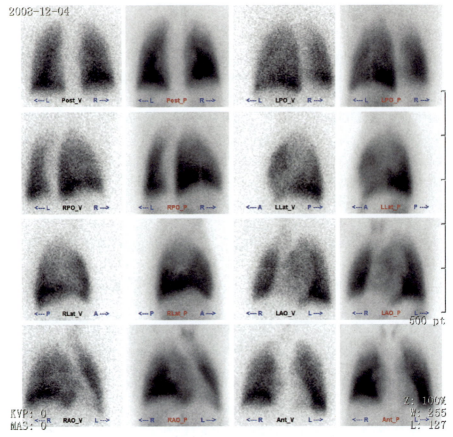

图9-5　正常锝气体肺通气/灌注显像

3. 气道和肺泡内如有炎性物或液体充盈,或肺泡萎陷、气流减低,可致使气溶胶雾粒难以进入,呈现放射性减低区。

四、临床应用

(一)COPD

慢性阻塞性肺疾病(COPD)的病理改变主要是肺通气功能障碍、肺气肿和肺小血管改变。炎症和黏液造成患者气道黏膜表面不光滑,严重时肺组织顺应性降低,中央气道内气体层流速减低,肺通气、灌注均不正常,出现炎症病灶区放射性不均匀性稀疏改变,两种检查影像基本匹配。但肺通气显像的放射性减低区常常比肺灌注显像更为明显,这与COPD患者气道、肺泡病变受损在前,肺血管损伤在后的病理、生理变化一致。肺通气显像尚可见显像剂清除缓慢和放射性滞留。随着肺血管压力增高,还可出现肺动脉高压的影像特征,表明病变已广泛损伤肺毛细血管和毛细血管前动脉。

病变早期,气溶胶吸入显像对气道不完全性阻塞有较高的灵敏度,表现为放射性"热点"和放射性稀疏减低区的混杂分布,通气显像时放射性沉积在中央气道内较多。肺灌注显像放射性分布呈非肺段性斑片状稀疏缺损区。这些对早期诊断该病及估计病情有较重要的临床价值。COPD后期,肺内病变的多发,呼吸功能的受损范围和肺血流灌注的影响往往表现不一致,部分病灶部位出现不匹配,甚至反向不匹配。

(二)肺栓塞

肺栓塞患者肺通气显像放射性分布大致均匀,无明显放射性稀疏或缺损,而肺灌注显像则表现为肺段或多个亚肺段分布的放射性稀疏缺损区,称为 V/Q 显像不匹配。肺栓塞的典型特征就是 V/Q 显像不匹配,详见本章第一节。

(三)肺肿瘤

肿瘤压迫和浸润支气管,相应部位的肺通气显像显示通气功能异常。对于原发性支气管肺癌,肺通气显像可见肿瘤部位及远端区呈放射性稀疏缺损。此外,通过通气与血流灌注比值对局部肺功能及分肺功能进行测定,可对肿瘤患者术前肺功能的判断及手术预后的评估提供可靠依据。

(四)支气管哮喘

哮喘发作时气管痉挛,肺通气显像可见中央气道内放射性沉积增多,在阻塞气道近端更为明显,肺叶或肺段可见放射性减低或缺损,用支气管扩张药物后病情减轻者,重复显像可见影像恢复正常。因此,肺通气显像可以显示支气管痉挛的部位、范围及程度,对哮喘诊断、疗效观察及预后判断均有重要意义。

本章小结

呼吸系统核素显像包括肺灌注显像和肺通气显像,主要应用于肺栓塞的诊断。肺栓塞患者肺通气/灌注显像的典型特征就是 V/Q 显像不匹配:肺灌注显像表现为两肺多发肺段性放射性减低或缺损,而相应部位肺通气显像放射性分布大致均匀,无明显放射性稀疏或缺损,两者显像不匹配。肺灌注显像在肺动脉高压的评价、肺部疾病手术决策及术后评估、COPD 的辅助诊断及其肺减容术的术前评价、心脏及肺内右向左分流患者的诊断和定量分析、肺动脉畸形及肺动脉病变的诊断和全身性疾病累及肺动脉的诊断等方面,也有临床应用价值。

肺灌注显像优于 CT 肺动脉造影,原因在于很少有禁忌证、辐射剂量较小、费用较低、提供两肺动脉血流灌注分布的总体情况,灵敏度高。

(张蓉琴)

参考文献

1. 潘中允.实用核医学[M].北京:人民卫生出版社,2014.

2. 中华医学会呼吸病学分会肺栓塞与肺血管病学组,中国医师协会呼吸医师分会肺栓塞与肺血管病工作委员会,全国肺栓塞与肺血管病防治协作组.肺血栓栓塞症诊治与预防指南[J].中华医学杂志,2018,98(14):1060-1087.

3. WANG L, WANG M, YANG T, et al. A prospective, comparative study of ventilation-perfusion planar imaging and ventilation-perfusion SPECT for chronic thromboembolic pulmonary hypertension[J]. J Nucl Med, 2020, 61(12): 1832-1838.

第十章 骨骼系统核医学

第一节 骨 显 像

一、基本原理

放射性核素骨显像是利用亲骨性放射性核素或放射性标记的化合物（如磷或膦酸盐化合物）引入人体后，随血流到达全身骨骼，与骨中的羟基磷灰石晶体进行离子交换或化学吸附作用而聚集于骨骼内。在体外可探测到显像剂在体内的分布，从而使骨骼显像。

骨骼中放射性核素的聚集情况主要受到骨骼血供量、骨骼生长活跃或新生骨形成程度及交感神经功能等因素的影响。当骨骼组织无机盐代谢更加旺盛、局部骨组织血流增加、成骨细胞活跃和新骨形成，或交感神经受损导致血管扩张时，病损区骨显像剂的聚集比正常骨多，图像上呈现异常的放射性浓聚或增高而显示"热区"；当骨组织血流减少，成骨活动低下或出现溶骨性变化，或交感神经兴奋使毛细血管收缩时，局部病变区均可出现显像剂聚集减少，形成放射性缺损或减低区而表现为"冷区"。因此，骨骼显像可显示全身各部位骨骼的形态、血供和代谢情况。

二、显像剂

理想的骨显像剂要求具有亲骨性强，血液清除快、骨与软组织比值高、有效半衰期短、发射 γ 射线能量合适、人体的吸收剂量小及使用方便的条件。目前，骨显像剂以含 P-C-P 键的膦酸化合物的应用最为广泛，以 ^{99m}Tc- 亚甲基二膦酸盐（MDP）的应用为多。^{99m}Tc-MDP 的生物性能好，骨组织摄取率高，静脉注射后 2~3 小时 50%~60% 聚集在骨骼里，在血液和软组织内清除快，主要由肾脏排出，其他器官不显影。^{18}F-NaF 可作为 PET 骨显像剂应用于全身骨显像。^{18}F-NaF 具有较强的亲骨性，进入细胞后直接参与骨基质的离子代谢过程，使羟基磷灰石成为氟化羟基磷灰石，而 ^{99m}Tc-MDP 主要是以化学吸附的形式参与骨代谢。一般认为，^{18}F-NaF 作为骨显像剂优于 ^{99m}Tc-MDP。但 ^{18}F 离子需由回旋加速器生产，临床应用有一定局限。

三、显像方法

放射性核素骨显像可分为骨静态显像和骨动态显像。骨静态显像又分为全身骨显像、局部骨显像和骨断层显像。

（一）骨静态显像

1. **全身骨显像** 注射显像剂前，患者无需特殊准备。一般成人使用剂量为740~1 110MBq（20~30mCi）。儿童剂量可根据年龄和体重进行调整。静脉注射 ^{99m}Tc-MDP 后嘱咐患者多饮水，2 小时内应为 500~2 000ml。注射骨显像剂后 2~3 小时进行全身骨显像。显像前尽量排尽尿液，以减少膀胱内高活性尿液对骨盆显像的影响。尽量取走患者身上的金属物品。因疼痛而不能卧床或坚持完成检查者，可先给予注射镇痛药物。4 岁以下的儿童和智力发育迟缓的较大儿童，常应用镇静剂（如口服 10% 水合氯醛或 3%~5% 水合氯醛灌肠）。

2. **局部骨显像** 局部骨显像是对疑有病变的感兴趣区或病变区进行局部显像。其方法基本与全身骨显像相同。对足骨和手骨局部显像，有条件可应用针孔准直技术。

3. **骨断层显像** 局部骨断层显像最好以骨平面像为基础，在静态平面显像后继续做骨断层显像。采集后数据经重建处理后可获得横断位、冠状位和矢状位断层图像。SPECT/CT 可进行放射性核素骨断层图像与 CT 断层图像的融合，CT 设置选用诊断性扫描条件。在一次获得 CT 和 SPECT 采集数据后，通过专用融合图像软件进行处理，重建获得 CT 和 SPECT 相匹配的横断面、矢状面、冠状面以及两者融合的图像。

（二）骨动态显像

骨动态显像又称为"三时相骨显像"（three-phase bone imaging），它包括血流相、血池相和延迟相。血流相能显示血管走向，可得到大血管的位置、形态及充盈状况信息。血池相反映软组织的血液分布，显像剂摄取增高由新生血管形成引起，是反应性肉芽组织和肿瘤血管形成的特征。延迟相即常规的静态骨显像，反映骨骼的代谢情况。

骨动态显像前患者无需特殊准备。患者取仰卧位，经肘静脉"弹丸"式注射 ^{99m}Tc-MDP 740~1 110MBq（20~30mCi），后即刻以 2~3s/ 帧的速度对感兴趣区或检查部位采集 60 秒，获得系列动脉血流灌注影像，即"血流相"；然后按 60s/ 帧的速度采集 1~5 帧，获得"血池相"；而"延迟相"在静脉注射显像剂后 2~3 小时进行，采集条件同局部静态骨显像。如果在以上三个时相基础上增加一次 18~24 小时的骨显像，常称为四时相骨显像。

四、图像分析

（一）骨静态显像

1. **正常骨显像** 正常成人骨显像可见全身骨骼内放射性摄取呈对称性分布，颅骨、上下颌骨、胸骨、锁骨、肩胛骨、肋骨、脊柱、骨盆、骶骨、长骨和关节均能显示清楚，鼻咽部和鼻旁窦区血运丰富，放射性相对较高。由于人体骨骼的大小、形状及血液供应和代谢程度等不同，吸收骨显像剂的量也不同。扁平骨（颅骨、胸骨、肋骨、肩胛骨、骨盆骨等）的显像剂分布浓于长骨，长骨的骺端浓于骨干，粗大的长骨浓于细小的长骨，大关节浓于小关节（图 10-1）。儿童

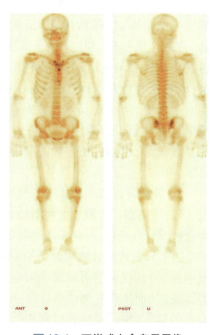

图 10-1 正常成人全身骨显像

在生长发育时期全身骨骼代谢旺盛、成骨活跃,骨骺及干骺端显影较成人明显浓聚。由于骨显像剂经过肾脏排泄,可见双肾和膀胱显影。如果受检者伴有尿路梗阻,可见肾影增浓。

2. 正常影像变异和常见伪影

(1)正常变异:主要见于头颅骨变异、胸部变异、椎骨变异、骨盆的变异和四肢骨的变异等。

1)颅骨变异:颅骨放射性摄取可不均匀,表现为不规则状和斑片状。常见的有女性额骨肥厚,特征是前位图像上矢状缝两侧的放射性对称性增加。颅顶显像可见颅缝(人字缝、冠状缝)放射性摄取增高,而局部内板或外板缺失、顶骨孔的存在导致冷区表现。

2)胸部变异:可呈多样性,胸骨的骨化中心可见局部放射性浓聚。后位肋骨有时可见单侧或双侧的串珠样放射性浓聚,较肋骨本身正常的放射性增高,但较肩胛骨下角处放射性摄取低,称为"彩点肋",是胸段髂肌插入所致。肋软骨钙化可致摄取增高。乳腺聚集放射性与有功能的导管组织有关,易产生模糊肋骨,似胸壁病变。

3)椎骨变异:脊柱融合不良出现局部放射性缺损区,如第5腰椎/第1骶椎之间的放射性缺损区是棘突部分融合所致。

4)其他变异:4~12岁的儿童可能出现坐骨耻骨软骨联合处点状摄取增高,有时易与局部外伤导致骨折相混淆。单侧和双侧对称的肱骨干中上段可见局限性摄取增高,叫作"delta"征,反映劳动和运动使三角肌粗隆明显发达。"热髌骨"征是指无症状的双侧髌骨放射性摄取增加。

(2)常见伪影:骨显像放射性摄取增高不一定都是病理性的,可能是生理或解剖因素导致的骨显像的变异及技术原因,如试剂盒、药物注射、射线衰减、仪器性能的改变所导致的假象。伪影主要见于以下一些情况:①探头有轻度的偏斜或旋转面未能正对患者,出现肩关节、膝关节和足的放射性不对称;②如果游离锝($^{99m}TcO_4^-$)过多,则可见口腔、唾液腺、甲状腺和胃显影;③注射药物时漏至血管外造成注射部位局部放射性浓聚,有时局部淋巴结显影;④尿液污染,是最常见的伪影;⑤外来物品引起放射性衰减,如硬币、钥匙、皮带金属扣环、项链、纪念章和金属移植物(起搏器、导管、关节假肢等),移动性放射性缺损伪影和消化道钡剂滞留有关,乳房假体也可在胸部出现明显的放射性减低/缺损区;⑥检查时患者移动出现重影,主要由于体位不对称,造成两侧放射性分布不对称;⑦近期有手术史,可出现局灶性放射性增高,胸骨、髂骨或腰椎近期做过骨髓穿刺,同样可出现局灶性放射性摄取增高;⑧短时间内有核素显像史,原放射性衰减不彻底,可导致其他器官显影;⑨通过正在输液的静脉通道给药,可能产生药物的相互作用,导致其他脏器显影。

3. 异常骨显像　骨显像出现放射性分布不均匀和不对称,与邻近或对侧相应正常骨部位比较,呈局部或弥散放射性增浓或减淡显像为异常骨显像。根据病灶的形态分布特点,分为点状、圆形、条形、片状和团块状等;根据异常表现的数目,分为单发和多发。

(1)异常放射性浓聚灶(热区):是骨显像中最常见的异常表现。凡能引起骨骼局部血流增加、骨盐代谢增强和成骨细胞活跃的病变,都能引起骨骼局部离子交换功能和吸附能力增强,从而使病变部位呈放射性"热区"(hot spot)(图10-2),可见于骨骼的多种良、恶性病变的早期和破骨、成骨过程相伴的进行期。放射性增高的程度常与病变的程度、范围和性质有关,一般恶性肿瘤常较良性肿瘤呈现更高的异常放射性浓聚。一些恶性肿瘤骨转移患者骨骼转移病灶在治疗一段时间后，出现病灶部位的显像剂浓聚较治疗前更明显，而临床症状明显好转，再经过一段时间后，骨骼病灶的显像剂又会消退，这种现象称"闪烁现象"（flare phenomenon），其机制为治疗后骨转移灶出现骨愈合和修复的表现。对单个异常浓聚的放射性病灶的诊断需要特别慎重，特别要注意与代谢性骨病、良性骨病变等相鉴别，需结合临床资料、相关影像学检查和对病灶的跟踪随访，甚至骨穿组织学结果来作出诊断。

（2）异常放射性减低区（冷区）：凡是可产生骨骼组织血液供应减少或产生溶骨性病变的情况，均可产生异常放射性减低或稀疏区。"冷区"（cold spot）病变可表现为条状、斑片状、点状和不规则形状。冷区的鉴别诊断较困难，病因有多种，如无血管性坏死、骨囊肿、血管瘤、放射治疗后、多发性骨髓瘤等，需密切结合临床和相关影像学检查结果分析。要注意与患者体内、体表"异物"所引起的假"冷区"相区分。

（3）异常浓聚灶与异常缺损区并存：骨显像时，可见病灶中心呈放射性缺损的冷区，而周围则呈现环形异常放射性增高影。主要原因是破骨细胞活跃导致骨骼溶解破坏的同时，邻近损伤的周围都伴有成骨细胞活性增加，以对骨的损伤进行修复。其中，多数病灶由于周围强烈放射性浓聚而将中心的缺损区完全掩盖，在平面显像表现为热区。当病变中心呈放射性缺损区，而周边放射性浓聚，则形成典型的炸面圈征（doughnut sign）（图10-3）。

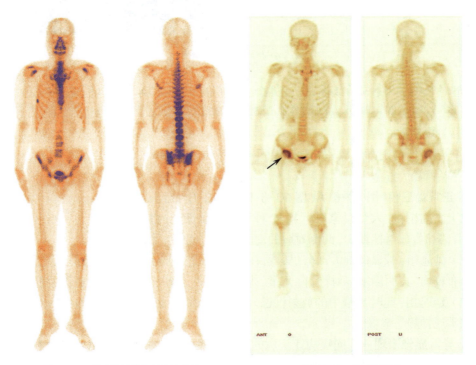

图10-2　放射性浓聚灶（热区）　　　　　图10-3　炸面圈征

（4）全身骨摄取普遍异常增加：指全身骨骼影像浓而清晰，软组织显影很少，骨与软组织本底呈高对比度，而肾脏常不显影，称超级骨显像（super bone scan）或过度骨显像（图10-4）。常见于前列腺癌、乳腺癌以及代谢性骨病等，其机制为弥漫性反应性骨形成。

（5）骨外病变异常影像：某些骨外病变可摄取骨显像剂，如有骨化或钙化成分的肿瘤和非肿瘤性病变、局部组织坏死、放射治疗后改变、肾结石、少数结缔组织疾病、炎症或脓肿

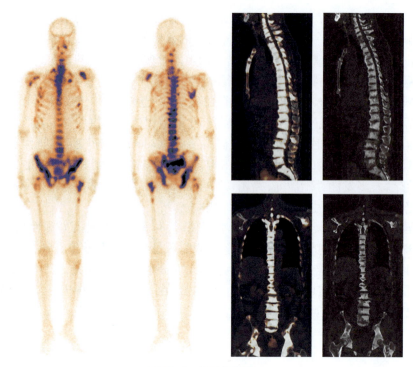

图 10-4　超级骨显像

等，应注意观察，以免漏诊或误诊。正常乳腺、胸腔积液、腹水、心包积液、多发性肌炎、骨化性肌炎、急性心肌梗死处也可见骨显像剂摄取增高。

（二）骨断层显像

骨断层显像的正常图像和异常图像同平面显像（图 10-5）。

（三）骨动态显像

1. 正常骨三相（图 10-6　A、图 10-6　B、图 10-6　C）

（1）血流相：注入骨显像剂后 8~12 秒可见大血管走向并见血管显影，软组织轮廓相继显示，骨骼部位放射性较少，两侧对应的动脉显影时间基本相同。

（2）血池相：骨显像剂大部分仍停留在血液中，相应部位软组织轮廓显影更为清晰，放射性分布较均匀，两侧基本对称，除儿童、少年骺板外，骨关节部位为低或无放射性摄取区。

（3）延迟相：此时血液中的放射性已经较低，软组织影像变淡，骨骼显影清晰，其显像结果同常规骨静态显像。

2. 异常显像表现　不同疾病或疾病的不同阶段，血供的表现各异，需结合解剖特点、正常血流分布、骨盐代谢情况及对侧相应部位显像综合对比分析，也可应用感兴趣区进行半定量分析。

在血流相显像中，骨区或软组织内出现放射性异常浓聚区或稀疏缺损区，提示病变部位存在血流灌注异常及血管本身的病变；在血池相显像中，局部骨骼或软组织显像剂分布异常浓聚或稀疏缺损改变，提示局部有充血；延迟显像异常所见同骨静态显像。血流相及血池相放射性增高，而延迟显像放射性减低或正常，可见于骨骼肌脓肿或蜂窝织炎、一些软组织肿瘤等非骨骼疾病。

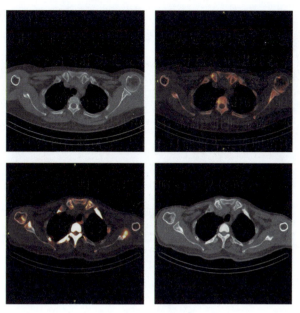

图 10-5　骨断层显像

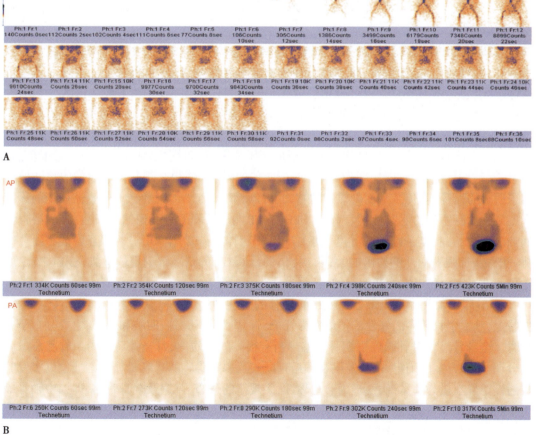

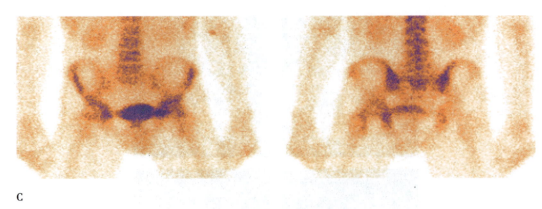

C

图10-6　正常动态三时相骨显像

A. 血流相；B. 血池相；C. 延迟相。

五、临床应用

（一）转移骨肿瘤

恶性肿瘤通常发生骨转移，即转移性骨肿瘤（metastatic bone tumors），其中主要以乳腺癌、前列腺癌、肺癌、鼻咽癌等最为常见。骨显像对检出转移性骨肿瘤的灵敏度高，较X线摄片或CT可提前3~6个月发现，所以骨显像是临床首选的寻找转移性骨肿瘤的检查方法，主要用于判断有无骨转移、确定临床分期、判断预后、评价疗效和探测病理性骨折的危险部位。

转移性骨肿瘤的病灶绝大多数表现为放射性浓聚影，大多数分布在中轴骨。其典型表现为在全身骨骼上呈现多发、无规律分布的异常放射性浓聚影，如多发非对称性无规律放射性浓聚、多发非对称性无规律放射性浓聚合并放射性缺损、多发放射性缺损区、"超级骨显像"（弥漫性病变）、局灶性放射性增高和"闪烁现象"等。但大约10%的骨转移灶是孤立性的。

配备有诊断CT的SPECT/CT已经广泛应用于临床，通过同机CT提供解剖学诊断信息，并可进行放射性核素骨断层图像与CT断层图像的融合，使得常规平面骨显像的诊断效能有了明显的提升，在传统平面骨显像的基础上行局部SPECT/CT显像，对于骨骼病变的诊断和鉴别诊断有明显的增益价值。首先，SPECT/CT能显著降低骨显像的假阳性，减少溶骨性病灶的假阴性，提高诊断的特异度；其次，SPECT图像与CT图像可进行相互验证和互补优势，进一步加强对病灶的检出能力；再次，借助诊断CT的精准解剖定位优势，SPECT/CT可达到一站式定位和定性诊断的目的，拓展核医学在骨骼系统的应用。

1. 乳腺癌　乳腺癌是最容易发生骨转移的恶性肿瘤之一。基于乳腺癌血行转移途径的特点，其发生骨转移的好发部位依次为脊椎、骨盆、肋骨、胸骨、四肢和颅骨，主要分布于中轴骨。全身骨显像对乳腺癌早期骨转移诊断有很高的灵敏度，骨显像还可用于乳腺癌患者的分期、治疗方案的确定、疗效监测和预后判断。乳腺癌骨转移患者骨显像的征象以多发的放射性浓聚灶最为常见，病变多为非对称性、无规律的分布，可遍及全身骨骼，但以中轴骨最为常见（图10-7）。乳腺癌除经血行播散外，还可局部侵犯肋骨或经受累的内乳淋巴结转移至胸骨。单纯表现为放射性缺损的转移灶较为少见。

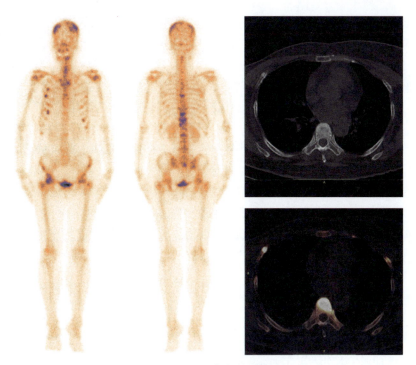

图 10-7　乳腺癌全身骨转移

2. 前列腺癌　前列腺癌是最容易发生骨转移的恶性肿瘤之一。前列腺血管丛与椎静脉血管丛有交通,因此前列腺癌骨转移好发于脊柱、骨盆、肋骨等部位,以中轴骨转移为主。前列腺癌骨转移以成骨性转移为主(约占 95% 以上),少部分为混合型骨转移,单纯溶骨性转移较少。其骨显像征象多以多发性、无规律分布的异常放射性浓聚区为最多见,单个转移灶少见。前列腺癌广泛骨转移最常见的征象是:中轴骨、骨盆和股骨近端的放射性普遍增高,而肾脏放射性明显减少,这种征象即"超级骨显像"改变。此外,前列腺癌骨转移还可累及一侧骨盆全部,此种类型也较常见。有无骨转移对前列腺癌分期、制定治疗方案以及判断预后等均有较大的临床价值。

3. 肺癌　虽然肺癌的骨转移发生率低于乳腺癌和前列腺癌,但由于肺癌是恶性肿瘤发病率的首位,肺癌骨转移在临床上非常常见。肺癌骨转移的发生率与肺部原发癌的病理类型有关,其中肺腺癌骨转移的发生率最高,其次为鳞癌,肺癌骨转移可呈溶骨性、成骨性或混合性骨质破坏,肺腺癌以成骨性转移为主。肺癌的骨转移播散途径有直接扩散或血行转移。直接扩散可直接侵犯肋骨、胸骨、肩胛骨等临近骨质,血行转移多由肺静脉进入人体循环向全身播散,转移部位主要是在中轴骨,特别是脊柱,但是肢体远端,如掌骨、跖骨、指骨、趾骨亦可到达,但较少见。肺癌骨转移的典型显像类型可分为 4 种:①广泛传播型,可见骨转移灶广泛全身分布;②直接扩散型,肺癌可以直接扩散至胸壁特别是肋骨、胸椎;③中央区为放射性减低/缺损,周边呈放射性摄取增高;④"冷区"改变,单纯表现为放射性缺损的转移灶不是很常见,可能由于肿瘤的高度侵袭性破坏局部骨组织以致血流中断,而形成骨显像"冷区"。肺癌患者行核素骨显像对肺癌的分期、治疗方案的选择及预后的评估均有重要的参考价值。

4. 鼻咽癌　鼻咽癌的转移方式有局部扩散、淋巴转移和血行转移。在我国南方地区，95%以上的鼻咽癌为低分化鳞癌，恶性程度高，发生远处转移早，尤以骨转移多见。而发生骨转移的部位以脊椎、肋骨、骨盆多见，这与鼻咽癌原发灶直接侵及椎管静脉时，可通过椎静脉、肋间静脉、腰静脉和盆底静脉转移至脊柱、肋骨和骨盆等处有关。核素骨显像对于早期发现鼻咽癌骨转移，对其分期、治疗方案的选择及预后具有较大的临床价值。

此外，骨显像对其他一些神经系统肿瘤、胃肠道肿瘤、淋巴肉瘤、肾和生殖系统肿瘤均有价值。转移性骨肿瘤骨显像对于早期探查转移灶、术前显像都十分有价值。此外，还可用于术后再分期、随访、疗效监测和预后判断。

（二）原发性骨肿瘤

来源于骨骼系统本身的肿瘤称为原发性骨肿瘤。根据肿瘤的结构、生长、蔓延和对机体的影响，分为良性骨肿瘤和恶性骨肿瘤。在我国，原发性恶性肿瘤最多见的是骨肉瘤，其次是软骨肉瘤、纤维肉瘤、骨髓瘤、尤因肉瘤。良性骨肿瘤多为骨软骨瘤、骨巨细胞瘤、内生软骨瘤、骨样骨瘤、骨囊肿等。

X线平片、CT、MRI是原发骨肿瘤诊断的首选和占据主导的影像学检查。传统的全身平面骨显像对于骨肿瘤良恶性的判断特异度不高，平面骨显像结合局部SPECT/CT显像具有"1+1>2"的优势。放射性核素骨显像诊断原发性骨肿瘤的阳性率为70%~90%，对观察病灶的分布、病情的估计和决定治疗方案、原发性骨肿瘤的疗效监测和随访，均有较大的价值。

1. 骨肉瘤　骨肉瘤（osteosarcoma）是起源于骨间叶组织，以瘤细胞直接形成骨样组织为特征的最常见的原发性恶性肿瘤，多见于青年，男性较多。骨肉瘤好发于长骨干骺端，尤其是股骨远端和胫骨近端最常见。骨肉瘤发生血行转移早，恶性程度高，可出现肺、骨、软组织、脑、淋巴系统、内脏器官和跳跃转移。骨肉瘤的骨显像均表现为骨肉瘤病灶部位的高摄取（图10-8），在放射性浓集的热区病灶中存在大小不等的减低区，伴有或不伴有软组织浓集。病变浓集部位以肿瘤细胞直接成骨为基础，而热区病灶中的减低分布则与骨肉瘤对骨的破坏、肿瘤的坏死与液化囊腔形成有关。骨显像除对原发病灶进行探测外，还可用于骨肉瘤治疗后复发和转移病灶的检查。

2. 软骨肉瘤　软骨肉瘤（chondrosarcoma）是一类细胞有向软骨分化趋向的肉瘤，可以分为原发型和继发型两大类。按部位软骨肉瘤可分为中心型和周围型。前者发生于骨髓腔或皮质内部，大多位于中轴骨；后者发生于骨膜下皮质或骨膜，多位于骨盆骨。软骨肉瘤骨显像特征为浓密的斑片状显像剂异常浓聚。骨显像对肿瘤在骨内或骨外转移灶的确定和评估有较大价值。

3. 骨软骨瘤　骨软骨瘤（osteochondroma）是一种常见的良性骨肿瘤，由透明软骨形成，可以生长在小梁骨内，称为内生软骨瘤；或长于骨膜下，称为骨膜软骨瘤。骨软骨瘤多见于儿童和青少年，男性多发，以软骨内成骨和四肢长骨干骺端特别是股骨远端、胫骨近端发病最多。该肿瘤可单发或多发。骨软骨瘤是骨膜下生长板

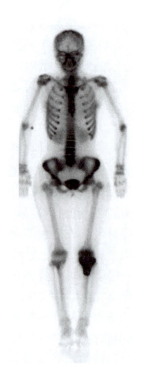

图10-8　左胫骨骨肉瘤

移位异常生长发育的结果,骨和软骨帽由软骨内骨化形成,因此软骨帽也可以显影。一般处在生长活跃期的骨软骨瘤放射性摄取增高。

4. 骨巨细胞瘤　骨巨细胞瘤(giant cell tumor of bone)为溶骨性肿瘤,具有难以预测的明显局部侵袭性,以 20~40 岁多见。90% 的骨巨细胞瘤发生于骨骺板已闭合的四肢长骨,常见于股骨下端、胫骨上端、桡骨下端。也可见于骶骨骨盆(可累及髂骨、耻骨、坐骨)。主要症状为关节疼痛。典型的骨显像可见病灶中心呈"冷区"改变,周围呈不同程度、大小、形态的放射性浓集(骨壳和骨膜的反应)。骨显像可提示肿瘤恶变或转移。

5. 多发骨髓瘤　多发骨髓瘤(multiple myeloma)是浆细胞异常增殖的恶性肿瘤,骨髓瘤细胞易浸润骨骼,引起溶骨性破坏,同时抑制成骨细胞,并导致骨痛、骨质疏松和病理性骨折。病变主要累及颅骨、肋骨、椎骨、骨盆、股骨等。该病的一些特征表现为:颅骨的"帽状征"、肋骨的串珠样浓聚、椎体病灶多呈线状浓聚(压缩骨折)以及合并单个或多个"冷区"病灶,冷区病灶骨质呈溶骨性改变,为骨质异常细胞分泌多肽物质作用于破骨细胞产生溶骨所致,或由于肿瘤细胞高度浸润,局部血液循环发生障碍,使得显像剂无法进入。

(三) 骨骼系统其他疾病

1. 急性骨髓炎　急性骨髓炎(acute osteomyelitis)多见于小儿,约 50% 有局部表面的感染史,最常发生于血流丰富的干骺端,除新生儿外,很少累及关节。骨显像对急性骨髓炎的早期诊断、早期治疗和穿刺定位很有价值,特别是急性骨髓炎病程在 10 天以内或 X 线平片阴性时骨显像的临床价值较大,是骨髓炎敏感的诊断方法。

急性骨髓炎的骨显像特点为:三时相骨病变区局限性放射性增高,骨 / 软组织放射性比值随时间延迟增高,某些骨髓炎患者早期像可见到放射性"冷区",可能是骨髓炎早期血管栓塞,脓液压迫血管所致。急性骨髓炎与蜂窝织炎临床表现类似,因此需要鉴别。后者骨显像的特点为血流相、血池相放射性弥漫性增加,而延迟相不见放射性增加,骨和软组织放射性比值随时间下降,此外若结合 ^{67}Ga 或 ^{111}In- 白细胞显像有助于鉴别骨髓炎和蜂窝织炎。

2. 创伤和骨折　一般情况下,X 片是诊断骨折的首选检查方法,CT 或 MRI 是重要的补充,但是骨显像在骨折的诊断和随诊中仍有一定的地位。骨显像对创伤性骨折的诊断灵敏度高(图 10-9),可鉴别不同类型的骨折,评估创伤部位骨的结构和血管分布情况,监测骨折修复和愈合的全过程,帮助探查骨折的延迟愈合和不愈合。此外,一些特殊部位(如股骨颈、腕骨、跗骨、跖骨、趾骨)的细小骨折在 X 线片很难发现,而骨显像则多可显示。

应力性骨折(stress fracture)又称疲劳性骨折,多为运动、军事训练或骨骼肌附着点受长期牵拉所致,好发于跖骨和胫腓骨,也见于肋骨、股骨干和股骨颈等处。应力性骨折并非急性骨折,骨的实质未断裂,它能刺激骨重塑,在塑形过程中,骨质吸收变薄,如负荷继续加重,可演变为明显的骨折。当 X 线显示阴性时,骨显像可表现为长梭形放射性增高区。骨显像不仅能灵敏地探查应力性骨折,还能了解损伤的程度和转归,为制定临床方案提供重要信息。

3. 代谢性骨病　代谢性骨病多为内分泌紊乱、营养障碍与遗传等因素所致的良性骨病。这类疾病在原发性疾病的影响下,使正常的骨转换速度加快,全身骨骼的代谢异常,包括原发性甲状旁腺功能亢进、骨软化症、佝偻病、肾性骨病、骨质疏松症、肢端肥大症、维生素 D 过多症、低磷抗维生素 D 骨软化症、肺性肥大性骨关节病、畸形骨炎、纤维性骨结构不良等。代谢性骨病的骨显像特征如下:①中轴骨显像剂摄取增高;②四肢长骨显像剂摄取增高;③颅骨和下颌骨显像剂摄取增高;④关节周围软组织显像剂摄取增高;⑤胸骨显影呈

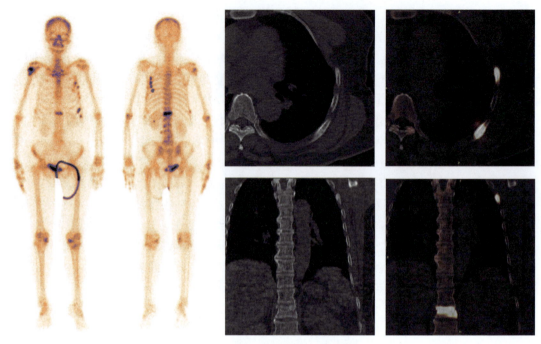

图 10-9　多发肋骨骨折，胸椎骨折

"领带征"；⑥肋骨连接处增浓呈"串珠样"；⑦肾影不清晰；⑧有时可见肺、胃等软组织钙化影；⑨ 24 小时延迟显像时骨显像剂存留明显增高；⑩散在的假性骨折。各种骨代谢疾病又有各自的特点。

（1）骨质疏松症：骨质疏松症（osteoporosis）是老年人的一种常见病，其特征为低骨量和微结构的破坏，在轻微外伤和无外伤情况下容易发生骨折。其典型征象为骨普遍放射性减低，骨与软组织的对比度减少，椎骨轮廓较差。常伴有个别放射性增强，为压缩性骨折所致（图 10-10）。区域性移动性骨质疏松可见受累关节周围放射性浓聚，多次骨显像可见受累关节的游走现象。

（2）原发性甲状旁腺功能亢进症：原发性甲状旁腺功能亢进症（primary hypeparathyroidism）由甲状旁腺增生或腺瘤引起，多伴有高血钙、低血磷、血甲状旁腺激素明显升高现象。其主要表现为超级骨显像，可伴有区域性摄取增加，如颅骨、下颌骨异常放射性浓聚，胸骨呈领带征，肋骨连接处放射性摄取增高呈串珠样，软组织钙化且具有迁徙性等表现。原发性甲状旁腺功能亢进症治疗好转后，软组织钙化灶也随之消失。

（3）肾性骨营养不良综合征：慢性肾功能不全的患者，由于有功能的肾单位减少，活性最强的维生素 D 的代谢产物生产受阻，造成钙磷代谢紊乱，即低钙血症和高磷血症。继而引起继发性甲状旁腺功能亢进症。本病显像同甲状旁腺功能亢进类似，偶尔也可见到胫骨和股骨影像呈"双轨征"改变。

（4）骨软化症：骨软化症（osteomalacia）是主要由于缺乏维生素 D 导致新形成的骨基质不能正常矿化的一种代谢性骨病，是指发生在骺板已经闭合的成人骨矿化障碍。骨软化症显像上显示代谢性骨病的典型特征，进展期的骨软化症常常发生假性骨折，可表现为骨折处局灶性显像剂摄取增高。骨显像为假性骨折提供了灵敏的手段，弥补了 X 线检查容易漏诊的缺点。

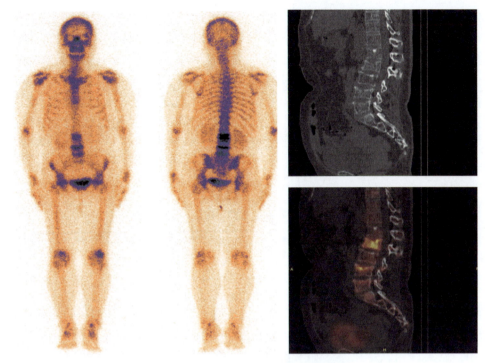

图 10-10　骨质疏松症腰椎压缩性骨折

（5）佩吉特病：佩吉特病（Paget Disease）又称畸形性骨炎（osteitis deformans），是一种慢性进行性的局灶代谢性疾病，早期仅局限于一骨，随着病程进展，大多累及多骨，但累及全身者少见。脊椎和骨盆是最易受侵犯的部位，其次为股骨、胫骨、颅骨、肩胛骨和肱骨。本病分为溶骨、成骨、静止 3 个阶段。骨显像在本病有明显的特征：受累骨的全部或大部分有显著的放射性摄取增加，并分布均匀，常波及整个长骨，病变部位常明显浓聚显像剂。椎骨横突常常受累，呈倒三角形的"米老鼠征"或"小鼠面征"，下颌骨单骨病变呈"黑胡征"，脊柱、骨盆和股骨上段病变呈"短罩征"，骨显像对溶骨性病变比 X 线检查敏感，但在硬化期由于骨代谢静止，平面骨显像可呈阴性。

（6）肺性肥大骨关节病：发病机制尚不明确，一般认为与组织缺氧感染产生的有毒物质和局部血液循环量增加有关。此病多为多发性和对称性分布，以小腿和长臂最常受累及。骨显像可分为 3 种类型：①沿长骨骨干和干骺端的骨皮质边缘核素对称性浓聚，呈独特的"双轨征"，好发于四肢骨，尤其是下肢骨且长骨近侧受累最明显；②由关节滑膜炎引起关节周围核素对称性浓集；③四肢长骨不均匀非对称性浓聚。

4. 缺血性骨坏死　骨组织由于各种原因造成血运中断，都可造成骨的缺血性坏死。其中，最常见的为股骨头缺血性坏死。骨显像在显示骨缺血性改变方面优于 X 线检查，可以提前 3~6 个月发现股骨头坏死。股骨头缺血性坏死骨显像的表现依据病程的不同阶段而不同。初期表现为放射性减低区，随着骨修复的开始，出现典型的"炸面圈征"，股骨头放射性缺损区周围有环状浓集，表明坏死骨和反应骨相交界的边缘骨转换加速，病变进展至晚期，整个股骨头可呈弥漫性显像剂异常浓聚改变。必要时加做断层骨显像可提高诊断灵敏度，儿童特发性股骨头坏死的阳性骨显像早于 X 线 4~6 周，早期表现为股骨头部分或全部放射性减低。骨显像可用于股骨头坏死的预后评估。

5. **监测植骨血供和骨骼生长状况**　骨显像能及时了解植骨的血供和新骨形成情况,对评价植骨(bone graft)的成活有重要意义。一般移植术后2周至3个月可进行系列随访,或配合三时相骨显像,植骨存活呈放射性增高或放射性不低于周围正常骨组织,与骨床连接处放射性浓聚,提示血供良好;反之,则植骨无成骨活性。骨显像比X线检查早3~6周确定植骨是否成活;在监测植骨的血管化方面也比X线、CT、MRI等检查更为敏感;对于带肌蒂骨移植可区别是植骨坏死,还是周围软组织感染。

第二节　关节显像

一、显像原理

由于关节的炎症发展、退行性变或骨性关节应力异常,关节病变部位的无机盐代谢增强,局部血供增加,尤其是毛细血管通透性增加和滑膜炎引起血流量增加,导致关节周围骨更新旺盛,以及由软骨和骨破坏引起的反应性骨增生,使骨显像剂(^{99m}Tc-MDP)在局部聚集,或^{99m}TcO$_4^-$与关节腔内渗出液中蛋白相结合,使关节显像。关节显像(joint imaging)是检查活动性关节炎疾病的灵敏方法,可以评价关节和关节附近的骨骼疾病,还有助于骨关节病的早期诊断和鉴别诊断。

二、显像剂

根据显像反映的病理生理过程不同,应用于骨关节显像的显像剂大致可分为3种类型。第一类是骨显像剂,如^{99m}Tc-MDP,反映局部血运和病变关节骨盐代谢的情况;第二类是反映炎症滑膜局部血运的显像剂,如^{99m}TcO$_4^-$、^{131}I-白蛋白、^{99m}Tc-白蛋白等;第三类能相对有选择地聚集于炎症病灶,包括^{67}Ga-枸橼酸盐、^{111}In和^{99m}Tc标记的白细胞、^{111}In和^{99m}Tc标记的人免疫球蛋白(HIG)。

三、显像方法

1. **^{99m}Tc-MDP关节显像**　关节部位的三时相显像和局部静态显像的方法参见本章第一节。

2. **^{99m}TcO$_4^-$关节显像**　使用^{99m}TcO$_4^-$显像可于检查前半小时口服高氯酸钾400mg封闭甲状腺。可进行动态显像和局部静态显像。动态显像时患者可取仰卧位,探头正对待查的关节部位(左右关节均应包括在视野内)。经肘静脉"弹丸"式注射^{99m}TcO$_4^-$ 370~555MBq(10~15mCi),后即刻以1~2s/帧的速度连续采集30~60帧,然后于5分钟、10分钟、20分钟和30分钟各采集1帧局部静态显像图。局部静态显像的影像采集部位、体位视临床要求而定。对不同部位可疑阳性病变,可采用不同的特殊体位显像以帮助定位诊断。

四、图像分析

1. **正常显像表现**　正常关节显像见关节处放射性明显高于附近骨骼,边界清楚、光滑,轮廓完整,软骨本身几乎没有血运,故不显影,表现为关节间隙清晰,关节两端放射性分布对称、均匀;松质骨放射性摄取较多,致密骨放射性摄取较少。手关节显像剂分布从腕关节开始到远端指间关节逐渐减少。儿童正常关节骨骼可见骨骺板呈规则的两侧对称性大条状浓聚带,其关节周围的活性较成人高。

2. 异常显像表现 关节显像异常表现为病变部位异常的放射性浓聚,浓聚区出现的部位、数目、放射性活度及形态表现,均有助于关节疾病的早期诊断和鉴别诊断,如多发小关节浓聚常提示有类风湿关节炎的可能,髋关节的髋臼部位出现弧形浓聚常提示为髋关节骨性关节炎,膝关节内翻或外翻畸形关节受力的一侧有放射性浓聚伴"热髌"征;化脓性关节炎三时相均表现为阳性结果。炎症显像剂能反映病变的活动性,骨显像剂主要反映关节骨质病变。

五、临床应用

1. 类风湿性关节炎 类风湿性关节炎早期关节和软骨尚未破坏时,骨显像即可见受累的关节放射性聚集增多,较 X 线早 3~6 个月发现病灶,但该表现是非特异性的,骨显像还可显示全身关节的受累情况。

2. 骨性关节炎 骨关节炎核素骨显像可见骨三时相各期均呈放射性增高改变,大多数在关节内侧区域出现放射性分布增高,如胫骨上端内侧承受重力处有明显的放射性浓聚;对活动性骶髂关节炎的早期诊断,核素显像优于 X 线平片。

3. 反射性交感神经营养不良综合征 反射性交感神经营养不良综合征(reflex sympathetic dystrophy syndrome, RSDS)是指在始发的伤害事件后发生的疼痛综合征,不伴有明确的神经损伤;其症状部位并不局限于某一外周神经分布的区域,疼痛的程度超过了伤害事件的范围或预期的愈合反应。在病程中伴有明显的水肿、皮肤血运改变、疼痛或痛觉过敏区域的汗腺异常分泌活跃,通常在受累四肢末端或邻近部位。该临床病程分为 3 期:急性期、营养不良期和萎缩期。骨关节显像能在肢体的远端关节见到非常明显的放射性分布增高,可能是血管舒缩改变引起的充血所致,骨显像在疾病的诊断、分期、预测治疗反应、随访以及确定疾病预后方面有辅助作用。多时相骨显像对发现早期的 RSDS 具有很高的敏感性,其灵敏度在 73%~96%,特异度在 86%~100%。

4. 关节置换术后假体松动或感染 应用关节显像随访人工关节置换术后,可以帮助诊断人工关节感染和假体松动并对二者进行鉴别诊断。股骨头人工关节在安置后 6~9 个月,局部放射性增高是正常现象;但如果时间较长,出现肢体疼痛,伴假体干远端或两端放射性增高,应考虑有松动;若假体周围有弥漫性放射性增高,加炎症显像呈阳性结果,提示感染。

5. 颞颌关节综合征 颞颌关节综合征(temporomandibular joint syndrome)是口腔科的一种多发病和常见病,具有牙齿咬合不良,磨牙并有不同程度的自主神经功能紊乱。本病位置较深,在颅底之下,临床上检查困难。颞颌关节病早期一般 X 线检查无改变,而放射性核素骨显像不仅灵敏度高,而且对关节损伤程度可进行定量分析,主要表现为局部放射性增高,以断层像更为清晰。

6. 膝关节病变 关节显像对慢性膝关节疼痛、软骨损伤、骨髓炎、半月板撕裂或其他病变引起的关节疼痛是一种非常灵敏的筛查方法。此外,断层显像还可为关节镜检查前提供病变所在部位等方面提供参考。

7. 其他关节疾病　如类肉瘤、痛风、钙化性滑囊炎等,均可在受累的关节部位表现为放射性分布异常浓聚,能早于 X 线检查发现病变。

第三节　骨密度测量

一、概述

骨质疏松症是一种以骨强度降低导致骨折风险增加的骨骼疾病,骨密度和骨质量共同决定了骨强度的高低。目前,骨质疏松症的诊断以脆性骨折(临床获得)或骨密度(bone mineral density, BMD)足够低(骨密度测量获得)为基本依据,在鉴别继发性骨质疏松和其他骨代谢疾病的同时,主要根据病史、骨代谢生化指标和骨折进行综合考虑,来诊断和评估原发性骨质疏松。

BMD 测量是目前骨质疏松症临床诊断最直接和客观的标准。BMD 测量方法主要有: X 线摄片、光子散射法、中子活化分析法、单光子吸收法、双光子吸收法、双能 X 射线吸收法(dual energy X-ray absorptiometry, DXA)、定量 CT(quantitative computed tomography, QCT)和定量超声(quantitative ultrasound, QUS)、定量磁共振(quantitative magnetic resonance, QMR)等技术。由核医学双光子吸收法发展起来的 DXA 法已成为临床常规检查项目,具有扫描速度快、精密度与准确度高、图像更加清晰、辐射剂量低和可以检查任何部位骨等优点,目前已被世界范围内公认为诊断骨质疏松的金标准。

二、双能 X 射线吸收法

1. 基本原理　DXA 的基本原理是照射源为 X 线球管产生两种能量的 X 射线穿透人体,由于不同密度的组织其 X 线衰减系数不同,在软组织上差异较少,在骨组织上差异较大,由高、低能量的计数相减,消去软组织计数,剩下骨组织计数,再由计数方程计算而得到骨密度值。

2. 辐射剂量　BMD 测量的放射剂量主要取决于设备扫描方式(笔束、扇形或窄角扇形)和受检者被扫描的部位和时间。常用 BMD 测量的有效放射剂量为常规 X 线摄片: 5μSv; DXA 正位腰椎: 1μSv; DXA 侧位腰椎: 3μSv; DXA 髋部: 1μSv; DXA 全身: 1μSv。但要特别注意的是,在 DXA 检查前要询问所有绝经前妇女是否妊娠,如处于妊娠期则不能做该项检查。

3. 质量控制　为保证测量结果的可靠性和一致性,骨密度测量中必须有严格的质量控制。目前,DXA 仪主要生产厂家都有严格的日常质控规程和提供质量控制体模。与机器因素相比,技术员因素造成的精确度误差更大,是 DXA 质量控制的重点和难点,主要是摆位的误差和分析误差。降低精密度误差是临床疗效观察的关键。

4. DXA 测量方法　DXA 用于骨质疏松诊断的测量部位是脊椎正位和髋部 BMD。测量前受检者去除佩戴的所有附件,如皮带、首饰、假牙等。若患者在检查前 2~6 天口服了影响图像显影的药物,如钡剂、钙剂、椎管造影剂和其他 X 线造影剂等,应酌情延后检查。体内存在金属物件(起搏器、骨钉、假关节等)或其他情况(如铅中毒、水银和重金属中毒、假牙、主动脉钙化)可能影响结果的准确性。疼痛剧烈的患者,检查前应给予镇痛剂。妇女已经或可能妊娠,应在检查前告知医生,不宜做此项检查。

5. DXA 测量结果的解释　DXA 骨密度测量的结果为测量部位 ROI 内单位面积(cm²)内骨矿物质含量(bone mineral content, BMC; 单位: g),即骨密度(bone mineral density, BMD; 单位: g/cm²)测量值。但受试者的 BMD 测量值不能直接用于骨质疏松症的诊断,要引入另外两个参数——T 值和 Z 值。T 值是将受试者的 BMD 测量测得值与同性别、同种族正常年轻人的骨峰值比较得出的值。其计算公式为:

$$T值 = \frac{骨密度测量值 - 同种族同性别正常人群骨密度峰值}{同性别骨峰值人群骨密度标准差}$$

Z 值是将受试者的 BMD 测得值与同年龄、同性别、同种族的正常人群比较得出的值。其计算公式为:

$$Z值 = \frac{骨密度测量值 - 同种族同性别同年龄正常人群骨密度值}{同性别同年龄人群骨密度标准差}$$

Z 值决定了患者的骨丢失是否超出了预期的比例。Z 值主要用于继发性骨质疏松诊断、绝经前妇女的诊断、青少年成长评估等。

三、骨质疏松症的诊断标准

世界卫生组织(WHO)1994 年颁布了白种人妇女骨质疏松症的诊断标准。①正常: DXA 测量的 BMD 值不低于正常青年妇女平均值的 1 个标准差(SD),即 T 值≥-1SD。②骨量减少(osteopenia): DXA 测量的 BMD 值介于正常青年妇女平均值的 1~2.5 个 SD, 即 -2.5SD<T 值 <-1SD。③骨质疏松: DXA 测量的 BMD 值低于正常青年妇女平均值的 2.5 个 SD, 即 T 值≤-2.5SD,无骨折。④严重骨质疏松: DXA 测量的 BMD 值低于正常青年妇女平均值的 2.5 个 SD, 即 T 值≤-2.5SD,并有脆性骨折。中华医学会骨质疏松和骨矿盐疾病分会发布的《原发性骨质疏松症诊疗指南(2022)》明确了中国人原发性骨质疏松症的诊断标准,建议绝经后妇女以及大于 50 岁男性的骨密度水平用 T 值表示,诊断标准参照 WHO 推荐标准;对于儿童、绝经前妇女以及小于 50 岁的男性,其骨密度水平建议用 Z 值表示;绝经前妇女以及小于 50 岁的男性有继发性原因(即激素治疗、性腺功能低下、甲状旁腺功能亢进症等)或有骨折的危险因素,合并低 BMD(Z 值低于 -2.0SD),可诊断为骨质疏松。

四、骨密度测量的临床价值

1. 骨质疏松症的诊断　1994 年 WHO 批准并颁布的诊断标准仅适用于白种人绝经后妇女,不适于男性、儿童及绝经前女性。由于不同地区、不同人种的骨密度正常值和骨密度的变化以及骨折的发生率不尽相同,WHO 骨质疏松诊断标准不适于全球所有地区及不同人种的骨质疏松诊断。骨质疏松症的诊断以 DXA 测量结果作为"金标准"。一般认为,骨折危险明显提高的绝经后妇女及老年男性以及患有可能降低峰值骨量或加速骨丢失疾病的青年人(包括绝经前女性、青壮年男性、儿童和青少年),均应测量骨密度。

2. 骨折危险性的预测　任何部位的 BMD 测量都能对全身骨折的危险性评估提供有

用的信息。对特殊部位骨折(如股骨颈骨折、椎体骨折)的危险性评估,可以通过任何部位 BMD 测量的骨量计算出来,但最好测量该部位 BMD。近年来,由 WHO 开发的 FRAX® 工具 (WHO Fracture Risk Assessment Tool)将各种危险因素与临床危险因素以及股骨颈的骨密度 (BMD)相结合,用于评估哪些临床患者更需要骨质疏松诊断和治疗的骨折风险评估工具。这个工具在厂家设备或在互联网上可直接访问,可自动计算出患者 10 年内髋部骨质疏松性骨折的概率,以及 10 年内骨质疏松性骨折的可能性(临床脊椎骨折、前臂骨折、髋骨骨折或肩部骨折)。

3. 治疗效果的监测　BMD 测量可以精确地对人体骨量进行定量评价,并且可以连续随诊动态监测 BMD 变化,可用于监测骨质疏松治疗的效果。DXA 骨密度测量有一定的误差,所以要了解各中心骨密度测量的精密度误差。根据精密度误差和可信限范围可以计算出最小显著变化(LSC)。干预治疗的效果必须在大于 LSC 时才能被认为有意义。如果骨密度变化大于 LSC,则患者的骨密度有变化;如果骨密度变化小于 LSC,则无从得知患者测量结果的变化是由设备误差造成的,还是由骨密度变化造成。

五、DXA 技术的其他临床应用

随着科技的发展和设备的不断更新,DXA 在测量 BMD 的基础上,还能提供很多重要的分析结果,如全身身体成分分析、儿童骨生长发育评估、椎体形态学评估、骨强度分析、内脏脂肪与皮下脂肪分析等。

本章小结

放射性核素骨显像是目前临床核医学最有优势的检查项目之一,可显示全身骨骼的形态、血供和代谢情况,对转移性骨肿瘤的诊断灵敏度高,比 X 线片或 CT 可早 3~6 个月发现病灶,是临床首选的寻找转移性骨肿瘤的检查方法,主要应用于易发生成骨性骨转移的乳腺癌、前列腺癌、肺癌等。另外,对于原发性骨肿瘤、代谢性骨病、缺血性坏死、植骨成活的监测、关节疾病等具有重要临床应用价值。近年来,SPECT/CT 图像融合技术的应用极大提升了骨显像诊断的灵敏度、特异度和准确性。骨密度测量是骨质疏松症临床诊断最直接和客观的标准,其中双能 X 射线吸收法是世界卫生组织推荐诊断骨质疏松症的"金标准"。

(张占文)

参考文献

1. 中华核医学会. 临床技术操作规范核医学分册[M]. 北京:人民军医出版社,2004.
2. 彭京京. 骨科核医学[M]. 北京:人民卫生出版社,2010.
3. 潘中允. 实用核医学[M]. 北京:人民卫生出版社,2014.
4. 中华医学会骨质疏松与骨矿盐疾病分会. 原发性骨质疏松症诊疗指南(2022)[J]. 中国全科医学,2023,26(14):1671-1691.

第十一章　泌尿生殖系统核医学

肾脏核素显像早期是利用肾脏内放射性核素的时间 - 活度曲线产生或描记的图像,了解双肾功能、上尿道梗阻等,称为"肾图"。随着科学的发展,肾脏核素显像从简单的肾图,向如今的定量、融合显像发展。常用的显像方法有肾动态显像(肾血流灌注及功能显像)及相应的介入负荷显像、肾静态显像(肾皮质功能显像)、膀胱 - 输尿管反流显像、生殖系统显像(如睾丸显像)等。

第一节　肾动态显像与介入试验

一、肾动态显像

(一)原理

弹丸(bolus)静脉注射由肾小球滤过或由肾小管上皮细胞分泌而不被再吸收的放射性核素显像剂,同时用 SPECT 进行肾动态显像,可以直观地观察显像剂按血液循环途径依次通过腹主动脉、肾动脉后聚集在肾实质,然后逐渐由肾实质移向肾盏、肾盂、输尿管、膀胱的全过程。肾动态显像不仅显示肾脏形态、位置、大小等,还可以利用动态的放射性分布变化,获得双肾动态的血流灌注情况、肾实质滤过排泄功能和上尿路通畅等信息。

弹丸式静脉注射是一种特殊注射技术。方法是在注射点近心端结扎止血带,静脉内快速推注小体积高浓度放射性药物,然后快速松开止血带,未经稀释的药液随血流快速进入相应器官,形似"弹丸"。该技术用于观察显像剂作为一个密集整体随血液循环进入靶器官的情况,以评估其靶器官的血流灌注。

(二)方法

1. 显像剂　常用的显像剂为肾小球滤过型与肾小管分泌型。由肾小球滤过的显像剂有 ^{99m}Tc-DTPA。由肾小管分泌的显像剂有 ^{99m}Tc- 巯基乙酰三甘氨酸(^{99m}Tc-MAG$_3$)、^{99m}Tc- 双半胱氨酸(^{99m}Tc-EC)和 ^{131}I- 邻碘马尿酸(^{131}I-OIH),后者目前很少使用。

2. 检查方法　为保持正常的水化状态,一般建议受检者在检查前 30 分钟饮水 300ml,并于显像前排空膀胱。采用后位采集(仰卧位或坐位),移植肾一般取前位采集。探头采集视野必须包括双肾及膀胱。弹丸式静脉注射 ^{99m}Tc- 标记显像剂 111~370MBq(3~10mCi,体

积 <1ml）后即刻行动态采集。通常进行双时相采集,第一时相（灌注相）1~2s/ 帧,采集 60 秒;第二时相（功能相）30s/ 帧,采集 20~25 分钟。用计算机感兴趣区（ROI）技术分别勾画出左、右肾脏轮廓,肾外本底及腹主动脉,生成肾脏血流灌注及功能曲线,通过对肾功能曲线进行分析,可以得到各种定量参数。

（三）正常图像

肾动脉灌注相可见腹主动脉显影后 2 秒左右双肾同时开始显像,4~6 秒能清晰显示肾影轮廓,随后腹主动脉影逐渐消失,双肾影逐渐增浓。双肾大小、形态及肾内的放射性分布均匀且对称。这一时相反映肾内小动脉和毛细血管床的血流灌注影像,左右肾影出现的时间差 <1~2 秒,峰值差 <25%。

肾功能相见双肾形态规整,大小相等,放射性分布均匀。双肾影由无到有、放射性摄取逐渐增高,于注射后 2~4 分钟达到摄取高峰,此期为皮质功能相。随后进入清除相,显像剂经由肾盏、肾盂、输尿管进入膀胱,双肾放射性明显减淡,膀胱影像逐渐增浓、增大。肾内放射性由摄取高峰降为最高峰一半所需时间叫半排时间（$T_{1/2}$）（一般 <8 分钟）（图 11-1）。

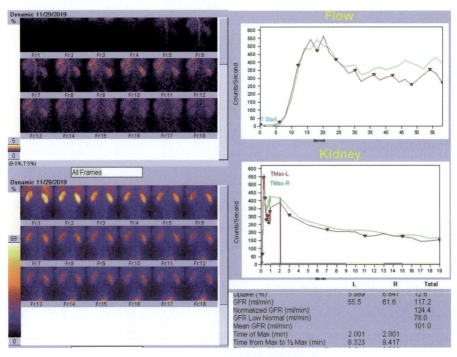

图 11-1　正常肾动态血流和灌注图像

（四）正常肾图曲线及分析指标

1. **正常肾图曲线**　正常肾图包括 3 段:示踪剂出现段（a 段）、聚集段（b 段）和排泄段（c 段）。

（1）a 段:指静脉注射后示踪剂急剧上升段,其放射性包括肾内、肾外血管床两部分。

（2）b 段:是继 a 段后的斜行上升段,在静脉注射示踪剂后 2~4 分钟达到高峰,其上升斜率和高度较好地反映显像剂在肾内聚集的速度和数量。一般情况下,主要反映肾脏滤过功能、有效血浆流量。

（3）c 段：曲线的下降段，由于显像剂从肾脏排出为主，排出肾脏的放射性示踪剂的数量大于进入肾脏的数量，其下降斜率反映了放射性示踪剂从肾脏排出的速度和数量，与尿流量和尿路通畅情况密切相关。

2. 分析指标

（1）达峰时间（Tmax）：通常为 3~4 分钟，反映肾血流量与肾功能，影响尿流量的因素如肾积液、尿路梗阻、肾缺血、水化不全或脱水等均可使峰时延长。

（2）半排时间（$T_{1/2}$）：从肾内放射性摄取高峰下降到峰值一半所需的时间，正常 $T_{1/2}$<8 分钟，反映显像剂排出肾脏的速率，是判断尿路通畅情况的灵敏指标。

（3）15 分钟残留率：正常 <50%，平均 30%，在尿路通畅情况下，是反映肾功能的较好指标。

（4）肾小球滤过率（GFR）：是反映肾脏滤过功能的灵敏指标，正常参考值 >100ml/min（双肾），单肾 >50ml/min。有效肾血浆流量（ERPF）是反映肾脏血流量的指标，正常参考值：600~700ml/min。

（5）分肾功能：采用双肾百分比的方式表示，单肾分肾功能正常参考值为 50% ± 5%。

正常肾图图形及肾图分析指标计算方法见图 11-2。

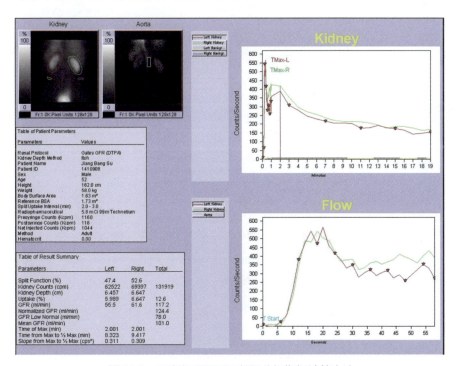

图 11-2 正常肾图图形及肾图分析指标计算方法

split function：分肾功能；GFR：分肾肾小球滤过率；Tmax：达峰时间；$T_{1/2}$：半排时间。

（五）异常肾图曲线及图像

肾功能异常的临床表现多种多样，受很多因素影响。常见典型的异常肾图如下。

1. 梗阻型肾图（持续上升型） a 段基本正常，b 段持续上升，不见下降 c 段。可见于上尿路梗阻；双侧对称出现，多见于急性肾衰竭或下尿路梗阻。

2. 功能受损型肾图　a段有不同程度降低,b段上升缓慢,达峰时间大于5分钟,峰值降低,c段下降缓慢,半排时间大于8分钟。包括高水平延长曲线、低水平延长曲线、抛物线等,多见于肾、输尿管结石引起的梗阻导致功能受损和上尿路引流不畅、肾缺血、肾功能受损等。

3. 无功能型(低水平延长线型)　a段较健侧明显降低,不见b段,c段缓慢下降。提示该肾无功能,功能极差,肾缺如或肾切除等。

(六)临床应用

1. 肾功能的判断　肾动态显像可以评价总肾和分肾功能,肾小球滤过率和有效肾血浆流量是非常重要的定量指标。评估各种原因如梗阻性肾病、肾炎、药物治疗肾毒性(如化疗药物、靶向药物等治疗的肾毒性)等引起肾实质受损或血流障碍的分肾功能。影像表现为:一侧或双侧的肾显像延迟或不显像,肾图曲线为高水平或低水平延长图形。先天性肾缺如、健康肾供体切除一侧肾后,也可见一侧肾不显影,肾图曲线为低水平递降型。在治疗前判断单侧肾病严重程度以决定是否有必要保留患肾,在治疗后观察肾脏功能的恢复情况(图11-3、图11-4)。

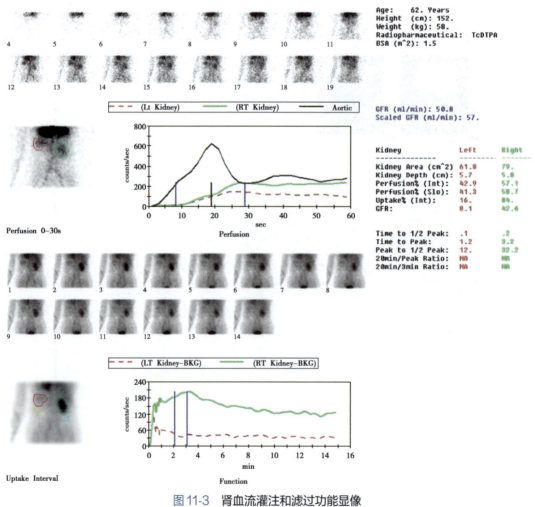

图 11-3　肾血流灌注和滤过功能显像

左肾功能严重受损,右肾功能正常。

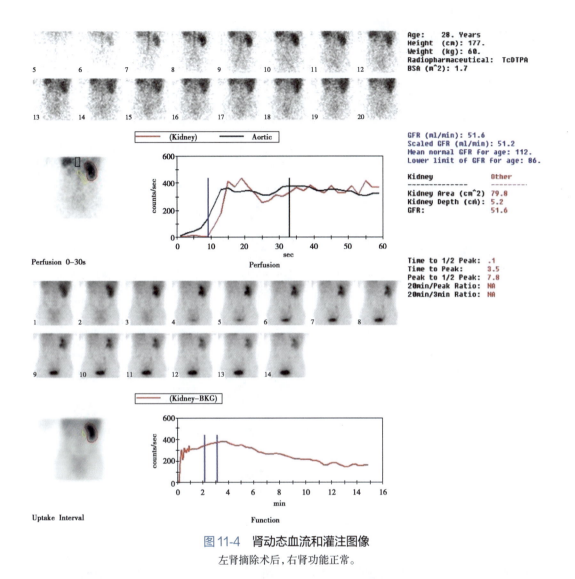

图11-4　肾动态血流和灌注图像

左肾摘除术后，右肾功能正常。

2. 尿路排泄障碍的诊断　上尿路完全性梗阻时，尿路排泄受阻，导致肾盏、肾盂或输尿管扩张并有大量放射性聚集，肾功能曲线显示为持续上升型。不完全性梗阻时，肾功能曲线为抛物线型；可以通过放射性聚集部位来确定梗阻的部位。若梗阻时间较长，导致肾功能损害，可见肾实质影像消退减慢或持续不消退。利尿试验可以鉴别梗阻性排泄障碍或单纯肾盂扩张导致的肾盂积水（图11-5）。

3. 肾移植　可以用于肾移植供体的术前分肾功能评估、移植肾（受体）功能的监测。在活体肾供体术前检查中，肾动态显像为选择功能正常的移植肾提供了客观、有价值的信息。

肾移植术后状态良好移植肾的血流灌注、放射性摄取和排泄等与正常肾脏相似。肾移植术后常见的合并症是排斥反应、肾小管坏死、吻合口狭窄（血管或输尿管）、尿漏等。排斥反应可表现为肾血流灌注下降，肾脏不显影或肾摄取减少。肾小管坏死可表现为肾脏放射性排泄延缓，膀胱内长时间无放射性。移植肾出现血管吻合口狭窄，肾动脉血栓形成，可表现为肾脏血流灌注明显减少。输尿管吻合口狭窄可见进入膀胱放射性减少，梗阻以上部位放射性浓集。输尿管漏尿时,肾周围出现放射性浓集。移植肾动态显像出现异常的图像改变时,要密切结合临床进行判断(图 11-6,图 11-7)。

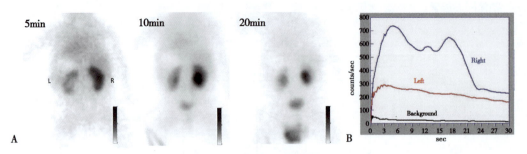

图 11-5 利尿介入肾动态显像

患儿,4 个月,临床提示双肾积液,申请 ^{99m}Tc-MAG$_3$ 肾灌注显像;A. 在 5、10、20 分钟时后位像显示双肾;B. 时间 - 活度曲线:左肾(Left)显示肾图曲线低平,提示肾血流灌注、排泄功能均下降,但梗阻不明显;右肾(Right)显示 15 分钟后出现延迟性向上偏转,17 分钟后注射呋塞米后放射性示踪剂明显减少,提示右肾单纯肾盂扩张导致的肾盂积水。

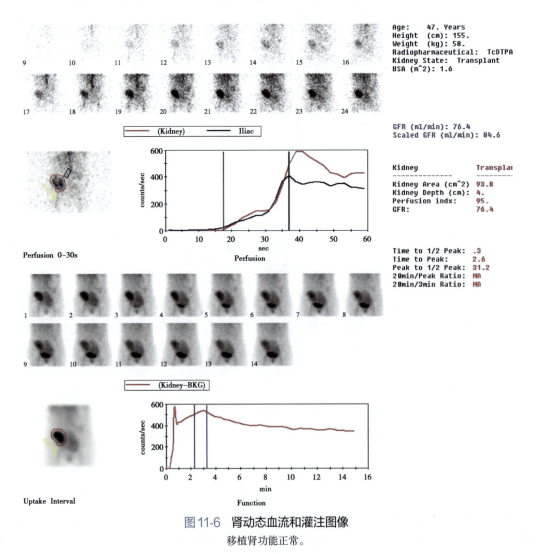

图 11-6 肾动态血流和灌注图像

移植肾功能正常。

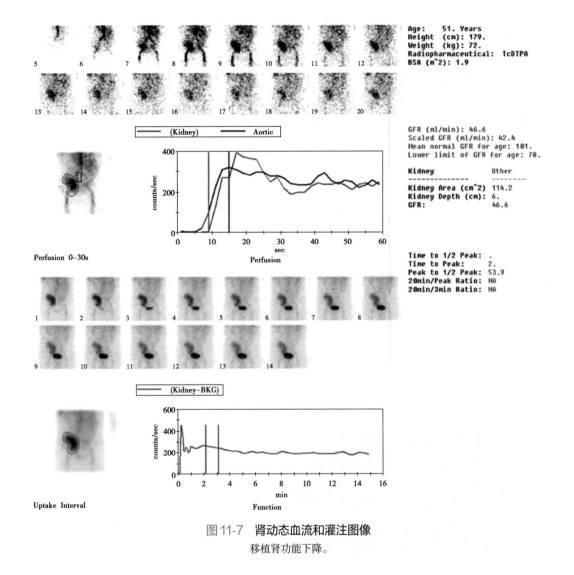

图 11-7　肾动态血流和灌注图像

移植肾功能下降。

　　4. 单侧肾血管性高血压的初步筛查　　肾动态显像是诊断肾血管性高血压的常用筛查方法。由于患侧肾动脉狭窄,肾显像可见患侧肾影缩小,肾动脉血流灌注下降,肾显影时间延迟,放射性分布减淡,摄取和消退均延缓;肾图曲线表现为"小肾图"。可应用卡托普利试验,提高肾血管性高血压的检出率。

　　5. 泌尿系统感染和肾实质病变　　肾小球肾炎是常见的肾实质病变,多为双侧性。显示为肾血流灌注下降,肾影像消退缓慢,肾图表现多为排出不良,但不同于梗阻造成的变化,肾小球滤过率下降。随着病情好转,肾显像及肾图恢复为正常,肾小球滤过率也上升。

　　肾盂肾炎的病理变化呈多样性,如肾实质功能受损、缺血、瘢痕形成、肾盏局部梗阻、肾盂张力下降等。病变可以是双侧性,也可以是单侧性的,肾图表现为功能受损,排泄延缓。

　　6. 其他肾脏疾病　　如肾脏位置形态异常、肾下垂、肾内占位性病变、肾脏外伤等的鉴别。

二、肾动态显像介入试验

常用的肾动态显像方面的介入试验有利尿试验和卡托普利试验。

（一）利尿试验

1. 基本原理 静脉注入袢利尿剂如呋塞米后,利用其强效利尿作用,短时间内生产大量尿液,使肾盏肾盂内尿液积蓄、压力增高,最终使滞留在肾盂肾盏内的尿液因"蓄水池"效应,快速排泄下行。利用这一原理可鉴别尿路排泄障碍的原因。

2. 方法 常规进行肾动态显像时,发现肾盏、肾盂放射性积聚或肾图曲线出现梗阻图形时,可在注射示踪剂后 15 分钟静脉注射呋塞米,注射剂量为 20~40mg/ 次或 0.5mg/kg 体重,继续采集 10 分钟,观察曲线的变化,计算利尿排泄指数。临床疑诊的患者可以直接采用利尿试验。

3. 临床应用

（1）肾盂积水的鉴别:非梗阻性积水为肾盂、输尿管平滑肌功能下降,或上尿路周围的压迫所致,当注射利尿剂后,原积聚于肾盂、输尿管的示踪剂可以加速排出,肾图梗阻图形曲线明显改善(图 11-8),可以排除结石、先天性输尿管狭窄或手术损伤后瘢痕等原因造成的梗阻(也称机械性梗阻)。注射利尿剂后,原积聚于肾盂、输尿管的示踪剂不但不能排出,相反还会增加,可以诊断机械性梗阻。在肾功能受损或上尿路周围压迫因素严重时,利尿试验效果会受影响。

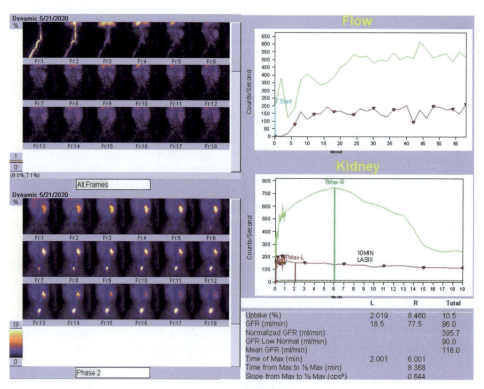

图 11-8 利尿试验

注射呋塞米后,肾盂肾盏内放射性明显下降,肾图 C 段明显下降,提示虽然排泄缓慢,但无梗阻。

（2）上尿路梗阻手术后疗效观察：当输尿管结石取石术后、先天性输尿管狭窄行扩张术后出现肾盂、输尿管积水，利尿试验可定期观察术后上尿路的通畅情况。

（二）卡托普利试验

肾动脉狭窄是肾血管性高血压的常见原因。肾血流灌注及功能显像可以观察双侧肾脏血流灌注情况，判断有无肾血管狭窄及狭窄程度。

1. 原理 卡托普利试验是一种血管紧张素Ⅰ转换酶的抑制剂，临床上用于治疗高血压，作用迅速。当肾动脉轻度狭窄时，肾入球小动脉血流减少，肾素分泌增加，血管紧张素Ⅰ生成增多，在血管紧张素转换酶的作用下，血管紧张素Ⅱ生成增多，后者作用于出球小动脉使其收缩，维持较高的肾小球毛细血管渗透压，用于维持正常的肾小球滤过率（GFR）。卡托普利可明显抑制血管紧张素Ⅰ转化成血管紧张素Ⅱ，使肾出球小动脉扩张，降低肾小球的毛细血管渗透压，从而导致肾小球滤过率的下降。

2. 方法 常规进行肾动态显像，改日一次性口服卡托普利25mg后饮水300ml，再次进行肾动态显像。最好检查前5天停用利尿剂，2天前停用卡托普利。

3. 影像特征 常规进行肾动态显像，患肾偏小，血供及功能轻度下降；肾图曲线较健侧低。卡托普利试验表现为患侧肾脏小于健侧肾脏，放射性摄取、放射性清除都明显低于健侧肾脏；肾图曲线表现为患侧肾图曲线明显低于健侧，可以保留肾图曲线轮廓（图11-9）。

4. 临床应用 主要用于肾动脉狭窄（尤其是单侧肾动脉狭窄）导致高血压患者的诊断与治疗的管理。双侧肾动脉狭窄的诊断和治疗管理需要结合临床其他资料。

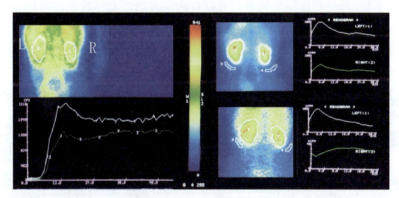

图11-9 卡托普利试验前-后肾动态功能曲线变化图

右肾动脉狭窄时，卡托普利试验后右肾摄取与清除延迟。

第二节 肾静态（肾皮质）显像

一、基本原理和方法

肾静态显像（renal static imaging）又称为肾皮质显像（renal cortical scintigraphy），是利用缓慢通过肾脏的显像剂，随血液流经肾脏后分别由肾小管分泌（^{99m}Tc-DMSA）或肾小球滤过

（^{99m}Tc-GH），其中部分被近曲小管上皮细胞重吸收并与细胞质内巯基结合，从而较长时间滞留于皮质内，平面显像或断层显像能够清晰显示肾皮质，以了解肾脏的位置、大小、形态与实质功能，并可显示占位病变。

常用肾皮质显像剂有 ^{99m}Tc- 二巯基丁二酸（^{99m}Tc-DMSA）或 ^{99m}Tc- 葡庚糖酸盐（^{99m}Tc-GH）。注射剂量为：74~185MBq。可以注射显像剂后 2~3 小时进行肾脏皮质显像。同时，还可以进行以肾脏为中心的 SPECT/CT 融合显像。

二、正常图像

正常双肾呈蚕豆状，中心平第 1~2 腰椎，双肾纵轴呈八字形，一般右肾位置略低于左肾，肾影周边的放射性较高，中心和肾门处较低，两侧基本对称。

三、异常图像

异常图像可以表现为肾皮质放射性摄取不均匀，有放射性稀疏、缺损区；肾脏轮廓不光滑、肾脏缩小等。有异常表现者，配合局部的 SPECT/CT 断层融合显像，有助于定位稀疏、缺损位置，发现囊肿等容易造成假阳性的情况。

四、临床应用

1. **肾脏炎症性病变的诊断** 急性肾盂肾炎时，病变侵犯肾盂和肾实质，肾脏摄取放射性核素的能力下降，肾皮质显像可见单肾或双肾内单发或多发性放射性稀疏、缺损区。当炎症迁延不愈，导致皮质变薄、缩小或出现瘢痕时，可见肾影变小、肾轮廓失常，形成瘢痕处放射性摄取减低（图 11-10）。对治疗过程中预后及疗效判断有一定的参考价值。

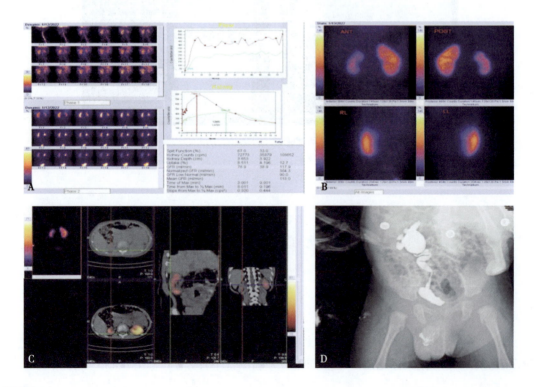

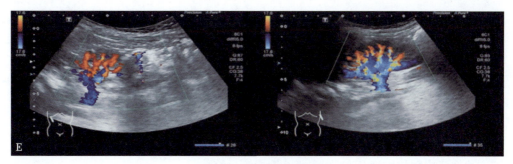

图 11-10　急性肾盂肾炎

A. 肾血流灌注及滤过功能显像提示：左肾血流灌注及功能正常；右肾偏小，血流灌注及功能下降。B、C. 肾皮质平面显像＋局部 SPECT/CT 显像可见：右肾萎缩，右肾上段明显放射性稀疏缺损灶，提示肾盂肾炎或瘢痕形成可能。D. 膀胱输尿管反流造影：右输尿管、肾盂肾盏扩张积水。E. B 超提示：左肾大小 8.5cm×3.3cm，实质厚度 1.3cm；右肾大小 7.0cm×3.0cm，实质厚度 1.3cm，形态正常，轮廓线清晰，肾内未见病变回声；右肾集合系统分离，范围 2.4cm×2.1cm。双肾门血流通畅。

2. **肾脏位置、形态异常和先天性畸形的诊断**　在坐位时，肾脏中心部位下降大于 3cm，卧位时可以恢复正常，称为肾下垂。形态异常多见于马蹄肾，双肾下极相连似马蹄。先天性肾缺如只见一侧肾显像。

3. **肾脏占位性病变辅助诊断**　肾脏占位性病变如肾囊肿、肿瘤、脓肿、结核等，图像显示肾形态异常，轮廓不完整，肾内放射性见单发或多发性稀疏缺损。此时联合 SPECT/CT 可以轻易甄别出来。

4. **肾脏外伤的辅助诊断**　肾脏外伤首选 CT，但肾脏显像不仅可见肾脏外形放射性分布稀疏、缺损，还可以结合血供评估外伤严重程度。

第三节　膀胱输尿管反流、阴囊与输卵管显像

一、膀胱输尿管反流显像

（一）原理和方法

膀胱输尿管反流经常在患者膀胱充盈、憋尿、膀胱区加压或用力排尿时出现。应用放射性核素膀胱输尿管反流显像（vesicoureteric reflux imaging），可以观察上述情况下肾脏、输尿管及膀胱的放射性变化，以此来判断膀胱输尿管反流的存在以及反流的程度。检查分为直接和间接两种方法。

1. **直接法**　通过导尿管将混合于生理盐水中的 $^{99m}TcO_4^-$ 37~74MBq（1~2mCi）灌注到膀胱，然后持续缓慢灌入生理盐水，在膀胱充盈的过程中开始连续采集膀胱区影像，直至膀胱充盈至患者诉说难以忍受时，停止灌注生理盐水并拔出导尿管，嘱受检者用力排尿，并以 1~2s/ 帧的速度连续采集，直至排尿结束。

2. 间接法 在肾动态显像后，让受检者大量饮水憋尿，在大部分显像剂进入膀胱，且肾脏放射性大部分排出后，让受检者用力排尿，并以 1~2s/ 帧的速度连续采集，直至排尿结束。

（二）影像分析与结果判断

1. 直接法 在灌注和排尿过程中，双侧输尿管及肾脏范围应无放射性出现，上述部位出现放射性分布为膀胱输尿管反流。该方法阳性率高，特异度高，但不适合尿路感染期。尿路感染期禁止使用该方法，以免造成医源性感染。

2. 间接法 在排尿前期、排尿中期及排尿后期，双侧输尿管及肾脏范围应无放射性出现，若上述部位出现放射性分布，则为膀胱输尿管反流。

在输尿管下段、上段及肾区划感兴趣区，分别观察时间 - 活度曲线，在用力排尿过程中双肾区及输尿管区放射性无明显增加。当上述部位出现放射性分布增加，曲线呈上升时为膀胱输尿管反流。

（三）临床应用

膀胱输尿管反流显像主要用于膀胱输尿管反流的诊断。当幼儿或妇女反复发生泌尿系统感染，通常为肾盂肾炎时，应考虑膀胱输尿管反流。

二、阴囊显像

（一）原理和方法

阴囊显像（scrotal imaging）是一种了解阴囊血流灌注状况的显像方法。睾丸由睾丸动脉供血，阴囊壁由阴部动脉分支供应。检查时探头对准双侧睾丸，弹丸式静脉注入 ^{99m}Tc- 红细胞（体内标记法）185~555MBq（5~15mCi）后立刻行动态显像和延迟显像。

（二）正常图像

正常阴囊动脉灌注显像可见髂动脉和股动脉显影，睾丸动脉不显影。血池相见阴囊区轻度显影，两侧基本对称，未见明显的放射性浓集或缺损。

（三）临床应用

急性睾丸扭转表现为睾丸疼痛和缺血，缺血 4 小时左右可出现睾丸萎缩，超过 10 小时则不可避免发生萎缩。急性睾丸扭转的处理原则为早期诊断和及时复位解除睾丸扭转导致的缺血；但需与睾丸及其附件的炎症等相鉴别。

正常情况下，血流灌注相双侧髂动脉、股动脉同时显影，影像轮廓清晰，放射性分布均匀且通过时间对称；两侧阴囊仅见较淡、弥散、均匀的血流影，通常稍低于双侧大腿。静态血池相可见逐渐增强的膀胱影，中线阴茎根部可见放射性浓聚，由于放射性弥散进入阴囊，使阴囊内容物影像不清，放射性分布不均匀，较两侧大腿软组织轻度增高，但双侧对称。

急性睾丸扭转时，影像表现与疾病的发病阶段有关。精索、阴囊血流灌注相患侧可表现为无明显异常改变、增高、高灌注；血池相可表现为睾丸区放射性轻度减低、"晕圈征"（睾丸无血流供应，周围附件较高血供）。另外，急性睾丸扭转复位以后，可再次进行睾丸显像，以判断复位效果；若复位成功，睾丸无坏死，患侧睾丸原有的放射性缺损区见放射性填充。

此外，睾丸显像也能提示精索静脉曲张存在，有助于男性不育症的病因诊断。

三、子宫输卵管显像

在女性不孕的过程中，输卵管阻塞和输卵管通畅性不良是常见原因之一。放射性核素子宫输卵管显像能够反映子宫输卵管功能性通畅情况，为不孕症诊断提供客观和有参考价值的信息。

1. 原理和方法　经子宫颈口向子宫内引入显像剂，正常情况下依靠扩散作用和输卵管的生理蠕动功能，显像剂可通过输卵管进入腹腔，从而可了解输卵管的通畅情况和蠕动功能情况。

2. 正常图像与临床应用　正常在 30 分钟内可见子宫腔，输卵管及卵巢部位有放射性出现；延迟显像后仍不见卵巢部位有放射性出现为输卵管阻塞。经其他方法，如输卵管通气或通水试验证实输卵管通畅，而输卵管延迟显像仍不见卵巢部位有放射性浓集时，为输卵管功能性阻塞所致。

本章小结

　　肾脏核素显像是核医学的一个传统优势项目，有些项目如阴囊显像、输卵管显像渐渐为其他诊断方法所代替。但是，肾脏功能显像（如 GFR 测定）依然在肾脏疾病诊断及疗效监测，尤其是分肾功能的评估上有不可替代的作用。在多模态影像时代，SPECT/CT 融合显像不仅提供了肾脏的功能影像信息，而且结合同机 CT 提供的解剖信息在诊断尿路畸形、尿路梗阻定位、肾皮质炎症感染与瘢痕等临床患者管理上，提高了管理效率。

（岳殿超）

参考文献

1. 张承刚,李沂.临床泌尿生殖核医学［M］.北京:原子能出版社,2006.
2. 方佳丽,陈正,潘光辉,等.^{99m}Tc-DTPA 肾动态显像评估活体肾功能［J］.中华泌尿外科杂志,2008,29（1）:31-34.
3. 王伯岑,刘纯.核医学（案例版）［M］.北京:科学出版社,2007.

第十二章　其他显像技术

第一节　淋 巴 显 像

淋巴系统主要由淋巴结、淋巴管和淋巴器官组成。组织间隙内组织液与毛细血管内血液进行物质交换后，部分进入毛细淋巴管、淋巴结形成淋巴液，经淋巴管汇集，通过胸导管等反流回血液，构成淋巴循环。

淋巴显像（lymph imaging）是一种符合生理条件，简单、安全、无创、低辐射、低疼痛性的检查方法，可重复检查。淋巴显像不仅可以反映淋巴结和淋巴管的形态变化及淋巴回流动力学的变化，而且可以显示淋巴引流范围，尤其是局部组织的前哨引流淋巴结。

前哨淋巴结（sentinel lymph node，SLN）是原发肿瘤淋巴引流区中最先接受肿瘤淋巴引流的淋巴结，是肿瘤转移最早可能发生的部位，其组织病理学状态可代表整个区域淋巴结的状态，是术前分期、选择手术范围和术后治疗方案以及预后判断的重要依据。

目前，除核素显像方法外，还有生物染料显示法、超声造影法等，但以核素显像法灵敏度最高，找到前哨淋巴结的阳性率最高。

一、原理、药物和方法

（一）原理

淋巴系统具有吞噬、输送和清除大分子物质（包括外来物质，直径大约在 20~50nm）的功能。这些大分子物质不能直接渗入毛细血管内，但可迅速进入毛细淋巴管通过淋巴液回流。显像剂通过皮下、组织间隙或黏膜下注射后，向心性流经毛细淋巴管至引流淋巴结，部分被淋巴结窦内皮细胞摄取滞留，部分进入下站淋巴结，最后进入血液循环，被肝、脾内单核细胞清除。最终，获得反映淋巴管链和淋巴结的分布及淋巴循环的动态影像；进而可以判断淋巴影像有无异常，推断淋巴引流和分布有无异常，淋巴系统是否受累等。

（二）药物

理想的淋巴显像剂应满足注射部位滞留少、清除速率快慢适当。最合适的淋巴显像剂胶体颗粒大小范围为 20~50nm。颗粒太大注射部位滞留多，上行速度慢，淋巴显像质量差，显像难以完全。颗粒太小可直接被毛细血管吸收，且很快流过淋巴结、淋巴管，血本底高，显影质量差，提供的诊断信息价值不高。

常用的淋巴显像剂有胶体类、蛋白类和高分子聚合物类(表 12-1)。

1. 胶体类 包括 ^{99m}Tc- 硫化锑(^{99m}Tc-antimony sulphide colloid, ^{99m}Tc-ASC)、^{99m}Tc- 微胶体(^{99m}Tc-nanocolloid, ^{99m}Tc-NC)。

2. 高分子聚合物类 包括 ^{99m}Tc- 植酸盐(^{99m}Tc-phytate, ^{99m}Tc-PHY)、^{99m}Tc- 右旋糖酐(^{99m}Tc-dextran, ^{99m}Tc-DX)和 ^{99m}Tc- 脂质体(^{99m}Tc-liposome)。

3. 蛋白类 包括 ^{99m}Tc- 人血清白蛋白(^{99m}Tc-human serum albumin, ^{99m}Tc-HSA)、^{131}I- 单克隆抗体(^{131}I-McAb)。

国内常用的淋巴显像剂是 ^{99m}Tc-ASC、^{99m}Tc-DX 和 ^{99m}Tc-PHY。此外,国外也常使用 ^{99m}Tc-NC 进行淋巴显像。

表 12-1 常用淋巴显像剂

显像剂	颗粒大小 /nm
^{99m}Tc-ASC(大分子)	5~15
^{99m}Tc- 脂质体	20
^{99m}Tc-DX	6~7

(三)方法

1. 一般显像 根据全身淋巴循环的解剖生理规律,选择各部位淋巴回流起点的皮下、组织间隙或黏膜下注射。一般建议注射体积不超过 0.2ml,采用 1ml 注射器或微量注射器。常用的淋巴显影区域及相应注射部位见表 12-2。

表 12-2 淋巴显像注射部位与淋巴引流区域

注射部位	淋巴引流区域
手背(拇指、示指间)	滑车上、腋窝及锁骨上淋巴结
足背(足 1、2 趾间)	腹股沟、髂外和主动脉旁淋巴结
乳腺、乳晕周围	腋窝、锁骨上、胸骨旁上淋巴结
腹直肌鞘后	膈下、胸骨旁淋巴结
肛周	直肠旁、闭孔淋巴结
会阴	腹股沟、髂外淋巴结
瘤周皮下	病灶周围浅表淋巴结

注射时不要注射太快,皮下落空感后,即稍进针,然后回抽空针(无回血再注射,防止显像剂直接进入血液循环)。如欲了解双侧对称分布的淋巴,两侧应同时注射相同剂量、相同体积的显像剂,以便进行两侧对比分析(至少患侧优先注射)。注射器退出时,要及时用无菌棉签紧压注射部位,防止因注射部位压力高而使显像剂外溢。

2. 前哨淋巴结显像(SLN imaging) 在肿瘤部位皮下或瘤内单点注射,或瘤周皮下多点注射,每个注射点注射显像剂体积为 0.1~0.3ml,活度为 3.7~37MBq(0.1~1mCi)不等,因是否需要术中探查而异。前哨淋巴结显像方法如下:

术前 24 小时左右，将 ^{99m}Tc- 血清白蛋白聚合颗粒 1mCi（体积 4ml，80% 的粒径 <30nm）分 4~6 点于癌周皮下或（内镜指示下）黏膜下注射，2~18 小时后进行 SPECT 显像，并在皮肤上做体外标记。22 小时左右进行手术，术中用 γ 探测器（又称 γ 探针）探测腋窝等区域的放射性，以放射性计数最高部位淋巴结为前哨淋巴结。

患者取前位或尽可能与手术体位一致。可动态采集 30 分钟或间隔多次静态采集。如果 SLN 未显示则需延迟显像。采集完成后在 SLN 部位做好体表标志，以帮助术中探测。如要进行术中探测，上述显像一般应在术前 1~6 小时进行。术中用经无菌消毒的手持式 γ 探头按显像提示部位仔细寻找放射性浓聚点，若计数率高于本底 10 倍以上，则该点为 SLN。

二、适应证

一些疾病影响淋巴结吞噬细胞的功能，局部淋巴结摄取显像剂减少，淋巴结有阻塞，淋巴引流受阻，阻塞远端放射性增加，可见侧支循环影像。

1. 淋巴水肿、乳糜漏、淋巴管炎等良性淋巴疾病的诊断。

2. 了解局部引流淋巴管、淋巴结的解剖分布及生理功能，如定位前哨淋巴结等。

3. 恶性肿瘤淋巴系统转移诊断，用于前哨淋巴结的检出，以及肿瘤分期、确定治疗方案及预后评价。

4. 恶性淋巴瘤的辅助诊断。

5. 无明确禁忌证。

三、图像分析

1. **正常影像** 正常淋巴显像具有以下共同特点：淋巴链影像清晰，粗细均匀，左右两侧基本对称；影像连贯、无中断；淋巴结呈点状或串珠状，放射性分布均匀，淋巴管显影细淡。不同部位淋巴系统的分布特点不同，且正常解剖变异较大。

2. **异常影像** 异常影像常表现为：①两侧淋巴显影明显不对称，一侧淋巴管扩张、淋巴结增大或缺损；淋巴管迂曲、扩张或出现侧支影像。淋巴管炎可见炎症淋巴管扩张增粗影。②淋巴结不显影：淋巴链明显中断（图 12-1），可见于肿瘤转移、炎症、放疗等情况；③淋巴结明显增大：一处或多处淋巴结肿大、放射性增强，见于恶性淋巴瘤、急性淋巴结炎、肿瘤淋巴结转移等情况；④肝脏不显影：伴淋巴结显影明显延迟，见于淋巴回流不通畅或阻断。

四、临床应用

（一）良性淋巴疾病的诊断

用于鉴别水肿是静脉性水肿还是淋巴性水肿，以及定位淋巴水肿。

1. **淋巴水肿** 肢体淋巴水肿是最常见的良性淋巴疾病。原发性为先天性淋巴畸形或发育不良，继发性可为感染性如丝虫病，或医源性如手术或创伤、放射治疗等。

淋巴水肿的表现为水肿肢体淋巴回流梗阻或滞留部位近心端无放射性摄取或放射性摄取减低（不显影或显影不良）、显影缓慢，远心端肢体弥漫性放射性浓集，淋巴结明显浓集，淋巴管增粗，水肿侧肢体淋巴侧支循环形成。静脉水肿者，则淋巴显像无异常。

2. **乳糜漏** 乳糜漏是乳糜出现在不应有乳糜的区域，常为丝虫病、原发性淋巴系统发育不良（如淋巴管扩张等）、创伤、肿瘤等的并发症，临床常见的有乳糜胸、乳糜腹、乳糜尿等。淋巴显像可见显像剂漏出部位和程度,显示为胸腔、腹腔或输尿管膀胱见大量放射性浓聚,或见淋巴结构异常影像。

判断乳糜漏,必须抓住显像的最佳时机。在显像剂进入静脉前的早期行动态显像,以便发现瘘口的部位,明确诊断。乳糜尿阳性时可行双侧下肢淋巴显像检查有无乳糜漏及瘘口部位。

由于乳糜尿有间歇性,乳糜漏显像阴性时,可嘱患者食用高脂肪、高蛋白食物,发生乳糜尿时再检查,必须采用动态显像。动态显像见输尿管或肾盂显影比膀胱显影早或同时显影为阳性。淋巴显像对乳糜胸、乳糜腹、乳糜尿的定性和定位诊断有重要价值,能为病因诊断提供线索,是检测乳糜漏疗效最可靠、直观的方法。

3. 淋巴管炎　与肿瘤、外伤等引起的淋巴管阻塞不同,淋巴管炎的淋巴显像可见炎症淋巴管扩张,放射性浓聚增多,淋巴回流加快,淋巴结肿大。

(二)前哨淋巴结检查

恶性肿瘤的治疗依赖于准确的临床分期(即 TNM 分期),而区域淋巴结转移与否对手术方式选择、淋巴结清扫方式和放疗靶区设计有重要影响。因此,在治疗之前必须明确病灶的区域淋巴结情况,有利于恶性肿瘤的选择性淋巴结清扫。

Busch 等于 1963 年提出"前哨淋巴结"的概念,它是指首先接受原发肿瘤淋巴引流的一个或数个淋巴结,其组织病理学状态可代表整个区域淋巴结的状态。如果前哨淋巴结无转移,则可在理论上推断整个区域淋巴结未受累;如果 SLN 阳性,整个区域淋巴结可能受累。因此,SLN 阴性时,不需要进行淋巴结清扫,如果进行清扫,只会造成有关脏器功能的损伤或丧失,促进肿瘤的扩散和转移。反之,必须进行局部淋巴结清扫;否则,就会产生肿瘤治疗不彻底的问题,有加速转移的风险。因此,前哨淋巴结的处理是肿瘤治疗的关键问题之一。

1. 乳腺癌　传统的腋窝淋巴清扫根治手术容易引起患者上肢的淋巴水肿和功能障碍。目前,乳腺癌外科治疗的观念已向缩小创伤范围、保留乳房、避免腋窝淋巴结清扫等趋向演变。

术中 SLN 探测可疑的淋巴结,需行活检并进行快速病理学检查,根据结果确定淋巴切除或清扫的范围。SLN 阴性者可不行腋窝淋巴结清扫,而行功能保全性手术,避免上肢水肿、活动障碍等并发症的发生。不过,乳腺癌肿块过大、高龄患者、曾做过活检或乳腺腋窝手术的患者、多中心癌灶患者、明确诊断的腋窝淋巴结肿大患者等不宜进行 SLN 显像。

2. 其他肿瘤　SLN 显像和术中探测方法还可应用于黑色素瘤、外阴癌、子宫颈癌、甲状腺癌等其他肿瘤,根据 SLN 显像定位活检结果对肿瘤进行准确分期和预后判断,制定更为合理的治疗方案。黑色素瘤 SLN 显像和术中探测为临床确定肿瘤分期提供简便准确的淋巴结分布图,避免所有患者都进行局部淋巴结清扫,大大提高了患者的生活质量。SLN 阴性的患者不必施行淋巴结清扫手术,以避免不必要的手术创伤。

(三)恶性淋巴瘤的诊断

恶性淋巴瘤的临床表现为无痛性淋巴结肿大。淋巴显像表现为一处或多处淋巴结明显增大,放射性增加或减少。晚期由于正常淋巴组织的减少则多呈明显放射性减低甚至缺损。全身淋巴显像联合局部 SPECT/CT 显像,可明确淋巴瘤的分布范围,显示体检遗漏的病变,提高病变组织活检的准确性。

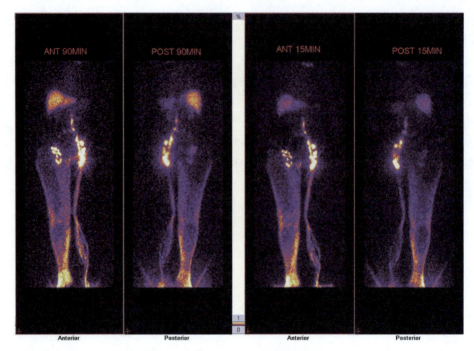

图12-1 ^{99m}Tc-ASC 下肢淋巴显像

下肢淋巴显像示右下肢淋巴回流障碍，右下肢和髂血管淋巴链未见显影，显像剂弥漫性浓集于皮下组织，右腹股沟淋巴结显影明显低于左侧。

五、与相关学科方法的比较

临床上用于淋巴系统疾病诊断的方法主要是 X 线淋巴造影、CT、超声、吲哚菁绿（ICG）淋巴造影、磁共振淋巴造影（magnetic resonance lymphangiography，MRL）和放射性核素淋巴显像。尽管 X 线淋巴造影能客观评估淋巴系统形态学变化，但该法有创、不宜重复、有并发症，而且不能了解淋巴组织的功能及淋巴回流的动力学改变。同样，CT、超声是形态学检查，可检测淋巴结有无肿大，但不能显示其淋巴回流及淋巴功能。ICG 淋巴造影通过使用 ICG 在近红外区域进行操作，特别适合检测扩张的淋巴管。然而，对于直径约 0.2mm 的正常大小淋巴管的检测则较为困难。因此，通常将 ICG 淋巴造影与 MRL 结合使用，以提高成像的准确性。MRL 技术通过皮下注射顺磁性大分子造影剂，能够清晰地显示淋巴管和淋巴结，尤其适用于淋巴水肿患者。它提供了更好的空间和时间分辨率，并能描绘整个肢体的淋巴系统。MRL 的主要挑战在于难以区分淋巴管和血管，尤其是在有静脉共存的情况下。此外，利用这些影像学方法进行全身扫描也是不现实的。

放射性核素淋巴显像是一种符合生理条件、简单、安全、低辐射、低疼痛性、无创性的功能显像，可重复检查，可显示病变淋巴结的分布与走向、淋巴管功能及淋巴回流的通畅性。淋巴显像不仅可以反映淋巴结和淋巴管的形态变化、淋巴回流动力学的改变，还可以显示淋巴引流范围，尤其是局部组织的前哨引流淋巴结。总之，淋巴显像可以为临床提供淋巴功能及淋巴回流的动力学改变，这一点目前尚无其他方法可以取代淋巴显像。

第二节 炎 症 显 像

感染与炎症是临床的日常主要工作之一，不明原因发热（fever of unknown origin，FUO）尤其是难点之一。目前没有任何显像剂被证明对感染显像具有特异性，因此一般将感染显像与炎症显像放在一起阐述。炎症显像至今仍在不断迭代，使用放射性标记分子特异性地结合到细胞和组织的特定受体，为研究体内炎症过程提供了精确手段。这一技术能够直观展示炎症区域，对于临床诊断和治疗规划具有重要价值。除了国内目前主要用于临床的^{99m}Tc 或 ^{111}In 标记的白细胞、^{18}F-FDG 和 ^{67}Ga 等放射性探针，近年来出现了新型放射性标记技术。这些技术包括放射性标记的单克隆抗体及其片段、细胞因子、趋化因子、干扰素和生长因子等，它们能够更精确地表征炎症和/或感染性病变中的不同细胞群及其受体。这些新方法为炎症和感染性病变的诊断提供了新的视角。

一、标记白细胞炎症显像

（一）原理、药物及方法

1. **原理** 当细菌等病原体侵入人体后，机体发生免疫防御反应。具有趋化性的中性粒细胞向炎症部位游走，并穿出毛细血管壁，迁移至感染灶/炎性病灶处，吞噬感染源，释放溶菌酶，杀死病原体。利用机体防御系统这一特性，白细胞（包含中性粒细胞）被放射性核素标记之后，可以探测体内感染灶和炎性病灶部位、范围以及治疗反应。

2. **药物** 常用的标记白细胞的放射性核素化合物有两种，一种是 ^{99m}Tc-HMPAO 和 ^{111}In-8- 羟基喹啉（^{111}In-oxine）。

（1）^{99m}Tc-HMPAO-WBC：^{99m}Tc-HMPAO 标记白细胞时，可在血浆中直接标记，有助于保持白细胞的结构和功能的完整，^{99m}Tc 不能直接对白细胞进行标记，要先与 HMPAO 形成复合物，再借助 HMPAO 的脂溶性进入白细胞内。

（2）^{111}In-oxine-WBC：^{111}In 由回旋加速器生产，通过电子俘获进行衰变，释放 γ 射线的能量为 173keV 和 247keV，其物理半衰期为 67 小时，其发射的单光子射线非常适合 SPECT 或γ 相机显像。^{111}In-oxine 为脂溶性复合物，可以非选择地标记所有的血细胞，因此，在标记自体白细胞之前，要分离自体白细胞，去除其他的血细胞。

上述两种显像剂对于患者各组织器官的辐射剂量小，适合较大剂量使用，可得到更清晰的图像，提高诊断率。

3. **方法**

（1）^{99m}Tc-HMPAO 标记白细胞：首先以 HMPAO 药盒制备 ^{99m}Tc-HMPAO。抽取新鲜标记的 ^{99m}Tc-HMPAO（370~1 110MBq，4ml），加入 1ml 白细胞混悬液内，室温孵育 15~30 分钟，150×g 离心 5 分钟，弃上清液。以生理盐水 10ml 清洗 ^{99m}Tc-HMPAO- 白细胞两次，每次均经 450×g 离心 5 分钟，最后用不含血细胞的自身血浆 3~5ml 重新悬浮 ^{99m}Tc-HMPAO- 白细胞。标记好的白细胞应尽快使用，因其分解率大约为每小时 5%。

（2）^{111}In-oxine 标记白细胞：首先分离白细胞。取血 30~40ml，制备白细胞混悬液。分离的方法有红细胞重力沉降法和差速离心法。白细胞分离完成后，将分离的白细胞悬浮在

生理盐水中加入 ^{111}In-oxine,室温孵育 30 分钟并轻轻摇动,离心去除含游离的上清液,标记完成后,抽取 18.5MBq(500μCi)^{111}In-oxine- 白细胞,再次悬浮于储存血浆中,在 4 小时内进行静脉注射。如果需要标记粒细胞时,需再次混悬、高速离心等处理。

制作时,所用的玻璃器皿要彻底清洗,并避免使用金属器械,并严格执行无菌操作。

（二）显像

1. ^{99m}Tc-HMPAO- 白细胞　2 小时早期显像（适用于肠道感染或消化道炎症）,4 小时后行全身显像（适用于外周骨髓炎显像）,配低能平行孔准直器,能峰 140keV,窗宽 20%。常规行前后位、后前位及病灶部位平面显像,必要时可行全身扫描、断层显像。

2. ^{111}In-oxine 标记白细胞　使用中能平行孔准直器,能峰 173keV、247keV。4 小时行早期显像,24 小时行全身显像,必要时可行全身扫描断层显像。

（三）适应证与禁忌证

1. 适应证

（1）不明原因发热（FUO）。

（2）感染性骨髓炎。

（3）腹部感染（肠道炎症、肾脏感染）。

（4）血管 / 假体等植入术后感染。

2. 禁忌证　无明确禁忌证。

（四）图像分析

静脉注射放射性核素标记的白细胞后,随血流分布于肺、肝、脾、骨髓及血池内,此后肺和血池内放射性逐渐减少,肝、脾和骨髓内放射性逐渐增加。

^{99m}Tc-HMPAO- 白细胞显像剂可以经肝胆系统和泌尿系统排泄。上呼吸道感染、肺炎、鼻窦炎等患者炎症显像时,由于患者可能吞下脓性分泌物或有肠道出血等情况,可能导致假阳性,临床应用时需高度注意。^{111}In-oxine 标记白细胞不经过消化道和泌尿系统排泄,所以特别适用于检测消化道和泌尿系统感染或炎症。

在许多情况下,^{99m}Tc-HMPAO- 白细胞可以替代 ^{111}In-oxine- 白细胞。①探测肾、膀胱及胆囊感染,应首选 ^{111}In-oxine- 白细胞;②检测炎性肠道疾病,可用 ^{111}In-oxine- 白细胞或选用 ^{99m}Tc-HMPAO- 白细胞,但后者显像最好在注射显像剂后 2 小时内完成;③儿童患者最好选用 ^{99m}Tc-HMPAO 标记白细胞显像（辐射剂量低于 ^{111}In-oxine 标记白细胞）。

总之,^{99m}Tc-HMPAO 标记白细胞比 ^{111}In 标记白细胞具有更大优势,更容易为临床所接受。虽然,核素标记白细胞显像探测感染和炎症病灶的灵敏度可为 95% 以上,尤其是在急性感染和炎症病灶。但显像剂制备烦琐,需专业技术人员进行操作,并且有一定的风险（全过程要求无菌操作）,是该显像方法的不足之处。

（五）临床应用

不同的炎症显像剂,因其在炎症病灶的定位机制、体内分布和排出的途径不同,因此,可适用于不同感染灶或炎症病灶的诊断。

1. 不明原因发热（FUO）　许多发热患者无法判明发热的病因。利用核素炎症显像提供全身的扫描,可以显示隐匿的感染病灶。对于病程在 2 周内的急性炎症或感染病变,一般选用放射性核素标记白细胞、抗人粒细胞单克隆抗体或非特异免疫球蛋白来进行炎症显像;对于病程较长者,则以 ^{18}F-FDG 为佳。影像表现为病灶部位的异常放射性摄取增高。

2. 腹部感染灶的诊断　主要用于探查腹腔脓肿、甄别术后感染等。鉴别要点是在正常肠道和愈合伤口处无明显放射性浓集,而术后感染伤口或脓肿则出现放射性核素聚集。

3. 骨、关节感染或炎症

（1）急性骨髓炎：^{99m}Tc-HMPAO 标记白细胞显像或 ^{111}In-oxine 标记白细胞显像均可见病灶处出现放射性核素浓聚。诊断准确率可为 90% 左右。该方法也常用于儿童骨髓炎的诊断、糖尿病或下肢血管病变患者下肢坏疽或溃疡部位是否并发骨髓炎的诊断,也可结合胶体骨髓显像或骨三时相显像进行分析。胶体骨髓显像中呈放射性缺损的部位,而核素炎症显像有放射性浓集或炎症显像与骨显像同时显示局灶性异常放射性浓聚,且前者核素浓聚程度高于后者,则可以诊断骨髓炎。

（2）人工关节感染与松动鉴别：人工关节及假体置入术后,感染率极低,但因假体插入骨髓,一旦发生感染,并发症非常严重。故 ^{111}In-oxine 标记白细胞显像与 ^{99m}Tc- 硫胶体骨髓显像联合应用,有助于假体感染的诊断。人工关节感染与松动的鉴别诊断可用核素炎症显像来鉴别,如果人工关节部位出现核素浓聚,可认为是感染,否则,人工关节部位无核素浓聚显示。

（3）关节炎症：核素炎症显像能早期发现和诊断各类关节炎症,如类风湿关节炎等。许多研究报道认为,炎症显像不仅能高度灵敏地诊断活动性滑膜炎症,而且能判断疾病累及的关节、范围、疾病的活动程度以及观察治疗效果。表现为病变关节周围即关节囊的异常放射性浓聚。但这种改变是非特异性的,尚应结合临床资料综合分析。

4. 炎症性肠病 炎症性肠病（inflammatory bowel disease,IBD）是指非特异的肠道炎症性疾病。主要包括溃疡性结肠炎（ulcerative colitis,UC）与克罗恩病（Crohn disease,CD）。溃疡性结肠炎位于大肠,呈连续性非节段分布；而克罗恩病常同时累及回肠及右侧结肠,受累肠段呈节段性分布。放射性核素炎症显像可以对这两种疾病进行早期诊断、鉴别诊断以及疗效观察。显像剂宜选用 ^{111}In-oxine 标记白细胞。若用 ^{99m}Tc-HMPAO 标记白细胞,则显像最好在 2 小时内完成。溃疡性结肠炎活动期,表现为病灶处呈肠型异常放射性浓聚,呈非节段性分布,不随肠壁运动而向前移动,多位于直肠和乙状结肠。克罗恩病活动期,异常放射性浓聚区呈肠型、节段性分布,不随肠壁运动而移动,一般位于回肠。

5. 肾脏疾病 ^{111}In-oxine 标记白细胞可以探测和定位泌尿生殖系统的感染灶,可用于急性肾盂肾炎、局灶性肾炎、肾脏脓肿或肾周脓肿的诊断。然而,对于移植肾,由于不管是否存在排斥反应或肾脏疾病,几乎所有患者的移植肾都显示摄取核素,其价值受到了限制。

6. 血管、瓣膜等移植术后感染 核素炎症显像能明确判断移植部位有无合并感染。人造血管移植段感染率很低,通常发生在术后的第 4~6 周,主要发生于主动脉、股动脉段及髂动脉段。注射 ^{111}In-oxine 标记白细胞显像剂后 3~4 小时,病灶部位就有大量核素聚集。而微小感染灶尚需 24 小时延迟显像。

二、葡萄糖代谢炎症显像

（一）原理、药物及方法

^{18}F-FDG 显像是鉴别肿瘤的一种非创伤性、代谢性全身显像技术,可从生理、生化角度及细胞水平分析病变而不依赖病变大小、结构改变进行诊断。FDG 在异常组织内摄取的基础,主要是基于病理性细胞葡萄糖代谢的旺盛,肿瘤局部浓聚的 FDG 可以由瘤周巨噬细胞或肉芽组织摄取所致。这一方面造成了其诊断肿瘤的"假阳性"结果,但另一方面,也说明其诊断感染性或炎性病变的潜能。炎症细胞,特别是单核细胞、成纤维细胞等摄取 FDG 的特性不同于恶性细胞,不仅表现为摄取强度的差异（如 SUVmax 值）,还可以通过患者的病

程、病灶的形态(如边界、形状等)加以鉴别。

显像前准备同常规 FDG PET/CT 显像,如扫描前禁食 6 小时以上等。显像方法也同常规全身 FDG PET/CT 显像方法。

(二)影像表现

感染或炎症灶表现为灶性 FDG 摄取,其 SUVmax 值的高低有很大差异,与恶性实体肿瘤的 SUVmax 值有一定的交叉性。

(三)适应证与禁忌证

1. 适应证

(1)不明原因发热(FUO)。

(2)腹部感染灶的诊断。

(3)骨、关节感染/炎症,类风湿关节炎。

(4)全身免疫性疾病的诊断,病变范围的确定。

(5)炎症性肠病,如溃疡性结肠炎、克罗恩病的诊断与鉴别诊断。

(6)大动脉炎的诊断。

2. 禁忌证　无明显禁忌证。

(四)方法的比较

^{18}F-FDG 在感染性或炎症性的影像诊断中的特点是灵敏度高,但特异度低。尽管如此,其在发热原因待查的病因分析、病灶探查中,有其他影像方法不可比拟的优势。因为 ^{18}F-FDG PET/CT 检查不仅可以发现全身范围可疑病灶的有无、解剖位置以及范围,结合同机的 CT 影像,还可以获得远远大于结构影像所能提供的诊断信息(图 12-2)。

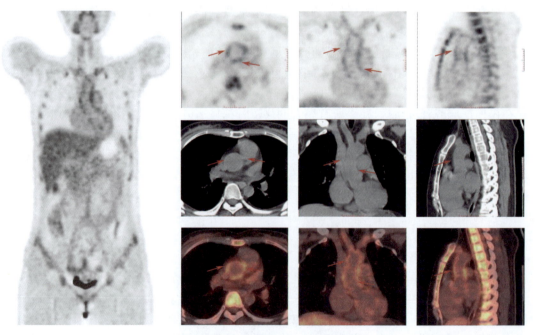

图 12-2　18F-FDG PET/CT 扫描动脉炎

患者女性,29 岁,实验室检查抗核抗体阳性、红细胞沉降率 21mm/h、CRP 1.8mg/L;双侧颈动脉彩超示双侧颈动脉管壁增厚,内径狭窄;^{18}F-FDG PET/CT 显像示升主动脉及主动脉弓 FDG 摄取增加,诊断为大动脉炎。

三、^{67}Ga 炎症显像

（一）原理、药物及方法

1. 原理　当机体罹患炎症或感染时，往往出现受累组织变质、渗出、增生，病灶局部渗出或在炎性反应趋化作用下，病灶周围出现大量的白细胞。白细胞内含有丰富的蛋白质，如乳铁蛋白。

由于 ^{67}Ga 和三价铁离子在原子结构、生物活性上均很相似，^{67}Ga 经静脉注射后，90% 与体内的含铁蛋白及吞噬细菌后的含铁血红素巨噬细胞等结合。这些含铁的结合蛋白可能随白细胞趋化移动到炎症部位，浓集于病灶处；或漏出血管而进入病灶，使病灶部位形成异常放射性浓集区；^{67}Ga 亦可被炎症部位的微生物摄取，生成铁蛋白 -^{67}Ga 复合物而滞留于局部，使病灶部位形成异常的放射性浓集区。

2. 放射性药物　^{67}Ga 由回旋加速器生产，以电子俘获的方式衰变，可释放多种能量 γ 射线，其能峰分别为 93keV（41%）、185keV（23%）、300keV（18%）、394keV（4%）。其物理半衰期为 78 小时。临床上均用无载体的 ^{67}Ga- 枸橼酸盐作为显像剂，该溶液为无色澄明液体。以直接静脉注射最佳。

3. 显像方法

（1）显像前准备：一般无需特殊准备，最好 1 周内无钡剂造影。但当病变位于腹部时，为减少肠道内放射性干扰，应当在检查日清洁灌肠或每日给予缓泻药，直至检查结束。

（2）注射剂量及显像：成人一次静脉注射 ^{67}Ga 74~185MBq（2~5mCi），在给药后 6~24 小时对疑诊部位可进行早期显像，48 小时常规做局部显像或者断层显像，必要时做 72~96 小时显像。

（3）采集条件：使用大视野 SPECT 探头配中能或高能准直器，取 93keV、185keV 和 300keV 3 个能峰，窗宽 20%，行全身显像和 / 或病灶局部 SPECT/CT 显像。

（二）适应证与禁忌证

1. 适应证

（1）不明原因发热。

（2）慢性非化脓性炎性病灶的诊断。

（3）骨髓炎的诊断和鉴别诊断。

（4）免疫抑制和免疫缺陷患者感染病灶的诊断。

（5）肾炎性病灶的诊断。

（6）隐匿性感染病灶的诊断。

2. 禁忌证　无明确禁忌证。

第三节　骨髓显像

一、原理与常用显像剂

骨髓是人体最大的造血器官，位于骨髓腔和骨松质间隙内，可分为有造血功能的红骨

髓(由各系造血细胞和单核吞噬细胞组成)和无造血功能的黄骨髓。胎儿及婴幼儿时期的骨髓都是红骨髓,随着年龄增长,长骨干的红骨髓逐渐脂肪化成黄骨髓。病理条件下,黄骨髓可以不同程度转化为红骨髓。正常成人的功能性造血骨髓(红髓)主要分布于躯干骨,称中央骨髓。四肢长骨的骨髓称为外周骨髓。胶体骨髓显像可以清晰地显示全身功能性红髓的分布及各部位骨髓的活性。

在正常和大多数病理状况下,造血细胞和单核吞噬细胞在骨髓腔内的分布一致。使用不同的显像剂进行骨髓显像(bone marrow imaging,BMI),可从不同角度观察各系造血细胞及单核吞噬细胞的分布情况,了解全身造血骨髓活性、分布及功能变化。

骨髓显像剂主要显示有造血功能的红骨髓,即包括显示造血组织和单核吞噬细胞两大类显像。有多种骨髓显像方法应用于临床,根据靶向组织细胞的不同,这些显像方法可以分为如下几种(表 12-3)。

表 12-3　常用骨髓显像剂

显像剂		显像机制	肝脾摄取
英文	中文		
^{99m}Tc-WBC	^{99m}Tc-白细胞	显示粒细胞的分布	++
^{99m}Tc-SC	^{99m}Tc-硫胶体	被单核吞噬细胞(如肝库普弗细胞、脾和骨髓的吞噬细胞)	++++
^{99m}Tc-PHY	^{99m}Tc-植酸盐	吞噬使骨髓显影,可间接观察红骨髓的分布状态和功能	++++
^{99m}Tc-NSAb	^{99m}Tc-抗非特异抗原	与骨髓粒细胞生成细胞表达的 NCA-95 结合,反映粒细胞系分布	+
^{111}In-WBC	^{111}In-白细胞	显示粒细胞分布	++
^{18}F-FDG	^{18}F-氟代脱氧葡萄糖	显示糖的吸收,无特异性	
^{52}Fe-citrate	^{52}Fe-枸橼酸	参与红细胞血红蛋白的合成,直接反映红细胞生成细胞的功能与红细胞分布	−

1. **网状内皮细胞系统显像**　如 ^{99m}Tc 标记的胶体。胶体可以快速地通过血液循环,被吞噬细胞如肝库普弗细胞、脾和骨髓的吞噬细胞吞噬,而滞留在这些细胞内。放射性核素,如 ^{99m}Tc 标记的胶体颗粒如硫胶体(sulfur colloid,SC),可以显示全身吞噬细胞(包括骨髓)的分布情况。^{99m}Tc-SC 颗粒的直径为 100~1 000nm。在成人中,5% 的注射剂量分布在骨髓,而 80%~85% 的在肝脏,10% 在脾脏。这样,由于肝脾区域有大量放射性聚集,致使不能正确评估下胸椎~上腰椎区域的骨髓情况。硫化锑胶体颗粒直径较一般的硫胶体小,肝脾摄取较少。

2. **葡萄糖代谢显像**　^{18}F-FDG 是葡萄糖的类似物。葡萄糖转移蛋白转移到细胞内后,在己糖激酶的作用下,磷酸化成 6-磷酸-FDG。FDG 显像除可以用于肿瘤显像外,还用于一些非肿瘤显像,如感染与炎症。虽然 FDG 骨髓显像是非特异性的显像,但是,在显示骨髓内放射性分布的同时,还可以显示骨髓外的放射性分布。

3. **红细胞生成显像**　如 ^{52}Fe。红细胞的生成代谢与铁密切相关,^{52}Fe 可以很好地反映红细胞的分布情况,肝脾聚集很少,可以清晰显示胸腰段骨髓,甚至定量测定。但 ^{52}Fe 需由加速器生成,^{52}Fe 半衰期是 8.2 小时,衰变时产生一对 511keV 的光子,显像成本较高。

4. **粒细胞生成显像**　如 ^{99m}Tc 标记的靶向非特异性交叉反应抗原(nonspecific cross-

reacting antigen 95，NCA-95）的单克隆抗体。NCA-95 是癌胚抗原（CEA）的亚单位，分子量为 95kD。它是在粒细胞分化生成时产生的，在早幼粒细胞分化阶段可在细胞质和细胞膜上有表达。注射后，5%~33% 的显像剂与粒细胞结合，其余部分通过血液循环等，最终经尿液排出。由于人体内红骨髓内的粒细胞数量是外周血粒细胞数量的 50~100 倍，主要聚集在有活力的红骨髓部分。但是同其他免疫制品一样，重复使用该显像剂，容易引起人抗鼠抗体（human anti-mouse antibody，HAMA）反应。

5. ^{111}In 或 ^{99m}Tc 标记的白细胞　最初主要用于炎症显像。比 ^{111}In- 氯化物骨髓显像更能反映造血细胞；比 ^{99m}Tc-SC 肝脾摄取低。二者相比，^{99m}Tc-WBC 显像准备时间短，可以较好地显示骨髓，但 ^{99m}Tc 从白细胞中洗脱的程度比 ^{111}In 高。此外，^{111}In 的 2.8 天半衰期为第 2 天进行成像提供了可能，这期间足以让白细胞在感染部位聚集。不过肺、肠道、肾脏和膀胱有放射性摄取。

二、方法

除 ^{18}F-FDG 显像需特殊准备外，其他一般不需要。因大部分的显像剂需经泌尿系统排泄，显像前需排空膀胱。

三、适应证与禁忌证

1. 适应证
（1）良恶性病变引起的骨髓置换异常，如转移瘤或淋巴瘤侵犯、骨髓炎等。
（2）良恶性病变引起的骨髓过度增殖，如骨髓增生异常综合征、真性红细胞增多症、特发性骨髓纤维化、骨髓外造血等。
（3）骨髓正常成分减少或枯竭，如再生障碍性贫血、放疗或化疗后骨髓抑制等。
（4）骨髓的血供异常，如镰状细胞贫血、缺血性骨坏死。
2. 禁忌证　无明确禁忌证。

四、图像分析

1. 正常影像　正常成年人 ^{99m}Tc-SC 骨髓显像见中心骨髓（颅骨、肋骨、胸骨、脊柱和骨盆）显影，但由于肝脾显影明显，下胸椎和上腰椎骨髓不能清晰显示；外周骨髓（肱骨和股骨近心端 1/3）显影。儿童四肢骨髓均可显影。

^{99m}Tc-WBC 骨髓显像时肝脾放射性低于骨髓胶体显像。放射性铁和 ^{99m}Tc-NSAb 骨髓显像时红骨髓清晰显影，肝脾显影浅淡。

2. 异常影像类型
（1）中央骨髓和外周骨髓显影不良或不显影，提示全身骨髓量普遍性减低或全身骨髓功能严重受抑制。
（2）中央骨髓显影不良伴肱骨和股骨远心端骨髓显影，提示中心骨髓受抑制，外周骨髓代偿性增生。
（3）骨髓显影不良伴骨髓以外的部位放射性增加（如肝脾显著增大），提示有髓外代偿性造血。
（4）骨髓局部放射性增高或减低，提示局部骨髓功能增加或减低。

五、临床应用

1. 良恶性病变引起的骨髓置换异常，如转移瘤或淋巴瘤侵犯、骨髓炎等。

（1）转移性骨肿瘤：骨髓是肿瘤骨转移的初始部位，往往发生于造血骨髓或含红骨髓多的骨组织。在成人中，原发灶可以来自乳腺、肺、前列腺、甲状腺和肾脏；在儿童中，原发灶可以是神经母细胞瘤和尤因肉瘤。转移瘤在骨髓显像上可表现为灶性的放射缺损，外周骨髓显示为扩展。外周骨髓扩展程度与肿瘤侵犯程度不一定相关。

（2）多发性骨髓瘤：多发性骨髓瘤是浆细胞异常增生的恶性肿瘤，骨髓显像表现为中心骨髓多处放射性缺损区，可伴外周骨髓明显显影等扩张征象。

（3）恶性淋巴瘤包括霍奇金淋巴瘤和非霍奇金淋巴瘤（NHL）：霍奇金淋巴瘤侵犯骨髓不多，主要见于淋巴细胞耗减型（depletion）和混合细胞型，可以表现为灶性或弥漫性。NHL的骨髓显像具有多样性，因 NHL 的分级、分型而异。骨髓显像的结果直接影响分级，也与淋巴瘤的预后有相关性。

（4）骨髓炎：骨髓炎的骨髓显像表现往往是病灶呈放射性摄取稀疏缺损区，即"冷区"，也可伴有骨髓扩张。此时，要与肿瘤（包括骨髓瘤）、放疗后、创伤、佩吉特病、戈谢病（Gaucher disease）以及医源性植入物体等相鉴别。

（5）白血病：白血病的骨髓显像表现形式因疾病的病程、类型等不同而多种多样。骨髓显像多表现为中心骨髓明显受抑制，外周骨髓分布扩张。中心骨髓放射性减低，四肢对称性放射性浓聚，膝关节放射性明显增强。急慢性髓细胞性或淋巴细胞白血病可以表现为弥漫性的放射性胶体摄取减低伴灶性放射性摄取缺损灶，以及外周骨髓活跃。慢性白血病常伴肝脾大且放射性增强。

中心骨髓活性受抑制程度与病情相平行。外周骨髓扩张显影是外周黄骨髓重新活化并转化为白血病性骨髓的结果。外周扩张的病变骨髓对化疗敏感性低于中心骨髓，容易残留白血病病灶，易复发，预后差。骨髓显像是目前发现外周骨髓残留白血病病灶的唯一有效方法。

2. 良恶性病变引起的骨髓过度增殖，如骨髓增生异常综合征、真性红细胞增多症、特发性骨髓纤维化、骨髓外造血等。

（1）骨髓增生异常综合征：骨髓增生异常综合征可以表现为不均匀性放射性摄取增高和 / 或减低。

（2）真性红细胞增多症：真性红细胞增多症的早期表现可为正常或轻度的外周骨髓扩张。但在耗竭期，往往显示骨髓纤维化和脾大的表现。

（3）特发性骨髓纤维化：特发性骨髓纤维化的早期骨髓显像表现无异常，晚期表现为放射性摄取减低。典型表现为巨脾、肝大、外周骨髓扩张等。

3. 骨髓正常成分减少或枯竭，如再生障碍性贫血、放疗或化疗后骨髓抑制等。

再生障碍性贫血（简称再障）是由多种原因引起的骨髓造血功能衰竭，全血细胞减少。骨髓显像见全身骨髓放射性摄取普遍性降低，显影不良，伴灶性放射性浓聚是再生障碍性贫血较特异的影像表现。中心骨髓活性增强及分布扩张是骨髓增生异常综合征与再生障碍性贫血相鉴别的重要依据。

4. 骨髓的血供异常，如镰状细胞贫血、缺血性骨坏死。骨髓栓塞多见于镰状细胞贫血，临床症状多为局部骨关节疼痛、肿胀。骨髓显像为局部放射性缺损，缺损周围有放射性增高,偶伴外周骨髓代偿性增生影像。

5. 选择最佳的骨髓穿刺部位。骨髓穿刺是诊断多种血液疾病的主要方法,一般取髂嵴为穿刺部位。但临床上,往往因为穿刺部位选取不当,导致骨髓穿刺病理结果与临床症状不符。骨髓显像可显示全身活性骨髓的分布部位,指导穿刺定位,避免盲目穿刺,提高穿刺的成功率,提高血液病诊断的准确性。

6. 评估恶性肿瘤对骨髓抑制的程度。

六、与相关学科方法的比较

骨髓结构复杂,多系统疾病可累及骨髓。骨髓穿刺细胞学检查是特异性病因诊断方法,但该法有创、穿刺范围局限易漏诊。骨髓显像能显示全身骨髓的分布和骨髓造血功能的变化,可克服细胞学检查取材的局限性,是研究骨髓功能、诊断造血系统疾病的辅助手段。

^{18}F-FDG PET/CT 显像的价值效价比明显优于其他显像剂的价值(图 12-3)。MRI 虽能显示骨髓脂肪变、纤维化、细胞增生等病变,但全身骨髓 MRI 检查还不能普遍应用于临床。因此,骨髓显像在观察全身骨髓方面仍具有明显优势,是目前唯一能提供全身骨髓分布的检查方法。

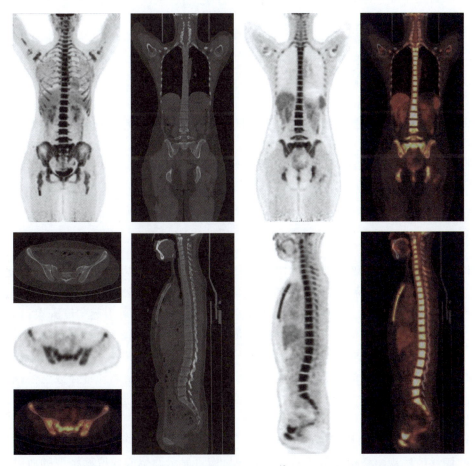

图12-3　霍奇金淋巴瘤化疗后患者全身 ^{18}F-FDG PET/CT 显像

患者,女,27 岁,霍奇金淋巴瘤 5 个月余,6 程化疗后 1 周余。全身 ^{18}F-FDG PET/CT 显像示全身骨髓 FDG 摄取普遍性增高,提示化疗后骨髓反应。

第四节 脾 显 像

一、原理、放射性药物和方法

1. 原理 脾脏是人体重要的免疫、造血器官,具有生成淋巴细胞和单核细胞、清除衰老的红细胞和血小板及血液中的异物、产生抗体和抵御感染等功能。放射性胶体如 ^{99m}Tc-SC、^{99m}Tc-PHY 经静脉注入后,可被脾脏内单核巨噬细胞吞噬而聚集于脾脏,从而可显示脾脏的位置、大小、形态、数目和放射性分布均匀性。

另外,脾脏具有清除血液中衰老和损伤红细胞的功能,静脉注射放射性核素标记的热变性红细胞后,脾脏能吞噬血液中的变性红细胞,从而使脾脏显影。

2. 放射性药物 临床上最常用的脾显像剂是 ^{99m}Tc-SC 或 ^{99m}Tc-PHY,此外,还有 ^{99m}Tc-热变性红细胞(^{99m}Tc-DRBC)及 ^{99m}Tc- 经抗 dIgG 调理的自体红细胞和 ^{111}In- 自体红细胞。放射性核素标记红细胞制作方法复杂,容易产生医源性损伤等事故,目前临床应用十分有限。

3. 患者无需特殊准备,静脉注射显像剂 37~111MBq(1~3mCi)后 10~15 分钟显像,进行多体位,甚至断层显像。

二、图像分析

正常脾脏摄取胶体颗粒的程度取决于胶体颗粒的大小。胶体颗粒越大,脾脏的摄取越多。

脾脏的影像跟其解剖形态一样,变异性较大。在前后影像上,可显示为卵圆形、逗点形、三角形、半球形或分叶状等。左侧位脾影呈椭圆形,脾影下缘在肋弓内。脾内放射性分布均匀,脾门处稍稀疏。

三、临床应用

1. 脾功能亢进的诊断与脾切除术前评估 多种疾病都可以引起脾脏不同程度肿大。重症感染、红斑狼疮、非特异性血小板减少性紫癜等可引起脾脏轻度肿大;急性白血病、真性红细胞增多症、慢性感染、慢性充血、溶血性贫血、门静脉高压症可引起中度脾大;而慢性白血病、淋巴瘤、戈谢病、晚期血吸虫病、弥漫性淀粉样变可见重度脾大。这类患者的脾显像可观察疗效、判断预后,评估脾切除手术获益度。

2. 脾破裂和脾梗死的诊断 脾破裂的影像表现为脾外形轮廓异常伴放射性缺损。脾梗死表现为楔形的放射性稀疏缺损区。脾脏的肿瘤、血管瘤、脓肿、囊肿等也可显示为灶性放射性稀疏或缺损区。

3. 脾脏位置和大小、数目评估 可以显示脾脏的解剖位置、有无副脾或多脾。

4. 脾移植后观察移植脾组织的存活 脾显像可显示原位或异位移植脾的血供及吞噬功能,从而评估观察移植脾的存活状态。

本章小结

　　本章介绍了几种重要的核医学显像技术,包括淋巴显像、炎症显像、骨髓显像和脾显像。淋巴显像是一种简单、安全、无创的检查方法,可反映淋巴系统的形态和功能变化。它在诊断淋巴水肿、乳糜漏等良性疾病,以及恶性肿瘤淋巴转移和前哨淋巴结检出方面有独特优势,目前尚无其他影像学方法可以完全替代。炎症显像包括标记白细胞显像和 ^{18}F-FDG PET/CT 显像,对于诊断不明原因发热、骨髓炎等疾病具有重要价值。骨髓显像可显示全身造血骨髓的分布和功能,在血液系统疾病的诊断和评估中发挥重要作用。脾显像可用于评估脾脏的大小、形态和功能,对脾功能亢进的诊断和脾切除术前评估有帮助。这些核医学显像技术各有特点和适应证,为多种疾病的诊断、分期和治疗评估提供了重要信息,在临床实践中得到广泛应用。

（王 颖 俞 婕）

参考文献

1. 匡安仁,李林. 核医学[M].北京:高等教育出版社,2008.

2. SHARP P F, GEMMELL H G, MURRAY A D. Practical nuclear medicine.[J]. 3rd edition. Heidelberg: Springer, 2005.

3. SIGNORE A, MATHER S J, PIAGGIO G, et al. Molecular imaging of inflammation/infection: nuclear medicine and optical imaging agents and methods[J]. Chem Rev, 2010, 110(5): 3112-3145.

4. JØDAL L, AFZELIUS P, ALSTRUP A K O, et al. Radiotracers for bone marrow infection imaging[J]. Molecules, 2021, 26(11): 3159.

5. ARNON-SHELEG E, ISRAEL O, KEIDAR Z. PET/CT Imaging in soft tissue infection and inflammation-an update[J]. Semin Nucl Med, 2020, 50(1): 35-49.

6. KOUIJZER I J E, MULDERS-MANDERS C M, BLEEKER-ROVERS C P, et al. Fever of unknown origin: the value of FDG-PET/CT[J]. Semin Nucl Med, 2018, 48(2): 100-107.

第十三章 放射性碘(^{131}I)治疗甲状腺疾病

第一节 ^{131}I治疗格雷夫斯病

一、概述

甲状腺毒症(thyrotoxicosis)是指血液循环中甲状腺激素过多,作用于全身组织和器官,造成机体的神经、循环、消化等系统兴奋性增高和代谢亢进为主要表现的一组临床综合征。其中由于甲状腺腺体本身功能亢进,合成和分泌甲状腺激素增加所导致的甲状腺毒症称为甲状腺功能亢进(hyperthyroidism),简称甲亢,格雷夫斯病(Graves disease)是甲状腺功能亢进的最常见原因。甲亢的总体患病率约为 1.3%,多见于女性,男女比例为 1:5,高发年龄段为 30~60 岁,但也可以发生在任何年龄段。目前,最常用的治疗方法有抗甲状腺药物(ATD)、放射性 ^{131} 碘(^{131}I)及甲状腺次全切除手术。^{131}I 治疗格雷夫斯病已历时 80 年,相比其他 2 种治疗方法,^{131}I 治疗具有疗效好、不良反应少、起效迅速的优势,在国外得到普遍应用,在我国越来越多的医生与患者也愿意选择 ^{131}I 治疗甲亢。

二、原理

碘是合成甲状腺激素的原料之一,甲状腺滤泡细胞通过钠碘同向转运体(Na^+/I^- symporter, NIS)摄取 ^{131}I。甲状腺组织具有高度选择性摄取和浓聚碘的能力。研究显示,甲亢患者的甲状腺滤泡细胞存在 NIS 过度表达,因此,患者的 ^{131}I 摄取率明显增高。口服 ^{131}I 后,亢进的甲状腺组织受到 β 射线集中照射,使甲状腺滤泡细胞变性和坏死,甲状腺激素合成分泌减少,甲状腺体积随之缩小,由此达到治疗甲亢的目的。^{131}I 在甲状腺内的有效半衰期为 3.5~4.5 天,停留时间适当,有利于发挥治疗作用。^{131}I 衰变时释放的 β 射线射程短,平均为 0.8mm,释放的能量几乎被甲状腺组织吸收,不会影响甲状腺周围的正常组织。

^{131}I 作用甲状腺组织的辐射生物效应是一个复杂的物理、化学和生物学改变过程。一般认为,服用 ^{131}I 后 1 个月内,甲状腺组织可发生水肿、细胞变性、上皮肿胀并有空泡形成和滤泡破坏等病理改变,3 个月内,甲状腺组织内出现滤泡崩解、变小、胶状体消失、滤泡上皮脱落、纤维组织增生等。因此,对 ^{131}I 治疗的疗效评估应在 3 个月后进行。

三、适应证与禁忌证

1. 适应证　¹³¹I 是成人甲亢的一线治疗药物。¹³¹I 治疗尤其适合下列情形：ATD 疗效差或多次复发者；对 ATD 过敏或出现其他毒副作用；病程较长；老年患者（特别是伴发心血管疾病者）；合并肝功能损伤；合并白细胞或血小板减少；合并骨骼肌周期性瘫痪；合并心房颤动；有手术禁忌证或手术风险高。

2. 禁忌证　妊娠和哺乳期患者。甲亢合并疑似或确诊甲状腺癌。

四、治疗方法

（一）治疗前准备

1. 停服影响甲状腺摄 ¹³¹I 的药物和食品，一般停服甲巯咪唑 3~7 天，丙硫氧嘧啶（PTU）2~4 周，特殊情况（如严重高代谢症状）需采取针对性处理。嘱患者禁食海带、紫菜、深海鱼油、含碘复合维生素类等。

2. 测定甲状腺摄 ¹³¹I 率。

3. 进行甲状腺显像、B 超或触诊检查，以确定甲状腺的重量。

4. 测定血清 TT_3、TT_4、FT_3、FT_4、TSH、TGAb、TPOAb、TRAb 等；有条件时各实验室应根据当地的尿碘参考范围，监测患者治疗前的尿碘水平。

5. 血常规、心电图检查，必要时检查肝肾功能等。

6. 治疗前向患者讲清疗效、可能出现的反应、注意事项（包括辐射防护），以及可能出现的并发症和处理方法等。

7. 对育龄妇女要注意排除妊娠。

8. 患者须阅读并签署知情同意书。

（二）治疗剂量的计算和确定

计算和确定甲状腺功能亢进患者 ¹³¹I 治疗剂量的方法较多，目前最常用的方法如下。

1. 计算剂量法 / 个体化剂量方案　根据甲状腺重量和甲状腺摄碘率进行的计算剂量法及个体化剂量方案。

$$口服剂量（MBq）=\frac{甲状腺质量（g）\times 每克甲状腺组织期望给予的剂量（MBq）}{甲状腺（或24h）最高摄^{131}I率（\%）}$$

式中，每克甲状腺组织期望给予的 ¹³¹I 剂量为 2.59~5.55MBq（70~150μCi）。这一公式在假定 ¹³¹I 在甲状腺的有效半衰期为 5 天的前提下设立。如有效半衰期差异较大，应相应调整 ¹³¹I 的剂量。

2. 固定剂量法　给予固定剂量的 ¹³¹I 370~740MBq（10~20mCi），简单方便，一次治愈率高，甲状腺功能减退发生率也高。另一种固定剂量法，根据甲状腺质量简单分为 3 种。较小甲状腺（<30g）剂量为 185MBq（5mCi），中等大小甲状腺（30~50g）剂量为 370MBq（10mCi），较大甲状腺（>50g）剂量为 555MBq（15mCi）。

各单位应因地制宜，选用 ¹³¹I 剂量的确定方法。计算剂量法的优点是可降低 ¹³¹I 的使用剂量，特别是对于甲状腺较小的患者。固定剂量法方便操作，易于掌握。目前认为，计算剂量法与固定剂量法确定 ¹³¹I 剂量治疗甲亢的疗效总体相当。

（三）剂量调整

无论采用哪种方法都很难达到最佳剂量，治疗前可参考下列因素进行剂量调整。考虑增加剂量的因素：①甲状腺较大、质地较硬者；②年老、病程较长、长期 ATD 治疗者；③有效半衰期较短者；④首次治疗效果差或无效的患者；⑤合并心血管、肝功能异常患者。

考虑减少剂量的因素：①病程短、甲状腺体积较小、质地较软者；②未进行任何治疗或术后复发的患者；③131I 治疗后疗效明显但未完全缓解者；④有效半衰期较长者。

（四）给药方法

一般采用一次口服法。给药前核实患者姓名、性别及年龄；确定 131I 治疗剂量。口服 131I 前、后 2 小时禁食。

（五）重复治疗及治疗剂量的确定

对于 131I 治疗 3~6 个月随访证实未痊愈或治疗无效的患者，根据病情可考虑再次 131I 治疗，建议与初次治疗时间间隔 3~6 个月。再次治疗时，对无效或加重的患者可适当增加 131I 剂量；对有好转而未痊愈的患者应适当减少剂量。少数甲状腺质量较大、质地较硬的患者需经多次 131I 治疗后才能痊愈。对于多次 131I 治疗无效或复发的患者，应建议手术治疗。

（六）治疗后注意事项

1. 建议空腹服药，服药后 2 小时方可进食。

2. 服 131I 后近期继续禁用含碘食物和药物，必要时可用 β 受体拮抗剂和镇静药物等配合治疗。

3. 服 131I 后应注意休息，避免剧烈活动。

4. 服 131I 后 1 周内极个别患者可能出现甲状腺危象（thyroid storm），必须及时处理。

5. 131I 治疗后 1 周内应尽量避免与他人近距离、长时间接触（<1m，3 小时以上）。治疗后 2 周内避免与婴幼儿和孕妇密切接触。

6. 一旦发现误服了大剂量 131I，应立即口服复方碘溶液并多饮水，加速排出。

五、治疗反应及处理

（一）早期反应

1. 部分患者服 131I 后短期内出现乏力、食欲缺乏、恶心、皮肤瘙痒、甲状腺肿胀等反应，无须特殊处理，多数可自行消失。少数患者可因放射性甲状腺炎出现颈部疼痛，可持续数周，可采用非甾体抗炎药、糖皮质激素缓解疼痛。个别患者出现暂时性白细胞降低，必要时可给予升白细胞的药物。

2. **甲状腺功能亢进症状加剧**　对重症甲亢可考虑先予以 ATD 短程治疗，病情缓解后再进行 131I 治疗，也可在 131I 用药后立即或 48 小时后加 ATD 短程治疗。建议对重症甲亢采取住院治疗或密切随访，对服用 131I 后病情显著加重或并发感染等情况要及时处理。个别病情严重的患者，服 131I 后可引起甲亢症状加剧，出现心率加快（140~160 次 /min），多汗、手颤、腹泻、高热等，甚至出现甲状腺功能亢进危象。后者罕见但危及生命，伴有多器官、系统功能的失代偿改变，病死率高达 10%，需要及时诊断和积极治疗。

甲亢危象的发生多有诱因，如感染、外伤和电解质紊乱等，多发生于治疗后 1 周，131I 治疗本身极少诱发甲亢危象。当患者体温高于 39℃，心率 >160 次 /min，出现大汗淋漓、谵妄、昏迷、呕吐和腹泻等,或老年患者出现表情淡漠、嗜睡、低热、乏力,呈恶病质状,心率慢、脉压小和突眼时,要特别注意甲亢危象的发生。一旦发生,应遵循内科治疗甲亢危象的方法处理,其处理原则为:①尽快明确并去除各种诱因,注意抗感染。②及时补充体液,维持电解质平衡。对高热患者要积极降温。③发现心力衰竭者,立即强心治疗,如用洋地黄及利尿剂等。④足量使用ATD并给予碘剂。ATD优先使用PTU,初始剂量可加大,甲亢危象控制后逐步减量。使用ATD同时可静脉滴注或口服碘剂(复方碘溶液)。⑤用糖皮质激素,地塞米松或氢化可的松静脉滴注。

（二）甲状腺功能减退

甲亢患者经131I治疗后不存在既治愈甲亢又不造成甲减的绝对理想剂量,部分患者131I治疗后可出现甲状腺功能减退(hypothyroidism)。一般认为,治疗后1年内发生的甲状腺功能减退,称为早发性甲状腺功能减退;1年以后发生的甲状腺功能减退,称为晚发性甲状腺功能减退,多为永久性甲状腺功能减退。早发性甲状腺功能减退发生的原因是射线对甲状腺细胞的直接破坏,与治疗用131I剂量、个体对射线的敏感性等因素有关。目前,早发性甲状腺功能减退的发生无法预测和避免,即使采用较低的治疗甲状腺功能亢进的131I剂量,也不能保证绝对不发生甲状腺功能减退,部分早发性甲状腺功能减退患者的甲状腺功能可自行恢复。晚发性甲状腺功能减退的发生率以每年2%~3%的比例递增,有研究显示,不管131I剂量如何,在治疗后10年有50%以上的患者可能出现甲状腺功能减退。131I治疗致晚发性甲状腺功能减退的机制也尚不明确,可能主要与患者自身免疫异常有关,多数与131I剂量无关。采用131I治疗的主要目的是尽快控制甲状腺功能亢进,而不是避免甲状腺功能减退的发生。甲状腺功能减退的处理原则是一旦确诊,应及时给予甲状腺激素替代治疗,使患者可正常地生长发育和生育,保持患者正常的生活质量,不会影响寿命。

六、疗效评价

口服131I后,一般在2~4周逐渐出现治疗效果,包括症状缓解,甲状腺体积缩小,随后症状逐渐消失,达到临床痊愈。单纯格雷夫斯病的疗效最好,治愈率较高。结节性甲状腺肿或甲状腺过度肿大且质地较硬者,常需一个以上的疗程才能痊愈。131I剂量越大,一次性治愈率越高,但早发性甲状腺功能减退发生率也越高。评价疗效的标准如下。

1. **完全缓解或临床痊愈**　随访半年以上,甲亢症状和体征完全消失,血清FT4恢复正常。

2. **部分缓解**　甲亢症状减轻,体征部分消失,血清FT4降低,但未恢复正常。

3. **甲状腺功能减退**　出现甲减症状和体征,血清FT4低于正常,TSH高于正常。

4. **无效**　症状和体征均无改善或反而加重,血清FT4无明显变化。

5. **复发**　一般来说,甲亢复发定义为131I治疗达完全缓解后,再次出现甲亢症状和体征,FT4再次升高。

有关研究显示1次131I治疗甲亢总有效率达95%,与其他治疗方法相比,有较高成本-效益比和治疗效率较高的优点。

七、随访观察

随访是131I治疗甲亢非常重要的环节,对不同患者随访的要求也有所不同。针对轻中度甲亢且无严重的合并症患者,可要求在 ^{131}I 治疗后 4~8 周复诊,初步评价疗效,治疗后 6 个月再复诊。如确定已治愈,随访间隔时间可延长,建议至少每年随诊 1 次。

随访内容包括患者症状和体征。常规检测项目包括甲状腺激素(TT_3、TT_4、FT_3、FT_4)和促甲状腺激素(TSH),必要时可以增加 TPOAb、TgAb、TRAb。伴有并发症的患者,应注意评价相关疾病症状、体征的控制情况及指标变化。

在 ^{131}I 治疗 1 个月后,甲状腺体积的明显缩小为 ^{131}I 治疗有效的可靠征象。治疗前原有症状应开始明显缓解,但血清甲状腺激素可能仍处于高水平,TSH 仍处于低水平。如 ^{131}I 治疗后很快出现疲乏、嗜睡、体重增加、怕冷、抽筋、中青年女性月经量增加和便秘等,提示有早发甲状腺功能减退的可能,及时随访复查。发生甲状腺功能减退后,服用左甲状腺素钠或甲状腺片替代治疗期间也应定期随访复查。

八、格雷夫斯病合并症与 ^{131}I 治疗

(一)甲状腺相关眼病

目前临床上通常所说的甲状腺相关眼病(thyroid associated ophthalmopathy,TAO),除了出现在格雷夫斯病患者中外,还可以发生于甲状腺功能正常及桥本甲状腺炎的患者。格雷夫斯眼病(Graves' ophthalmopathy,GO)是发生在格雷夫斯病的 TAO。甲亢患者 25%~30% 合并 GO,是最常见的甲状腺外表现,多数为轻度 GO 患者,病情较轻且有自限性,中重度和极重度患者相对少见。发病机制是自身免疫系统紊乱引起的眼眶内脂肪组织增多、水肿和眼外肌增粗的眼部病变。根据临床活动性评分(clinical active score,CAS),GO 分为活动期和静止期;根据疾病的严重程度,分为轻度、中重度和视力威胁型。对于 GO 患者,应积极联合眼科、内分泌科、放疗科、核医学科及甲状腺外科等,为患者提供个体化的治疗。

GO 常见的症状有眼内异物感、视物不清、畏光、流泪、复视、深部压迫感。典型的体征包括突眼、眼外肌功能障碍、眼周和眼睑水肿、眼结膜充血水肿、上睑挛缩和暴露性结膜炎。大致分为两类,一类是与过高的甲状腺激素水平相关的眼征,如眼震颤、干燥、凝视(staring appearance)及眼睑退缩(eyelid retraction)。这些症状在甲状腺功能亢进缓解之后通常会改善或消失。另一类是严重突眼,与免疫机制有关,常由应激,食用含过多饱和脂肪酸、糖或碘的食物,吸烟等所致的免疫损伤影响。这类突眼症状即使在甲状腺功能亢进缓解之后仍会持续存在,去除相关影响因素(如戒烟)后会好转。

GO 与甲状腺功能亢进既相互独立又互相关联,GO 可以发生于甲状腺激素水平正常的患者,也可发生于甲状腺功能亢进治疗后数年的患者,甚至可以发生于甲状腺功能减退患者。有报道约 39% 的患者与甲状腺功能亢进同时发生,20% 左右发生在甲状腺功能亢进出现前,约 41% 患者发生在甲状腺功能亢进出现后。GO 的治疗措施目前主要包括免疫抑制治疗、放射治疗以及康复性手术治疗等。

对处于活动期的轻度 GO 患者行 ^{131}I 治疗时,应辅以糖皮质激素,同时密切监测甲状腺功能,及时纠正治疗后的早发甲减,可有效地防止突眼加重或防止突眼的发生。对中度、重度活动性 GO 患者或威胁视力的活动性 GO 患者,原则上不推荐 ^{131}I 治疗,但对于有 ATD 禁忌、手术风险大的患者,选择 ^{131}I 治疗时,需联合糖皮质激素、放疗等进行综合治疗。

轻度突眼一般在 ^{131}I 治疗后 3~6 个月,多数患者突眼可逐渐减轻或消失,极少数突眼恶化。^{131}I 治疗后不伴突眼的甲状腺功能亢进患者,^{131}I 治疗后诱发突眼极罕见。

（二）甲状腺功能亢进性皮肤疾病

胫前黏液性水肿（pretibial myxedema）、杵状指（acropachy）、白癜风（vitiligo）是 3 种与自身免疫有关的甲状腺功能亢进伴随疾病，发生于 2%~3% 的格雷夫斯病患者，也可见于桥本甲状腺炎或自身免疫性甲状腺功能减退者，虽然甲状腺炎伴随甲状腺功能亢进本质上也属于自身免疫病，但由于其病程较短，极少引发皮肤损害。

出现于小腿胫骨前的黏液水肿称为"胫前黏液性水肿"。严重的黏液水肿可累及手臂和上背部，引起特有的蜡样改变、褐色皮损及肿胀等皮肤改变，亦可以表现为局部肿物或片状皮肤红肿变硬。如果神经系统受到压迫或浸润，皮肤将出现疼痛感，可采用糖皮质激素软膏进行治疗。如出现疼痛，则需口服类固醇激素或静脉注射免疫球蛋白。胫前黏液性水肿与突眼相似，也是由于在高 TSH 或 TSH 受体抗体（TRAb）的刺激下，免疫系统的化学物质糖胺聚糖（glycosaminoglycan，GAG）的沉积所致的皮损。因此，^{131}I 治疗后更容易出现这类皮损，并常与严重突眼伴发。

杵状指是特有的累及手足的软组织肿胀，常伴发于胫前黏液性水肿或严重突眼的患者。其病程可长达 40 年，更常见于 ^{131}I 治疗后的患者。约 7% 的胫前黏液水肿患者会出现杵状指，男女发生概率均等，典型的患者会累及双手双脚，使手指脚趾明显呈棒状改变。虽然组织肿胀，但关节不受影响，皮肤色深呈皮革样改变，远端及近端均匀受累，严重者呈"象皮样"改变。

白癜风是一种皮肤着色异常病变，针对黑色素的抗体破坏了皮肤、黏膜乃至视网膜的正常着色，这导致皮肤呈片状的白化，也可引起头发的片状白化。白化病出现于 7% 的格雷夫斯病患者，然而其在自身免疫性甲状腺功能减退时更为常见。格雷夫斯病患者伴发的白化病经 ^{131}I 治疗后无明显改善。其后续治疗主要包括药物、外科及辅助治疗，如光化疗法等。

（三）甲亢合并心脏功能异常

甲状腺功能亢进的心血管系统症状可以有多种表现，主要包括心率加快、节律失常如心房颤动、充血性心力衰竭，因甲状腺功能亢进时肺动脉及右心室压力均增高，故甲状腺功能亢进出现心力衰竭时以右心衰竭为主。特别是在老年患者，心血管系统的变化往往成为甲状腺功能亢进最显著的症状，心房颤动最为常见，文献报道发生率为 10%~22%。

甲状腺功能亢进性心脏病一经诊断，应迅速应用 β 受体拮抗剂等以减轻心脏症状，这种治疗往往延续直至甲状腺激素水平恢复正常。由于 β 受体拮抗剂可以掩盖甲状腺功能亢进的症状，减量时应逐渐减量而不是突然停药。当甲状腺功能亢进患者的甲状腺激素水平恢复正常后，甲亢并发的心脏症状很快缓解。

针对甲状腺功能亢进性心脏病、心力衰竭的患者应在 ^{131}I 围治疗期加用洋地黄制剂及利尿剂等对症治疗。研究显示，经过 ^{131}I 治疗将甲状腺激素水平控制正常后，绝大多数甲状腺功能亢进性心脏病患者的心脏功能可以恢复正常或部分正常，阵发性心房颤动患者在甲状腺功能亢进得到控制或治愈后，一般不再发生；而持续性房颤者，其中 1/3 可自动恢复窦性心律。另外，^{131}I 治疗后甲状腺功能减退也能引起心脏的问题，包括充血性心力衰竭，因此，应定期规律监测甲状腺激素水平变化，及时纠正甲状腺功能减退。

（四）甲亢合并肝功能异常

甲亢合并肝功能异常的机制如下：①甲状腺激素直接对肝细胞产生毒性作用，造成肝损害；②代谢亢进以及由于合并心力衰竭、感染导致肝细胞相对缺氧，严重时发生肝小叶中心性坏死；③甲状腺功能亢进时分解代谢亢进使肝糖原、必需氨基酸等消耗均增加，可加重肝细胞损害；④甲状腺功能亢进时的自身免疫反应同样也可引起肝细胞损害。上述原因都可引起谷丙转氨酶增高，同时 ATD 也有使谷丙转氨酶升高的副作用。

甲状腺功能亢进合并肝损害的发生率报道数据不一，约为 40%，主要表现为肝脏肿大、肝功能异常、黄疸，甚至肝硬化等。年龄越大，甲状腺功能亢进病程越长，肝损害发生率越高。绝大多数甲亢肝损害的患者，在甲状腺激素水平恢复正常后肝功能逐渐恢复。

肝脏摄取 ¹³¹I 剂量较少，此外肝脏对辐射不敏感，因此 ¹³¹I 治疗不会进一步加重肝脏的损害，患者采用 ¹³¹I 治疗的效果明显优于采用 ATD 联合保肝药物治疗。

（五）甲状腺功能亢进合并白细胞、粒细胞或血小板减少症

甲状腺功能亢进合并白细胞、粒细胞或血小板减少症常为 ATD 所致，其可能的机制是：①药物对骨髓的毒性作用，选择性抑制骨髓粒细胞核酸代谢，使粒细胞成熟障碍，此作用呈剂量依赖性。②与免疫介导机制有关，有研究发现 *HLA* 上的等位基因与甲巯咪唑导致的粒细胞减少症之间存在明显的相关性，提示粒细胞缺乏的发生与自身免疫有关。③药物作为半抗原与患者白细胞自身蛋白质或附着的蛋白质结合成全抗原，刺激机体产生抗体，使骨髓造血细胞破坏或成熟受阻，也可直接破坏成熟粒细胞。

粒细胞缺乏甲亢患者必须立即停用 ATD 治疗，应多学科联合诊治，待病情趋向平稳时，尽早给予足量 ¹³¹I 进行治疗。

（六）甲状腺功能亢进性肌病

慢性甲状腺功能亢进性肌病患者多数为中年男性，起病缓慢，主要包括肌无力和重症肌无力，可见肌纤维颤动，肌电图示非特异性肌病改变，血尿肌酸增高。肌病的严重程度大多数与甲状腺功能亢进的严重程度呈平行关系，甲状腺功能亢进控制后，肌病即好转。

甲状腺功能亢进性周期性瘫痪临床上较为常见，男性多于女性。多无明显前期症状，常在一定诱因如饱餐、疲劳、精神紧张、高糖饮食、寒冷、注射葡萄糖及胰岛素等情况下发作，发作时双下肢或四肢瘫痪，严重者可致呼吸肌麻痹。体检时患者神志清晰，无感觉障碍和脑神经受累征，腱反射减弱或消失。实验室检查血钾多降低，心电图可见低血钾改变。其可能的机制是甲状腺功能亢进患者的糖负荷或饱餐后的血糖水平升高，随着糖氧化、分解、利用过程加快，细胞外 K^+ 迅速移向细胞内，血清钾分布异常所致。部分患者在情绪激动以后发生，其原因是交感神经兴奋，肾上腺素、甲状腺激素大量释放，血糖升高，同样致血钾分布异常。本病不仅和周期性瘫痪的临床症状相似，而且和周期性瘫痪一样，补钾后症状亦可迅速缓解，因此可以认为本病的发病与机体的钾代谢和分布异常有关。甲状腺功能亢进治愈后，病情不再发作，少数患者仍有发作，可能是同时存在着甲状腺功能亢进和周期性瘫痪两种病变。对该病的根本治疗措施是针对甲状腺功能亢进进行治疗，甲状腺功能亢进被有效控制后，周期性瘫痪一般不再发作，而甲状腺功能亢进复发，周期性瘫痪会随之出现，因此，¹³¹I 治疗是较好的选择，应采用尽快 ¹³¹I 治疗，及时控制、恢复甲状腺功能。

（七）甲状腺功能亢进合并骨质疏松

在骨代谢方面，甲状腺激素与骨形成和骨吸收均有密切关系。一方面，甲状腺激素可直接作用于破骨细胞和成骨细胞，动员骨钙，使血钙升高；另一方面，甲状腺激素分泌增多时可直接作用于肾小管，使其对磷的重吸收减少，并使肠道对钙的重吸收也减少，这样粪钙、尿钙排出均增加，使骨吸收加强呈负钙平衡，再加上全身分解代谢亢进，骨基质中蛋白

质不足,以上这些因素共同作用导致了骨质疏松和纤维囊性骨炎等病理改变。儿童时期 T_3 在骨软骨和内膜的发育中为必需物质,成年后 T_3 通过甲状腺激素受体的 α 亚基和 D_2 脱碘酶的局部转换刺激破骨细胞的骨重吸收。过多的甲状腺激素影响钙的吸收。长期的甲状腺功能亢进会导致骨矿物质密度的减少,发生骨质疏松乃至骨折。因此,尽早控制甲状腺功能亢进以及亚临床甲状腺功能亢进,有助于尽早纠正甲状腺功能亢进引起的钙的流失,纠正骨质疏松。在甲状腺功能亢进缓解后,骨质疏松问题常能逐渐缓解。

九、与相关治疗方法比较及疗效分析

目前,甲状腺功能亢进的 3 种疗法各有利弊。内科的 ATD 治疗可以保留甲状腺分泌激素的功能,但是疗程长,治愈率低,复发率高;外科的甲状腺次全切除术有一定的麻醉等风险,并有手术禁忌证和术后并发症,切除过多则发生甲状腺功能减退,切除过少则易复发。核医学科 ^{131} I 治疗甲状腺功能亢进简便、安全、经济,疗程短,并发症少,治愈率高,复发率低。一般来说,一次治疗有效率可为 95% 以上,治愈率为 60%~79%。不足之处是甲状腺功能减退的发生率较高。

3 种治疗方法并不存在互斥,它们之间存在着优势互补的关系。一般在诊断明确后,在适应证范围内,中度或轻度甲状腺功能亢进的患者可以直接进行 ^{131} I 治疗;重度的甲状腺功能亢进患者可以先应用 ATD 控制病情,等待病情相对稳定后再选择 ^{131} I 治疗;对于甲状腺肿大显著者, ^{131} I 治疗或手术治疗都能取得较好的疗效,如果在治疗前应用 ATD 预处理最好;对于伴有结节的患者手术治疗是较佳的选择;对于没有结节的患者, ^{131} I 治疗是最好的选择;当服用 ATD 时出现药物过敏、白细胞数量减少、肝功能损害和停药后甲状腺功能亢进复发或存在其他合并症时,应选择 ^{131} I 治疗或手术治疗。

十、放射性碘治疗中的其他问题

（一）对生育后代没有影响

性腺是对电离辐射高度敏感的器官之一,但电离辐射破坏性腺导致不孕有一定阈剂量。根据我国 GBZ 107—2015《职业性放射性性腺疾病诊断》规定的急性照射后放射性不孕症的剂量阈值,睾丸为 0.15Gy（暂时不孕）和 3.5~6.0Gy（永久不孕）,卵巢为 0.65Gy（暂时不孕）和 2.5~6.0Gy（永久不孕）。如果用 370MBq（10mCi） ^{131} I 治疗女性甲状腺功能亢进患者,卵巢接受的辐射剂量低于 13~16mGy,与 X 线静脉肾盂造影和钡剂灌肠等检查接受的剂量相当。由于 ^{131} I 治疗的患者卵巢和睾丸 ^{131} I 摄取低或不摄取,加之 ^{131} I 体内排泄快,所以不影响生育患者,不会导致遗传损害。甲状腺功能亢进患者 ^{131} I 治疗后,很少观察到有染色体变异,如有变异也仅为一过性,多能恢复正常。

对于胎儿,在器官形成以前胎儿受照射剂量小于 50mGy 时,电离辐射影响器官形成的作用极小或不存在。因此,可以认为辐射剂量小于一定水平对胎儿的风险基本为零,目前还未见 ^{131} I 治疗甲状腺功能亢进造成胎儿畸形概率升高的报道。

此外,因甲状腺功能亢进导致不育或不孕、性功能障碍的患者,经 ^{131} I 治疗后甲状腺功能恢复至正常,生育能力和性功能可得到明显改善。考虑到甲状腺功能异常可能对妊娠的影响,接受 ^{131} I 治疗的患者,应在至少 6 个月后,待甲状腺激素水平调整正常再考虑妊娠。

（二）¹³¹I 治疗没有增加甲状腺癌和白血病等癌症的发病率

¹³¹I 用于诊断和治疗甲状腺疾病已有几十年的历史，研究者们对于其危害已进行较广泛深入的研究。临床实践认为，¹³¹I 治疗甲状腺功能亢进不会增加甲状腺癌和白血病等癌症的发病率。

美国、英国和瑞典等国的学者分别有大样本病例报道，对 ¹³¹I 治疗或诊断的甲状腺功能亢进患者的远期随访结果，其白血病和甲状腺癌的发生率与该两种病的自然发生率相比，并不增高，也未发现其他癌症的发生率增高，结论是不应限制任何已被诊断为甲状腺疾病的患者使用 ¹³¹I。国内自 1958 年开始用 ¹³¹I 治疗以来，已治疗甲状腺功能亢进患者超过 40 万例，其白血病和甲状腺癌的发病率与自然人群相比并没有增高。

（三）辐射防护问题

目前，¹³¹I 治疗甲状腺功能亢进患者的操作主要在门诊进行，根据 GBZ 120—2020《核医学放射防护要求》，接受 ¹³¹I 治疗的患者，在出院时体内残留的 ¹³¹I 活度不得超过 400MBq。可以理解为门诊治疗每次 ¹³¹I 用量应控制在 400MBq 以下。

有关辐射防护注意事项见第十八章。

（四）青少年和儿童的 ¹³¹I 治疗

据文献报道，美国对 1953—1973 年 20 岁以下的 116 名甲状腺功能亢进患者经 ¹³¹I 治疗后随访 26~36 年，随访时平均年龄为 40 岁，他们的生育能力和后代生长情况和普通人群比较没有差别，没有发生甲状腺癌或白血病，证明了碘治疗儿童和青少年甲状腺功能亢进安全有效。

一般不主张首选 ¹³¹I 治疗儿童和青少年甲亢，仍首选甲巯咪唑为治疗药物。儿童和青少年甲亢在抗甲状腺功能亢进药物治疗中出现药物过敏，或使用 ATD 疗效差或毒副作用明显，或药物治疗后复发，或伴有明显甲状腺弥漫性肿大的患者，可采用 ¹³¹I 治疗。由于青少年和儿童患者的生存期较长，其远期潜在的危险性须进一步评价。相对而言，青少年和儿童患者需谨慎采用 ¹³¹I，需要与监护人进行充分的沟通和解释。治疗后应定期监测甲状腺功能，如出现甲减，应及时进行甲状腺激素替代治疗。

第二节　¹³¹I治疗分化型甲状腺癌转移灶

一、概述

甲状腺癌是内分泌系统中最常见的头颈部恶性肿瘤，约占全身恶性肿瘤的 1.1%。据国际癌症研究机构资料统计，各国甲状腺癌的发病率逐年增加。甲状腺癌中约有 90% 为分化型甲状腺癌（differentiated thyroid cancer，DTC），包括甲状腺滤泡状癌和乳头状癌。甲状腺癌病因学和发生机制仍不是很清晰。研究认为诱发甲状腺癌的相关因素可能包括肥胖，年幼时甲状腺部位受到过量辐射，遗传缺陷，或食物、化学成分、环境因素诱发基因突变等。

甲状腺癌的临床诊断一般不困难。发现患者有甲状腺结节后，应收集其完整的病史并对甲状腺及邻近的颈部淋巴结做详细检查。一些相关病史，如童年头颈部放射线照射史、因骨髓移植接受全身放疗史、甲状腺癌家族史、一级亲属患某些甲状腺癌综合征、儿童或青春期有放射性尘埃接触史或肿瘤出现快速生长、声嘶等均预示结节为恶性。体检发现声带麻痹、结节同侧颈淋巴结肿大、结节与周围组织相对固定等，也提示结节可能为恶性。甲状腺组织功能指标 TT_3、TT_4、FT_3、FT_4 和 TSH 对甲状腺结节的性质判断无意义，但对于 DTC 的治疗监测和随访很关键。甲状腺球蛋白 Tg 和甲状腺球蛋白抗体 TgAb 测定是 DTC 诊断、疗效判断及预后的重要参考指标。影像学检查、局部穿刺或组织活检是 DTC 确诊的重要手段。多数 DTC 的临床表现为低度恶性，病程缓慢，仅有较少比例的甲状腺癌呈高度恶性表现。据报道，1%~10% 的 DTC 患者直接死于癌病灶恶化。

当前，国内外公认 DTC 的最好治疗方法是甲状腺全切手术、¹³¹I 治疗、甲状腺激素抑制治疗三步疗法。手术是甲状腺癌的首选治疗方法，在 DTC 三步系列治疗过程中，¹³¹I 治疗是最关键和重要的。其他治疗方法如化疗、外放射治疗、中医中药治疗、介入治疗和抗肿瘤靶向药物等方法有一些疗效，但一般不常用或整体疗效尚不明确。

DTC 的 ¹³¹I 治疗包括清除残留甲状腺组织（清甲）、辅助治疗和治疗已知病灶（含转移灶）。清甲治疗利于术后 Tg 分层、随访监测、提高 ¹³¹I 全身显像（¹³¹I-WBS）诊断的灵敏度，有利于再分期等。经治疗前评估后采用适量的 ¹³¹I（一次或多次）清除 DTC 手术后残留的正常甲状腺组织以及可能存在的隐匿性癌病灶，并配合甲状腺激素制剂抑制治疗及永久性替代治疗以有效地防止 DTC 的复发和转移。采用多次阶段性的大剂量 ¹³¹I 治疗 DTC 的转移灶（包括颈部转移、远端转移和复发转移灶等），使患者获得治愈或控制病情。

二、¹³¹I 治疗 DTC 原理

正常的甲状腺滤泡细胞可以摄取和利用碘离子（如 ¹²⁷I、¹²⁵I 和 ¹³¹I 等），大多数 DTC 癌细胞保留有甲状腺滤泡细胞摄取碘的功能。正常的甲状腺滤泡细胞和 DTC 癌细胞摄取 ¹³¹I 后，¹³¹I 衰变发射的 β 射线对 DTC 癌细胞产生直接辐射生物效应，使甲状腺正常细胞及癌细胞均失去表达和增殖的能力继而导致凋亡、变性和坏死，DTC 癌细胞被射线破坏则达到临床治疗目的。

¹³¹I 清扫残留甲状腺组织可以使残留甲状腺组织中难以探测的微小甲状腺癌病灶消失，有利于通过 ¹³¹I 全身显像及时发现转移病灶，也有利于通过测定甲状腺球蛋白（Tg）水平监测甲状腺癌复发及转移。¹³¹I 清除 DTC 术后残留甲状腺组织可以提高检测 Tg 的灵敏度和 ¹³¹I 对 DTC 的复发或转移诊断的灵敏度和特异度，使患者得到及时治疗，减少肿瘤复发和降低病死率。患者的 10 年生存率可达 90%，有重要临床意义。¹³¹I 发出的 β 射线射程短，甲状旁腺组织和神经组织对射线的敏感性较低，清除残留甲状腺组织后，一般不出现永久性甲状旁腺功能减退或周围神经组织损伤。极少数患者出现一过性甲状旁腺功能轻微减退，但在数月内可恢复正常。

三、适应证和禁忌证

1. 适应证　我国多学会联合于 2023 年 3 月发布的《甲状腺结节和分化型甲状腺癌诊治指南（第二版）》提出清甲的适应证包括：①复发风险为中危的患者；②便于长期随访及肿瘤复发监测，且本人有意愿的低危 DTC 患者；③经评估诊断性 ¹³¹I 全身显像（Dx-WBS）仅甲状腺床有 ¹³¹I 浓聚且 TgAb 阴性和刺激性 Tg（sTg）<1.0ng/ml，复发风险为高危的患者。辅助治疗的适应证：术后影像学检查无明确肿瘤残留或转移。但是，基于患者手术病理特征、血清学指标（Tg、TgAb）或诊断性 ¹³¹I 全身显像而高度怀疑局部复发或残存病灶的患者适合

行 131I 辅助治疗：包括疾病复发风险中危、高危且 sTg>1.0ng/ml 的患者，也适用于高血清 Tg 水平或 TgAb 持续升高的患者。清灶治疗的适应证：①经治疗前评估存在摄碘功能的转移灶或复发灶；②前次 131I 治疗后显像提示病灶摄碘；③病灶摄碘不佳同时 18F-FDG PET/CT 提示病灶无明显糖代谢增高的经验性治疗。

2. 禁忌证 妊娠和哺乳患者；术后创口未愈合者；WBC 减低的患者；肝肾功能严重受损的患者。

四、治疗方法

（一）治疗前准备

1. 停服甲状腺素制剂 3~6 周，使 TSH 升高，治疗转移灶患者 TSH 最好大于 30mIU/L。

2. 如近期手术的患者，术后 4~6 周手术创伤痊愈后即可行 131I 清扫残留甲状腺组织治疗。

3. 忌碘 4 周，包括含碘中草药、含碘复合维生素及含碘饮食（如加碘盐、海带、紫菜、海藻以及其他海产品）或至少保证低碘饮食，以提高残留甲状腺组织或 DTC 转移灶摄取 131I 的能力。近期使用含碘造影制剂者时间适当延长。

4. 检测血常规、T_3、T_4、FT_3、FT_4、TSH、Tg、TgAb、胸部 X 线、心电图、肝肾功能、甲状腺显像等检查。

（二）给药方法

1. 131I 去除 DTC 术后残留甲状腺组织 残留甲状腺组织较多的患者，可给泼尼松 10mg，每日 3 次，以减轻辐射作用引起的局部反应。嘱患者多饮水，勤排小便，减少对膀胱的照射。服 131I 后，可以让患者含化维生素 C 等酸性物，促进唾液分泌，减轻辐射对唾液腺的损伤。131I 治疗后女性患者 6 个月内应避免妊娠。

清扫残留甲状腺组织剂量一般给予 131I 1.11~3.7GBq（30~100mCi）。如已发现功能性转移病灶，或病理类型属于激进型的患者（高细胞、岛细胞或柱细胞类型），剂量可增加至 5.55~7.4GBq（150~200mCi），清除残留甲状腺组织的同时发挥治疗转移灶的作用。服 131I 后 5~7 天行全身显像，与诊断性 131I 全身显像相比，可多发现 10%~26% 的转移病灶。

如术后残留的甲状腺组织较多，可服用 131I 后 1 周给予甲状腺激素；如治疗前甲状腺功能减退症状和体征已明显，可于服 131I 后 24 小时开始给予甲状腺激素。

2. 131I 治疗 DTC 转移灶 注意事项与 131I 清除 DTC 术后残留甲状腺组织相同。

3. 131I 剂量 一般推荐甲状腺床复发或颈部淋巴结转移者给予 3.7~5.55GBq（100~150mCi）；肺转移 5.55~7.4GBq（150~200mCi）；骨转移 7.4~9.25GBq（200~250mCi）。弥漫性肺转移者可适当减少 131I 剂量，给药 48 小时后体内滞留量不超过 2.96GBq（80mCi），防止放射性肺炎及肺纤维化的发生。服用治疗剂量 131I 后 5~7 天行全身显像，有助于发现更多转移灶，为制定治疗方案提供依据。一般在服 131I 24 小时后应给予甲状腺激素，一是替代作用，二是抑制体内的 TSH 水平，进而抑制 DTC 细胞生长。

（三）辐射防护

131I 是一种 β、γ 射线混合辐射体，γ 射线的能量是 0.365MeV，由于治疗 DTC 时辐照量较大，应注意 γ 射线外照射的防护，尤其对取药、注射的医护人员，要使他们所受的当量剂量不超过限值，应参照外照射防护原则，做到合理控制操作时间（时间防护），穿铅防护衣，用铅玻璃或铅砖屏蔽放射源（屏蔽防护），以及远距离操作（距离防护）。内照射的防护方面，考虑患者服 131I 后，未摄取的 131I 约 90% 由尿液排出，少量由粪便排出，而唾液、汗水排出量约占 5%，需要加强尿粪的管理。工作人员操作 ¹³¹I 时，要防止皮肤污染，防止由消化道及呼吸道摄入 ¹³¹I。当 ¹³¹I 意外进入人体时，应及时服用碘化钾，以阻止 ¹³¹I 在甲状腺内的蓄积。

病房内应有专用卫生间，最好是坐式马桶。患者的衣物被褥应进行衰变处理和单独洗涤。患者体内滞留 ¹³¹I 量≤400MBq（约 11mCi）可出院，一般在服 ¹³¹I 3 天后就可出院。

五、治疗反应及预防和处理原则

¹³¹I 首次清扫残留甲状腺组织治疗最常见的早期反应是全身乏力、食欲缺乏，少数患者尚有恶心、呕吐、口干、腹泻等放射性胃肠反应和病变部位疼痛等，一般在口服 ¹³¹I 24 小时后开始出现，持续约 1 周。多数患者的症状较轻，无需特殊处理，少数经对症处理后症状可消失。如出现放射性甲状腺炎、涎腺炎、颈前水肿、明显消化道症状或骨髓抑制，应给予肾上腺皮质激素等对症治疗。放射性甲状腺炎患者可每天给予泼尼松 30mg，或每天给予甲基泼尼松龙 40mg 治疗，一般 1 周左右病情明显缓解。大剂量 ¹³¹I 治疗对白细胞、血小板可产生一过性影响，但多数程度较轻，无须干预性治疗。如 ¹³¹I 治疗前的白细胞水平靠药物维持才达到治疗要求者，要密切观察和复检，防止出现骨髓过度抑制。多次治疗之后出现的持续性白细胞和血小板数量减少，应给予支持治疗。少部分接受大剂量 ¹³¹I 治疗的女性可出现一过性闭经或月经周期改变。弥漫性肺转移患者易发生肺纤维化。由于甲状腺已被完全消除，患者需终身服用甲状腺激素进行替代治疗。

六、随访与管理

随访工作很重要。无论清除残留灶还是治疗 DTC 转移灶，一般主张在治疗后 3~6 个月进行常规随访。随访时应测定 Tg、甲状腺激素、抗体、三大常规、肝肾功能，进行胸部 X 线检查及 ¹³¹I 全身扫描（此检查前应停用 T_4 4 周）等。如清除残留甲状腺组织完全又未发现转移则 1 年后再随访，若为阴性则 2 年后再随访，若仍为阴性则随访间隔可延长到每 5 年重复 1 次，至终身。如发现仍有残灶或有转移灶则重复应用 ¹³¹I 治疗，应尽早随访并及时安排治疗。

在 ¹³¹I 治疗 DTC 转移灶后的随访中，¹³¹I 显像发现转移灶摄取 ¹³¹I 异常浓聚或 Tg>5ng/ml（甲状腺激素抑制治疗时），则提示有活动性 DTC 病灶，是再次 ¹³¹I 治疗的指征。重复治疗 ¹³¹I 剂量的确定与首次治疗相同；重复治疗的次数和累积 ¹³¹I 总量没有严格限制，主要根据病情需要和患者身体情况而定，建议重复治疗间隔为 3~6 个月。随访时还应测定血常规、肝肾功能、胸部 X 线等检查。

当 Tg 升高，而 ¹³¹I 全身显像阴性，可给予 ¹³¹I 3.7~7.4GBq（100~200mCi），行经验性治疗，5~7 天后进行全身显像。若 ¹³¹I 治疗后显像仍不能发现病灶，要考虑 ¹⁸FDG-PET 显像。当 PET 显像仍是阴性时，需要密切跟踪 Tg 和 PET。如果 PET 阳性，可考虑手术、外放疗、化疗、靶向药物及射频消融等其他治疗方法。

当 DTC 患者完成手术切除和 ¹³¹I 治疗后，主要是长期随访中的 TSH 抑制治疗。一般主张对完全缓解的低危患者，TSH 应控制在 0.3~2μIU/ml；完全缓解的中危患者 TSH 控制在 0.1~0.5μIU/ml；没有完全缓解的高危患者 TSH 最好控制在 <0.1μIU/ml。患者长期服用甲状腺激素，体内甲状腺激素水平持续高值，有可能加重骨骼钙的丢失，需要注意给患者补钙。

七、治疗效果

治疗后影像学检查提示病灶消失，无 TgAb 的影响、TSH 抑制和刺激时均未检测到 Tg

者为治愈；部分消失为好转；无变化或出现新病灶为无效或加重。据国内报道，¹³¹I 对分化型甲状腺癌转移灶治疗的有效率达 75%。¹³¹I 治疗一般较单纯外科手术疗法有更高的生存率，治疗后应定期随访追踪，发现新的功能性转移灶可再行 ¹³¹I 治疗，10 年存活率近 90%。

《2015 年美国甲状腺学会（ATA）甲状腺结节和分化型甲状腺癌诊治指南》提出甲状腺癌患者无病生存状态的标准是：①无肿瘤存在的临床证据；②无肿瘤存在的影像学证据（初次术后 WBS 没有发现甲状腺床外的摄取，或既往发现甲状腺床外有摄取而近期的诊断学扫描和颈部超声未发现肿瘤的存在）；③在没有抗体存在的前提下，TSH 抑制或刺激疗法中未检测到 Tg 的存在。

一般认为，¹³¹I 治疗可以明显改善患者的预后，提高生活质量，延长寿命。据 ATA 的相关文献报道，一些大型研究发现 ¹³¹I 辅助治疗后疾病的复发率和病死率均有明显降低，NTCTCS 分期为Ⅲ和Ⅳ期的患者行甲状腺次全切除及术后 ¹³¹I 治疗、甲状腺激素抑制疗法后总体生存率有改善，而且这种治疗方案对 NTCTCS 分期为Ⅱ期的患者也有好处。

八、与相关治疗方法比较及疗效分析

目前，国际上多个甲状腺学会公认分化型甲状腺癌原发灶应首选手术切除，再进行 ¹³¹I 清除，以后采用甲状腺激素抑制治疗。如果发现分化型甲状腺癌有淋巴、肺和骨骼等转移灶时，应及时采用 ¹³¹I 治疗。一般不主张采用外照射或化学治疗。ATA 指南建议，对年龄大于 45 岁、术中发现肉眼可见的甲状腺外侵犯、高度怀疑镜下残余肿瘤或存在再次手术、¹³¹I 治疗很可能无效的巨大残余肿瘤患者，可以考虑予以外放疗来处理原发病灶。

第三节　¹³¹I 治疗其他甲状腺疾病

一、¹³¹I 治疗功能自主性甲状腺结节

（一）原理

功能自主性甲状腺结节又称 Plummer 病，结节可以单个，也可以多个，结节功能增高，不受下丘脑 - 垂体 - 甲状腺轴的调节，甲状腺激素分泌过多时可出现甲状腺功能亢进表现。该类结节有较高摄取 ¹³¹I 的功能，而正常甲状腺组织由于功能受抑制几乎不摄取或很少摄取，故用 ¹³¹I 治疗可破坏结节达到治疗目的，其治疗机制与 ¹³¹I 治疗甲状腺功能亢进相同。

（二）适应证、相对适应证和禁忌证

1. 适应证

（1）功能自主性甲状腺结节有手术禁忌证或拒绝手术治疗者。

（2）甲状腺显像结节为"热"结节，结节外周围甲状腺组织完全或基本被抑制者。

（3）伴有甲状腺功能亢进合并心血管病变如心律不齐、心房颤动者。

2. 相对适应证

（1）"热"结节周围正常甲状腺未被完全抑制，此时用 ¹³¹I 治疗应考虑正常甲状腺组织受损，发生甲状腺功能减退，不宜用 ¹³¹I 治疗。当病情不宜用其他方法治疗时，可在治疗前

短期服用甲状腺激素，经甲状腺显像证实"热"结节外的正常甲状腺组织已被完全抑制，方考虑采用 ¹³¹I 治疗。

（2）当结节较大，重量超过 100g，而患者不能手术治疗者，可考虑 ¹³¹I 治疗。

3. **禁忌证**　妊娠和哺乳患者；不适于采用甲状腺激素作为 ¹³¹I 治疗前后辅助用药的患者；怀疑甲状腺有恶性病变的患者；功能自主性结节摄 ¹³¹I 率过低的患者。

（三）治疗方法

给药方法与 ¹³¹I 治疗甲状腺功能亢进相同，治疗功能自主性甲状腺结节的 ¹³¹I 用量没有统一的模式，通常高于治疗甲状腺功能亢进者，一般根据结节的大小、摄取 ¹³¹I 率的高低和有效半衰期的长短而定。目前主要采用一次大剂量法治疗，以达到足以破坏结节的作用。常规对功能自主性甲状腺结节 ¹³¹I 一次标准治疗剂量是：结节直径小于 3cm 者给予 555~740MBq（15~20mCi），大于 3cm 者给予 740~1 480MBq（20~40mCi）。可依据摄碘率或有效半衰期对个体用量加以调整。

（四）疗效评价

一般服 ¹³¹I 治疗后 2~3 个月结节逐渐缩小，伴有甲状腺功能亢进症状者随之逐渐改善。治疗后 3~4 个月，可行甲状腺显像评估。经 ¹³¹I 治疗后临床症状的改善先于甲状腺显像的改善，治疗的有效率近 100%。¹³¹I 治疗功能自主性甲状腺结节的疗效以及疗效出现的时间均与 ¹³¹I 的治疗剂量大小密切相关。

功能自主性甲状腺结节经 ¹³¹I 治疗后，随访内容主要是观察患者的体征变化、结节缩小的情况，并在 ¹³¹I 治疗后 3 个月进行甲状腺显像复查以及血清 TT_3、TT_4 或 FT_3、FT_4 及 TSH 等实验室检查，以观察疗效。如果治疗后 1 年甲状腺显像见"热"结节未缩小或未完全消失，可考虑重复治疗。

功能自主性甲状腺结节经 ¹³¹I 治疗后，极少发生甲状腺功能减退。如果出现甲状腺功能减退，需要用甲状腺激素进行替代治疗。

（五）与相关治疗方法比较及疗效分析

功能自主性甲状腺结节通常首选手术治疗，当患者有手术禁忌证或拒绝手术治疗时，则应采用 ¹³¹I 治疗，成功率（甲状腺功能亢进症状消失，甲状腺显像恢复正常）可达 90% 以上。少数患者可出现甲状腺功能减退。

二、¹³¹I 治疗非毒性甲状腺肿

（一）原理

非毒性甲状腺肿是指无甲状腺功能亢进症的甲状腺肿大，是临床最常见的甲状腺疾病之一，可分为慢性非毒性甲状腺肿、多结节非毒性甲状腺肿和孤立性结节非毒性甲状腺肿 3 类。未经治疗的非毒性甲状腺肿患者随病程进展可发生甲状腺功能减退或甲状腺功能亢进。用 ¹³¹I 治疗非毒性甲状腺肿简单、安全、有效，能明显缩小甲状腺，复发率低，可重复治疗。缺点是患者可能发生甲状腺功能减退。

（二）适应证和禁忌证

1. **适应证**　确诊为非毒性甲状腺肿，甲状腺明显肿大，内科治疗效果差，有手术高危因素，拒绝手术或术后复发者；非毒性甲状腺肿患者，为美容的目的要求 ¹³¹I 治疗者。

2. **禁忌证**　妊娠和哺乳患者；怀疑有甲状腺恶性病变者。

（三）治疗方法

患者的准备和计算 ¹³¹I 剂量的方法与 ¹³¹I 治疗甲状腺功能亢进相同。每克甲状腺组织计划给予的 ¹³¹I 剂量为 2.96~4.44MBq（80~120μCi），根据患者个体化临床表现及其他具体情况酌情增减。如病情需要，半年后可考虑重复治疗。

（四）疗效评价

大部分患者经治疗后甲状腺体积明显缩小，颈部压迫症状得以改善。影响疗效的因素有甲状腺体积的大小、病程长短和给予的 ¹³¹I 剂量。甲状腺体积缩小的程度与 ¹³¹I 用量大小有关，年轻、病程短者效果最好。少数患者在治疗后可出现放射性甲状腺炎，但一般症状轻微，可观察或对症处理。¹³¹I 治疗后出现永久性甲状腺功能减退是其主要转归，需要给予外源性甲状腺激素替代治疗。

本章小结

目前甲状腺功能亢进症主要有 3 种治疗方法：内科 ATD 治疗、外科甲状腺次全切除术和核医学科 ¹³¹I 治疗。3 种方法各有利弊，但并不存在互斥。核医学科 ¹³¹I 治疗甲亢简便、安全、经济，疗程短，并发症少，治愈率高，复发率低，已成为临床治疗甲亢的一种常规方法。本章重点阐述了 ¹³¹I 治疗格雷夫斯病的原理、方法、适应证与禁忌证、疗效评价等，也介绍了 ¹³¹I 治疗中的其他问题。本章还重点介绍了 ¹³¹I 对分化型甲状腺癌的治疗，也简单介绍了其他甲状腺疾病的 ¹³¹I 治疗。

（蒋宁一）

参考文献

1. 中华医学会内分泌学分会. 中国甲状腺功能亢进症和其他原因所致甲状腺毒症诊治指南［J］. 中华内分泌代谢杂志，2022，38（8）：700-748.

2. 黄钢. 核医学与分子影像临床操作规范：甲状腺疾病的 ¹³¹I 治疗［M］. 北京：人民卫生出版社，2014.

3. 李林，李思进. ¹³¹I 治疗格雷夫斯甲亢指南（2021 版）［J］. 中华核医学与分子影像杂志，2021，41（4）：242-253.

4. 蒋宁一，林岩松，关海霞，等. ¹³¹I 治疗格雷夫斯甲亢指南（2013 版）［J］. 中华核医学与分子影像杂志，2013，33（2）：83-94.

5. ROSS D S. Radioiodine therapy for hyperthyroidism［J］. N Engl J Med，2011，364（6）：542-550.

6. HAUGEN B R，ALEXANDER E K，BIBLE K C，et al. 2015 American Thyroid Association management guidelines for adult patients with thyroid nodules and differentiated thyroid cancer：the American Thyroid Association Guidelines Task Force on thyroid nodules and differentiated thyroid cancer［J］. Thyroid，2016，26（1）：1-133.

7. 谭建，蒋宁一，李林，等. ¹³¹I 治疗分化型甲状腺癌指南（2014 版）［J］. 中华内分泌代谢杂志，2014，34（4）：246-278.

8. 中华医学会内分泌学分会，中华医学会外科学分会内分泌学组，中国抗癌协会头颈肿瘤专业委员会，等. 甲状腺结节和分化型甲状腺癌诊治指南（第二版）［J］. 中华内分泌代谢杂志，2023，39（3）：181-226.

第十四章　放射性药物治疗骨转移癌

骨骼是各种恶性肿瘤最容易发生转移的组织,其中肺癌、乳腺癌和前列腺癌骨转移的发生率可为 70%~85%。恶性肿瘤发生骨转移后,可导致顽固性骨疼痛、功能障碍、病理性骨折、脊髓压迫及高钙血症等一系列骨相关事件(skeletal related event, SRE),会严重影响患者的生活质量并减少生存时间。骨转移引发的顽固性骨疼痛往往需用吗啡类镇痛药才能奏效,但有些患者持续反复用药后镇痛作用逐渐下降,难以达到理想效果,且镇痛药物本身对转移灶并不产生治疗作用。恶性肿瘤骨转移常以多发病灶出现,甚至呈广泛性骨转移,镇痛并提高晚期癌症患者的生活质量已成为临床医生的主要任务。目前,骨转移癌常用的治疗方法有外科手术、外放射治疗、激素疗法、化学药物治疗、放射性药物治疗及中药治疗等。放射性药物内照射治疗近年来发展较快,现已成为治疗转移性骨肿瘤伴骨痛的重要手段。

第一节　放射性药物治疗骨转移癌的基本原理

骨转移癌是原发肿瘤经由血液或淋巴系统等途径侵犯到骨骼的不同部位所致,最易侵犯的部位是椎体、骨盆和肋骨,病变广泛时可侵犯颅骨、胸骨和四肢长骨等。原发肿瘤来源多为前列腺癌、乳腺癌、肺癌和鼻咽癌,肾、甲状腺、膀胱、子宫颈和胰腺等脏器的肿瘤也会发生骨转移。放射性核素全身骨显像是早期诊断骨转移癌最为有效的方法。

一、骨转移引起骨痛的原因

骨转移癌的骨痛常是经历几周或几个月逐渐发展起来的,并呈进行性加重。疼痛多很局限,常为剧痛,且在夜间加重,患者往往难以忍受。骨转移癌骨痛的成因有多种机制:①肿瘤细胞产生的化学物质刺激或肿瘤本身浸润神经支配丰富的骨膜;②肿瘤的机械性压迫引起骨组织变薄与骨质破坏;③肿瘤侵犯病灶周围的神经组织;④骨转移癌病灶的局部炎症反应导致前列腺素、缓激肽等化学介质释放,造成骨内膜或骨膜伤害性刺激感受器激活,这也可能是导致顽固性骨痛的原因之一。

二、放射性药物治疗骨转移癌的原理

恶性肿瘤发生骨转移时,骨转移瘤病灶因骨组织破坏而呈现局部骨组织代谢及成骨修

复异常活跃。治疗骨转移癌的放射性药物都具有很好的趋骨性，导致转移灶局部聚集大量放射性药物，其发射的 α、β 射线对局部肿瘤病灶发挥内照射作用，通过射线的电离辐射生物学效应，引起病灶内毛细血管扩张、炎性细胞浸润及肿瘤细胞水肿、核空泡形成、胞核固缩与消失，最终使骨转移癌病灶坏死或纤维化形成，从而不同程度地抑制、缩小或清除肿瘤病灶而起到治疗作用。

放射性药物缓解骨转移癌骨痛的机制尚未完全明确，可能与以下因素有关：① α、β 粒子辐射效应对肿瘤细胞产生直接杀伤作用使病灶缩小，减轻了骨膜和骨髓腔的压力以及肿瘤组织对神经的压迫；②骨转移病灶受侵蚀骨重新钙化；③电离辐射作用干扰了神经末梢去极化过程，从而影响疼痛信号转导；④抑制了缓激肽、前列腺素等疼痛介质的分泌；⑤膦酸盐类化合物沉积在成骨细胞活跃区，具有缓解疼痛的作用；⑥淋巴细胞分泌各种细胞分裂激动素，具有调升疼痛的作用，治疗后肿瘤部位淋巴细胞死亡也是疼痛缓解的原因之一。

第二节　适应证与禁忌证

一、适应证

放射性核素治疗肿瘤骨转移所适用的患者主要有以下两类：①临床、病理及各种影像检查确诊的恶性肿瘤骨转移伴骨痛患者，尤其是广泛性骨转移癌所致的剧烈骨痛，经镇痛药物治疗、化疗和放疗无效者，核素骨显像显示病灶有异常放射性浓聚灶；②恶性骨肿瘤不能手术切除或术后有残留癌肿，且核素骨显像表现为放射性浓聚的患者。所有患者应同时具备白细胞不低于 $3.5 \times 10^9/L$，血小板不低于 $80 \times 10^9/L$，且预测生存期至少为 8 周。

二、禁忌证

应用放射性核素治疗骨转移癌时，对于下列患者应禁忌使用：①核素骨显像示病灶无放射性浓聚或呈"冷区"的溶骨性病变者；②化疗或放疗后出现严重骨髓功能抑制者（血小板 $\leq 80 \times 10^9/L$，白细胞 $\leq 3.5 \times 10^9/L$）；③近期（6 周）内进行过细胞毒素药物治疗者；④严重肾功能受损者；⑤脊柱破坏伴病理性骨折和/或截瘫者；⑥妊娠、哺乳期妇女。

第三节　放射性药物

治疗骨转移癌的放射性药物具有如下特性：①放射性药物选择性浓聚到骨转移灶，病变骨组织与正常骨组织之间有较高的摄取比，骨髓毒性反应小；②放射性药物在骨转移癌灶内的摄取稳定，其生物半衰期与放射性核素的半衰期接近；③放射性药物能迅速自病变骨组织以外的机体组织和正常骨组织中清除；④^{99m}Tc-MDP 全身骨显像能反映其在体内的分布。

一、^{89}锶（^{89}Sr）

^{89}Sr 是目前治疗骨转移癌最常用的放射性药物之一，^{89}Sr 发射纯 β 射线，半衰期为 50.5 天，β 射线的最大能量为 1.46MeV，组织内的射程约为 6.7mm。Sr 在元素周期表上是位于钙（Ca）之后的 2A 族亲骨性金属元素，其化学性质和体内生物学行为类似钙，进入体内后几乎与 Ca 一样参与骨的矿物营养物质代谢并在骨中聚集。^{89}Sr 静脉注射液很快自血中廓清而浓聚在成骨活跃的骨组织，骨转移癌部位的聚集量是正常骨的 2~25 倍，病灶接受的 ^{89}Sr 的辐射剂量为 21~231cGy/MBq，肿瘤与骨髓的吸收剂量之比为 10∶1，给药后 48 小时尿中排泄量小于 10%。^{89}Sr 在骨肿瘤病灶的生物半衰期为 50 天以上，远远大于正常骨骼的 14 天，静脉注射后 90 天病灶内 ^{89}Sr 的滞留量仍可为 20%~88%。因此，^{89}Sr 治疗骨转移癌具有治疗作用时间长、镇痛效果好的优点。^{89}Sr 在骨转移癌病灶内的长时间停留可能与正常骨释放的 ^{89}Sr 出现再循环而被转移灶重新摄取，以及 ^{89}Sr 被置换到更深层的成骨细胞而不是停留在骨表面等有关。^{89}Sr 还具有降低碱性磷酸酶和前列腺素水平，有利于减轻骨质溶解、修复骨质达到镇痛和降低血钙的作用。

二、^{153}钐 - 乙二胺四甲撑膦酸（^{153}Sm-EDTMP）

^{153}钐（^{153}Sm）具有理想的物理特性，半衰期为 46.3 小时，发射 β 射线和 γ 射线。β 射线能量分别为 0.805MeV（20%）、0.710MeV（50%）和 0.640MeV（30%），平均能量为 225keV，组织中射程仅为 3.4mm，对骨髓的辐射影响轻微。^{153}Sm-EDTMP 亲骨性高，在体内的生物学分布与 ^{99m}Tc-MDP 类似，静脉注射后主要与骨中的羟基磷灰石晶体通过化学吸附作用分布在骨及骨转移癌病灶，聚集量占注入剂量的 56%。骨转移癌病灶与正常骨组织摄取量比值可达 16∶1，未被摄取的部分很快通过肾脏排泄。^{153}Sm-EDTMP 注射后 3 小时骨组织吸收剂量达到最高，但注射后 5 天骨中仍有较高的滞留，而非骨组织中的放射性在注射后 6~8 小时几乎被完全清除。

^{153}Sm-EDTMP 已由美国 FDA 批准作为骨转移癌治疗药物。其具有如下优点：①半衰期短，可以大剂量反复给药；②^{153}Sm 发射 103keV 的 γ 射线，适宜进行体外显像，以了解骨骼本身的病变状况，有利于对病变的随访观察和调节药量；③对造血系统影响小，即使每千克体重静脉注射 1 110~1 295MBq（30~35mCi）也未见骨髓受抑制的报道；④价格较便宜。

三、^{177}镥 - 乙二胺四甲撑膦酸（^{177}Lu-EDTMP）

^{177}Lu 发射 3 种能量的 β 射线（479keV、384keV、176keV），平均软组织射程 0.35mm，物理半衰期为 6.7 天，同时还发射 γ 射线（113keV 和 208keV）。^{177}Lu-EDTMP 的药理特性与 ^{153}Sm-EDTMP 相似，静脉注射后主要被骨骼摄取，24 小时后血液滞留量 <1%。与 ^{153}Sm-EDTMP 相比，由于其能量相对较低，射程较短，故骨髓抑制更轻。

四、^{188}铼 - 羟乙二磷酸（^{188}Re-HEDP）和 ^{186}铼 - 羟乙二磷酸（^{186}Re-HEDP）

^{188}Re-HEDP 和 ^{186}Re-HEDP 是近年临床上很具临床应用价值的治疗骨转移癌的放射性

核素,尤其是 ^{188}Re-HEDP 获得方便,在国内已得到广泛应用。

^{188}Re 可由 ^{188} 钨(W)-^{188}Re 发生器获得或反应堆生产,其半衰期为 16.9 小时,β 射线最大能量为 2.12MeV,并发射能量为 155keV(丰度 10%)的 γ 射线,组织内的射程约为 4mm。临床上 ^{188}Re-HEDP 的制备常用 ^{188}W-^{188}Re 发生器的新鲜淋洗液标记 HEDP 而成,其体内生物学行为与 ^{99m}Tc-MDP 相似。静脉注射后迅速为骨组织所摄取,且大多数滞留在骨及骨转移癌病灶内,未被摄取的部分由肾脏排泄。^{188}W-^{188}Re 发生器使用非常方便,可连续使用半年之久,其 γ 射线可用于显像,能借此估算内照射辐射吸收剂量和评价治疗前后病灶变化。因此,^{188}Re-HEDP 是一种较理想的治疗骨转移癌的放射性药物。

^{186}Re 由反应堆生产,半衰期为 92 小时,β 射线最大能量为 1.07MeV,γ 射线能量为 137keV(丰度 9%),组织中射程 4.7mm。^{186}Re-HEDP 像其他亲骨性放射性核素一样能被骨组织所摄取,其体内生物学行为类似于 ^{188}Re-HEDP,但由于 ^{186}Re 价格高,不能长时间储存备用,因而国内临床应用受限。

五、^{117m} 锡 – 二乙烯三胺五乙酸(^{117m}Sn-DTPA)

^{117m} 锡(^{117m}Sn)的半衰期为 13.6 天,以内转换电子的形式发射能量为 127keV 和 156keV 的 β 射线以及 158.6keV 的 γ 射线,后者非常适合作骨显像。动物实验证实 Sn 离子具有较高的亲骨特性,人体研究也表明 ^{117m}Sn-DTPA 静脉注射后大部分(77%)被骨骼所摄取,骨表面与骨髓比值男性为 8.98∶1,女性达 10.9∶1,这在所有亲骨性放射性核素中是最高的,^{117m}Sn 在软组织中的射程为 0.3mm,足以对肿瘤组织产生有效影响而不损伤骨髓,这些特性可能与内转换电子相对较低的能量有关。^{117m}Sn-DTPA 主要自尿中清除,24 小时内约有 11% 被排泄。^{117m}Sn-DTPA 的生产比 ^{153}Sm 和 ^{186}Re 困难,需要在反应堆照射富集靶 ^{116}Sn 来产生,因而临床应用受限。

六、正 ^{32} 磷酸盐(^{32}P-orthophosphate)

^{32} 磷(^{32}P)半衰期为 14.3 天,发射纯 β 射线,能量为 1.71MeV。正 ^{32} 磷酸盐是应用最早的骨转移癌治疗药物,可追溯到 20 世纪 40 年代。正 ^{32} 磷酸盐与磷酸盐一样参与骨羟基磷灰石结晶的形成与代谢,结合量多达注射剂量的 85%。此外,磷酸盐是细胞中 RNA 和 DNA 的重要骨干成分,并参与细胞的能量代谢,这些均导致正 ^{32} 磷酸盐聚集在代谢旺盛的骨转移癌病灶,并借助射线的电离辐射作用引退转移瘤细胞的破坏和死亡。

七、^{223} 镭(^{223}Ra)

2013 年 5 月,^{223}Ra 被美国 FDA 批准用于伴有症状且无内脏转移的转移性去势抵抗型前列腺癌(metastatic castration-resistant prostate cancer, mCRPC)患者的治疗。2020 年 8 月,中国国家药品监督管理局(National Medical Products Administration, NMPA)也正式批准 ^{223}Ra 的临床使用。目前,^{223}Ra 治疗 mCRPC 已被美国国家综合癌症网络(NCCN)、美国泌尿外科协会(AUA)、欧洲泌尿外科协会(EAU)、中国临床肿瘤学会(CSCO)及中华医学会泌尿外科学分会(CUA)等国内外各大机构的指南推荐用于伴有症状性骨转移且无已知内脏转移的mCRPC 患者的治疗。

^{223}Ra 由发生器生产,是碱土元素,和钙同族,物理半衰期为 11.4 天,主要发射能量为

5~7.5MeV 的 α 粒子（丰度为 95.3%），属于高传能线密度放射性核素（80keV/μm），同时也发射能量为 0.445MeV 和 0.492MeV 的 β 射线（丰度为 3.6%），以及能量为 0.01~1.27MeV 的 γ 射线（1.1%），其在骨转移病灶的浓聚与 ^{99m}Tc-MDP 骨显像有很好的一致性，治疗前进行 ^{99m}Tc-MDP 骨显像可预测 ^{223}Ra 在骨转移病灶的浓聚情况。^{223}Ra 的体内生物学行为类似钙离子，通过与骨骼中的羟基磷灰石结晶形成复合物，选择性地聚集于骨骼，^{223}Ra 发射的 α 粒子射程小于 100μm（不到 10 个细胞直径），在骨表面与红骨髓吸收剂量比约为 10∶1，对骨髓抑制相对较小。^{223}Ra 在骨转移部位的中位清除半衰期为 8.2（5.5~11.4）天，每次 50kBq/kg 注射骨转移部位中位吸收剂量为 0.7（0.2~1.9）Gy；相对生物效应加权吸收剂量为 899（340~2 450）mGy/MBq。^{223}Ra 血液清除快，注射后 1 小时血液中的放射性为给药量的 6%，24 小时低于 1%，^{223}Ra 主要通过肠道排泄，肾脏排泄 <5%，肾功能不全患者安全性好。

第四节 治疗方法与疗效评价标准

一、患者准备

治疗前检查需测量身高、体重，进行 ^{99m}Tc-MDP 全身骨显像、X 线检查、血常规、肝肾功能及相关酶学检查等。如进行过放疗、化疗者，需间隔 2~4 周再行核素治疗，有条件时测定患者对放射性药物的骨摄取率。^{223}Ra 治疗前应行 CT 和 / 或 MRI 等传统影像学检查或 ^{18} 氟 - 氟化钠（^{18}F-NaF）、^{68} 镓（^{68}Ga）或 ^{18} 氟（^{18}F）标记前列腺特异性膜抗原（PSMA）等新型影像技术评估淋巴结及内脏转移情况。

二、疗效评价标准

（一）治疗前临床分级标准

骨转移癌的临床情况分级标准各家不尽相同，一般将疼痛分为 4~5 级。《核医学诊断和治疗规范》将骨转移癌患者治疗前的食欲、睡眠、疼痛分为 4 级，将生活质量和体力状况分为 5 级。根据表 14-1 所列标准可对骨转移癌患者治疗前后的状况做出量化评价。

（二）疗效评价标准

1. 骨痛反应的评价标准

分级包括① Ⅰ 级：所有部位的骨痛完全消失。② Ⅱ 级：至少有 25% 部位的骨痛消失或骨痛明显减轻，必要时仅需服用少量的镇痛剂。③ Ⅲ 级：骨痛减轻不明显或无任何改善，甚至加重。

观察期间应密切注意和记录骨痛消失、开始缓解、缓解维持和复发的时间。

恶性肿瘤患者体能状态的评价方法还有很多，美国东部肿瘤协作组体力状况 ECOG 评分标准（Eastern Cooperative Oncology Group Performance Status Scale, ECOGPS）的计分方法与表 14-1 中生活质量和体力状况的评分方法类似。此外，Karnofsky 依据患者能否正常活动及生活自理程度等提出了 Karnofsky 行为评分（Karnofsky performance status, KPS）。

表 14-1　骨转移癌患者临床情况分级标准

分级	食欲	睡眠	疼痛	生活质量和体力状况
Ⅰ级	正常	正常	无疼痛	活动能力完全正常
Ⅱ级	食量减少 1/3	睡眠略差,但无须服用安眠药	轻度疼痛,能忍受,睡眠不受干扰	能自由走动及从事较轻体力劳动,但不能从事较重体力劳动
Ⅲ级	食量减少 1/2	服药后方能入睡	中度疼痛,正常生活和睡眠受到干扰,要求服用镇痛剂,阿司匹林服用量为 650mg 左右,或可待因口服用量为 32mg 左右,或哌替啶 50mg 左右	能走动,生活能自理,但已丧失工作能力,日间一半时间可以起床活动
Ⅳ级	食量减少 2/3 或无食欲	服用药物也难入睡	重度疼痛,正常生活和睡眠受到严重干扰,须用镇痛剂治疗,哌替啶肌内注射用量为 5mg 左右,或吗啡注射用量为 10mg 左右	生活仅能部分自理,日间一半以上时间卧床
Ⅴ级	卧床不起,生活完全不能自理			

2. 转移灶疗效评价标准

分级包括①Ⅰ级(显效):X 线平片检查或骨显像证实所有部位的转移灶出现钙化或消失。②Ⅱ级(有效):X 线平片检查证实转移灶上下径和横径乘积减小 50% 或钙化大于 50%,或骨显像显示转移灶数目减少 50%。③Ⅲ级(好转):X 线平片检查证实转移灶的两径乘积减小 25% 或钙化大于 25%,或骨显像证实转移灶数目减少 25% 以上。④Ⅳ级(无效):X 线平片检查证实转移灶两径乘积减小或钙化小于 25%,或无变化,或骨显像显示转移灶数目减少不到 25%,或无变化。

全身骨显像在骨转移癌的疗效预测和评估中有重要价值,但骨显像结果的解释要结合临床进行。如治疗后早期骨显像上显示的放射性摄取增强,可以是骨转移灶对治疗的良好反应,其机制与治疗后成骨作用增强有关(闪烁现象),而摄取减少可因为骨肿瘤细胞的破骨活动导致骨溶解增加所致。然而,到后期治疗有效时,由于骨肿瘤细胞的破骨活性减少、成骨活性增加使病灶愈合,此时骨显像上即可见到反映病灶真正好转的放射性摄取减少或消失。因此。在治疗后 3~6 个月期间的骨显像应结合系列骨钙、碱性磷酸酶及 X 线检查一起解释,并注意合理制定随访时间。

三、用量和剂量计算

(一)^{89}Sr

^{89}SrCl$_2$ 为静脉注射。推荐剂量一般为 1.48~2.2MBq(40~60μCi)/kg 体重,成人一般用量为 111~185MBq(3~5mCi)/次,最常用的剂量为 148MBq(4mCi),而且疗效并不随剂量的增加而明显提高。过大的剂量并不能明显提高疗效,反而增加患者的经济负担和毒副作用。

(二)^{153}Sm-EDTMP

^{153}Sm-EDTMP 在骨中的摄取因人而异,骨摄取率为 10%~93%,合理使用给药剂量有着重要意义。目前,主要有以下 4 种剂量计算方法。

1. 按体重计算给药剂量,通常按 22.2~37MBq(0.6~1.0mCi)/kg 体重给药,这是目前临床上最常用的方法。

2. 固定剂量法，每次给予 1 110~2 220MBq（30~60mCi）。

3. 按红骨髓吸收剂量计算给药剂量，一般以红骨髓吸收剂量控制在 200cGy 以内来计算患者注射 ^{153}Sm-EDTMP 的总量。

4. 根据患者对 ^{153}Sm-EDTMP 的骨摄取率计算其治疗用剂量。

（三）^{177}Lu-EDTMP

常用推荐剂量为静脉注射 3.7GBq（100mCi）。

（四）^{188}Re-HEDP 和 ^{186}Re-HEDP

^{186}Re-HEDP 和 ^{188}Re-HEDP 常用推荐剂量分别为静脉注射 925~1 295MBq（25~35mCi）和 14.8~22.2MBq（0.4~0.6mCi）/kg。国外剂量普遍较大，可为 76~97mCi。

（五）^{117m}Sn-DTPA

目前临床应用的剂量范围为 2.64~10.58MBq（71~286μCi）/kg 体重，静脉注射给药。

（六）正 ^{32} 磷酸盐

单次注射剂量为 185~444MBq（5~12mCi）；可在 1 个月内多次间隔给药，总量可达 888MBq（24mCi），具体执行时需要参照患者有无并发症和对治疗的反应。

（七）^{223} 镭

目前推荐剂量为 50kBq（1.35μCi）/kg 体重，每 4 周 1 次，6 次为 1 个疗程。

四、给药方法

所有药物为静脉给药，建立静脉通道后一次性缓慢注射，时间在 1 分钟以上，注射完毕后再应用 5~10ml 生理盐水冲洗静脉通道。^{89}Sr 和 ^{223}Ra 是钙离子的类似物，注射太快可能会出现血管扩张与心律失常。EDTMP 和 HEDP 具有螯合钙离子的作用，快速注射可能导致低钙血症。

五、重复治疗

在下列情况下考虑重复治疗：①骨痛缓解，进一步重复治疗以控制或清除病灶；②骨痛减轻但未消失，或骨痛缓解后又复发；③第 1 次治疗效果显著而未达到红骨髓最大吸收剂量；④虽达到红骨髓最大吸收剂量，但患者仍有骨痛，且随访中外周血常规变化不明显（白细胞 $\geq 3.5 \times 10^9$/L，血小板 $\geq 80 \times 10^9$/L）。重复治疗的间隔与放射性药物的有效半衰期有关，建议 3 个月后进行第 2 次 ^{89}Sr 治疗，^{153}Sm-EDTMP 需间隔 4 周以上，^{223}Ra 可每 4 周注射 1 次。

六、不良反应

（一）早期反应

^{89}Sr 为纯 β 射线核素，患者接受治疗时全身辐射影响很少，目前未见有恶心呕吐、腹泻、蛋白尿、血尿、皮肤红斑或皮疹、脱发、发热、寒战和过敏等早期反应的报道。^{153}Sm-EDTMP 个别患者有恶心、呕吐、腹泻、发热、脱发及皮肤过敏等症状，但一般症状较轻，对症处理即可。^{223}RaCl$_2$ 治疗中最常见的早期不良反应（$\geq 10\%$）是恶心、腹泻、呕吐和水肿等。

（二）"闪烁痛"

部分患者（6%~10%）治疗后出现骨痛暂时性加剧，多发生于治疗后的 2~10 天，持续

2~4 天。^{89}Sr 治疗骨转移瘤后骨痛加剧预示着骨痛缓解即将来临,这种骨痛加剧属于"反应性"骨痛,可通过一次缓慢注射甲基泼尼松龙 80~150mg 而很快控制。

(三)骨髓抑制作用

^{89}Sr 治疗的副作用总体轻微,仅有轻度一过性骨髓抑制。20% 左右的患者出现白细胞与血小板可逆性下降,一般发生在治疗后第 2~5 周,8~12 周左右恢复,大多降低幅度小于基础测定值的 20%,但也有最大幅度较基础水平约降低 50% 的个例报道。^{153}Sm-EDTMP 治疗后外周血中的血小板与白细胞可呈一过性数量减少,一般在 3~4 周降至最低点,5~6 周恢复到治疗前水平。^{188}Re-HEDP 与 ^{186}Re-HEDP 和 ^{117m}Sn-DTPA 均无明显的骨髓抑制反应,^{32}磷酸钠治疗骨转移癌时,部分患者呈现短暂的骨髓抑制与全血减少,Ⅱ级毒性反应率较 ^{89}Sr 高,大多发生在治疗后 4~8 周,恢复至正常需要约 8 周时间,但罕见发生再生障碍性贫血的报道。^{223}Ra 最常见的药物相关不良反应包括骨髓抑制和消化道不良反应,在接受 ^{223}Ra 治疗过程中,最常见(≥10%)的不良反应为腹泻、恶心、呕吐、血小板减少症等,最严重的不良反应为血小板减少症和中性粒细胞减少症。^{223}RaCl$_2$ 治疗时存在骨髓衰竭或进行性全血细胞数量减少的可能性约为 2%。

(四)公众辐射防护

应用放射性药物治疗对公众的影响应符合 GBZ 120—2020《核医学放射防护要求》、HJ 1188—2021《核医学辐射防护与安全要求》,在使用过程需采取适当的防护措施确保辐射安全,治疗时对其他人员(如医护人员、陪护以及家庭接触成员)的潜在危害主要来自从体液泄漏的辐射(如尿、粪或呕吐物等),部分治疗药物含 γ 射线但能量及丰度较低而容易防护。^{223}Ra 治疗过程中应按照 α 衰变放射性废物进行收集、储存、处理。放射性废物的暂存和处理应安排专人负责,并建立废物暂存和处理台账,应避免药物污染,规范处理患者排泄物。

第五节　临床应用与疗效评价

一、^{89}Sr

^{89}Sr 已被广泛用于前列腺癌、乳腺癌、肺癌、肾癌和鼻咽癌所致骨转移疼痛的治疗,也有助于预防和延缓骨转移癌骨痛的发生。国内多中心研究报告 ^{89}Sr 缓解骨痛的有效率为 85% 以上,尤其对前列腺癌和乳腺癌的镇痛疗效更好。大多数情况下,骨转移癌患者给药后 10~20 天疼痛开始减轻,6 周内症状常明显改善,一次注射后镇痛效果可维持 1~15 个月,平均 3~6 个月。患者用药后主要表现为对镇痛药的依赖性降低,活动能力和睡眠质量改善,对再次放疗的需求减少。注射 ^{89}Sr 后最初几天内(一般为第 5~10 天),有 5%~10% 的患者可出现短暂的一过性疼痛加重现象,持续 2~4 天,称为"反跳现象"或"闪烁痛"(pain flare)。大多数学者认为"闪烁痛"预示着患者对 ^{89}Sr 治疗的反应良好。

^{89}Sr 发射的 β 射线能杀死肿瘤细胞,在发挥良好镇痛疗效的同时,具有抑制骨转移病灶而使其缩小或消失的作用。此外,^{89}Sr 还可降低碱性磷酸酶和前列腺素水平,有利于减轻

骨质溶解，达到修复骨质、镇痛和降低血钙的作用。已有研究证实，部分骨转移癌病灶 ^{89}Sr 治疗后 X 线检查呈现明显的骨小梁修复，原有的溶骨性损害转为硬化型，并有再钙化征象。核素全身骨显像或 ^{89}Sr 韧致辐射显像也发现 50%~70% 的患者治疗后病灶放射性聚集减少。

二、^{153}Sm-EDTMP

^{153}Sm-EDTMP 治疗对缓解骨转移癌骨痛的总有效率为 65%~92.7%，镇痛起效时间为（7.9±6.8）天，疼痛缓解维持时间为 1~11 个月（平均 2.6~3 个月），少数患者可在给药后 2~3 天出现"闪烁痛"现象。对于不同病因所致的骨转移瘤骨痛，以乳腺癌和前列腺癌效果最佳，肺癌和鼻咽癌次之。

^{153}Sm-EDTMP 对于骨肿瘤病灶的抑制消除作用在以原发性骨肿瘤为模型的动物实验中已得到证实。在临床研究中，国外有报告应用 ^{153}Sm-EDTMP 治疗后，骨转移灶消失的患者占 10%~20%。邓候富等在随访 300 例骨转移癌患者的临床资料中发现，29 例病灶完全消失，51 例患者转移灶数量减少或病灶缩小，骨显像表现为散发性、局灶型或小病灶（直径一般在 2cm 以下），且转移灶集中在中轴骨（如肋骨、胸和腰椎）、骨皮质未受破坏者疗效最好。

三、^{177}Lu-EDTMP

^{177}Lu-EDTMP 的药理特性与 ^{153}Sm-EDTMP 相似，静脉注射后主要被骨骼摄取，24 小时后血液滞留量 <1%。与 ^{153}Sm-EDTMP 相比，由于其能量相对较低，射程较短，故骨髓抑制更轻。

四、^{188}Re-HEDP 和 ^{186}Re-HEDP

^{188}Re-HEDP 显示了良好的缓解骨痛效果。镇痛有效率为 80% 以上，20% 的患者可以停用镇痛药。一组 61 例骨转移癌患者的随访研究表明，对于不同原发肿瘤类型的缓解率依次为膀胱癌 100%、乳腺癌 83%、前列腺癌 80%、肺癌 77%、肾癌 50%、其他类型肿瘤 87%。^{186}Re-HEDP 多中心研究结果表明其治疗骨转移癌总镇痛有效率达 81.9%，镇痛维持时间为（4.11±2.65）个月，29% 的患者疼痛消失。

五、^{117m}Sn-DTPA

^{117m}Sn-DTPA 是治疗骨转移癌的新型放射性药物。据报道，镇痛总有效率为 75% 以上，其中疼痛消失者约占 30%。剂量大小与镇痛有效率无明显相关，但与镇痛起效时间有关，大剂量（≥6.61MBq/kg）缓解疼痛相对更快，仅需 5±3 天，而小剂量给药时需要 19±15 天。

六、正 ^{32} 磷酸盐

骨痛减轻常出现在服用正 ^{32} 磷酸盐后 3~5 天，骨痛缓解率为 50%~80%，持续时间为（5.1±2.6）个月，最长骨痛减轻的时间为（16.8±9.4）个月。乳腺癌骨转移的疗效优于前列腺癌，镇痛有效率达 85%。雄激素能使肿瘤细胞摄取正 ^{32} 磷酸钠增加 5~20 倍，甲状旁腺激素（PTH）也促进骨摄取正 ^{32} 磷酸钠，因而均有助于加强其治疗作用。

七、²²³Ra

²²³Ra 是美国 FDA 批准的首个发射 α 粒子的骨转移癌治疗药物。²²³Ra 治疗症状性 mCRPC 具有良好的临床效果,可以延长患者生存时间,延缓骨不良事件的发生,提高生活质量且不良反应较少。ALSYMPCA 研究是首个报道 ²²³Ra 治疗 mCRPC 的国际多中心、随机、双盲、安慰剂对照的Ⅲ期临床试验,该研究针对有症状、≥2 个骨转移灶、无已知内脏转移、既往接受过多西他赛治疗或不适合 / 不接受多西他赛治疗的 mCRPC 患者,连续 6 次注射 ²²³Ra 或相匹配的安慰剂治疗,同时所有患者均接受最佳标准治疗。研究结果证实:与安慰剂组相比,²²³Ra 显著改善了患者 OS,降低 30% 的死亡风险(14.9 个月 vs.11.3 个月,$P<0.001$);推迟首次出现症状性骨相关事件(symptomatic skeletal event, SSE)5.8 个月(15.6 个月和 9.8 个月,$P<0.001$);亚组分析亦证实,无论之前是否进行过化疗,患者均能从 ²²³Ra 治疗中获益(图 14-1)。²²³Ra 在亚洲人群中的研究数据与 ALSYMPCA 研究相当,中位总生存期(overall suvival, OS)为 14.0 个月,出现 SSE 中位时间达到 26 个月。此外,来自德国、美国及荷兰等国家的多项真实世界数据也证实了 ²²³Ra 在 mCRPC 患者中的 OS 获益(10.0~17.5 个月)。

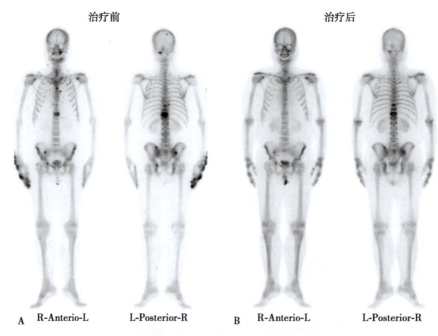

图 14-1 前列腺癌多发骨转移 ²²³镭治疗前后全身骨显像比较
A. 治疗前多发骨转移;B. 治疗后骨病灶好转,摄取显像剂减少。

本章小结

治疗骨转移癌的放射性药物主要通过放射性核素发射的 α、β 射线对局部肿瘤病灶发挥内照射作用,通过射线的电离辐射生物学效应,不同程度地抑制、缩小或清除肿瘤病灶而起到减轻疼痛和治疗肿瘤的作用。治疗骨转移癌的放射性药物种类繁多,目前临床上使用最为广泛的发射 β 射线治疗骨转移癌的放射性药物是 ^{89}Sr(氯化锶),已被广泛用于前列腺癌、乳腺癌、肺癌、肾癌和鼻咽癌所致骨转移疼痛的治疗。^{223}Ra(氯化镭)是 FDA 批准的首个发射 α 粒子的骨转移癌治疗药物,安全性良好,近年来已在我国部分医院使用,是有临床应用前景的治疗骨转移癌的放射性药物。

(唐彩华)

参考文献

1. 蒋宁一.简明核医学教程[M].2 版.北京:人民卫生出版社,2015.

2. 李少林.核医学[M].9 版.北京:人民卫生出版社,2018.

3. ASKARI E, HARSINI S, VAHIDFAR N, et al. ^{177}Lu-EDTMP for metastatic bone pain palliation: a systematic review and meta-analysis[J]. Cancer Biother Radiopharm, 2021, 36(5): 383-390.

4. LIEPE K, KOTZERKE J. A comparative study of ^{188}Re-HEDP, ^{186}Re-HEDP, ^{153}Sm-EDTMP and ^{89}Sr in the treatment of painful skeletal metastases[J]. Nucl Med Commun, 2007, 28(8): 623-630.

5. LEPAREUR N, RAMÉE B, MOUGIN-DEGRAEF M, et al. Clinical advances and perspectives in targeted radionuclide therapy[J]. Pharmaceutics, 2023, 15(6): 1-36.

6. POEPPEL T D, HANDKIEWICZ-JUNAK D, ANDREEFF M, et al. EANM guideline for radionuclide therapy with radium-223 of metastatic castration-resistant prostate cancer[J]. Eur J Nucl Med Mol Imaging, 2018, 45(5): 824-845.

7. 中国医疗保健国际促进交流会泌尿健康促进分会,中国研究型医院学会泌尿外科学专业委员会,中华医学会核医学分会治疗学组.骨转移性去势抵抗性前列腺癌 ^{223}Ra 核素治疗安全共识[J].现代泌尿外科杂志,2022,27(5):373-380.

第十五章 放射性药物介入治疗

放射性药物介入治疗(radiopharmaceutical interventional therapy)是借助穿刺、植入或插管等手段,经血管、体腔、囊腔、组织间,将载体微球或液体等形式的高比活度的放射性药物引入病灶内,直接对病变组织和细胞进行内照射,通过电离辐射生物效应抑制或破坏病变组织细胞,从而达到有效治疗的一种方法。

第一节 放射性粒子植入治疗

放射性粒子植入近距离治疗(radioactive seed implantation brachy therapy)是将含有放射性核素的微型封闭粒子源,按技术前制订的治疗计划,直接植入到肿瘤、受浸润或沿淋巴途径扩散的靶区组织内,利用粒子内放射性核素产生的射线治疗肿瘤的一种方法。其主要治疗原理是:植入肿瘤组织间的放射性粒子内的核素,通过发出 γ 射线以及电子能量转换产生特征 X 线或韧致辐射,对肿瘤细胞产生直接杀伤效应,以及辐射产生的自由基的间接作用引起组织细胞的损伤。虽然植入放射性粒子发射的射线能量相对较小,但能持续地对肿瘤细胞进行辐射作用,因此,放射性粒子可不断地杀伤肿瘤靶细胞,经过足够的剂量和半衰期,能够使肿瘤细胞坏死或失去增殖能力,从而达到姑息治疗肿瘤的目的。

放射性粒子植入近距离治疗已有近 100 年历史,近 20 年来学者们对其辐射生物学机制、辐射剂量与疗效等方面进行了大量研究,使放射性粒子植入治疗的肿瘤治疗应用种类不断增加。从 2002 年卫生行政部门批准临床开展放射性粒子植入治疗技术以来,该技术在我国恶性肿瘤多学科治疗中的作用及地位日趋凸显,已被广泛应用于各种恶性肿瘤的综合治疗中。为规范该技术的临床应用,2009 年国家卫生主管部门将该技术纳入第 3 类医疗技术管理,并制定相应的准入及应用管理规范。2017 年国家卫生健康委员会将其定为限制类医疗技术。同年,《放射性粒子植入治疗技术管理规范(2017 年版)》《放射性粒子植入治疗技术临床应用质量控制指标(2017 年版)》发布,明确了放射性粒子工作人员的上岗资质及质量控制要求等。2020 年,《中华核医学与分子影像杂志》刊登放射性《放射性 ^{125}I 粒子植入治疗恶性实体肿瘤技术质量管理核医学专家共识(2019 年版)》,为临床应用提供了更加详细的指导。

一、放射性粒子

早期放射性粒子治疗主要使用放射性核素为 ^{226} 镭（^{226}Ra）、^{222} 氡（^{222}Rn）、^{198} 金（^{198}Au）和 ^{192} 铱（^{192}Ir）等，这些核素可释放中高能 γ 射线，并发症发生率高，对临床应用的辐射防护要求较高，这限制了这类粒子的临床应用。目前临床常用放射性粒子中的核素为 ^{125} 碘（^{125}I）和 ^{103} 钯（^{103}Pd），近来 ^{241} 镅（^{241}Am）、^{169} 镱（^{169}Yb）、^{75} 硒（^{75}Se）、^{145} 钐（^{145}Sm）等放射性核素也被相继用于放射性粒子植入治疗的临床研究。

^{125}I 粒子是将放射性 ^{125}I 封焊于钛金属壳内，制成约 0.8mm×4.5mm 的"籽源"，通过植入器把粒子植入到肿瘤组织间，使放射性粒子持续低剂量近距离辐照和杀伤肿瘤组织，达到治疗和控制肿瘤的目的。^{125}I 的半衰期为 59.6 天，以电子俘获方式衰变为主，93% 的能量发生内转换，仅 7% 以 γ 射线方式释放，主要 γ 射线的能量为 36KeV。组织内半值层约为 20mm，组织穿透能力为 17mm。其初始剂量率为 7.7cGy/h，相对生物效应（relative biological effectiveness，RBE）为 1.4，临床治疗时要求精确均匀植入粒子，使得受照射剂量达到 8~10cGy/h。

二、适应证和禁忌证

（一）适应证

1. 细胞或病理学确诊的原发、复发或转移的恶性实体肿瘤。
2. 术后残灶。
3. 放化疗或其他治疗失败病例。

（二）相对禁忌证

1. 恶病质，一般情况差，不能耐受粒子治疗者。
2. 严重出凝血功能障碍。
3. 严重糖尿病。
4. 严重感染病灶。

三、治疗方法

（一）术前准备

1. 完成术前检查，包括血常规、出凝血功能、乙肝病毒、梅毒及 HIV 抗体、肝肾功能、心肺功能、粒子植入部位 CT 增强扫描等常规检查，必要时行全身骨显像、PET/CT 等其他影像检查。

2. 应用治疗计划系统（treatment planning system，TPS）制订治疗计划。根据术前影像学检查结果（CT、B 超、PET/CT 和 MRI 等）在 TPS 上勾画靶区，设定处方剂量、限定危及脏器的放射性吸收剂量，确定植入导针数，调整导针和粒子的位置，计算靶区放射性总活度，并预测肿瘤靶区和正常组织的吸收剂量分布。根据吸收剂量分布选用均匀分布或周缘密集、中心稀疏的布源方法。确定处方剂量时，还应考虑患者是否曾行外放疗、外放疗的累积剂量及时间等因素。剂量学评估参数包括：90% 靶体积受照剂量（D_{90}）≥100% 处方剂量，100% 靶体积受照剂量（D_{100}）≥90% 处方剂量，接受 100% 处方剂量的肿瘤体积比（V_{100}）≥95%，接受 90% 处方剂量的肿瘤体积比（V_{90}）=100%，接受 150% 处方剂量的肿瘤体积比（V_{150}）<60%，接受 200% 处方剂量的肿瘤体积比（V_{200}）<40%。此外，还可

采用适形指数（conformity index，CI）>50%（CI 为 1 最佳）、靶区外体积指数（external index，EI）<100%、均匀性指数（homogeneity index，HI）>50%（越接近 100% 说明大体肿瘤靶区剂量分布越均匀）。

3. 粒子质量控制及验证 至少验证 10% 的粒子（不少于 3 粒）或全部（植入数 <5 粒）并完成装枪消毒。

4. 签订知情同意书，包括疗效、手术风险、可能的及不可预知的不良反应、注意事项等。

（二）粒子植入

1. 粒子植入方式 放射性粒子植入方式有 3 种：①直视手术植入，即手术切除肿瘤后，在手术部位及可能有转移又无法切除或可能发生转移的部位将粒子植入组织间。②以 X 线、超声等影像导向经皮穿刺或通过内镜穿刺将粒子植入肿瘤实体内。③模板植入。

2. 根据 TPS 术前计划、影像学图像实施粒子治疗计划，植入方式建议采用模板引导下粒子植入，特殊部位建议使用三维打印模板引导粒子植入，在保证质量的前提下不排斥徒手操作。操作时要执行术前计划、术中 / 术后验证标准化流程，同时为保证粒子植入计划的同质化，强调术中剂量验证，确保肿瘤得到精确的处方剂量。

3. 术毕包扎手术创面，使用表面沾污仪探测手术台及周围环境，明确是否有粒子丢失，并存档记录。如有遗落的粒子，需由核医学科用铅罐回收并妥善处理。

（三）术后管理

1. 注意处理并发症。术后早期常见的并发症有出血、感染、气胸、血胸、肺栓塞等。

2. 术后 4~6 周通过 CT 薄层或 SPECT 扫描，验证治疗计划，必要时实施补充治疗。

3. 术后第 1 天、第 4~6 周应进行随访，以后每间隔 3 个月随访 1 次，不少于 2 年。内容包括生活质量评分、疼痛评分、肿瘤大小变化情况、相应肿瘤标志物变化情况、SPECT 显像观察有无粒子移位、不良反应的发生情况等；统计无进展生存期、疾病控制率、客观缓解率、缓解持续时间等肿瘤疗效评价指标。

四、粒子植入治疗的临床应用

放射性粒子植入作为治疗肿瘤的新兴疗法，其疗效越来越得到广大医护人员和肿瘤患者的认可，已经逐渐应用于多种恶性肿瘤的植入治疗，如前列腺癌、肝癌、胰腺癌、肺癌、口腔颌面部恶性肿瘤、头颈部恶性肿瘤、骨肿瘤、软组织肉瘤等肿瘤的治疗，临床效果非常满意。

（一）放射性粒子植入治疗前列腺癌

前列腺癌是男性最常见的恶性肿瘤之一。我国前列腺癌的发病率呈不断上升的趋势，70 岁以上男性的潜伏性前列腺癌发病率为 25%，其中 0.95% 可发展成临床前列腺癌。自 1914 年法国巴黎镭生物学实验室的 Pasteau 和 Degrais 医生首次报道使用镭管经尿道插入治疗前列腺癌以来，以放射性粒子植入治疗前列腺癌的方法已有 100 多年的历史。由于放射性粒子植入法操作技术简单，创伤小、疗效明显、并发症少，近十几年在我国的临床应用也越来越广泛，取得了满意的临床效果。

根据美国近距离放射治疗学会（ABS）的标准，如下情况适用于放射性粒子植入治疗。

1. 粒子植入治疗的适应证 ①临床分期为 T_1~T_{2a} 期；② Gleason 分级为 2~6 级；③前列腺特异性抗原（PSA）<10ng/ml。

2. 下列情况需要联合外放疗 ①临床分期为 T_{2b}、T_{2c}；② Gleason 分级 8~10 级；③ PSA>

20ng/ml；④周围神经受侵犯；⑤多点活检病理结果阳性；⑥双侧活检病理结果为阳性；⑦ MRI 检查明确有前列腺包膜外侵犯。

3. 前列腺体积 >60ml，需要联合内分泌治疗。一般来说，T_{1A}~T_{2C} 患者均适用放射性粒子植入治疗，低 Gleason 分级的肿瘤选择 ^{125}I 粒子治疗，高 Gleason 分级肿瘤选择 ^{103}Pd 治疗。T_3 期肿瘤由于体积过大，常超过可种植范围，少有粒子植入治疗，但可先行外放射治疗或内分泌治疗后实施粒子植入。

放射性粒子植入治疗前列腺癌的局部控制率主要取决于诊断时的分期和随访时间。常用的放射性粒子为 ^{125}I 粒子和 ^{103}Pd 粒子，大多数治疗中心应用 ^{125}I 治疗高中度分化的前列腺癌（Gleason 分级为 2~7 级），对于低分化肿瘤（Gleason 分级为 6~10 级）前列腺癌可选用 ^{103}Pd 粒子植入治疗。Potters 等对早期前列腺癌放射性粒子植入治疗的临床观察显示其生存期高达 12 年。与开放手术及外放疗相比，放射性粒子植入治疗 2~5 年的局部控制率为 83%~100%，高于外放疗。Ragde 等观察 441 例前列腺癌患者 ^{125}I 粒子植入 3、5、10、13 年后，无瘤生存率分别为 84%、79%、76%、76%。Sharkey 等分析 1 309 例前列腺癌患者疗效，放射性粒子植入治疗与根治性手术对局部前列腺癌的控制率相差无几，研究认为对于 T_1~T_2、Gleason 分级为低中级、病变局限于包膜内、无淋巴结转移的前列腺癌患者采用 ^{125}I 粒子植入治疗效果优于手术治疗。

在临床实践中需要注意粒子植入治疗可能出现的并发症，包括短期并发症和远期并发症，这些并发症主要涉及尿路、直肠和性功能等方面。短期并发症主要是尿频、尿急及尿痛等尿路刺激症状，排尿困难和夜尿增多，大便次数增多及里急后重等直肠刺激症状。长期并发症主要有慢性尿潴留、尿道狭窄、尿失禁等。Junquera 等对 800 例前列腺癌放射性粒子植入治疗的并发症进行临床分析，结果显示长期并发症有急性尿潴留（3.0%），尿失禁（0.2%）、间歇性消化道出血（12.0%）、直肠炎（2.0%）、直肠瘘（0.3%）。2001 年 5 月 ABS 推荐并发症报告应包括以下几项内容：①前列腺癌近距离治疗后的生存质量测定；②评估近距离治疗后的泌尿功能；③评估近距离治疗后的直肠功能；④评估近距离治疗后的性功能。

（二）放射性粒子植入治疗其他肿瘤

随着放射性粒子的推广，越来越多的晚期实体瘤，对外放疗不敏感或者不能耐受化疗的患者，选择了放射性粒子植入姑息治疗。该疗法可以控制患者肿瘤生长，延长生存时间，提高生活质量，已应用于肺癌、肝癌及肝转移瘤、胰腺癌、口腔颌面部恶性肿瘤、头颈部恶性肿瘤、骨肿瘤、软组织肉瘤等肿瘤的治疗，临床效果非常满意。

在治疗胰腺癌方面，采用外照射联合放射性粒子植入治疗，局部控制率可高达 88%，中位生存期可为 12 个月以上。也有报道对 470 例早期非小细胞肺癌进行了放射性粒子植入治疗，局部控制率达 68%，这一结果比单一外照射放疗效果要好得多，后者局部失控率为 39%~70%。对局部晚期非小细胞癌患者进行放射性粒子植入治疗效果也非常显著，2 年生存率可为 20% 以上。对结直肠癌的肝转移病灶进行粒子植入治疗也可取得较好的控制率，有报道显示 1、3、5 年肝转移灶的控制率分别可达 41%、23%、3%；对于单发肝转移灶 1、3、5 年病灶控制率更好，分别可达 71%、25%、8%。对于不易切除的（巨）大肝癌和晚期肝癌、胰腺癌患者经术中植入粒子亦可获得较长生存期，并明显减轻疼痛等症状。罗开元等选择大肝癌和巨大肝癌患者 60 例，行手术治疗（部分巨大肝癌姑息手术），术中植入放射性 ^{125}I 粒子，直径在 5~10cm 瘤体的有效率为 76%（42/55），直径大于 10cm 瘤体有效率为 69%

（22/32）。谢大业等报道将放射性 ^{125}I 粒子植入靶区治疗 15 例胃及肝、胆、胰区的肿瘤,其中 10 例为胃癌累及胰腺及胃肝韧带,4 例为转移性肝癌,结果显示粒子植入治疗肿瘤局部控制率高达 90%。

对于头颈部恶性肿瘤,放射性粒子单独或联合手术或外放疗等综合治疗也有多年历史。早期应用镭粒子治疗 T_1 和 T_2 期口腔癌,也获得了很好的局部控制率和非常满意的临床效果。对头颈部晚期复发癌采用手术结合放射性粒子治疗,也可取得满意的临床效果。由于大多数鼻咽癌对放射线敏感,并且其临近组织结构对放射线亦有明显耐受性,故外照射放射治疗应是首选方法。而放射性粒子植入治疗由于对周围正常组织的放射损伤较少,可适用于鼻咽顶、后壁、前壁的局限性小病灶,厚度小于 1cm 者的治疗。此外,放射性粒子植入治疗在神经系统肿瘤治疗中的应用也有一些报道。

五、放射性粒子治疗的并发症

放射性粒子植入体内可能引起的毒副作用也是被人们关注的热点。梁莉等对病理证实为恶性肿瘤且不能手术根治的 25 例患者在超声引导下或术中植入 ^{125}I 粒子,比较治疗前后 3 个月白细胞、血红蛋白、血小板无显著性差异。ALT、AST、BUN、Cr、CK 及 CK-MB 检测在多时间点亦无显著差异,粒子治疗对患者 T 淋巴细胞亚群(CD3、CD4 和 CD8)及 NK 细胞活性亦无明显影响。

然而,由于放射性粒子的长时间辐射,对肿瘤临近组织可能存在一定辐射损伤风险。例如,前列腺癌的粒子植入治疗可能发生的急性并发症有泌尿系统及消化道并发症,表现为尿频、尿痛、血尿;黏液便、血便、腹泻或便秘等。对肝癌的粒子植入治疗可能发生肝脏血管、血窦、内皮细胞经照射脱落坏死,随后纤维素及胶原沉着,阻塞管腔而致肝内血流紊乱,导致肝脏损伤。植入粒子过多,长时间照射剂量较大时,也可能出现放射性肝病 (radiation induced liver disease, RILD)。对胸部肿瘤的放射性粒子植入治疗可出现放射性肺炎和肺组织纤维化等并发症。另外,在其他组织器官的放射性粒子治疗中可以出现溃疡、瘘管、出血、穿孔、感染、肺栓塞等并发症。

六、临床疗效判断标准(OTR)及临床受益反应(CBR)

临床疗效判断按照 WHO 疗效评价标准,将患者疗效评价分为完全缓解、部分缓解、轻微缓解、疾病稳定和疾病进展。

临床受益反应评价指标包括患者的疼痛强度、镇痛药物消耗量、KPS 评分和体重变化。疗效分为有效、稳定和无效。根据疼痛评分标准(视觉模拟评分法)进行疼痛评分,每周记录患者的 KPS 评分。术后定期行血常规、肝功能等检查,记录与不良反应相关的症状。

第二节 放射性胶体腔内介入治疗

将放射性核素胶体直接注入人体腔或器官腔内,核素发出射线对腔内局部肿瘤细胞进行照射,以控制肿瘤发展,减少组织液渗入腔内等为目的的方法称为放射性胶体腔内介入治疗。放射性核素胶体是一种具有一定大小颗粒的放射性液体,是不易溶解的惰性物质。常用放射性胶体标记用的核素有 ^{198}Au、^{32}P、^{90}Y、^{186}Re 及 ^{188}Re 等,目前国内临床上常用的核素只有 ^{32}P 胶体,主要用于癌性胸腔积液、腹水的临床治疗以及放射性滑膜切除治疗慢性滑膜炎。

一、恶性胸腔积液、腹水腔内介入治疗

放射性胶体腔内介入治疗恶性胸腔积液、腹水的原理,是将发射 β 射线的放射性胶体直接注入病变腔内,大部分胶体颗粒附于体腔浆膜表层或腔内体液中游离的癌细胞上,通过射线的辐射生物作用,一方面抑制癌细胞生长,控制腔内肿瘤的发生发展;另一方面辐射也可使浆膜纤维化及其周围小血管和淋巴管闭塞,减少恶性浆液产生,减缓或暂停积液生成,达到姑息治疗作用。

(一)治疗方法

进行放射性胶体治疗恶性胸腔积液和腹水前,应先抽去一定量的胸腔积液和腹水,给药后要求患者缓慢左右翻身,有利于放射性均匀分布于腔内,同时治疗前需要明确胸腔积液、腹水是否存在粘连或分隔,是否形成包裹性积液。

1. 恶性胸腔积液的治疗方法　应用 B 超定位,于腋中、腋后线第 7~8 肋间常规消毒,铺上洞巾并做局部麻醉,用 14~16 号针头连接三通开关,沿第 8 肋上缘进针入胸腔后接上注射器,先抽去胸腔积液之后转动开关,抽取 185~555MBq(5~15mCi)^{32}P 胶体磷酸铬,加入 50ml 生理盐水稀释并充分摇匀,然后用注射器通过导管直接注入胸腔,术后穿刺部位以消毒棉垫和弹性绷带覆盖,加压包扎,防止胶体伴胸腔积液漏出,并要求患者每 10 分钟变换体位 1 次,持续至少 2 小时,以利于胶体的均匀分布。

2. 腹水的治疗方法　与胸腔内注入法相同,无脾脏大者,穿刺点选脐与髂前上棘连线的中外 1/3 交界处;有脾脏大者则在脐与耻骨联合连线之中点穿刺。将放射性胶体磷酸铬 370~740MBq(10~20mCi),稀释于 300~500ml 生理盐水中,注射放射性胶体前行腹腔穿刺抽去腹水 500ml 以上,然后将稀释的放射性胶体通过导管缓慢注入腹腔内。穿刺时避免伤及胃肠道及膀胱等器官。

3. 手术后放置法　手术中可在缝合切口前,在病变部位放置一定量放射性胶体,也可在病变区留置导管,术后通过导管注入放射性胶体。剂量与上述方法相同,给药后 24 小时内嘱咐患者经常改变体位,以确保药物在腔内均匀分布。

(二)临床应用价值

癌性胸腔积液和腹水是晚期癌症常见的并发症,一般病情进展速度较快,患者常感心累、气促、呼吸困难、腹胀、恶心等,严重时危及生命,其治疗原则主要是减少胸腔积液和腹水,减轻压迫症状。临床上治疗癌性胸腔积液和腹水的常用方法是腔内注入抗肿瘤药物,因可能加重全身化疗反应,多不与全身化疗同时进行。其次,胸膜腔内注入生物制剂或硬化剂来封闭胸膜腔,但由于副作用较多,对肿瘤无直接杀伤作用,使其应用受到限制。而放射性胶体腔内介入治疗恶性胸腔积液和腹水,疗效较常规方法理想,副作用少,但需要一段时间等辐射生物效应发挥作用后,腔内积液才逐渐减少,一般腔内注射放射性胶体后 4 周可以出现病情好转,控制恶性胸腔积液和腹水有效率可为 50%~80%,胸腔积液和腹水缓解期

为2~18个月,平均半年。对于渗出液重新出现或加重者,3~4个月后可重复治疗。与常规方法对照组研究比较,王宝霞等对56例恶性胸腔积液患者进行放射性胶体腔内介入治疗,结果提示放射性胶体腔内介入治疗恶性胸腔积液有效率(77.8%)显著高于对照组。杨永国等对恶性胸腔积液进行放射性胶体磷酸铬与顺铂腔内注射治疗癌性胸腔积液疗效比较,但观察结果显示两者的临床有效率没有显著差异。

总之,放射性胶体腔内介入治疗效果取决于肿瘤的原发部位、病理类型、有无其他部位转移、积液聚集部位及积液量多少等多种因素,与常规方法比较,放射性胶体腔内介入治疗作用持续时间长,不容易复发,无明显胸膜刺激症状,多数患者效果好,副作用少,在临床上具有较好的应用价值。

二、放射性核素关节腔注射(放射性滑膜切除)治疗慢性滑膜炎

慢性滑膜炎的常见病因为类风湿关节炎、骨关节炎、反应性关节炎等疾病。临床常用治疗方法为关节腔穿刺抽液,并注射类固醇激素。激素治疗有一定的短期疗效,但复发率高,且对伴有关节积液的滑膜炎疗效差。而放射性核素胶体对于经类固醇治疗无效,尤其伴有关节积液的病例仍有较好疗效。

1. **原理** 核医学将放射性核素诸如 ^{32}P 胶体或 ^{188}Re 胶体、^{169}Er 和 ^{90}Y-硅酸钇、^{186}Re 严格按无菌操作准确地注入拟治疗的关节腔内,利用其发射的 β 射线所产生的电离辐射生物效应,减轻或消除关节滑膜炎症,导致滑膜硬化,达到辐照滑膜切除术的目的。

2. **适应证** 慢性关节炎、风湿性关节炎和慢性滑膜炎伴关节积液。

3. **禁忌证** 急性关节炎、反应性关节炎。

4. **治疗方法** 患者平卧伸膝位,局部麻醉后,用18号针在膝关节外下或内下穿刺点穿刺,抽出积液后,向关节腔注射 ^{32}P 胶体,剂量为222MBq。也可根据选用放射性核素发射核射线的能量和关节腔大小以及疾病的严重程度和累及范围决定注射剂量。注射放射性核素的同时推注10~20ml泼尼松龙,注射后活动关节1~2分钟,让核素均匀分布。术后关节制动或卧床休息48小时以减少放射性核素从注射关节腔部位漏出。

5. **疗效评价** 根据患者关节疼痛缓解、肿胀消退程度进行疗效判断。①治愈:临床症状、体征完全消失。②好转:所有临床症状、体征明显改善。③有效:所有临床症状、体征有改善。④无效:临床症状、体征无任何改善或加重。治疗效果与疾病分期和随访时间有关,即病情轻者治疗效果好,随访时间长者痊愈、好转和有效者比例大。

第三节 放射性药物动脉介入治疗

放射性药物介入治疗是结合常规的介入栓塞治疗技术,将放射性药物,如 ^{32}P 或 ^{90}Y 微球、^{131}I 明胶微球等,经动脉导管直接注入肿瘤病灶区域,一方面通过微球栓塞造成肿瘤血液供应阻断,另一方面利用放射性核素产生的 β 射线抑制和杀伤肿瘤细胞,达到双重治疗作用。

用于放射性微球介入治疗肝癌的核素，有 ^{90}Y、^{131}I、^{32}P、^{188}Re 等。常用的核素载体有玻璃微球、树脂微球、硼酸微球、碘化油、明胶海绵等。过去应用较多的是 ^{131}I，但其含高能 γ 射线，可带来放射性污染及放射性防护问题。发射纯 β 射线核素，如 ^{90}Y、^{32}P、^{188}Re 等，组织内平均射程短，局部辐射生物效应好，对正常组织辐射少，能有效杀灭肿瘤细胞，放射污染轻微，容易进行放射性防护，不良反应轻，未发现有明显的骨髓抑制及肾毒性，目前国内使用 ^{90}Y 微球（玻璃微球、树脂微球）较多。

一、^{90}钇微球治疗原发性和转移性肝癌

^{90}钇微球选择性内放射治疗（^{90}Y selective internal radiation therapy，^{90}Y-SIRT）和经导管动脉化疗栓塞术（transcatheter arterial chemoembolization，TACE）类似，都是中、晚期肝癌的经动脉治疗方式，后者更为常见，而前者可以作为后者的替代，是一种依靠肿瘤血供特点使放射性物质选择性地滞留在肿瘤组织中，释放短距离的辐射杀伤肿瘤组织，尽量少损伤正常组织的治疗方式。与传统经导管动脉化疗栓塞术（conventional-TACE，cTACE）或载药微球经动脉化疗栓塞术（transarterial chemoembolization with drug-eluting beads，DEB-TACE）不同，^{90}Y-SIRT 主要是通过 ^{90}Y 微球的辐射作用使肿瘤的上皮细胞、基质和内皮细胞形成不可逆的损伤，致使肿瘤坏死，而不仅是依赖微栓塞导致肿瘤组织缺血缺氧或化疗药物的杀伤作用抑制肿瘤。基于这种原理，伴有门静脉癌栓的晚期肝癌患者亦可通过此种方式得到治疗。

（一）适应证和禁忌证

1. 适应证需要满足以下条件。①确诊为不可手术切除的原发性或转移性肝癌，以肝脏肿瘤为主；②年龄≥18 岁；③ ECOG 体力状况评分≤2 分；④预计生存期超过 3 个月；⑤满足治疗的血液学指标：血红蛋白≥90g/L、绝对中性粒细胞计数 >1 500/mm^3、血小板计数≥80×10^9/L、血清丙氨酸转氨酶（ALT）和天冬氨酸转氨酶（AST）<5 倍正常值上限（ULN）、总胆红素 <3×ULN、血肌酐 <1.5×ULN，凝血酶原时间（PT）或国际标准化比值（INR）、活化部分凝血活酶时间（APTT）<1.5×ULN；⑥适合动脉选择性插管和血管造影。对于结直肠癌肝转移，^{90}Y-SIRT 作为一线治疗时应与全身化疗或肝动脉灌注化疗联合应用，一线化疗失败的患者可单独行 ^{90}Y-SIRT。

2. 禁忌证（主要从患者一般状态、介入操作及核医学辐射安全性方面评估）为以下任意条件。①肝功能严重障碍，包括严重黄疸、肝性脑病、难治性腹水或肝肾综合征等，Child-Pugh 评分为 C 级；②无法纠正的凝血功能障碍；③肾功能障碍，肌酐 >176.8μmol/L 或肌酐清除率 <30ml/min；④合并活动性肝炎或严重感染；⑤肿瘤弥漫或远处广泛转移，预期生存期 <3 个月；⑥ ECOG 评分 >2 分、恶病质或多脏器功能衰竭；⑦肝动脉血管解剖结构异常，或存在严重的不可纠正的肝动脉 - 门静脉瘘、肝动脉 - 肝静脉分流；⑧门静脉主干癌栓、栓塞，侧支血管形成少，且不能行门静脉支架复通门静脉主干恢复向肝血流；⑨不可纠正的肝动脉 - 胃肠道动脉分流；⑩严重碘对比剂过敏；⑪肺分流百分数（lung shunt fraction，LSF）超过安全阈值（>20%），或单次肺部辐射剂量超过 30Gy，或累计肺部辐射剂量超过 50Gy；⑫其他：包括孕妇或哺乳期妇女等。

（二）患者术前评估

1. **实验室检查**　包括血常规、出凝血功能、乙肝病毒、梅毒及 HIV 抗体、肝肾功能、心肺

功能、血清肿瘤标志物如甲胎蛋白(AFP)或癌胚抗原(CEA)等。

2. 影像学检查

(1)CT和MRI:测量肝脏体积(全肝、右肝叶和左肝叶)和肿瘤体积以及门静脉通畅情况。目的是给肿瘤提供治疗剂量的 ^{90}Y,同时将放射性肝炎或周围肝实质损害的风险降至最低。

(2)PET/CT检查:应用 ^{18}F-FDG PET/CT 检查进行分期,除外肝外转移灶,评估肝转移灶,同时也可用于评估疗效。

(3)肝动脉 ^{99m}Tc 大颗粒聚合人血清白蛋白(^{99m}Tc-MAA)显像:术前 2 周内行肝动脉 ^{99m}Tc-MAA SPECT 显像评估肝 - 肺分流、胃肠道分流和肝内肿瘤摄取情况。应用 SPECT 显像计算肺分流百分数(LSF),LSF= 肺的计数 /(肺的计数 + 肝的计数)。LSF>20% 的患者禁用 ^{90}Y-SIRT 治疗,LSF>10% 时禁用 ^{90}Y 玻璃微球,LSF 在 10%~20% 的患者可使用 ^{90}Y 树脂微球,但建议降低规定的活度。

(4)肝血管造影:术前 2 周内进行血管评估,包括腹主动脉造影、肠系膜上动脉和腹腔动脉造影及选择性右侧和左侧肝动脉造影,主要评估肝脏血管解剖结构和目标区域的灌流特征,辨认解剖结构变异,以及通过封堵肝外侧支供血隔离肝脏循环。

3. 治疗计划制订和放射性活度计算 ^{90}Y-SIRT 计划治疗剂量的依据是 ^{99m}Tc 显像、诊断 CT 和 MRI 图像以及其他因素如治疗目的、肝功能储备等。总体而言, ^{90}Y 玻璃微球只有 1 种剂量计划方法,树脂微球有 3 种剂量计划方法。这 4 种方法可以分为两组,即经验法与基于美国核医学会医学内照射剂量(medical internal radiation dose, MIRD)委员会的剂量计划方法,具体见《钇 -90(^{90}Y)微球选择性内放射治疗原发性和转移性肝癌的中国专家共识》。

(三)治疗手术流程

放射性微球的注入应该在 ^{99m}Tc-MAA 颗粒模拟后进行,准备 ^{90}Y 微球给药装置和透视下注射微球时要特别小心。除放射性微球给药装置和注入不同外,其他流程与传统肝动脉化疗栓塞过程相同。

(四)术后影像学检查

术后 1~2 小时进行 ^{90}Y 微球 PET/CT 显像或 SPECT 韧致辐射显像,评估 ^{90}Y 在肝内的实际分布、有无肝外分布,同时进行辐射剂量学计划验证。

(五)术后随访

根据实验室检查和影像学检查评价疗效及安全性,前者包括肝功能和肿瘤标志物,后者包括 CT、MRI 及 PET/CT 显像。术后每 3 个月进行 1 次影像学评估。根据实体瘤治疗效果评价标准的修订标准(mRECIST)评估肝癌疗效。

(六)不良反应和并发症

不良反应包括疲劳、发热、恶心、呕吐、腹痛以及肝功能异常,症状多轻微且在数日内自愈,少数患者可持续 2 周,治疗措施为对症处理。

并发症包括急性和慢性放射性损伤,常见的包括上消化道放射性损伤、放射性胰腺炎和胆囊炎、放射性肺炎。慢性放射性损伤多发生在治疗后 30~90 天,具体表现为肝功能异常,伴有肝纤维化或硬化、腹水、门静脉高压和静脉曲张,如肝功能指标永久性升高,则称为放射性肝病。治疗多采用对症治疗,症状较重时考虑禁食、胃肠减压、质子泵抑制剂等治疗方法。对于肝功能严重受损者考虑利尿剂、去纤维蛋白原治疗，肝衰竭患者除药物治疗外，还应考虑经颈静脉肝内门体静脉分流术（transjugular intrahepatic portosystemic shunt，TIPS）。

二、其他疾病的放射性药物动脉介入治疗

经皮冠状动脉腔内成形术（percutaneous transluminal coronary angioplasty，PTCA）是治疗冠状动脉狭窄安全有效的方法，但单纯 PTCA 术后 6 个月内再狭窄发生率高，可为 40%~60%。支架的应用使再狭窄的发生率有所降低，但仍维持在 20%~40%。放射性核素血管内近距离照射治疗对预防血管再狭窄具有良好效果，一般在初次经冠状动脉导管短时间插入高活度 β 或 γ 籽源或线源、放射性液体球囊，或插入微型 X 球管、种植永久性放射性支架等。其中，放射性液体球囊具有放射源定位准确、血管壁的剂量分布均匀、治疗费用低等优点，它在治疗冠状动脉再狭窄的领域里越来越受到重视。在血管内近距离治疗，吸收剂量及照射时间对内膜增生的抑制至关重要。Brenner 等通过实验和临床观察认为，12~20Gy 将有效抑制血管再狭窄；当剂量 >20Gy 时，可完全抑制平滑肌细胞生长，但有发生严重并发症的可能。照射时间一般认为应在血管损伤后 48 小时至 2 周，这段时间是细胞增殖活动的高峰期，可能获得最佳照射效果。Waksman 等学者对 130 例放置血管内支架后冠状动脉再狭窄患者，重复治疗后进行了血管内照射处理，结果显示半年内所有患者均未发生冠状动脉再狭窄和心脏事件等并发症。虽然放射性冠状动脉内照射在预防冠状动脉再狭窄方面已经取得了良好的临床效果，但仍有许多问题需要深入研究，例如，放射性内照射预防冠状动脉再狭窄的确切机制；由于射线与血管壁相互作用非常复杂，辐射剂量与疗效之间的关系并非完全一致，要确定最佳辐射剂量和时间都非常困难，以及辐射后的长期随访及辐射后的远期辐射效应等。

此外，随着放射性血管介入治疗技术的发展，其在妇产科领域的应用也日益增多，尤其在妇产科出血性疾病，如产后出血、异位妊娠、子宫动静脉瘘、绒癌出血等的治疗中发挥了重要的作用。放射性介入子宫动脉栓塞法作为子宫腺肌病的一种对症治疗手段，可以达到缩小子宫体积、减少经期出血量、纠正贫血的目的。

总之，放射性药物介入治疗结合常规的介入栓塞治疗技术，一方面通过微球栓塞造成肿瘤血液供应阻断，另一方面利用放射性核素产生的射线，抑制和杀伤肿瘤细胞，可达到双重治疗作用，增加常规动脉介入治疗的效果。但是在实际的临床工作中，放射性药物介入治疗仍存在一些问题需要进一步研究探讨，相信随着更好的核素及载体的研发，放射性药物介入治疗在中晚期恶性肿瘤的治疗中将发挥越来越重要的作用。

本章小结

放射性药物介入治疗是借助穿刺、植入或插管等手段，将载体微球或液体等形式的高比活度的放射性药物引入病灶内，直接对病变组织和细胞进行内照射治疗。其中，放射性粒子植入治疗与常规放疗相比具有操作简单、效果更持久、适应证广泛等优点，已经逐渐应用于多种恶性肿瘤。放射性药物动脉介入治疗是结合常规的介入栓塞治疗技术，通过微球栓塞造成肿瘤血液供应阻断，同时也利用放射性核素产

生的射线,杀伤肿瘤细胞,达到双重治疗的作用,增加常规动脉介入治疗的效果。放射性胶体腔内介入治疗主要用于癌性胸腔积液和腹水的临床治疗,以及放射性滑膜切除治疗慢性滑膜炎。

（许泽清）

参考文献

1. GRECO C. Particle therapy in prostate cancer: a review[J]. Prostate Cancer Prostatic Dis, 2007, 10(4): 323-330.

2. HALPERIN E C. Particle therapy and treatment of cancer[J]. Lancet Oncol, 2006, 7(8): 676-685.

3. MATZKIN H, KAVER I, STENGER A, et al. Iodine-125 brachytherapy for localized prostate cancer and urinary morbidity: a prospective comparison of two seed implant methods-preplanning and intraoperative planning [J]. Urology, 2003, 62(3): 497-502.

4. SCHULZ-ERTNER D. The clinical experience with particle therapy in adults[J]. Cancer J, 2009, 15(4): 306-311.

5. 翁志成,杨维竹,江娜,等. CT引导下^{125}I放射性粒子植入治疗肝癌门静脉癌栓的疗效评价[J]. 介入放射学杂志, 2010, 19(7): 535-539.

6. 王忠敏,黄铜,陈克敏,等. 放射性粒子组织间植入治疗技术指南的建议[J]. 介入放射学杂志, 2009, 18(9): 641-644.

7. 中华核医学分会. 放射性^{125}I粒子植入治疗恶性实体肿瘤技术质量管理核医学专家共识(2019年版)[J]. 中华核医学与分子影像杂志, 2020, 40(11): 673-678.

8. 中国临床肿瘤学会核医学专家委员会,北京市核医学质量控制和改进中心. 钇^{90}微球(^{90}Y)选择性内放射治疗原发性和转移性肝癌的中国专家共识[J]. 中华肝脏病杂志, 2021, 29(7): 648-658.

第十六章　放射性药物敷贴治疗

第一节　放射性药物敷贴治疗简介及基本原理

一、放射性药物敷贴治疗简介

放射性药物敷贴治疗是将放射性核素制成敷贴器治疗某些皮肤病。方法简便、无创、疗效肯定，因而临床上使用越来越广泛。使用放射性药物敷贴治疗皮肤病一般选用产生 β 射线的核素制作成敷贴器，由于 β 射线具有电离能力强、穿透能力弱、在人体组织内射程短等特点，因而操作相对安全，不易对周围及深部组织产生不必要的辐射损伤。目前主要包括 ^{32}P 敷贴器和 $^{90}Sr\text{-}^{90}Y$ 敷贴器。

二、放射性药物敷贴器的种类及特点

（一）^{32}P 敷贴器

^{32}P 的半衰期为 14.3 天，发射纯 β 射线，其 β 粒子最大能量为 1.71MeV，在空气中最大射程为 620cm，在组织内最大射程为 8mm，大部分在组织深处 3~4mm 其能量已被吸收，只有小部分 β 粒子射程达到 8mm。它来源容易、制造简单、价格低廉、废物处理简单，且可根据患者的临床需求和病变形状、大小，制成相应放射性强度、形状、大小的特异性敷贴器。缺点是为了保证敷贴器剂量率不变，需按 ^{32}P 的衰变率（4.7%/d）进行衰变校正。它适合制作专用敷贴器或公用敷贴器。

（二）$^{90}Sr\text{-}^{90}Y$ 敷贴器

$^{90}Sr\text{-}^{90}Y$ 的物理半衰期为 28.5 年，发射纯 β 射线。其中 ^{90}Sr 的 β 粒子最大能量为 0.546MeV，平均能量为 0.2MeV，在组织内的射程为 2~3mm；^{90}Y 的物理半衰期为 64.2 小时，其 β 粒子能量为 2.274MeV。随组织深度的增加，吸收剂量很快下降。在组织内的最大射程接近 11mm。使用 $^{90}Sr\text{-}^{90}Y$ 敷贴器实际上是利用 ^{90}Y 的 β 射线，它在组织内通过 1mm 剩余 38%，2mm 剩余 15%，3mm 剩余 8%，4mm 剩余 4.3%，5mm 剩余 2.3%。它适宜制作公用敷贴器，商家已根据不同的使用目的制备成皮肤敷贴器、眼科敷贴器、鼻咽部敷贴器等。每年需进行 1 次剂量校正。

$^{90}Sr\text{-}^{90}Y$ 方形皮科敷贴器是将 $^{90}Sr/^{90}Y$ 粉末冶金源箔密封在铝合金源壳内制成的，具体类型及参数见表 16-1，结构示意图见图 16-1。

表 16-1　^{90}Sr-^{90}Y 方形皮科敷贴器常用种类及规格

代码	名义活度		表面剂量率 /	活性区尺寸 C/	源壳尺寸
	MBq	mCi	（cGy/s）	mm × D/mm	A/mm × B/mm
SRSA-101	740~1 480	20~40	2.0~4.0	20 × 20	28 × 28
SRSA-102	740~1 480	20~40	2.0~4.0	20 × 40	28 × 48
SRSA-103	740~1 480	20~40	2.0~4.0	40 × 60	48 × 68
SRSA-104	740~1 480	20~40	2.0~4.0	40 × 80	48 × 88
SRSA-105	740~1 480	20~40	2.0~4.0	60 × 80	68 × 88

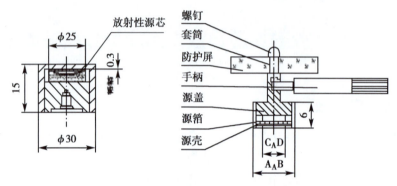

图 16-1　^{90}Sr-^{90}Y 方形皮科敷贴器结构示意图

^{90}Sr-^{90}Y 敷贴器有成品供应,使用简单方便,缺点是不能根据病灶形状、大小调整治疗区域,对于周围正常皮肤应进行保护。

三、放射性药物敷贴治疗的原理

(一)放射性药物敷贴治疗的基本原理

放射性药物敷贴治疗皮肤病主要是利用放射性药物产生 β 射线,某些病变组织对电离辐射的敏感性比正常组织强。当 β 射线照射人体组织后,β 射线的电离辐射作用加上少量的韧致辐射和多次散射,使增殖旺盛的细胞受到抑制和破坏,进而使增生的组织产生萎缩或退行性改变,最终使被照射组织产生一系列生物学效应,产生形态及机能的变化,达到治疗皮肤疾病的目的。由于 β 射线在组织内的射程较短,而敷贴器的辐射场中韧致辐射的剂量份额较小(约 2%),不会对深部组织和邻近脏器造成辐射损伤,故治疗安全可靠。

(二)放射性药物敷贴治疗后细胞组织的形态及机能变化

1. 被照射组织的形态学变化

(1)细胞核改变:细胞核核质积聚、核缩小、核固缩等,细胞核内可出现空泡、核碎裂及核溶解等变化。

(2)细胞质改变:细胞质胶质的黏稠度改变,可伴细胞质内空泡形成。线粒体出现破碎、断裂,机能受损,细胞代谢遭受影响。溶酶体破裂,特异性酶释放,促进细胞死亡。

(3)邻近细胞间的细胞膜溶解消失变成合体细胞。

2. 被照射组织机能的改变

(1)细胞的生长环境破坏:病变组织被 β 射线照射后,受照细胞的外环境平衡被打破,病变组织细胞的外环境被破坏。

（2）细胞机能改变：病变组织被β射线照射后，受照细胞的生理、生化机能改变，细胞的代谢紊乱。

（3）细胞的特殊机能停止：病变组织被β射线照射后，受照细胞的一些特殊机能如信使机能、内分泌机能等终止。

（4）细胞的生长受抑：受照细胞生长速度明显减慢，细胞生长规律被打破，其生长受到明显抑制。

（5）细胞繁殖能力减弱：受照细胞的繁殖能力显著降低，部分细胞甚至完全失去繁殖能力。

（6）细胞凋亡加快、死亡增多：受照细胞的细胞活力明显变迟钝，活动减少甚至停止，容易使细胞发生凋亡或死亡。

（三）对病变组织的作用

β射线照射能使过度增生的毛细血管瘤细胞分裂速度减低，细胞分裂间期延长，生长期细胞比例降低，导致血管瘤早期退缩、微血管闭塞等退行性变而痊愈。炎症病灶经照射后引起局部血管通透性改变、白细胞增加和吞噬能力增强。增生性病变经照射后细胞分裂速度减低而达到治疗效果。

第二节　敷贴器制作及敷贴方法

一、^{32}P 敷贴器制作法

^{32}P 敷贴器的制作是将发射β射线的 ^{32}P 溶液（有载体或无载体均可）均匀吸附在滤纸或银箔上。制作专用敷贴器时滤纸或银箔的大小及形状与患者病灶的大小及形状相同；制作公用敷贴器时滤纸或银箔的大小及形状可根据不同的需要决定。

（一）材料

制作 ^{32}P 敷贴器所需材料包括：滤纸（或银箔），^{32}P 溶液（有载体或无载体均可），试管，0.1ml 或 0.2ml 吸管，量杯，玻璃纸，封口机（可用电烙铁代替），红外线灯等。

（二）滤纸吸水试验

将准备用作 ^{32}P 敷贴器的优质滤纸（如新华 I 号滤纸）剪成 10cm×10cm（100cm²）大小纸块，用量杯装一定量的生理盐水（如 5ml），使用 0.1ml 或 0.2ml 吸管从量杯中吸取生理盐水，均匀涂在优质滤纸上，以溶液涂满滤纸且不溢出纸外为宜。

（三）^{32}P 涂布液的配制

涂布药物的稀释液浓度根据病灶每平方厘米使用的 ^{32}P 的放射性活度（mCi），以及吸水试验得到的每 100cm² 滤纸可吸生理盐水量决定。^{32}P 涂布液的稀释液浓度 = 每平方厘米使用的 ^{32}P 的放射性活度（mCi）/ 每 100cm² 滤纸可吸生理盐水量。

（四）病损轮廓的描绘方法

1. 用玻璃纸铺盖于准备进行敷贴治疗的病变皮肤上，将病损轮廓准确描绘于玻璃纸上。

2. 将玻璃纸上的病损轮廓准确复绘到质地优良的滤纸上。

3. 将滤纸的复绘轮廓准确剪成 ^{32}P 支持物,并用求积仪计算滤纸的面积。

4. 剪成的支持物滤纸最好用生理盐水做吸水试验,以便准确估计溶液浸满滤纸而又不溢出纸外的溶液体积,该体积即为滴加 ^{32}P 液的合适体积。由于存在滤纸边缘的虹吸作用影响,易使边缘放射性增高,在滴加 ^{32}P 液时,最好从中间部分加起,边缘部位应尽量少滴加,让中间部分的液体往周边渗透。待 ^{32}P 液均匀浸湿滤纸后,将其烘干、密封。

(五) ^{32}P 敷贴剂量的计算

1. ^{32}P 敷贴剂量的计算公式为 D=1 770 × A/S; A=S × P/1 770。式中: D 为剂量率(Gy/h),A 为 ^{32}P 放射性活度(mCi),S 为滤纸的面积(cm^2),1 770 为 ^{32}P 的电离常数。

2. 由于 ^{32}P 的物理半衰期短,因此要做到每天敷贴的剂量不变,应按照 ^{32}P 的衰变率(每日 4.7%)进行衰变校正,适当延长治疗时间,方能达到理想的治疗效果。如第一天的剂量率为 1Gy/min,需要敷贴 15 分钟,则第二天的敷贴时间应是 15 分钟 +(15 分钟 × 4.7%)即为 15 分 43 秒,以此类推,可制成一个常规 ^{32}P 敷贴表。上述公式所得剂量与实际量有一定差异。另外,它没有考虑 ^{32}P 支持物的自吸收,封装薄膜对 β 射线的吸收等影响,所得到的剂量率仅是一个参考值。

二、敷贴方法

1. **屏蔽**　使用 ^{90}Sr-^{90}Y 敷贴器和 ^{32}P 公用敷贴器进行敷贴治疗时,应将病损周围正常组织加以屏蔽保护。可用 3mm 厚的橡皮将皮损周围的正常皮肤加以屏蔽保护,注意将正常皮肤露出 0.5cm,使肉眼难以发现的潜在皮损也能得到治疗,避免以后出现边缘型复发。颜面部位血管瘤的屏蔽应与皮损完全吻合。而使用 ^{32}P 专用敷贴器进行敷贴治疗时,则应注意使专用敷贴器的大小应尽量与皮损范围一致。

2. **敷贴**　在已屏蔽的皮肤上,将敷贴药片紧密地贴在皮损上,在敷贴药片不与皮肤接触的一面,用 3mm 的橡皮膜覆盖,可起防护作用。按规定达到剂量率的时间进行照射,要注意掌握好时间以免过量。

三、治疗方法

(一)一次大剂量法

该方法是将敷贴器放在病损部位,一次完成整个疗程的估算总剂量,常用于皮肤暴露比较好且易于观察治疗反应的成年人,优点是只需要 1~2 次治疗,患者容易接受。缺点是皮肤急剧反应出现的概率大。

(二)分次小剂量法

该方法是将总辐射剂量分成多次给予,每次敷贴给予较小的辐射剂量。在 1 个疗程中,开始时其剂量可偏高,根据反应调整剂量。该方法适用于比较隐蔽和不易观察的皮肤病变和婴幼儿。其优点是反应较小,便于根据反应情况终止或增加治疗剂量。缺点是治疗期长、麻烦。但大多学者认为该方法较为安全、妥当。

不管采用哪种方法,目前认为,辐射剂量应当个体化。主要根据病种、年龄、部位、病损情况和个体对射线的敏感性。此外,还有一些因素也应适当考虑,如季节因素,据观察气温高治疗反应比较明显。治疗剂量有两种方法表示,一为戈瑞;二为 μCi/(cm^2·h)。

四、注意事项

1. 一次允许最大敷贴面积,成人不超过 $200cm^2$,儿童不超出 $100cm^2$,婴幼儿应更少。

2. 患者应积极与医师配合,按医嘱要求敷贴一定时间后取下,切不可自作主张延长或缩短敷贴时间。

3. 治疗中发现敷贴器移位,应立即用胶布重新固定,防止损伤正常皮肤;敷贴药器不能进入口中,不可乱丢。

4. 治疗后的敷贴器必须按放射性物质管理要求妥善处理,从瘢痕处取下用完的敷贴器(标签注明取下时间),并将其装入特制小盒子送回医院保存。

5. 患处有感染或破损时,不能进行敷贴治疗。

6. 眼球附近、眉毛、头发等部位的病损,治疗时应慎重,有的可引起顽固性脱毛。

7. 如在照射过程中发生破损、湿性皮炎或大疱样改变,应立即终止治疗,嘱患者保持局部卫生,以低刺激的药物如碘伏涂患处,并施以对症治疗,以防感染。

8. 治疗过程或照射后出现皮肤瘙痒加重,可用小剂量抗过敏药物,禁止搔抓、热水洗烫及阳光暴晒,以防破损、感染。

9. 注意观察照射后皮损变化,一般治疗后 3~5 天皮肤颜色开始变深,反应严重时局部可出现小水疱,属正常现象,可对症处理,待结痂后自行脱落。约 1 个月后反应结束,局部皮损处脱皮方可见到效果。

五、敷贴治疗的临床适应证及禁忌证

(一)适应证

适应证包括:①局限性毛细血管瘤(草莓状血管瘤、鲜红斑痣);②局限性慢性湿疹;③局限性神经性皮炎;④扁平苔藓;⑤口腔黏膜和外阴白斑;⑥尖锐湿疣;⑦翼状胬肉。

(二)相对适应证

相对适应证包括:①局限性银屑病;②早期瘢痕疙瘩;③腋臭;④口腔黏膜淋巴滤泡增生。

(三)禁忌证

禁忌证包括:①过敏性皮肤病,如日光性皮炎、复合性湿疹等;②泛发性神经性皮炎、泛发性湿疹、泛发性银屑病;③开放性皮肤损伤与感染。

第三节 皮肤血管瘤的放射性药物敷贴治疗

一、皮肤血管瘤的分类

皮肤血管瘤起源于皮肤血管,是一种良性肿瘤,多在出生时或出生后不久发现。根据较早的分类方法,分为鲜红斑痣、草莓状血管瘤、海绵状血管瘤和混合型血管瘤 4 型。后

有学者提出了生物学分类方法,将传统意义的"血管瘤"分为血管瘤和脉管畸形两大类。新的分类方法进一步从血管病变发生、发展的生物学特性方面区别各种血管病变,对血管病变的诊断、鉴别诊断、治疗方法的选择及判断其预后等方面,有更为实际的临床指导作用。

1. 鲜红斑痣 鲜红斑痣又称葡萄酒样痣或毛细血管扩张痣,多在出生时或出生后不久发生,好发于面部、颈部,一般呈散在分布或呈斑片形、地图形分布。小的只有针尖大小,而大的可累及到整个手臂、躯干。开始为大小不一的单个或多个淡红、暗红或紫红色斑块,边界清楚,不变形,其表面平滑,不高出皮肤表面,用手按压时其颜色消退,放松时恢复其原来的颜色,部分鲜红斑痣可出现结节隆起。好发于头颈部和面部,多为单侧性。发生于前额、鼻梁或枕部的往往可自行消退,较大的或广泛的常终生存在。

2. 草莓状血管瘤 草莓状血管瘤又称毛细血管瘤或单纯性血管瘤。多在出生后 3~5 周出现。常常好发于面部、颈部和身体躯干部等部位,一般为豆粒大小至杨梅大小。皮疹一般为单个或多个,高出皮肤表面,呈草莓状分叶形态,边界清楚,质软,鲜红或紫红色,压之可消退。好发于面、颈、头皮,随婴儿长大而增大,数月内增长迅速,1 岁内较明显,有的到 5~7 岁可逐渐消退。

3. 海绵状血管瘤 海绵状血管瘤多在出生时或出生后不久发现。大多数好发于躯干部,常常为鸽蛋至鸡蛋大小。因按压其局部呈海绵状感而得名。高出皮肤表面,呈结节状或分叶状,边界不清楚,质软富有弹性,淡紫或紫蓝色,挤压后可明显缩小。表面皮肤正常或与肿瘤粘连而萎缩,位于皮下或黏膜下,也可发生于肌肉、骨骼或内脏。一般无自觉症状,有持续存在和不断增大的倾向,但到一定程度后即停止发展,有的可自行消退。此型还可为某些先天性疾病的体征之一。

4. 混合型血管瘤 混合型血管瘤为上述 2 种或 2 种以上类型的混合。

二、皮肤血管瘤的治疗方法

皮肤血管瘤的治疗方法很多,主要包括:手术切除、局部注射药物、放射性药物(^{32}P 和 ^{90}Sr-^{90}Y)敷贴治疗、激光治疗、冷冻治疗、浅部放射治疗、药物治疗(口服和外用)、注射治疗、介入治疗及射频消融治疗等。各种治疗方法都有各自的优缺点及适应证,需视血管瘤病变的不同发展阶段,血管瘤病变的类型、大小及部位,患者的年龄,有无并发症等选择最合适的治疗方法,有时需采用综合治疗方能获得比较满意的治疗效果。

三、皮肤血管瘤的放射性药物敷贴治疗

专用敷贴器治疗皮肤血管瘤的效果较好,治疗方法简单操作容易,患者无痛苦,治疗后一般不留瘢痕,不损伤皮肤外形,对各年龄组患者的皮肤血管瘤均适用而受到广泛欢迎。

(一)放射性药物敷贴治疗皮肤血管瘤方法

1. 一次性大剂量法 第一次 6~10Gy,两周后再照射 1 次,总剂量为 12~20Gy。如 ^{32}P 剂量为 0.925MBq(25μCi)/cm²,则对不同年龄的患者 ^{32}P 敷贴时间见表 16-2。

疗程结束如未达到治愈目的,可再进行下一疗程治疗,总疗程最好不超过 5 次,因为 β 射线的治疗效应是缓慢出现的,皮肤的直接照射虽已结束,但射线引起生物效应的变化并未终止,故不应为了追求快速治愈而无休止地进行连续照射。

表 16-2　一次性大剂量法 ^{32}P 敷贴时间表

年龄	敷贴时间 /h	下次治疗时间 / 月
3 个月	16	2~3
4 个月	18	2~3
5 个月	20	2~3
6 个月	24	2~3
7 个月	26	2~3
8 个月	28	2~3
9~10 个月	30	2~3
11~12 个月	32	2~3
1~3 岁	37	2~3
4~10 岁	40	2~3
11 岁 ~ 成年	45	2~3

2. 多次剂量法　多次剂量法便于观察病情变化及治疗效果,在治疗中若发现照射剂量偏大时可及时适当减少,反之加大。每日 1 次或隔日 1 次,连续 3~5 次为 1 个疗程,2 个月左右如果未愈,再行第 2 个疗程治疗。治疗婴幼儿或儿童使用较小剂量,成人则使用较大剂量。多次剂量法的剂量见表 16-3。

表 16-3　多次剂量法不同年龄的治疗剂量表

治疗对象	每次治疗剂量 /Gy	总剂量 /Gy
乳儿	0.5~1.5	4~6
1~17 岁	1.5~2	15~20
成人	2~3	20~25

上述是指一般情况下的剂量,特殊情况下,一次 5Gy 就有可能产生重度放射性反应,有时总剂量给予 60Gy 也可能治疗效果不明显。所以在临床治疗中应强调每次治疗前观察上次治疗的反应,及时调整剂量。血管瘤敷贴治疗的具体疗程也不尽相同,应根据病变的大小、厚度、部位及治疗反应情况确定。一般 1~3 个疗程后,90% 以上的患者可以痊愈,较少数可能需要进行 4~5 个疗程。

(二)疗效和疗效判定

1. 疗效判定标准　毛细血管瘤的治疗效果分成以下 4 级。

(1)痊愈:瘤体隆起消失,局部皮肤颜色基本恢复正常或略浅于周围正常皮肤,但无明显差别。

(2)基本痊愈:隆起消失,局部皮肤颜色基本恢复正常,但不均匀,粗糙,与周围正常皮肤有一定的差异。

(3)部分痊愈:血管瘤隆起大部分消失,局部皮肤颜色部分恢复或不均匀,原血管瘤的颜色明显深浅不一,与周围正常皮肤相比有明显差异,周边或局部残存有点状的鲜红色病灶。

（4）无效：局部无明显改善。

疗效与年龄密切相关，年龄越小，疗效越好。婴儿疗效明显高于成人，这可能与病程长短及对射线的敏感性有关。

2. 影响疗效的因素

（1）治疗时间越早，效果越好。

（2）毛细血管瘤比无隆起的鲜红斑痣效果好，据报道前者有效率为 98.5%，后者有效率为 89.4%。

（3）儿童比成人效果好：一般认为选用小剂量分次治疗效果较好，它的优点是不致因一次大剂量引起皮肤急剧反应，又可视个体差异，不同部位病损对射线敏感性的不同等特点适当增减剂量，以求得用最小的剂量，取得较为满意的疗效。在治疗婴幼儿及儿童时尤应注意。小剂量分次治疗，只要能正确掌握、耐心实施，即使是范围广泛的毛细血管瘤，亦可得到满意的疗效，还可避免远期出现副作用，甚至在病变消失时，连皮肤的弹性都可不发生明显改变，还可在观察到局部红斑、红肿、灼热时立即终止治疗，以防出现局部破溃。此种方法的缺点是不如一次大剂量方便，特别是外地来就诊的患者难以接受。

3. 放射性药物敷贴治疗皮肤血管瘤的效果　使用 ^{32}P 专用敷贴器敷贴治疗对于单纯性血管瘤及鲜红斑痣的治疗效果良好，其治愈率和基本治愈率分别为 80.1% 和 40.4%，有效率分别为 98.5% 和 89.4%。根据各种资料统计，婴、幼儿患者的治疗效果较佳，儿童患者疗效次之，成人的疗效欠佳。因此，对于皮肤血管瘤（包括单纯性血管瘤和鲜红斑痣）采用同位素 ^{32}P 治疗还是在早期进行比较理想，其治疗效果较佳。（图 16-2）

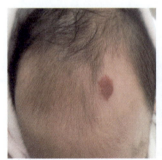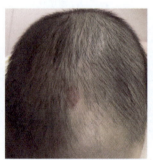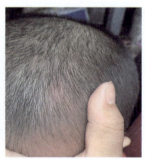

图 16-2　血管瘤敷贴治疗前后对比

对于海绵状血管瘤及混合性血管瘤，^{32}P 敷贴器敷贴治疗的效果欠佳，应考虑使用注射治疗、介入治疗、射频消融治疗或手术治疗等。据相关统计，使用放射性胶体 ^{32}P 注射治疗海绵状血管瘤，总痊愈率达 93.5%（统计 476 例）。治疗方法是使用胶体 ^{32}P（胶体 32- 磷酸铬）按 7.4MBq/ml 加入生理盐水注射液和地塞米松注射液（每 74MBq 胶体 ^{32}P 加入地塞米松 5mg）配制注射液，注射剂量为 370kBq/cm^2。注射方法：常规消毒局部皮肤后，注射针沿血管瘤基底部刺入，抽有回血即可注药，并变换针头方向，面积较大血管瘤采用多点注射，使整个血管瘤得到均匀注射。3 个月后随访，如果未愈可再行局部注射。同一病灶注射次数一般不超过 4 次。

四、其他治疗方法

（一）注射治疗

常用 50% 葡萄糖注射液、5% 鱼肝油酸钠溶液或注射聚桂醇，也可使用注射抗肿瘤药物如平阳霉素等。注射时，刺入血管基底，回抽无血后再注药，每次不超过 2ml，再外加压力 15 分钟。每周或隔周 1 次。

（二）皮损内注射皮质激素

可用泼尼松龙、甲基泼尼松龙醋酸盐、曲安奈德等。如曲安奈德混悬液 10mg/ml，常用 1% 利多卡因或 1% 普鲁卡因溶液按 1∶4~1∶2 稀释。一次用量不超过 10~15ml，每周 1~2 次，至瘤体不再回缩时再行 1~2 次治疗。

（三）药物治疗

口服药物包括普萘洛尔、糖皮质激素、干扰素 α、环磷酰胺、长春新碱等。其中普萘洛尔治疗血管瘤的效果明显，副作用小，受到广泛关注和应用。外用药物如 β 受体拮抗剂、马来酸噻吗洛尔滴眼液局部外涂也有一定作用。

（四）其他疗法

其他疗法有冷冻、激光、放射、手术、介入、射频消融等。

第四节　其他皮肤病的放射性药物敷贴治疗

一、毛细血管瘤外的其他皮肤病的放射性药物敷贴治疗

可进行敷贴治疗的其他皮肤病主要包括局限性慢性湿疹、局限性神经性皮炎、局限性银屑病、扁平苔藓、口腔黏膜和外阴白斑、口腔黏膜淋巴滤泡增生等。

1. **分次敷贴治疗法**　每次敷贴给予 1~3Gy，总剂量 6~15Gy 为一疗程，开始治疗时剂量可适当加大，之后根据反应调整剂量。

2. **一次敷贴治疗法**　常用敷贴剂量 5~10Gy，如无效，可再给予 4~6Gy。此法为一疗程，开始治疗时剂量可适当加大，之后根据反应调整剂量。

3. **局限性神经性皮炎、慢性湿疹、银屑病的治疗**　治疗局限性神经性皮炎、慢性湿疹、银屑病等每次可用 1~3Gy，每周 1~3 次，6~15Gy 为一疗程。也有一次采用 6~10Gy，2 周后观察皮肤反应及治疗效果，如无效、效果差或皮肤反应轻微，可采用 4~6Gy 再次进行治疗。以出现干性皮炎为疗程结束的指征，它的表现为照射局部皮肤出现色素沉着，干燥、粗糙，有细微的鳞屑改变及脱屑，此时如不终止治疗，则将发生湿性皮炎。

二、尖锐湿疣的敷贴治疗

1. **治疗方法**　先用 1% 苯扎溴铵充分清洗尖锐湿疣的局部，用消毒好的铅橡皮屏蔽疣周围 2~3mm 以外的正常组织，消毒后的 ⁹⁰Sr-⁹⁰Y 敷贴器活性面直接敷贴于尖锐湿疣表面（也可衬一块塑料薄膜）。每日照射 1 次，每次吸收剂量 2~3Gy，7~10 次为 1 个疗程，总吸收

剂量为 20~30Gy。

2. 疗效和反应　一般 3 次照射后湿疣颜色变暗,疣体萎缩,7~10 次后基本脱屑不留瘢痕,治疗中无明显不良反应,也未见复发。

三、瘢痕的治疗

瘢痕是机体对组织损伤进行过度修复的结果,包括增生性瘢痕和瘢痕疙瘩。增生性瘢痕表现为瘢痕明显高出皮肤表面,厚度不等,最厚可达数厘米,形状不规则,呈红色或紫色,痒痛剧烈,质地坚韧,但其不向周围扩张,与基底组织不粘连,可推动。瘢痕疙瘩隆起于皮肤表面,高低不平,形状不规则,呈粉红色或紫红色,质地硬韧。

(一)治疗方法

瘢痕的治疗方法很多,疗效不尽相同,包括药物治疗、物理治疗、手术治疗、光电技术治疗及放射治疗等。其治疗原则是恢复功能,改善外观,矫形美容,解除痒痛,控制生长,预防复发等。增生性瘢痕和瘢痕疙瘩二者的治疗方法不同,前者采用手术治疗效果好,复发率较低。后者手术治疗后易复发,因此术后需结合敷贴治疗或其他方法,才能取得较好的疗效。

(二)疗效和反应

敷贴治疗瘢痕方法可分为分次小剂量和一次大剂量法。分次小剂量为每次 15~20Gy,分次给予,每日 1 次或隔日 1 次,根据病情可重复治疗。一次大剂量法为 1 次给予吸收剂量 30~60Gy,如未愈可在 1~2 个月后重复治疗。其中 1 个疗程治愈率在 50%~80%。对于较大、较厚的瘢痕应采用手术后及时预防性敷贴治疗,瘢痕的治愈率为 80%~100%。无论采用哪种敷贴方法,以皮肤出现轻度红斑反应为宜,在治疗过程中,敷贴的方法及吸收剂量的大小采用个体化原则,并随时予以调整,即病变范围大、厚、硬、痒痛、年龄大、病程久者采用偏大的吸收剂量,反之采用偏小的吸收剂量。要根据每次治疗的反应情况调整剂量的大小。颜面部等重要部位的病变宜采用偏小的吸收剂量,并防止感染(图 16-3)。

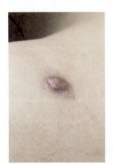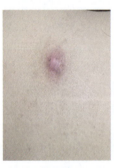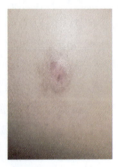

图 16-3　增生性瘢痕敷贴治疗前后对比

疗效判断标准如下。

1. 痊愈　原有瘢痕处扁平,不高于皮肤,功能恢复正常,痒痛等症状消失且无复发。

2. 显效　体积明显缩小,功能基本恢复正常,症状体征明显改善,未见继续生长。

3. 有效　痒痛等症状改善,体积缩小,稍高于皮肤,不呈进行性生长,自觉症状有明显改善。

4. 无效　瘢痕呈进行性生长,症状体征无任何改善。

四、眼、耳、鼻、咽疾病的敷贴治疗

利用 ^{90}Sr-^{90}Y 敷贴治疗眼科疾病已有数十年的历史,主要用于眼角膜、结膜新生血管和部分肿瘤的治疗,但应用并不广泛。欧洲曾用 ^{106}Ru/^{106}Rh 敷贴器治疗眼内肿瘤,而美国和日本则用 ^{125}I 敷贴器治疗眼内肿瘤,国内也有少数医院眼科已用 ^{125}I 敷贴器治疗眼内肿瘤,取得一定疗效。也有报道用敷贴治疗耳、鼻、咽疾病。但总体上,眼、耳、鼻、咽疾病的敷贴治疗与皮肤疾病的敷贴治疗相比,有一定的风险,因此临床并未广泛使用。

本章小结

放射性药物敷贴治疗是将一定剂量发射 β 射线的放射性核素作为外照射源紧贴于患者病变部位,通过 β 射线对病灶产生电离辐射生物效应,以达到治疗目的。^{32}P 敷贴器和 ^{90}Sr-^{90}Y 敷贴器根据此原理设计而成,为临床难以治疗或不能很好治疗的疾病提供了较为有效的治疗手段,包括一些皮肤科疾病、眼科疾病、耳鼻喉科疾病及妇产科疾病等。治疗方法简便,疗效较好,患者无痛苦,尤其是在皮肤毛细血管瘤和瘢痕等治疗方面,已成为一种临床常用、有效的放射性核素治疗方法。

（张　弘）

参考文献

1. 潘中允.实用核医学[M].北京:人民卫生出版社,2014.

2. 张奇亮.敷贴治疗核医学[M].济南:济南出版社,2004.

3. 中华医学会整形外科分会血管瘤脉管畸形学组,林晓曦.血管瘤与脉管畸形诊疗指南(2024版)[J].组织工程与重建外科杂志,2024,20(1):1-50.

第十七章 其他放射性药物治疗技术

第一节 ^{177}Lu-前列腺特异性膜抗原治疗前列腺癌

前列腺癌是全球范围内男性泌尿系统常见的恶性肿瘤,发病率居男性恶性肿瘤第 2 位,严重威胁中老年男性的生命健康。前列腺癌的传统治疗手段主要包括手术治疗、内分泌治疗、免疫治疗及放化疗等。近年来,前列腺癌的分子靶向治疗和免疫治疗取得了重大进展,然而,晚期前列腺癌,尤其是广泛转移或者转移性去势抵抗型前列腺癌(mCRPC)仍然是治疗的难点,化疗、内分泌治疗、放疗及姑息性手术等对这一阶段疾病的疗效有限。近年来,研究者们围绕前列腺特异性膜抗原(PSMA)这一靶分子,开发了各种小分子 PSMA 配体与放射性核素进行偶联,提高了前列腺癌的精准诊疗。其中,^{177}镥(^{177}Lu)标记 PSMA 配体靶向治疗是一种具有较好的临床价值和应用前景的治疗方法。下面以 ^{177}Lu-PSMA-617 靶向治疗为例进行介绍。

一、原理

PSMA 是一种 Ⅱ 型跨膜糖蛋白,在超过 90% 的前列腺癌细胞上高表达,在低分化、转移性和雄激素非依赖型前列腺癌细胞中的表达会进一步增加,从而作为治疗靶点,被认为是诊断和治疗前列腺癌的重要靶标。^{177}Lu-PSMA-617 是一种放射性标记的小分子,属于放射性配体疗法。^{177}Lu 是一种 β 发射体,半衰期为 6.7 天,其放射性衰变能产生高能 β 粒子,β 射线能量最大为 430keV,组织穿透力约为 2mm,这些粒子能在细胞内产生高剂量的辐射,诱导肿瘤细胞的凋亡,而对正常细胞的损害则较小,治疗 mCRPC 患者具有较好的活性和安全性。

二、适应证

在目前的共识中,适宜进行 ^{177}Lu-PSMA-617 临床治疗的患者应满足以下条件。
1. 治疗失败后 mCRPC,病情持续进展。
2. 通过 PSMA PET/CT 已经证实有 PSMA 表达的肿瘤和转移灶。
3. 具有足够的骨髓储备,已经停止使用骨髓抑制的治疗药物 6 周以上。
4. 血清肌酐水平低于正常上限的 2 倍,肝转移酶水平低于正常上限的 5 倍。
5. 无尿路梗阻。

三、禁忌证

1. 预期寿命少于 6 个月（ECOG 评分 >2 分），以缓解疼痛为目标者除外。
2. 严重的肾功能不全或肝功能不全的患者。
3. 严重的骨髓抑制或骨髓功能不全的患者。
4. 无法控制的尿路梗阻或肾积水。

四、方法

1. 单次治疗剂量为 3.70~9.25GBq（100~250mCi），重复治疗间隔 6~8 周，通常治疗 2~6 个周期，具体取决于治疗反应、预后和肾脏危险因素等。预期寿命为 1 年的患者，每个患者的累积肾脏吸收剂量不应超过 40Gy。肾脏吸收剂量接近或高于这一限度时，应评估个别患者的获益 / 风险比。

2. 静脉注射或口服，对于心血管风险低的患者，可加入 1~2L 生理盐水，以 20ml/min 流速静脉滴注。

3. 给药后可给予利尿剂和适度泻药以加速药物的清除，同时冷敷唾液腺以减少局部对 ¹⁷⁷Lu-PSMA 的摄取。

4. 需住院治疗 2 天，给药后 3 天内进行显像，确认显像剂的摄取，3 天后显像可作为 PSMA 阳性病变的随访反应的成像。治疗后，每 3 周和每个周期后 12 周内检查血细胞计数。每 6~8 周复查 PSA，评估肝脏和肾脏的基本状况。

五、安全性与有效性

（一）安全性

¹⁷⁷Lu-PSMA 具有良好的安全性，不良反应包括血液毒性、呕吐、口干等。

1. 血液学毒性是 ¹⁷⁷Lu-PSMA-617 治疗中最常见的严重副作用，严重血液学不良事件发生率为 3%~10%，在治疗过程中应密切检测并对症处理。

2. 恶心、呕吐等消化道症状一般在治疗后 1~2 天最明显，可用止吐药物治疗。

3. 部分患者出现治疗相关性肾毒性。

4. 泪腺、唾液腺损伤导致轻微且短暂的口干，通常在治疗后的 1~2 周出现。

（二）有效性

肿瘤摄取程度是 ¹⁷⁷Lu-PSMA 治疗有效性的重要因素，有效性的评价主要建立在 PSA 动态变化的基础上，此外还应参考影像学的改变和症状的改善情况。¹⁷⁷Lu-PSMA 治疗 2 周后，PSA 下降超过基线的 50% 提示疗效显著，PSA 上升则提示病情进展。2017 年发表的纳入 10 项研究共 334 例患者的 meta 分析结果显示，66% 的患者 PSA 下降，下降超过基线 50% 的为 37%。2018 年发表的纳入 10 项研究共 455 例患者的 meta 分析结果显示，68% 的患者 PSA 下降，下降超过基线 50% 的为 34%。2018 年发表的纳入 12 项研究共 669 例患者的 meta 分析也得到了相似的结果：¹⁷⁷Lu-PSMA 与三线化疗药物治疗相比，效果好且不良反应少；两者治疗后 PSA 下降超过 50% 的患者分别为 44% 和 22%，客观缓解率分别为 28% 和 16%，中位生存期分别为 14 个月和 11 个月。

国内关于 ¹⁷⁷Lu-PSMA-617 治疗 mCRPC 的研究数据有限。卜婷等对 11 例接受 ¹⁷⁷Lu-PSMA-617 治疗的 mCRPC 患者进行了安全性和有效性评估，所有患者的红细胞、白细胞、血小板、血红蛋白、肾功能等指标在治疗前后的差异均无统计学意义,但有9例患者的PSA水平和病灶SUVmax显著降低。衡量治疗性探针有效性和安全性的标准是多维度的,综合国内外研究,^{177}Lu-PSMA-617疗效高、毒性低、可有效缓解癌痛,作为终末期mCRPC患者的治疗手段有较高的临床价值。

六、预后标志物

^{177}Lu-PSMA-617治疗反应的持续时间目前仍然有限,目前认为与不良治疗结果相关的因素包括①患者特征:年龄<65岁,ECOG评分≥2分,有症状患者,Gleason评分高,激素干预反应短,经常需要止痛药;②影像学表现:存在多发淋巴结转移、内脏转移及骨转移,肿瘤体积大、负荷高,FDG摄取。③实验室检测:高PSA,短PSA倍增时间,γ-谷氨酰转肽酶水平较高,治疗前血红蛋白水平较低,血小板计数较高。

七、展望

PSMA靶向诊疗一体化的临床应用是核医学发展的热点。^{177}Lu-PSMA-617对常规治疗后进展的mCRPC患者表现了良好的应用前景,治疗效果呈现应答率高、低毒反应、可缓解癌痛症状等特点,越来越多的回顾性研究和早期前瞻性研究证明了^{177}Lu-PSMA-617的安全性和有效性。目前以^{177}Lu-PSMA-617靶向治疗为代表的靶向PSMA的放射性核素治疗,主要聚焦于终末期mCRPC患者;已经有研究对^{177}Lu-PSMA是否能在转移性激素敏感性、寡转移、手术前用作新辅助治疗的前列腺癌患者群体中取得积极的疗效进行了初步分析,但能否被广泛应用仍需进一步验证。总之,^{177}Lu-PSMA-617靶向治疗是很有前景的mCRPC治疗新方案,可作为现有前列腺癌诊治模式的补充,值得在更大样本规模的前瞻性多中心试验中总结经验,使更多mCRPC患者受益。

第二节 放射性核素治疗胃肠胰神经内分泌肿瘤

神经内分泌肿瘤(neuroendocrine neoplasms,NEN)是起源于神经内分泌细胞的肿瘤,以胃肠胰神经内分泌肿瘤(gastro-entero-pancreatic neuroendocrine neoplasm,GEP-NEN)最为常见。大多数GEP-NEN为无功能性,功能性GEP-NEN因可分泌不同生理激素而表现为特异性的综合征。目前,GEP-NEN的治疗目标主要为缓解患者症状、抑制肿瘤生长和疾病扩散,通常用手术或生长抑素类似物如奥曲肽治疗。对高表达生长抑素受体(somatostatin receptor,SSTR)且无法接受手术治疗的GEP-NEN患者,国际原子能机构(IAEA)、欧洲核医学协会(EANM)和美国核医学与分子影像学会(SNMMI)联合建议,可使用放射性核素肽受体介导治疗(peptide receptor radionuclide therapy,PRRT)进行治疗。文献报道,与单纯使用奥曲肽相比,接受^{177}Lu-DOTATATE治疗的GEP-NEN患者进展或死亡风险降低了79%,总缓解率由3%提高至18%。PRRT治疗反应良好且长期效果显著。下面以^{177}Lu-DOTATATE治疗神经内分泌肿瘤为例进行介绍。

一、原理

生长抑素（somatostatin，SST）是存在于胃黏膜、胰岛、胃肠道神经、神经垂体和中枢神经系统中的肽激素。SST 的受体有 5 种亚型，许多肿瘤细胞富含 SST 受体。神经内分泌肿瘤的生长抑素受体（SSTR）高表达，特异性地将放射性核素 ^{177}Lu 输送到神经内分泌肿瘤细胞中。

二、适应证

^{177}Lu-DOTATATE 的主要适应证是生长抑素受体阳性的神经内分泌肿瘤，包括但不限于胰腺神经内分泌肿瘤、肺神经内分泌肿瘤、肠道神经内分泌肿瘤等。这些肿瘤通常对传统的化疗和放疗反应较差，而 ^{177}Lu-DOTATATE 则能提供一种新的治疗手段。

1. 组织病理学检查结果确诊为 GEP-NEN。
2. SSTR 显像 ^{111}In- 奥曲肽显像、^{68}Ga-DOTATATE PET/CT 确认 GEP-NEN 细胞 SSTR 高表达。
3. 无法行手术切除、常规治疗无效、患者不能耐受或拒绝常规治疗。
4. 肝、肾功能和骨髓造血功能基本正常。
5. 预期寿命大于 3 个月。

三、禁忌证

1. 妊娠期妇女。
2. 严重肝肾功能及骨髓功能受损。
3. 无法控制的精神障碍。

四、治疗前准备

为提高 ^{177}Lu-DOTATATE 受体结合的有效性，患者需在治疗前 4~6 周停止注射醋酸奥曲肽微球、兰瑞肽等长效生长抑素，避免在 ^{177}Lu-DOTATATE 输注前后 24 小时内使用短效奥曲肽。为降低对肝脏和骨髓的影响，应在治疗前 4 周评估血常规和血生化指标，治疗 1 周再次评估。可通过肾动态显像、肌酐和尿素氮实验室检测或肌酐清除率确定肾脏处理和排泄药物的能力。有肾积水者应在治疗前尽可能纠正肾积水。输液前患者需排空膀胱，对于尿失禁患者应放置导尿管。

治疗方法：不同机构给药的时间、体积尚未一致，通常是在 20~30 分钟缓慢静脉推注 30~100ml 生理盐水中的 ^{177}Lu-DOTATATE。^{177}Lu-DOTATATE 可用生理盐水稀释及冲洗。通常使用 ^{177}Lu-DOTATATE 进行 3~5 个周期的治疗，标准剂量为 7.4GBq/ 周期。治疗周期间隔为 6~12 周，直至达到预期的总放射性活度。

五、随访及疗效评价

使用 ^{177}Lu-DOTATATE 4~48 小时内应至少对患者进行 1 次全身 SPECT 扫描，以评估药物在体内的靶向分布及体内的稳定性。治疗后约 1 个月内开始每两周检测血液学指标，实验室检查包括全血细胞计数、肝功能、肾功能等。影像学评估流程没有明确标准，建议完成

1 个疗程的 PRRT 后对患者进行 1 次 ^{68}Ga-DOTATATE PET/CT 显像，以评估肿瘤的 SSTR 表达情况。CT 或 MRI 是治疗期间常用的影像学检查方法，必要时可与血液学检测同步进行。若患者在 CT 或 MRI 上发现了新发病灶或原来的肿瘤体积增大，可考虑 ^{68}Ga-DOTATATE PET/CT 作为补充显像以评估患者是否适合继续行 PRRT，对于高级别（Ki67>10%）或进展迅速的 NEN，可考虑行 ^{18}F-FDG PET/CT 作为补充显像。

第三节　^{131}I-MIBG治疗嗜铬细胞瘤

嗜铬细胞瘤（pheochromocytoma）是肾上腺素能系统的嗜铬组织分泌过量儿茶酚胺（CA）的肿瘤，约占高血压患者的 0.01%~0.05%。嗜铬细胞瘤可发生在任何年龄，以 40~60 岁多见，女性稍高于男性。主要发生部位为肾上腺髓质，但在交感神经系统其他部位也可发生，如主动脉旁的交感神经节、颈动脉体、嗜铬体等处。

一、原理

^{131}I-MIBG 与去甲肾上腺素有相似的化学结构，也有相似的吸收和贮存机制，所以能被肾上腺髓质和交感神经分布丰富的组织器官摄取。它与肾上腺素受体亦有高度的特异性结合能力，引入体内后能被富含肾上腺素受体的神经内分泌肿瘤摄取。^{131}I-MIBG 发射 β 射线，利用其电离辐射生物效应作用于肿瘤，抑制、杀伤或杀死肿瘤细胞，使肿瘤萎缩甚至消失，达到治疗目的。

二、适应证与禁忌证

（一）适应证

1. 能够选择性摄取 ^{131}I-MIBG 的肿瘤，如嗜铬细胞瘤、恶性嗜铬细胞瘤、神经母细胞瘤、交感神经节神经细胞瘤及交感神经节神经母细胞瘤、家族性恶性无功能的副神经节瘤、甲状腺髓样癌、类癌等。

2. 手术不能切除、无法进行手术或术后有瘤体残留的患者。

3. 术后复发或广泛转移的患者。

4. 由于分泌大量儿茶酚胺，高血压难以用药物控制的患者。

（二）禁忌证

1. 肿瘤组织不能有效浓聚 ^{131}I-MIBG。

2. 病情危重及血常规过低的患者。

3. 妊娠期及哺乳期妇女。

三、治疗方法

（一）治疗前准备

1. 停用一切影响摄取 ^{131}I-MIBG 的药物，如利血平、可卡因、胰岛素、α 神经元阻滞剂等。

2. 治疗前 3 天起口服复方碘溶液,每次 5~10 滴,每天 3 次,直至治疗后 2~4 周,以封闭甲状腺。

3. 应用 CT、MRI 或 B 超测算靶组织的体积和重量,估算肿瘤照射剂量。

4. 用 ^{131}I-MIBG 进行全身显像,测定靶组织对 ^{131}I-MIBG 的摄取率及在靶组织中的有效半衰期。

5. 治疗前测定 24 小时尿儿茶酚胺,以便治疗后进行疗效评估。

6. 剂量确定　一般给予 3.7~11.1GBq(100~300mCi)。也可根据瘤体大小、累及范围、瘤体对 ^{131}I-MIBG 的摄取能力、有效半衰期和患者的体重等诸多因素拟定个体化治疗剂量。

（二）给药方法

^{131}I-MIBG 注入 250ml 5% 葡萄糖溶液中或生理盐水中缓慢静脉滴注。

（三）注意事项

1. 接受治疗的患者应采取隔离防护措施住院治疗;收集的尿液统一处理。

2. 静脉缓慢滴注,至少需要 90 分钟,以避免 ^{131}I-MIBG 从储存颗粒中置换出去甲肾上腺素而诱发高血压危象。

3. 滴注过程中每 5 分钟测量 1 次心率、血压及心电图,如果血压升高应放慢滴速。

4. 治疗后 24 小时内每小时测量 1 次心率、血压及心电图。

5. 治疗后 1 周行 ^{131}I-MIBG 全身显像。

6. 重复治疗一般在 3~5 个月后进行,如果给药剂量低于 3 700MBq(100mCi),治疗间隔时间可缩短至 1~2 个月。

四、疗效评价

治疗嗜铬细胞瘤的首选方法是外科手术。当患者有手术禁忌证时可考虑本法治疗。95% 以上的嗜铬细胞瘤病灶能摄取 ^{131}I-MIBG。有报道 ^{131}I-MIBG 治疗恶性嗜铬细胞瘤的总有效率为 70%。治疗效果与靶组织的吸收剂量有关,靶组织对 ^{131}I-MIBG 摄取率高者,疗效相对较好。疗效评价主要根据高血压的改善和尿中儿茶酚胺水平的减低,部分患者肿瘤缩小,极少数完全消退。

五、安全性

用 ^{131}I-MIBG 治疗,临床上发生严重毒副反应者少见。短期内可能有恶心、呕吐等胃肠道反应,一般较轻微,仅需对症处理。治疗后 1~2 个月通常可见暂时性的骨髓抑制,大部分患者仅出现一过性白细胞下降,但数周后即可恢复正常。治疗过程中封闭甲状腺失败可能造成甲状腺功能减退。未见身体其他组织器官有明显的损伤。

第四节　放射免疫治疗

放射免疫治疗是利用特异性抗体作为载体,将发射 β 或 α 射线的放射性核素通过静脉给药或局部给药导向肿瘤抗原部位,实现对瘤体的内照射治疗。此项工作起始于 1953 年,Pressman 以 ^{131}I 标记抗鼠骨肉瘤抗体,发现该标记抗体可在骨肉瘤组织内浓聚,从而开始了放射免疫显像(radioimmunoimaging,RII)诊断和放射免疫治疗(radioimmunotherapy,RIT)的研究。直到 1975 年,Kohler 和 Milstein 建立了单克隆抗体(monoclonal antibody,McAb)制备技术,使这一领域的研究取得了突破性进展,他们也为此获得 1984 年的诺贝尔奖。

一、原理

将放射性核素标记杂交瘤技术制备的相关肿瘤的 McAb 或 DNA 重组技术制备的"人源化"基因工程抗体引入体内,与相关肿瘤细胞表面抗原特异性结合,使肿瘤组织中大量放射性核素浓聚并滞留一定时间,放射性核素衰变过程中发射出 β 射线、α 射线或俄歇电子,利用其电离辐射生物效应作用于肿瘤,抑制、杀伤或杀死肿瘤细胞,达到治疗目的。常用的放射性核素有 α 射线发射体,如 ^{211}At、^{212}Bi 等;$β^-$ 射线发射体,如 ^{131}I、^{153}Sm、^{186}Re、^{90}Y、^{32}P 等;发射俄歇电子和内转换电子的核素,如 ^{125}I、^{131}I 等。

二、适应证与禁忌证

(一)适应证

1. 组织病理学确定的肿瘤靶抗原阳性的患者。
2. 全身广泛分布且血供丰富的转移、残留或复发的肿瘤微小病灶。
3. 白血病(非实体性肿瘤)。

(二)禁忌证

1. 哺乳或妊娠期的妇女。
2. 伴有心、肝、肾等重要器官疾病者。
3. 冷抗体皮试阳性或人抗鼠抗体(human anti-mouse antibody,HAMA)反应阳性者。

三、治疗方法

(一)治疗前的准备

1. 先用示踪剂量的标记抗体进行 RII,确定肿瘤病灶是否浓聚放射性药物。
2. 使用 McAb 为全抗时,给药前用冷抗体进行皮试(200μg/100μl)。
3. 使用 ^{131}I 抗体时,预先封闭甲状腺。
4. **剂量确定** 抗体用量 30~50mg,用 ^{131}I 或 ^{188}Re 标记抗体时,按每 kg 体重计算给药量。一般用量为 3.7~11.1GBq(100~300mCi),^{90}Y 一般用 1.11GBq(30mCi)。

(二)给药方法

1. **静脉滴注** 将标记抗体加入 250~300ml 生理盐水,同时加 5mg 地塞米松摇匀后缓慢滴注。
2. **局部给药** 经腔内、高选择动脉导管、皮下或内窥镜黏膜下给药。
3. **采用预定位技术** 将未标记的相关抗肿瘤抗体注入体内,让其在肿瘤部位聚集,待肿瘤结合抗体与未结合抗体之比达最大值,再注射放射性核素标记的小分子化合物,使抗体与小分子化合物在肿瘤部位结合,提高其在肿瘤病灶中的聚集量,以达到肿瘤治疗和降低本底的效果。

（三）注意事项

1. 所用的标记抗体必须经过国家药品监督管理局审批合格方可使用。

2. 治疗中严密观察患者的病情变化，并给予对症处理。

四、肿瘤受照射剂量的影响因素

（一）核素的穿透力

目前 RIT 中应用最为普遍的是 β 射线，能有效地杀伤靶向细胞。^{131}I、^{90}Y、^{153}Sm、^{186}Re 等是应用最广泛的 β 源；^{213}Bi、^{211}At 为 α 射线发射体。一般认为选择治疗核素的原则是：粒子能量在相对短时间内完全沉积在肿瘤组织中，其能量范围最好小于 1MeV；制备的标记物在体内稳定性好，靶组织与非靶组织摄取比值越大越好；半衰期最好在 1~5 天。

（二）抗体的特性与肿瘤摄取率

目前使用的 McAb 绝大多数是 IgG 大分子，它可提高肿瘤对抗体的摄取率，但是分子量较大，限制了其从血液中向肿瘤组织的扩散。而且，IgG 从血液中清除较慢、免疫原性较强，多次给药会产生 HAMA，导致肿瘤 / 非肿瘤摄取比值（T/NT）不高。为了解决这些问题，可以制备 IgG 的 Fab、F（ab'）片段、小分子抗体（如 ScFv、Fab）等，虽然明显增强了穿透性，提高了 T/NT，但是放射性金属可被肾脏重吸收或摄取，使肾毒性增加，这些妨碍了抗体片段的应用。有研究报道，提前给予高剂量阳离子氨基酸能明显减少肾小管的重吸收。临床上用这种方法联合阳离子氨基酸与 ^{90}Y-DOTA/DOTATOC 可使肾和骨髓承受的最大照射量增加。采用基因工程技术改造鼠类抗体使之"人源化"，这种重构型抗体含鼠蛋白量很低，分子量小，进入肿瘤组织穿透力强，同时具有高特异性及高亲和力，产生 HAMA 机会少。但也有亲和力偏低，在机体内半衰期过长等问题。最近噬菌体展示（phage display）技术的建立和发展，使得体外可以大规模地生产完全人源化的 McAb，甚至可以制造出在人体内由于免疫耐受等原因所不能或不易产生的抗体。

（三）增进疗效的几种选择

1. **预定位（pretargeting）技术** 该方法将放射性核素与抗体分开给药，核素并不直接标记抗体，而是与一种小分子半抗原（生物素 / 肽）连接。抗体定位于肿瘤组织内达高峰，而未定位的抗体快速从正常组织清除时，再注入核素标记的亲和素或先注入亲和素化抗体，最后注入核素标记的配体。这样可增加肿瘤的摄取，加速血液清除，降低正常组织器官受照射时间，提高 T/NT。

2. 某些细胞因子可增加肿瘤细胞抗原的表达，如 INF-α、INF-γ 和 IL-6。有人使用 10^6 U 干扰素后，肿瘤细胞抗原表达提高约 10 倍，摄取 McAb 提高 3 倍以上。

3. 应用普萘洛尔、血管紧张素等作用于血管的活性药物使肿瘤组织的血液循环增加，提高标记抗体进入肿瘤组织的量；高热及放疗使病灶局部温度升高可使血管通透性增加，均可增加病灶摄取 McAb。

4. 高选择性动脉插管注射 McAb，以提高肿瘤病灶摄取率。

5. 腔内注射等。

五、疗效评价和 RIT 存在的问题

RIT 由于具有靶向性强、肿瘤与本底比值（T/B）较高和血本底低等优势，不失为肿瘤治

疗的综合方法之一。但 RIT 目前尚处于研究和试用阶段，未能广泛应用于临床，大部分还存在以下一些问题：①瘤体摄取放射性标记的抗体量仅占总注入量的 1%；②抗原的特异性、可变性；③游离抗原的封闭作用；④宿主的免疫原性影响 McAb 在体内的分布和代谢；⑤网状内皮系统的饱和性；⑥T/NT 低，大量标记抗体进入骨髓，毒副作用大，限制给药剂量等。RIT 要真正进入临床应用，取决于利用基因工程技术生产的第二代或第三代 McAb 的稳定和完善。

第五节　^{32}P治疗血液病

磷（P）是人体细胞代谢需要的元素，组织生长越快，对磷的需求越多。在血细胞增生性疾病的发生和发展过程中，机体对磷的需求量加大。放射性核素 ^{32}P 为反应堆生产的放射性核素，其物理半衰期为 14.3 天，组织内最大射程 8mm，平均射程 4mm，与 P 有相同的生理、生化特性。进入人体后主要分布在生长迅速和代谢旺盛的组织内。给予患者 ^{32}P，可被迅速生长的组织大量摄取。由于 ^{32}P 衰变时发射 β 射线，其电离辐射的生物效应使过度增生组织中细胞的 DNA 和 RNA 发生破坏。另外，^{32}P 衰变后形成 ^{32}S 也可导致核酸结构的改变，从而抑制了血细胞的增生，达到治疗目的。

一、^{32}P 治疗真性红细胞增多症

真性红细胞增多症（polycythemia vera，PV）是一种病因尚未阐明的造血干细胞疾病，为慢性骨髓增生性疾病（myeloproliferative diseases，MPD）中的一种。其造血干 / 祖细胞具有异常克隆性、高增殖性及低凋亡性的特点。临床表现为以红细胞增多为主的两系或三系血细胞增多，出现多血质及高黏滞综合征引起的一系列症状和体征。PV 多发于老年人，发病年龄多在 50~60 岁，且发病率也随着年龄增长而增加。PV 起病隐匿，进展缓慢，经过治疗可明显延长寿命，病程可长达 10 余年，甚至数十年。其中有部分患者在病程中可转化为其他MPD，如原发性血小板增多症、慢性髓细胞性白血病、骨髓纤维化等。

（一）适应证与禁忌证

1. 适应证

（1）经临床症状、体征及实验室检查（红细胞 >6.0×10^{12}/L，血红蛋白 >170g/L）确诊为PV 的患者。

（2）白细胞 >4.0×10^9/L，血小板计数 >100×10^9/L。

（3）静脉放血及干扰素 α 治疗无效、>70 岁的老年患者。

2. 禁忌证

（1）各种病因引起的继发性红细胞增多症或假性红细胞增多症。

（2）脑出血急性期。

（3）有严重心、肝、肾疾病或活动性肺结核者。

（二）治疗方法

1. 治疗前准备

（1）患者在服 ^{32}P 前 4 周和服药后 2~4 周低磷饮食，禁服含磷的药物，促进 ^{32}P 的吸收。

（2）对严重患者可先行放血疗法，以防止脑血管意外。巨脾者先行脾脏 X 射线照射。

（3）剂量确定：一般给予 3.7MBq（0.1mCi）/kg 体重左右，平均 148~296MBq（4~8mCi）。

2. 给药方法
分为口服及静脉注射两种。空腹口服 ^{32}P，服药后 2 小时方可进食。消化道功能不良、有习惯性腹泻的患者可采用静脉给药。静脉注射需用无载体 ^{32}P。1 个疗程不超过 296MBq（8mCi），分 2 次给药，每次 74~148MBq（2~4mCi），间隔 7~10 天。静脉给药的活度按口服量的 80% 掌握，一般不超过 185MBq（5mCi）。

3. 注意事项

（1）给药剂量要根据患者体重、血常规、临床症状、体征、给药途径、排出速率的差异而调整。

（2）疗效不佳者可重复治疗，给药剂量可按首次剂量计算并结合病情调整，间隔时间 4 个月。

（3）多次 ^{32}P 治疗无效时，改用其他方法治疗。

（三）疗效评价

真性红细胞增多症的治疗方法包括静脉放血、干扰素 α 生物抑制治疗、化学药物治疗、治疗性单采红细胞术等。而 ^{32}P 治疗具有疗效确切、缓解期长、毒性反应小、方法简便以及可重复等优点。患者在服 ^{32}P 治疗后，自觉症状常常在两周内得到改善，4~8 周后血常规恢复正常。血常规的变化以血小板最为敏感，其次是白细胞，大约在 1 个月左右下降。红细胞下降最慢，这主要因为骨髓内幼稚细胞对 ^{32}P 核辐射敏感而受到抑制和破坏，血液循环系统的成熟细胞对 ^{32}P 核辐射不敏感，要待这些成熟血细胞的大多数自然消亡后，才会出现血常规明显改善。脾脏多在 1~3 个月明显缩小。国内报道 ^{32}P 治疗 PV 的完全缓解率为 87.8%，部分缓解率为 9.8%，无效率为 2.4%。有报道缓解期 6~12 个月者占 65%，1~9 年者占 25%，10 年以上者占 10%。复发后经 ^{32}P 治疗后可再获缓解，10 年生存率大于 50%。

二、^{32}P 治疗原发性血小板增多症

原发性血小板增多症病因不明，是骨髓组织持续异常增殖而引起的以巨核细胞增生为主的慢性骨髓增生性疾病。

（一）适应证与禁忌证

1. 适应证
经临床症状、体征及实验室检查确诊为原发性血小板增多症（血小板计数 >600×10^9/L）患者。

2. 禁忌证

（1）各种病因引起的继发性血小板增多症。

（2）其他禁忌证同 ^{32}P 治疗 PV。

（二）治疗方法

^{32}P 的治疗方法、注意事项与治疗 PV 大致相似。一般口服给药，首服剂量为 74~148MBq（2~4mCi）；是否需要第 2 次给药及用药量视首次给药后患者的情况而定（至少应观察 2~4 周），治疗后每 3~4 个月应追踪复查 1 次，若发现血小板回升，可考虑再次治疗。

治疗中血小板在（300~400）×10⁹/L，应及时停药。如血小板计数控制到治疗前的50%时，应观察3个月后再考虑是否需要再次给药，以避免血小板过度下降。患者治疗前后的准备同PV的治疗。

（三）疗效评价

服用 ^{32}P 后，患者通常2~4周才见症状改善，血小板大约在10天后开始略有下降，1个月后明显下降。脾脏可明显缩小。多数患者1次治疗可缓解1~18个月，平均1年左右，少数缓解可达数年。如果患者病情复发，可酌情再次进行 ^{32}P 治疗。

第六节　^{99}Tc-MDP治疗类风湿关节炎

类风湿关节炎（rheumatoid arthritis, RA）是一种以慢性、对称性、进行性多关节炎为主要表现的自身免疫性疾病，如未进行及时有效的治疗，可导致病情加重，出现关节强直、畸形、功能丧失而造成不同程度的残疾。因此，本病的早期诊治至关重要。目前主要采用甲氨蝶呤联合多种药物，如来氟米特、柳氮磺吡啶等进行临床治疗，新药 ^{99}Tc-MDP（^{99}Tc- 亚甲基二膦酸盐）用来治疗类风湿关节炎具有抗炎、镇痛效果好、安全性好的特点。

一、原理

^{99}Tc-MDP 由微量元素锝和亚甲基二膦酸盐组成，利用锝在低价态时的价态变化，通过锝元素获得或失去电子而不断清除人体的自由基，防止免疫复合物的形成，保护超氧化物歧化酶活力，抑制病理复合物的产生，防止自由基对组织的破坏。甲基二膦酸盐通过螯合金属离子，可降低胶原酶对软骨组织的破坏作用，修复软骨，逆转病情，并有消炎镇痛作用。^{99}Tc-MDP 能抑制炎性介质白细胞介素 –1 的产生，抑制前列腺素 E 和组胺的产生和释放，降低外周血的中性粒细胞水平，从而调节人体免疫功能，并治疗自身免疫疾病。

二、适应证与禁忌证

1. **适应证**　确诊的类风湿关节炎患者。
2. **禁忌证**　严重过敏体质、有严重心、肝、肾并发症患者。

三、治疗方法

^{99}Tc-MDP 由 A 瓶（高锝酸钠注射液）和 B 瓶（亚锡亚甲基二膦酸盐冻干品）组成（5mg 或 10mg）。使用前进行标记，将 A 瓶注射液注入 B 瓶，充分摇匀，静置5分钟。使用时，加250ml 生理盐水，静脉滴注，1 次 /d。连续10天，间隔20天重复应用，共3次，疗程为12周。对病情严重或病程长的患者，可采用静脉滴注与静脉注射联合交替的治疗方案。

四、疗效评价

^{99}Tc-MDP 治疗类风湿关节炎，不仅具有非甾体抗炎药的消炎镇痛作用，还具有激素和

抗风湿药的免疫抑制作用,且没有常规抗风湿药物的严重毒副作用。有报道 1 个疗程的有效率为 64.5%,^{99}Tc-MDP 与甲氨蝶呤联合应用,有效率提高到 93.5%,有较好的治疗效果,同时没有增加药物的副作用。

本章小结

　　本章详细介绍了多种放射性药物在不同疾病治疗中的应用,包括 ^{177}Lu-PSMA 治疗前列腺癌、放射性核素治疗胃肠胰神经内分泌肿瘤、^{131}I-MIBG 治疗嗜铬细胞瘤等。这些技术通过精准靶向肿瘤细胞,实现内照射治疗,具有显著疗效和良好安全性。同时,放射免疫治疗和 ^{32}P 治疗血液病也为特定患者提供了有效治疗选择。^{99}Tc-MDP 展示了其在类风湿关节炎治疗中的潜力。本章节展现了放射性药物在肿瘤及免疫性疾病治疗中的重要作用及广阔前景。

（王　东）

参考文献

1. 蒋宁一.简明核医学教程[M].2 版.北京:人民卫生出版社,2015.
2. 黄钢,李亚明.核医学与分子影像[M].4 版.北京:人民卫生出版社,2022.
3. 李少林,王荣福,安锐.核医学[M].9 版.北京:人民卫生出版社,2018.
4. 何丽萌,邓颖,王安波,等.^{177}Lu-DOTATATE 治疗神经内分泌肿瘤临床实践[J].中国医学科学院学报,2022,44(6):1102-1106.
5. 莫奕文,李汝平,樊卫,等.PSMA 分子靶向探针在前列腺癌诊疗中的应用及研究进展[J].肿瘤影像学,2023,32(3):205-212.
6. 卜婷,张川,臧士明,等.^{177}Lu-PSMA-617 治疗转移性前列腺癌的安全性和疗效[J].中华核医学与分子影像杂志,2019,39(2):81-85.
7. 雷蕾,杜涛,欧霞,等.放射性核素治疗胃肠胰神经内分泌肿瘤:实践与经验[J].协和医学杂志,2022,13(2):199-202.
8. 宋爽,唐立钧,等.诊疗一体化在核医学领域的研究进展[J].国际医学放射学杂志,2021,44(2):207-211.

第十八章　辐射防护

辐射能造福人类，也可以对人体造成损害，应充分认识它的两面性。辐射防护（radiation protection）的目的就是要把射线对人的影响减至最低程度或避免可能发生的危害。

核医学科是医用放射性核素集中使用的学科。核射线是核医学临床工作中最基本的要素之一，核医学的每一项诊疗工作几乎都离不开核射线。

掌握核射线的基本知识和防护措施，趋利避害，不仅是对工作人员的基本要求，更重要的是要使患者和公众科学地认识核射线，在达到核医学诊治要求的基础上，使核射线的照射降到尽可能低的水平。

第一节　人类受到的电离辐射源

目前，人类受到的辐射来自天然辐射、人工辐射两大方面。

一、天然本底辐射

天然本底辐射是指在人类生存的环境中自然存在的多种射线和放射性物质，包括宇宙射线、宇宙射线感生放射性核素和地球辐射。

（一）宇宙射线

由于星球碰撞、爆炸等形成的微粒子在宇宙空间磁场的作用下形成高能粒子流，称为初级宇宙射线。其中主要是质子，其次是 α 粒子和重离子等。初级宇宙射线进入大气层后，与空气分子发生核反应形成光子、电子、质子、中子、π 介子等射线，形成对地球的天然辐射，称为次级宇宙射线。宇宙射线的特点是能量范围宽，强度随海拔、纬度的不同而变化，海拔越高，强度越大。宇宙射线对人体产生外照射。

（二）宇宙射线感生放射性核素

初级宇宙射线进入大气层后，与空气分子发生核反应除放出射线外，还会产生 ^{3}H、^{14}C、^{7}Be、^{22}Na、^{85}Kr 等放射性核素，被称为宇宙射线感生放射性核素。这些感生放射性核素对人体的影响主要是外照射，它们随着尘埃或雨水降落到地面进入人体内也可以产生内照射。

（三）地球辐射

地球辐射是指在地球天然存在的放射性核素对人体产生的辐射，包括铀系、钍系和钍系三大系列衰变放射性核素和 ^{40}K、^{14}C 等单独存在的天然放射性核素。系列衰变放射性核素由于有半衰期很长的起始衰变母体核素和经过多代的连续衰变，衰变子体也具有放射性，所以能在地球上长期产生放射性，是地球天然辐射的主要来源。地球辐射对人体的影响有外照射和内照射。已有报告地球辐射造成的室外平均空气剂量率全球约为 57nGy/h，我国约为 62nGy/h，室内平均受照剂量率全球约为 80nGy/h，我国约为 99nGy/h，不同地区差别可达数十倍之多。

天然本底辐射是人类受照射的最大来源，成年人年均剂量率为 2.4mSv，其中宇宙射线约占 1/3，地球及体内辐射约为 2/3，说明了人类长期以来受到的低剂量辐射是安全的。

二、人工辐射

人工辐射主要包括医疗辐射、职业辐射和核事故等多个方面。报告显示年个人辐射照射中，全世界平均天然本底辐射占 88.6%，人工辐射占 11.4%。目前，医疗照射在公众受到的人工辐射源照射中居于首位。在 X 线放射诊断学和核医学的广泛应用后，发达国家中引起的年集体有效当量剂量可能是天然辐射源引起的 50%，在发展中国家约为 10%，全世界应用电离辐射进行诊断疾病引起的年集体有效当量剂量大约为天然辐射源引起的 20%。公众从放射诊断学和核医学接受的医疗照射约为每年 0.54mSv。我国公众受各种电离辐射源所致照射剂量，以天然辐射为主，占总辐射剂量的 91.9%，其次为医疗照射，约占 4.9%。

医疗照射一方面由于医疗设备及应用范围不断扩大，受检人数逐年增加；另一方面由于技术设备的改进、灵敏度不断提高，同样的检查受到的照射剂量逐年降低。

其他特殊行业职业辐射等人工辐射所引起的集体有效当量剂量较小，但出现切尔诺贝利核事故之类的情况时，特殊职业人员及区域内公众所受辐射剂量将大幅增加。

第二节 辐 射 剂 量

一、辐射剂量单位

（一）照射量

照射量（exposure）表示射线空间分布的辐射剂量，即在离放射源一定距离的物质受照射线的多少，以 X 射线或 γ 射线在空气中全部停留下来所产生的电荷量来表示。国际制单位以在单位质量受照物质中射线能量全部转换成的同一符号电量的值来表示，即库仑 / 千克，简写为 C/kg。照射量除了与放射源的活度大小有关，还与被照物体与放射源的相对位置有关。离放射源越远，受照的照射量越小。

（二）吸收剂量

吸收剂量（absorbed dose）定义为单位质量的受照物质吸收射线的平均能量。单位是戈瑞（Gy）。1Gy 表示 1kg 受射线照射物质吸收射线能量为 1 焦耳（J），简写为 J/kg。

吸收剂量难以直接测量，一般是通过测定照射量来求得。放射性核素治疗和放射治疗决定靶区处方剂量都以吸收剂量计算。

（三）当量剂量

当量剂量 H_{TR}（equivalent dose）表示经辐射的权重因数（weighting factor, w_R）加权的吸收剂量，单位为 J/kg，是衡量射线生物效应（biological effects）及危险度（hazard）的辐射剂量，国际制单位是希沃特（sievert, Sv）。

当量剂量不仅与核射线辐射所产生的吸收剂量有关，还与辐射本身的性质如射线的电荷、动能和质量等有关。生物体在受到同样剂量的吸收剂量照射时，产生的生物效应可以是不相同的。当量剂量 H_{TR}Sv 可以用组织器官（T）从某种射线得到的吸收剂量 D_{TR}Gy 乘上该射线的权重因数 w_R 求得：

$$H_{TR} = D_{TR} \cdot w_R$$

γ 射线、X 射线、β 射线、正电子的 $w_R = 1$，即 $1Sv = 1Gy$。α 射线的 $w_R = 20$。

二、辐射防护辅助剂量

为定量计算放射性核素进入人体内造成的内照射剂量，辐射防护中引入了待积当量剂量和待积有效剂量。

待积当量剂量（committed equivalent dose, H_T）是人体单次摄入放射性物质后，某一特定器官或组织中接受的当量剂量率在时间（T）内的积分。表示式为：

$$H_{T(50)} = \int_{t_0}^{t_0+50} H_T(t)dt$$

式中，t_0 表示摄入放射性核素的时刻；dt 表示放射性核素对器官和组织（T）照射的时间期限（以年为单位）；$H_T(t)$ 是对应于器官和组织（T）在 t 时刻的当量剂量率，其单位是 Sv。

将单次摄入放射性核素后各器官和组织的当量剂量乘以组织权重因子即为待积有效剂量（committed effective dose, H_E）。单位同样为 Sv。表示式为：

$$H_{E(50)} = \int_{t_0}^{t_0+50} H_E(t)dt$$

三、本底当量时间

在临床核医学防护工作中，常用本底当量时间（background equivalent radiation time）表示患者接受的辐射剂量。即表示相当于在多长时间（几个月或几年）内受的天然本底辐射的剂量。世界上多数地区 1 年人均天然本底辐射剂量约为 1~6mSv，平均为 3.7mSv。不同地区差别较大，有些地区如印度喀拉拉邦年剂量可高达 20mSv。

据报道，在美国 1 次普通的核医学显像全身接受的平均辐射剂量约为 3.6mSv，大约相当于世界上 1 年所受平均天然本底辐射剂量（3.7mSv）。而国内报告提示，由于脑、骨和心脏显像给药剂量较大，所接受的有效当量剂量约相当于 1 年所受平均天然本底辐射剂量的 1.5~2.0 倍。其他核医学检查项目 1 次患者接受的辐射剂量约相当于 1 年平均天然本底辐射剂量。

第三节　电离辐射的生物效应

电离辐射作用于机体后，其能量传递给机体的分子、细胞、组织和器官，由此所造成的形态和功能的后果,称为辐射生物效应(radiation biological effect)。

一、电离辐射损伤机制

辐射对人体的影响是原子水平相互作用的结果,这些原子相互作用以电离或者轨道电子激发的形式存在,结果是能量沉积在组织中,沉积的能量引起分子的变化。当一个原子被电离,它的化学性质发生变化。如果该原子是大分子的组成部分,电离可能引起分子的破裂或分子内原子的重排。异常分子可能表现不适当的功能或功能丧失,这可能导致一系列损伤或细胞死亡。这个过程是可逆的:电离的原子可以被自由电子吸引重新变为中性,分子可被修复,被电离辐射损伤的细胞和组织可再生与修复。

电离辐射引起的生物效应是一个极为复杂的过程。按照现代放射生物学观点,DNA 是电离辐射作用主要的靶,辐射生物效应是通过对 DNA 的损伤表现的。染色体畸变是 DNA 损伤的结果,蛋白质的辐射生物效应以及一些重要代谢的紊乱,均为引起机体生理和病理变化的重要因素。在射线引起上述一系列损伤的同时,机体在一定范围内进行着反馈调节、修补和修复,试图减轻和改变这些损伤,这两种相反过程的消长和变化,决定着细胞的存活、老化、癌变和死亡。

(一)辐射直接作用和辐射间接作用

电离辐射作用于机体的损伤机制包括辐射直接作用和辐射间接作用。

1. 辐射直接作用 当人体组织受到射线照射时,电离辐射的能量直接沉积于射线径迹上的生物大分子,如核酸、蛋白质、脂质等,引起这些生物大分子的电离和激发,破坏其结构和功能的生物效应,称为辐射直接作用。只有当物质含水量极低时,才可以说辐射生物效应的发生主要由辐射直接作用引发。

2. 辐射间接作用 生物分子并未处在射线的径迹上,从而也未直接接收到射线能量,而射线能量首先作用于细胞内的溶剂分子而形成活性物质,通过这些活性物质再作用于溶质分子使其破坏,从而引起生物分子损伤。此过程中,水分子是射线能量的直接接收者,生物分子并未直接接收射线的能量,电离辐射诱发水的原发辐射产物(氢自由基、氢氧自由基、水合电子等)对机体的核酸、蛋白质等生物大分子产生作用,引起这些生物大分子的损伤效应,故而称为辐射间接作用。在电离辐射的间接作用中,其辐射能量沉积在水分子上,而生物效应则发生在生物大分子上。

无论辐射直接作用还是间接作用,造成辐射损伤的原理均相同。即高能光子或亚原子微粒最终被生物分子破坏性吸收的结果,使组成细胞的分子结构和功能发生变化,导致由它们构成的细胞发生死亡或丧失正常的活性而发生辐射突变。细胞死亡主要是指细胞丧失分裂产生子细胞的能力;而细胞突变主要指癌变、基因突变和先天畸变。

(二)电离辐射生物效应在人体内的发展过程

电离辐射作用后,生物效应是一个非常复杂的过程,生物效应发展过程可分为几个主要阶段。

1. 物理阶段 电离辐射作用于机体的生物大分子和水,吸收能量引起电离或激发,这一过程在瞬间完成,然后进入化学阶段。

2. 化学阶段 这个阶段发生能量的迁移和转换,电离或激发的分子发生重排,形成各种类型的自由基(free radical)。自由基是指能够独立存在、核外带有未配对电子的原子或分子。例如,水是生物体内含量最多的物质,辐射引起水分子的激发和电离。$H_2O \rightarrow H^+ + OH^-$,产生大量氢自由基和氢氧自由基。自由基的特点是不稳定、反应活性很高、容易与另一个自由基或分子发生化学反应。

自由基通过直接作用于生物大分子:①核酸分子、蛋白质分子等,对核酸分子主要作用于碱基、磷酸二酯键、核糖;②通过脂质过氧化作用造成体内包括细胞膜、线粒体膜、溶酶体膜、核膜等生物膜的损伤,使生物膜的能量传递、物质转运、信息识别等功能受到影响。

3. 生物阶段 生物大分子变化导致生理效应和生物化学损伤,在电离辐射所致分子变化的基础上,发生细胞代谢、功能和结构的改变,细胞辐射的生物效应开始出现。

根据辐射敏感程度可将人体组织、细胞区分为三大类。①高度敏感的组织有淋巴组织、胸腺和骨髓;细胞有淋巴细胞、胸腺细胞、原始红细胞、原始粒细胞、幼稚粒细胞和巨核细胞。②中度敏感的组织有性腺、胃肠上皮、皮肤和眼;细胞有生殖细胞、小肠隐窝上皮细胞、成纤维细胞、皮脂腺细胞、汗腺细胞和角膜晶体细胞。③低度敏感的是骨、肌肉、结缔组织;软骨细胞、成骨细胞、结缔组织细胞。

二、电离辐射对人类的有害效应

人类利用电离辐射的生物效应进行了疾病的研究与治疗。另一方面电离辐射也可以引起对人类的有害效应。

(一)躯体效应和遗传效应

根据辐射生物效应影响的广度,可把辐射对人体的影响分为躯体效应和遗传效应。躯体效应是界定发生在受照射者本身的效应。遗传效应是指影响受照射者后代的效应。

1. 躯体效应(somatic effect) 人体有躯体细胞和生殖细胞两类细胞,它们对电离辐射的敏感性和受损后的效应不同。电离辐射对人体细胞的杀伤作用是诱发生物效应的根本原因。人体所有组织和器官(生殖器官除外)都是由躯体细胞组成的,通常将发生在受照射者自身的辐射健康效应称为躯体效应。躯体效应按其出现的范围又可分为整体效应和局部效应。整体效应如内、外照射引起的急、慢性放射病等;局部效应如放射性引起的皮肤和眼晶状体等局部损伤的效应。

2. 遗传效应(genetic effect) 遗传效应是指辐射对受照射者生殖细胞遗传物质的效应和这些效应所引起的生育方面的异常以及后代的遗传性缺陷。遗传效应是通过对生殖细胞遗传物质的损害使受照射者后代发生的遗传性异常,它是一种表现于受照射者后代的随机性效应。

(二)近期效应和远期效应

根据辐射损伤出现时间的早晚,可把辐射对人体的影响分为近期效应和远期效应。近期效应是指辐射损伤在几分钟、几小时或几天内发生。远期效应一般发生在6个月或更长时间之后,可以发生在急性辐射损伤已恢复的患者中,也会发生在长期受小剂量照射的人群中。

1. 近期效应 近期效应主要见于核事故或核武器袭击的受害者,或在较长时间内受到超过剂量限值的辐射引起的全身慢性损伤,可分为急性效应和慢性效应两种。急性效应又称急性放射综合征,包括血液综合征、胃肠综合征、中枢神经综合征等;而慢性放射病和慢性皮肤放射损伤则属于慢性效应。

2. 远期效应 机体受照射后数个月至数年乃至数十年后才发生的生物效应称为远期

效应（remote effect）。例如，辐射致癌、辐射致白内障、遗传效应等。远期效应多发生在急性损伤已恢复的人员和长期受小剂量照射的慢性损伤人员中，可以出现在受照射者本人身上，也可以出现在他们的后代身上。

（三）随机性效应和确定性效应

根据辐射生物效应发生规律与剂量之间的关系，可把辐射对人体的影响分为随机性效应和确定性效应。

1. 随机性效应（stochastic effect） 随机性效应即癌症和遗传效应，包括由于体细胞突变而在受照个体内形成的癌症和由于生殖细胞突变而在其后代身上发生的遗传疾病。随机性效应的发生率与受照剂量呈正相关，随剂量增大而增大，严重程度与剂量无关，而且不存在阈值。随机效应意味着低的辐射剂量也可能造成损害。因此，在放射防护中关注剂量限值的同时，也应尽可能降低剂量水平。

2. 确定性效应（deterministic effect） 确定性效应是指辐射损伤的严重程度与所受剂量呈正相关，有明显的阈值，剂量未超过阈值不会发生有害效应。一般是在短期内受较大剂量照射时发生的急性损害。

三、电离辐射生物效应的影响因素

（一）传能线密度

传能线密度（linear energy transfer, LET）表示带电粒子在某一长度径迹上消耗的能量与该径迹长度之比。实际是指射线在穿过物质时在 1 个单位长度射程中所产生的离子数目，或引起的能量损失。LET 越大，说明该粒子在单位长度的组织内释放的能量越多，电离密度越大，因而对生物组织和分子的损伤就越大，是衡量射线引起生物效应程度的物理量。用高传能线密度射线照射哺乳动物培养细胞，观测到生存率呈指数规律减少。低传能线密度射线受介质条件影响较大（如有氧和缺氧等）。

（二）相对生物效能

相对生物效能（relative biological effectiveness, RBE）也称"相对生物效应"。不同类型的辐射，在同样吸收剂量的作用下，所产生的生物效应并不相同，换言之，远期同样生物效应其吸收剂量是不同的。为了比较不同类型辐射的生物效应，常以"相对生物效能（RBE）"来表示，通常以 250keV X 射线产生的生物效应作为比较的基准。某种辐射产生生物效应与250keV X 射线产生的生物效应相同时所需剂量的比值被称为相对生物效应（RBE），表示为：

RBE=250keV X 射线产生生物效应的剂量 / 某辐射产生相同生物效应的剂量

（三）辐射剂量

辐射剂量与辐射生物效应呈正相关关系，一般照射剂量越大，效应越明显。放射生物效应存在特定的剂量依赖性规律。剂量存活曲线是反映照射剂量与细胞死亡率之间的关系曲线。

（四）分割次数和剂量率

一般剂量率越大，生物效应越显著。一定辐射剂量 1 次照射比分割成多次照射引起的生物效应大。低剂量照射的影响类似多次分割照射，主要原因可能是照射中亚致死损伤的恢复和细胞增殖所致。

（五）照射范围

全身照射和局部照射产生的生物效应不同。例如，癌症患者的放射性治疗，照射肿瘤及其周边组织,一次照射 2~3Gy,患者一般没有反应;若以 2~3Gy 进行全身照射,则会有放射性症状出现。

(六) 氧效应

氧效应(oxygen effect)是指生物组织或分子的辐射效应随组织中氧浓度的增加而增加。氧效应的大小以在缺氧条件下产生一定生物效应的剂量与有氧条件下产生同样效应的剂量的比值,即氧增强比(oxygen enhancement ratio, OER)来表示。

核医学临床使用的 X、γ、β 射线是低 LET 射线,α 射线、中子等是高 LET 射线。低 LET 的 X、γ 射线,OER 等于 2.5~3.0。OER 随 LET 的增加而下降,当 LET 接近 200keV/μm 时,OER 等于 1,也就是说没有氧效应,该射线在有氧和缺氧的状况下产生的生物效应均相同。实体肿瘤往往有坏死和乏氧细胞的存在,因而对放射线有抵抗性。增大氧浓度和选用高 LET 射线核素可增强治疗效果。

减低氧含量可以保护正常组织,这也是一些放射防护剂的作用机制。通过药物作用减少血液含氧量或用化学药物与氧结合,使组织氧浓度减低,可以降低人体组织和生物分子对射线的敏感性。

(七) 组织的辐射敏感性

自然界中不同种类的动物、同种动物的不同个体以及同一个体的不同组织在受到同样剂量的照射时引起的损伤都不同。

一般来说,哺乳动物辐射敏感性比低等生物高;生物体的淋巴细胞、造血细胞、生殖细胞和肠黏膜上皮细胞辐射敏感性高;肌细胞、神经细胞、骨细胞敏感性较低;其他组织细胞,如膀胱上皮细胞、食管上皮细胞和结缔组织细胞等辐射敏感性居中。

总的来讲,高等动物比低等动物辐射敏感性高;分裂增殖活跃的细胞、分化程度较低的组织细胞辐射敏感性高。以上的规律也有例外,如羊和狗的辐射敏感性比人高,小淋巴细胞是分化好、不分裂的细胞,但对辐射很敏感。

常用于衡量敏感性的指标有在辐射下发生的半数致死的剂量、存活率和细胞染色畸变率等。

(八) 介质因素

机体组织所处的微环境对辐射敏感性也有一定影响。如照射前在细胞的培养环境中或机体体液中加入含有巯基化合物的辐射防护剂,可减轻自由基反应,促进损伤生物分子修复,能减弱辐射生物效应。反之,加入亲电子和拟氧化合物等辐射增敏剂,可增强自由基化学反应,阻止损伤分子和细胞修复,提高辐射效应。

第四节 辐射防护的目的、基本原则和措施

一、辐射防护的目的

辐射防护的目的是使一切具有正当理由的照射保持在可以合理做到的尽可能低的水

平。因此,在照射有益实践的基础上有效地保护人类,以避免确定性效应的发生,并将随机效应的发生率降低到可以合理达到的尽可能低的水平。

二、辐射防护的原则

放射防护依照下列三大基本原则进行。

(一)放射实践的正当化

放射实践的正当化要求该实践给个人或社会带来的利益大于代价,抵偿其所造成的电离辐射危害。即确定放射性实践是否合理和是否应该进行。

(二)放射防护最优化

放射防护最优化是指实践的正当化一旦确定后,应当避免一切不必要的照射。所有辐射照射都应保持在可合理达到的尽可能低的水平,用最小的代价,获得最大的净利益。

(三)个人剂量限值

在实现正当化和最优化的同时,剂量限值旨在保护个人而设立的具体的量化标准,即使受到来自不同源的照射也不致受到不合理的损害。国际放射防护委员会(International Commission on Radiological Protection,ICRP)第 60 号出版物及我国 GB 18871—2002《电离辐射防护与辐射源安全基本标准》确立了个人剂量限值。受照射人员所接受的当量剂量不应超过规定的限值。

剂量限值不是安全和危险的分界线,而是不可耐受和可耐受的剂量区域之间一个选定的界值。个人剂量限值(individual dosage limit)是指放射性职业人员和广大居民个人所受的当量剂量的国家标准限值。即使个人所受剂量没有超过规定的相应的剂量限值,仍然必须按照最优化原则考虑能否进一步降低剂量。

1. **放射工作人员的剂量限值** 放射工作人员的年当量剂量是指 1 年工作期间所受外照射的当量剂量与这 1 年内摄入放射性核素所产生的累积当量剂量二者的总和,但不包括天然本底照射和医疗照射。ICRP 1990 年的建议书中对职业照射和公众照射的年剂量限值作出新的规定(表 18-1),我国根据本国国情,制定了放射工作人员剂量限值标准(表 18-2)。

在特殊情况下,依照审管部门的规定,剂量平均期可由 5 年延长到 10 个连续年。并且,在此期间内,任何放射工作人员所接受的年平均有效剂量不得超过 20mSv,任何单一年份不应超过 50mSv。此外,当任何一个工作人员自此延长平均期开始以来所接受的剂量累计达到 100mSv 时,应进行审查。

表 18-1 ICRP 1990 年建议书的年剂量限值

应用	剂量限值 /mSv	
	职业照射	公众照射
有效剂量	20	1
眼晶状体	150	15
皮肤	500	50
手和足	500	—

注:限值用于规定期间有关的外照射剂量与该期间摄入量的50年(儿童算到70岁)的累积剂量之和。未孕女职业者的剂量限值与男职业者相同,但对妊娠或可能妊娠的女职业者应以公众的剂量进行控制。

表 18-2　我国规定的职业照射个人年剂量限值

对象	限制内容	职业照射 /mSv
任何放射工作人员	连续 5 年的平均有效剂量	20
	任何 1 年中的有效剂量	50
	眼晶体年当量剂量	150
	四肢（手和足）或皮肤年当量剂量	500
年龄为 16~18 岁,接受涉及辐射照射就业培训的徒工和该年龄段学习过程中需要使用放射源的学生	年有效剂量	6
	眼晶体年当量剂量	50
	四肢（手和足）或皮肤年当量剂量	150

注：16 岁以下的任何人均不得接受职业性照射。

　　女性放射性工作人员一旦妊娠,就要避免电离辐射的影响。由于胎儿不属于职业人员,只能按一般公众对待。因此,《国际辐射防护与辐射源安全基本标准》(IBSS)规定在妊娠期内胚胎和胎儿接受的剂量不得超过 1mSv。ICRP 规定只要妇女宣告妊娠,在妊娠期余下的时间内应施加补充的剂量限值,对腹部表面（下躯干）的剂量不得超过 2mSv,为了保护胎儿的安全,还要限制放射性核素的摄入量,不得超过年摄入量限值的 1/20。

　　2. 公众个人的剂量限值　公众个人的剂量限值是指任何 1 年内所受外照射的当量剂量与这一年内摄入放射性核素所产生的待积当量剂量二者的总和,但不包括天然本底照射和医疗照射。

　　我国规定的公众个人的剂量限值标准见表 18-3。

表 18-3　我国规定的公众个人年剂量限值

限制内容	年剂量限值 /mSv
年有效剂量	1
特殊情况下,在 5 个连续年的年平均剂量不超过 1mSv 时的年有效剂量	5
眼晶体年当量剂量	15
皮肤年当量剂量	50

　　公众照射个人剂量限制除以上规定外,对接受放射性照射患者的慰问者及探视人员也有剂量限制。要对患者的探视者所受到的照射加以约束,使他们在患者诊断或治疗期间所受到的剂量不得超过 5mSv。探视摄入放射性物质患者的儿童所受的剂量限制于 1mSv 以下。

三、放射防护措施

（一）基本措施

　　严格执行《放射性同位素与射线装置安全和放射防护条例》《放射性药品管理办法》等国家放射安全防护相关法规。从事放射性工作的单位应根据法规,结合本单位的具体情况,设立放射性实验室,对工作人员进行必要的培训,制定各项辐射安全防护管理制度,上报主管部门注册,经审批取得许可证后方可进行相应的放射性工作,依法管理,接受行政主管部门定期或不定期监督检查。

（二）外照射防护措施

1. 时间防护 照射量与受照时间成正比。放射性操作应熟练、迅速，要尽量减少接触放射源的时间。非必要工作结束避免在放射性工作场所停留。

2. 距离防护 加大人体与放射源的距离。离放射源越远，受到照射就越小，所受照射与距离的平方成反比。可用机械手、长柄钳等取用、分装放射源，有效减少辐射。距离加倍，辐射强度减弱至 1/4，方法简单又有效。

3. 屏蔽防护 在人体与放射源之间设置屏蔽物，使射线呈指数衰减和被吸收是一项安全而有效的措施。屏蔽 X、γ 射线时，常用铅、钨等重元素物质作为屏蔽材料，墙壁可采用钢筋混凝土。常用有机玻璃、铝、塑料等低原子序数物质作为 β 射线的屏蔽材料。把放射源与人员屏蔽开，达到防护目的。

（三）内照射防护措施

内照射防护的目的是尽可能防止放射性核素进入体内，把放射性核素的年摄入量控制在国家规定的限值内。

内照射防护的基本措施包括在规定的区域内进行放射性操作，避免场所及环境污染，定期进行放射性污染检查和监测，对放射性物品进行屏蔽储藏。

内照射防护总的原则是围封、隔离放射性物质防止扩散，除污保洁防止污染，注意个人防护。

第五节 核医学辐射防护

一、核医学工作场所布局及放射防护要求

（一）核医学工作场所布局

依据标准，临床核医学科工作场所分为 Ⅰ、Ⅱ、Ⅲ 3 类；非密封源工作场所分为甲、乙、丙 3 级；辐射工作场所分为 3 区：控制区（如制备及分装放射性药物的操作室、给药室、显像室、治疗患者的床位区等）、监督区（如使用放射性核素的标记实验室、诊断患者的床位区、放射性核素或药物贮存区、放射性废物贮存区等）和非限制区（如工作人员办公室、电梯、走廊等）。临床核医学诊断及治疗用工作场所（包括通道）应注意合理安排和布局，应有助于实施工作程序，应备有收集放射性废物的容器，容器上应有放射性标志；诊断用给药室与检查室应分开，如必须在检查室给药，应有防护设备；诊断用候诊室应靠近给药室和检查室，应有受检者专用厕所。

（二）放射防护要求

1. 临床核医学工作场所应按照 GB 18871—2002《电离辐射防护与辐射源安全基本标准》的开放型放射性工作场所分级规定进行分级，并采取相应放射防护措施。

2. 合成和操作放射性药物所用的通风橱，工作中应有足够风速（一般风速不小于 0.5m/s），排气口应高于本建筑屋脊，并酌情设有活性炭过滤或其他专用过滤装置，排出空气浓度不

应超过有关法规标准规定的限值。

3. 工作场所和开展放射性药物治疗的单位应设有放射性污水池，以存放放射性污水，直至符合排放要求时方可排放。废原液和高污染的放射性废液应专门收集存放。

4. 临床核医学工作场所应备有收集放射性废物的容器，容器上应有放射性标志。放射性废物应按长半衰期和短半衰期分别收集，并给予适当屏蔽。固体废物如污染的针头、注射器和破碎的玻璃器皿等应贮存于不泄漏、较牢固、并有合适屏蔽的容器内。放射性废物应及时按 GBZ 120—2020《核医学放射防护要求》进行处理。

5. 临床核医学诊断及治疗用工作场所(包括通道)应注意合理安排和布局。其布局应有助于实施工作程序，且基本保证分区要求，如一端为放射性物质贮存室，依次为给药室、候诊室、检查室、治疗室等。尽量实现医患通道分开，并有明确的通道指示及放射性标志，避免无关人员误入。

二、核医学诊断、治疗放射防护要求

(一)放射性药物操作的一般放射防护要求

1. 操作放射性药物应有专门场所，如给药不在专门场所进行时，则需采取恰当防护措施。放射性药物使用前应有恰当屏蔽。

2. 装有放射性药物的给药注射器应有适当屏蔽，难以屏蔽时应注意控制操作时间。

3. 操作放射性药物应在附有吸水纸的托盘内进行，工作人员应穿戴个人防护用品。

4. 操作放射性碘化物等挥发性或放射性气体应在通风橱内进行，并按操作情况进行气体或气溶胶放射性浓度的常规监测以及必要的特殊监测，应注意对放射性碘在操作人员甲状腺内沉积的防护。

5. 在放射性工作场所不得进食、饮水、吸烟，也不得进行无关工作及存放无关物品。

6. 工作人员操作后离开放射性工作室前应洗手和进行表面污染监测，如其污染水平超过 GB 18871—2002《电离辐射防护与辐射源安全基本标准》的规定值，应采取相应去污措施。

7. 从控制区取出任何物品都应进行表面污染水平检测，以杜绝超过 GB 18871—2002《电离辐射防护与辐射源安全基本标准》规定的表面污染控制水平的物品被带出控制区。

8. 为体外放射免疫分析目的而使用含 ^3H、^{14}C、^{125}I 等核素的放射免疫分析试剂盒可在一般化学实验室进行，但使用后的废弃药盒应按放射性固体废物的有关规定存放至放射性在国家要求的标准以下，方可作为普通医疗废物处理。

9. 放射性物质的贮存容器或保险箱应有适当屏蔽。放射性物质的放置应合理有序、易于取放，每次取放的放射性物质应只限于需用的那部分。

10. 放射性物质的贮存室应定期进行放射防护监测，无关人员不得入内，放射性物质的贮存和领取应双人双锁，并做好相应的登记。

11. 贮存和运输放射性物质时均应使用专门容器，取放容器中内容物时，不应污染容器。容器在运输时应有恰当的放射防护措施。

12. 贮存的放射性物质应及时登记建档，登记内容包括生产单位、到货日期、核素种类、理化性质、活度和容器表面放射性污染擦拭实验结果等。

(二)核医学诊断中的活度指导水平

国家卫生健康委员会发布的 GBZ 120—2020《核医学放射防护要求》中给出了典型成年

受检者各种常用核医学诊断过程放射性药物施用量的参考水平(表 18-4)。由该表可见核医学显像检查所受辐射剂量均较低。

核医学作为现代医学的重要组成部分,正在迅速发展,特别是 PET/CT、SPECT/CT 的应用,促进了分子核医学的发展,接受核医学诊断和治疗的患者日益增多,针对各种放射性药物用于体内的诊断或治疗实践,临床分别具体提出加强患者防护的基本要求;总结出常用核医学检查项目活度指导水平,还提出了对育龄妇女、孕妇、哺乳妇女和儿童等特殊患者的防护措施。

例如,用 ^{131}I 治疗甲状腺功能亢进的育龄妇女,一般需经过 6 个月后方可妊娠。哺乳妇女接受放射性核素治疗后,应在一定时期内停止授乳。例如,使用除标记的邻碘马尿酸钠以外的所有 ^{131}I 和 ^{125}I 放射性药物,^{22}Na、^{67}Ga、^{201}Tl、^{75}Se- 甲硫氨酸类放射性药物的哺乳妇女,应停止哺乳至少 3 周;凡使用 ^{131}I、^{125}I 和 ^{123}I 标记的邻碘马尿酸钠以及除标记的红细胞、磷酸盐和 DTPA 以外的所有的 ^{99m}Tc 化合物的哺乳妇女,应停止哺乳至少 12 小时;凡使用 ^{99m}Tc- 红细胞、磷酸盐和 DTPA 类放射性药物的哺乳妇女,应停止哺乳至少 4 小时;凡使用 ^{51}Cr-EDTA 类放射性药物的哺乳妇女,不需要停止哺乳。注射放射性药物后拟做检查的患者要在候诊室内等候,不可随意走动,医院应建立候诊区域和专用厕所。患者出院时,应对其体内放射性核素活度进行估计,例如,^{131}I 治疗患者,体内活度 <400MBq 才能出院。

表 18-4　典型成年受检者核医学诊断过程放射性药物施用量的参考水平

检查项目	放射性核素	化学形态	每次检查常用的最大活度
骨			
骨显像	^{99m}Tc	MDP 和磷酸盐化合物	600
骨断层显像	^{99m}Tc	MDP 和磷酸盐化合物	800
骨髓显像	^{99m}Tc	SC	400
脑			
脑显像(静态)	^{99m}Tc	TcO_4^-	500
	^{99m}Tc	DTPA,葡萄糖酸盐和葡庚糖酸盐	500
脑断层显像	^{99m}Tc	ECD	800
	^{99m}Tc	DTPA,葡萄糖酸盐和葡庚糖酸盐	800
	^{99m}Tc	HMPAO	500
脑血流	^{99m}Tc	HMPAO, ECD	500
脑池造影	^{111}In	DTPA	40
泪腺泪引流	^{99m}Tc	TcO_4^-	4
甲状腺			
甲状腺显像	^{131}I	碘化钠	20
	^{99m}Tc	TcO_4^-	200
甲状腺癌转移灶(癌切除后)	^{131}I	碘化钠	400
甲状旁腺显像	^{201}Tl	氯化亚铊	80
	^{99m}Tc	MIBI	740

续表

检查项目	放射性核素	化学形态	每次检查常用的最大活度
肺			
肺通气显像	^{99m}Tc	DTPA 气溶胶	80
肺灌注显像	^{99m}Tc	HAM	100
	^{99m}Tc	MAA	185
肺断层显像	^{99m}Tc	MAA	200
肝和脾			
肝和脾显像	^{99m}Tc	SC	150
胆道系统功能显像	^{99m}Tc	EHIDA	185
脾显像	^{99m}Tc	标记的变性红细胞	100
肝断层显像	^{99m}Tc	SC	200
心血管			
首次通过血流检查	^{99m}Tc	TcO_4^-	800
	^{99m}Tc	DTPA	560
心和血管显像	^{99m}Tc	HAM	800
心血池显像	^{99m}Tc	标记的正常红细胞	800
心肌显像	^{99m}Tc	PYP	600
心肌断层显像	^{99m}Tc	MIBI	600
	^{201}Tl	氯化亚铊	100
	^{99m}Tc	磷酸盐和磷酸盐化合物	800
胃,胃肠道			
胃/唾液腺显像	^{99m}Tc	TcO_4^-	40
梅克尔憩室显像	^{99m}Tc	TcO_4^-	400
胃肠道出血	^{99m}Tc	SC	400
	^{99m}Tc	标记的正常红细胞	400
食管通过和胃食管反流	^{99m}Tc	SC	40
胃排空	^{99m}Tc	SC	12
肾,泌尿系统			
肾皮质显像	^{99m}Tc	DMSA	160
	^{99m}Tc	葡庚糖酸盐	200
肾血流、功能显像	^{99m}Tc	DTPA	300
	^{99m}Tc	MAG_3	300
	^{99m}Tc	EC	300
其他			
肿瘤或脓肿显像	^{67}Ga	柠檬酸盐	300
	^{201}Tl	氯化物	100
肿瘤显像	^{99m}Tc	DMSA, MIBI	400
神经外胚层肿瘤显像	^{123}I	MIBG	400
	^{131}I	MIBG	40
淋巴结显像	^{99m}Tc	标记的硫化锑胶体	370
脓肿显像	^{99m}Tc	HMPAO, 标记的白细胞	400
下肢深静脉显像	^{99m}Tc	标记的正常红细胞	每侧 185
	^{99m}Tc	大分子右旋糖酐	每侧 185

（三）临床核医学治疗的放射防护要求

1. 使用治疗量发射 γ 射线放射性药物的区域应划为控制区,用药后患者床边 1.5m 处或单人病房应划为临时控制区。控制区入口处应有电离辐射警告标志,除医务人员外,其他无关人员不得入内,患者也不该随便离开该区。

2. 配药室应靠近病房,尽量减少放射性药物和已给药治疗的患者通过非放射性区域。

3. 根据使用放射性药物的种类、形态、特征和活度,确定临床核医学治疗病房的位置及其放射防护要求,病房应有防护栅栏,以控制已给药患者同其他人保持足够距离,必要时可采用附加屏蔽防护措施。

4. 接受放射性药物治疗的患者应使用专用便器或者设有专用卫生间和浴室。

5. 使用过的放射性药物注射器、绷带和敷料,应视为放射性废物处理。

6. 接受 ^{131}I 治疗的患者,应在其体内的放射性活度降至 400MBq 以下方可出院。

7. 对近期接受过放射性治疗的患者,外科手术处理应遵循下列原则。

（1）应尽可能推迟到患者体内放射性活度降低到可接受水平,即不需要放射防护时再做手术处理。

（2）进行手术的外科医师及护理人员应佩戴个人剂量计。

（3）对手术后的手术间应进行放射防护监测和去污,对敷料、覆盖物等其他物件也应进行放射防护监测,如有污染按照放射性废物处理。

三、放射工作人员健康监测

由指定的有关业务部门负责组织放射工作人员就业前、后及离岗后的体检。

在岗放射工作人员应定期进行职业健康检查,两次检查的时间间隔不应超过 2 年,必要时可增加临时性检查。建立放射工作人员的健康档案。

体格检查项目应包括一般体检的详细项目（主要是临床内科、外周血常规、肝功能及尿常规检查）,并注意以下项目:接触外照射的放射工作人员,要进行眼晶体的检查;对参加产生放射性气体、气溶胶及放射性粉尘作业的工作人员,应注意呼吸系统的检查;对从事开放型操作的工作人员,依据所使用的放射性核素在人体内代谢的特点,增加对不同脏器的检查。对疑有放射性核素进入体内的人员,可做尿、粪或呼出气体的放射性测定,必要时进行全身或脏器的放射性测定。

四、放射性废物处理原则

（一）放射性废物的标准

对于被放射性污染的废物,其放射性达到一定水平就应按照放射性废物管理和处理。

根据我国的标准,放射性废物分为天然放射性核素废物和人工放射性核素废物两大类。

含天然放射性核素（铀、钍、镭等）的废物,其比活度大于 3 700Bq/kg（1×10^{-7}Ci/kg）者,含人工放射性核素（^{198}Au、^{60}Co、^{131}I 等）的废物,其比活度大于该核素露天水源限值浓度 100 倍（半衰期小于 60 天）或大于 10 倍（半衰期大于 60 天）者,均属于放射性废物范围。

（二）放射性废物的处理

放射性废物不同于普通生活垃圾,应按特殊垃圾处理。

1. 固体废物的处理　固体废物包括带有放射性的试纸、注射器、敷料、玻璃瓶等，核医学产生的固体废物均属于较短半衰期核素，如 ^{18}F（109.8 分钟）、^{99m}Tc（6.02 小时）、^{153}Sm（46.3 小时）、^{201}Tl（73.0 小时）、 ^{67}Ga（78.1 小时）、^{32}P（14.3 天）等，半衰期小于 15 天的固体废物可采用放置衰变法。在密封、防护的条件下，将这些废物贮存在专门的污物桶内，污物桶周围应加有屏蔽防护措施和电离辐射标志，存放的放射性固体废物应标明核素种类、放置的时间等。放置 10 个半衰期后，用仪器测量已无放射性时或比活度降低至 7.4×10^4 Bq/kg 以下后，可按一般非放射性废物处理。

对于半衰期较长的放射性核素，可采用集中贮存方法，由专门机构保管。

2. 液体废物的处理　在核医学的诊断、治疗过程中，液体放射性废物主要是来自对医疗器械的清洗和核素治疗住院患者产生的放射性排泄物。遵循以贮存为主的原则，采用多级放射性污水贮存池，放置衰变处理。

3. 气体废物的处理　放射性药物的分装、标记等要求在通风橱内操作。如 ^{131}I 的分装应在通风橱内进行，放射性气溶胶使用时应注意患者呼出气体的处理。对产生的放射性污染气体、废气，通过净化过滤的方法将放射性污染物回收，按固体废物处理，经过过滤的气体再由烟囱排出。

五、放射卫生防护法规与政策

国家卫生健康委员会 2020 年发布 GBZ 120—2020《核医学放射防护要求》。该标准代替 GBZ 120—2006《临床核医学放射卫生防护标准》、GBZ 133—2009《医用放射性废物的卫生防护管理》、GBZ 134—2002《放射性核素敷贴治疗卫生防护标准》、GBZ 136—2002《生产和使用放射免疫分析试剂（盒）卫生防护标准》、GBZ 178—2017《粒籽源永久性植入治疗放射防护要求》、WS 457—2014《医学与生物学实验室使用非密封放射性物质的放射卫生防护基本要求》、WS 533—2017《临床核医学患者防护要求》、GBZ 179—2006《医疗照射放射防护基本要求》的核医学部分。

《核医学放射防护要求》以《临床核医学患者防护要求》和《临床核医学放射卫生防护标准》为主体，对 8 项核医学防护相关标准进行了整合修订。标准规定了医疗机构中核医学诊断、治疗、研究和放射性药物制备中有关人员以及工作场所的放射防护要求。标准适用于医疗机构开展核医学诊断、治疗、研究和放射性药物制备中使用放射性物质时的防护。

标准中规定了核医学放射防护要求总则、工作场所的放射防护要求、操作中的放射防护要求、患者或受检者放射防护、医用放射性废物的放射防护管理要求、尸检放射防护要求、^{131}I 治疗患者住院期间的放射防护要求、粒籽源植入放射防护要求、放射性核素敷贴治疗放射防护要求、应急处理要求。

总则包括管理要求、正当性要求、最优化要求。诊断中的正当性要求指出，除有临床指征并必须使用放射性药物诊断技术外，宜尽量避免对妊娠的妇女使用诊断性放射性药物；若必须使用，应告知患者或受检者胎儿可能存在的风险。除有临床指征并必须使用放射性药物诊断技术外，应尽量避免对哺乳期妇女使用放射性药物；若必须使用，应建议患者或受检者适当停止哺乳。

治疗中的正当性要求指出，除非是挽救生命的情况，否则对妊娠的妇女不应实施放射性药物的治疗，特别是含 ^{131}I 和 ^{32}P 的放射性药物。为挽救生命而进行放射性药物治疗时，应对胎儿接受剂量进行评估,并书面告知患者胎儿可能存在的风险。

另外,生态环境部 2021 年发布 HJ 1188—2021《核医学辐射防护与安全要求》,该标准与 GBZ 120—2020 略有差异。

本章小结

人类受到的辐射来自天然辐射、人工辐射两大方面。天然本底辐射是人类受照射的最大来源,包括宇宙射线、宇宙射线感生放射性核素和地球辐射。人工辐射主要包括医疗辐射、职业辐射和核事故等多个方面。常用辐射剂量单位包括照射量、吸收剂量、当量剂量、待积当量剂量和本底当量时间等。电离辐射对人体的有害效应包括躯体效应和遗传效应、近期效应和远期效应、随机性效应和确定性效应。放射防护应当依照放射实践的正当化、放射防护最优化、个人剂量限值三大基本原则进行。

（张 勇）

参考文献

1. 蒋宁一. 简明核医学教程[M]. 2 版. 北京:人民卫生出版社,2015.
2. 王荣富,安锐. 核医学[M]. 9 版. 北京:人民卫生出版社,2018.
3. 安锐,黄钢. 核医学[M]. 3 版. 北京:人民卫生出版社,2015.
4. 谢晋东,张明. 医用放射防护学[M]. 3 版. 北京:人民卫生出版社,2022.
5. 李少林. 放射防护学[M]. 北京:人民卫生出版社,2011.

中英文名词对照索引

08检